LA FABULEUSE HISTOIRE DE LA CARDIOLOGIE

Médecine à travers les siècles

Collection dirigée par le Docteur Xavier Riaud

L'objectif de cette collection est de constituer « une histoire grand public » de la médecine ainsi que de ses acteurs plus ou moins connus, de l'Antiquité à nos jours.
Si elle se veut un hommage à ceux qui ont contribué au progrès de l'humanité, elle ne néglige pas pour autant les zones d'ombre ou les dérives de la science médicale.
C'est en ce sens que – conformément à ce que devrait être l'enseignement de l'histoire – , elle ambitionne une « vision globale » et non partielle ou partiale comme cela est trop souvent le cas.

Dernières parutions

Guy ROBERT, *L'émancipation de l'odontologie française. Une longue marche*, 2025.
Philippe VIOLAS, *Les bossus au cours de l'histoire. Perceptions profanes et scientifiques*, 2025.
Yves CATONNÉ, *Grands médecins de Martinique. Hippolyte Morestin, Raymond Garcin, Jude Turiaf, Raymond Roy-Camille*, 2025.
ASSOCIATION UNIVERSITAIRE D'ODONTOLOGIE GARANCIÈRE (dir.), avec la collaboration de la Dr Ava Bismuth Pariente et Commentaires de Xavier Riaud, *De L'École odontotechnique de Paris à l'U.F.R. d'odontologie. 50 ans d'Entretiens de Garancière*, 2025.
Patrice PINET, *Beethoven face à la maladie et aux médecins*, 2025.
Sylvie MAS, *Le statut des émotions dans l'Antiquité grecque et chinoise*, 2025.
Sylvie MAS, *Santé globale. Des soins de santé primaires à la santé intégrative*, 2025.
Michel A. GERMAIN, *Les pionniers de la microchirurgie*, 2025.
Hubert JOHANET, *La chirurgie cœlioscopique Histoire d'une révolution*, 2025.
Jacques VASSAULT, *Contribution à l'histoire de l'asile d'aliénés d'Évreux. Tome IV : Les situations*, 2025.
Jacques JAUME, *Georges Simenon, Maigret et la médecine*, 2025.
Wies DULFER, *Ethnomédecine et soins oculaires modernes au Tchad. Une croisade contre la cécité*, 2025.
Xavier RIAUD, *Histoire de la dentisterie vétérinaire*, 2025.
Xavier RIAUD, *Histoires de l'art dentaire*, 2025.
Patrick Albert POGNANT, *René Crevel. À poumons perdus*, 2025.
Georges TRAVERT, Aleksander EDELMAN, et Isabelle SERMET-GAUDELUS, *La fatalité de la mucoviscidose sera-t-elle vaincue ? Histoire et succès*, 2024.
Patrice PINET, *Christoph Wilhelm Hufeland, hygiéniste, professeur de médecine et premier médecin à la cour de Prusse. 1762-1836*, 2024.
Françoise GUILLON-METZ, *Des diabétiques célèbres. De l'Antiquité à nos jours*, 2024.
Xavier RIAUD, *Expérimentations nazies bucco-dentaires. Éthique médicale et histoire*, 2024.
Mathilde HAGELSTEIN, *Henri Petit, dentiste nancéien pendant la Grande Guerre*, 2024.

Martine Maarek

LA FABULEUSE HISTOIRE DE LA CARDIOLOGIE

3 000 ans de découvertes

L'Harmattan

De la même auteure
chez le même éditeur

Histoire de la cardiologie à travers ses noms propres. Dictionnaire historique des termes éponymes en cardiologie, collection « Acteurs de la science », 2022.

5-7, rue de l'École-Polytechnique - 75005 Paris
www.editions-harmattan.fr
ISBN : 978-2-336-58562-8
EAN : 9782336585628
Dépôt légal : janvier 2026

À Eliott, Sacha, Victoire et Veena-Michaëlla

« Le Cœur (qui est domicile de l'ame, organe de la faculté vitale, principe de vie, fontaine & source de l'esprit vital & de la chaleur naturelle fluente, & pour ce premier vivant & dernier mourant), à cause qu'il devoit avoir mouvement de soy-mesme, est fait de chair grosse & dure, & plus solide qu'autre de tout le corps. »

Ambroise Paré (Chap XI. *Du Cœur* - 1585)

Avant-propos

Plonger dans ce livre, c'est parcourir trois millénaires de découvertes scientifiques. Si l'on peut considérer que la cardiologie, en tant que spécialité médicale, naît au Siècle des lumières, déjà les médecins de l'Égypte antique considéraient le cœur comme un organe sacré qui palpitait pour transmettre le souffle vital.

Des siècles seront nécessaires pour décrypter son anatomie si complexe, grâce, en particulier, à la fameuse Université de Padoue d'où seront issus, au XVIe siècle, les plus fameux anatomistes, tels qu'André Vésale. Les connaissances anatomiques acquises proviendront essentiellement de la pratique des dissections humaines. Mais la science de l'anatomie n'a pas seulement un but descriptif : c'est aussi une base de données pour aboutir à une démarche de physiologiste. C'est ainsi que l'anglais William Harvey découvrira et décrira, d'une façon magistrale, la vraie circulation sanguine. Son schéma, à la fois simple et logique et toujours d'actualité, supplantera la théorie de Galien qui s'imposait, tel un dogme intangible et irréfutable, depuis quinze siècles.

À partir du XVIIIe siècle, les connaissances sur la cardiologie iront en s'accélérant, grâce à la méthode anatomo-clinique, à l'essor de la physiologie nécessitant l'invention d'instruments de mesure de plus en plus précis, ainsi qu'à la découverte des premiers médicaments à visée cardiovasculaire. Le XXe siècle connaîtra, outre l'explosion des techniques d'exploration du cœur, le développement de la chirurgie cardiaque, avec, aujourd'hui, celui de la cardiologie interventionnelle.

Si la cardiologie a pu naître et se développer, c'est grâce à l'audace, à la curiosité, à la ténacité de médecins, de chirurgiens, d'ingénieurs… Certains de ces acteurs-clés, ayant joué un rôle décisif à un moment ou un autre de son histoire, ont laissé leur nom de manière indélébile dans la mémoire collective, d'autres ont été oubliés ou négligés : l'auteur a souhaité leur redonner la place qu'ils méritaient.

Cet ouvrage n'a pas la prétention de raconter une histoire exhaustive de la cardiologie. Son but est seulement de mettre en exergue les découvertes essentielles, les faits marquants et les principaux scientifiques ayant fait évoluer cette branche si dynamique de la médecine. Douze grands chapitres permettent ainsi de retracer l'histoire de la cardiologie depuis l'Antiquité. Chacun de ces chapitres peut être lu quasiment de façon indépendante des autres. Les notes en bas de page ont pour objet d'expliciter certains termes médicaux parfois obscurs pour le lecteur non averti, de fournir de brèves biographies, ou de relater certaines anecdotes. Dans chaque chapitre figurent aussi des "Encadrés" : leur objectif est de permettre au lecteur curieux d'aller, s'il le souhaite, plus loin dans ses connaissances, sans interrompre la lecture du corps de l'ouvrage.

Ces notes, ces encadrés, ainsi que le vocabulaire utilisé témoignent du fait que l'auteur a tenu à s'adresser à un public non médical (et bien sûr aussi médical) pour lui présenter cette histoire fabuleuse de la cardiologie en espérant lui faire partager son émerveillement.

Dr Martine Maarek

CHAPITRE 1
L'anatomie du cœur et des vaisseaux

La structure du cœur est complexe et des siècles ont été nécessaires pour décrypter son anatomie. Les premiers textes, traitant de ce sujet et parvenus jusqu'à nous, datent de 3000 ans avant J.-C. L'Égypte antique considérait le cœur comme un organe anatomique mais aussi comme un symbole spirituel et religieux, siège de l'intelligence et des émotions.

Il faudra attendre Hippocrate, au Ve siècle avant J.-C, pour que la médecine en général, et l'anatomie[1] en particulier, commencent à se dépouiller des croyances religieuses et investissent le domaine scientifique. L'anatomie d'Hippocrate et de Galien, malgré quelques progrès dans leur description du cœur, était entachée de nombreuses erreurs. Elles découlaient de leurs observations anatomiques de dissections animales transposées à l'homme. Ces erreurs seront transmises et répétées jusqu'à la Renaissance.

L'anatomie prendra son essor et deviendra une véritable science médicale grâce à la dissection de cadavres humains. Cette pratique débute au IIIe siècle avant J.-C. avec Hérophile, considéré comme le premier anatomiste de tous les temps. Elle se développera surtout au cours de la Renaissance, période dominée par André Vésale, fondateur de l'anatomie humaine moderne.
Les siècles suivants seront marqués par l'invention du microscope, permettant d'explorer le plus finement possible les tissus[2] cardiaques et de mettre en évidence (jusqu'au début du XXe siècle) les voies de conduction cardiaques. Nous allons parcourir tous ces siècles de découvertes et de progrès, mais aussi d'errements et même de retours en arrière, de manière à reconstituer le puzzle de la structure cardiaque.

Schéma de l'anatomie du cœur

Le cœur est constitué de 4 cavités (2 oreillettes et 2 ventricules), couplées deux par deux, pour former le cœur droit et le cœur gauche. Ces deux pompes sont juxtaposées et synchronisées.

Chaque oreillette reçoit le sang, des veines caves pour l'oreillette droite, des veines pulmonaires pour la gauche. Chaque oreillette se vide dans son ventricule correspondant qui éjecte le sang dans l'artère pulmonaire (à droite), ou vers l'aorte (à gauche).

La circulation du sang se fait à sens unique grâce aux 4 valves cardiaques qui s'ouvrent et se ferment alternativement, jouant le rôle de clapets. Les valves situées entre les oreillettes et les ventricules (valves atrio-ventriculaires) se nomment valves tricuspides (du

---

[1] Anatomie : terme issu du grec *"anatemneim"* signifiant "couper". Science consacrée à l'étude de la structure des êtres vivants. Elle s'appuie sur la dissection.

[2] Tissu : en biologie, ensemble de cellules de même type, de même origine, de mêmes fonctions, groupées en une masse visible d'aspect homogène.

côté droit - 3 valvules ou "feuillets") et valves mitrales (du côté gauche - 2 valvules ou "feuillets"). Les valves situées entre les ventricules et l'artère correspondante se nomment valve pulmonaire (du côté droit - 3 valvules ou "sigmoïdes") et valve aortique (du côté gauche - 3 valvules ou "sigmoïdes").

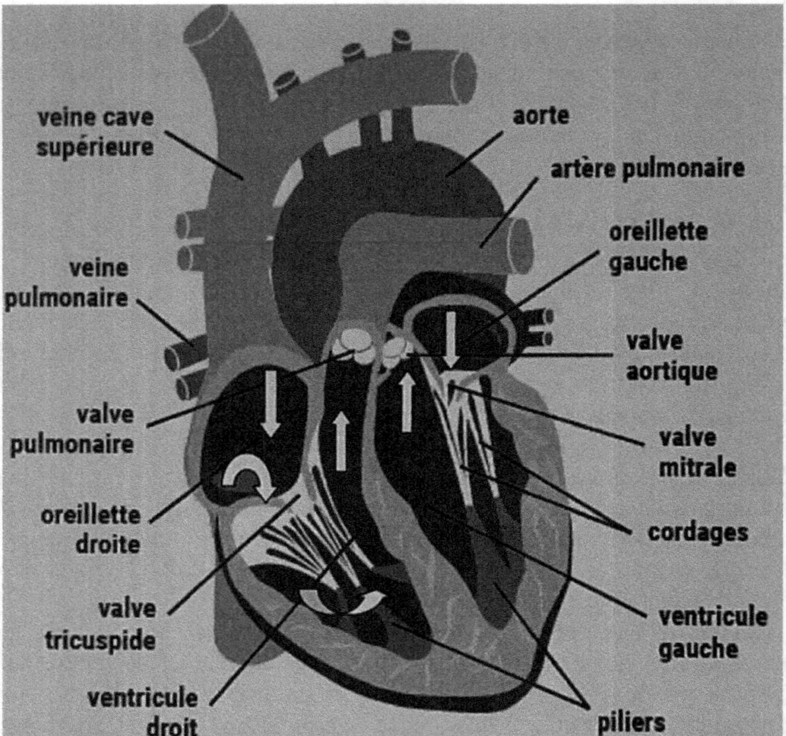

Le sens du courant sanguin est indiqué par des flèches

Les trois tuniques qui constituent la paroi du cœur

La paroi du cœur est constituée de trois couches (ou "tuniques") :

- à l'extérieur : le péricarde. C'est un sac à double paroi contenant le cœur et les racines des gros vaisseaux sanguins. Il est constitué d'un feuillet superficiel, le péricarde fibreux, et d'un feuillet profond, le péricarde séreux. Ce dernier est lui-même composé de deux feuillets (feuillet pariétal et feuillet viscéral ou épicarde) séparés par une cavité péricardique virtuelle contenant le fluide péricardique qui agit comme un lubrifiant et qui permet aux feuillets de glisser l'un par rapport à l'autre.

- au milieu : le myocarde. C'est le muscle cardiaque, constitué de fibres musculaires striées (comme les muscles squelettiques).

- à l'intérieur : l'endocarde. C'est la couche interne la plus profonde. C'est une mince membrane endothéliale qui tapisse la face interne du myocarde. Son revêtement est lisse. Cette couche est en contact avec le sang.

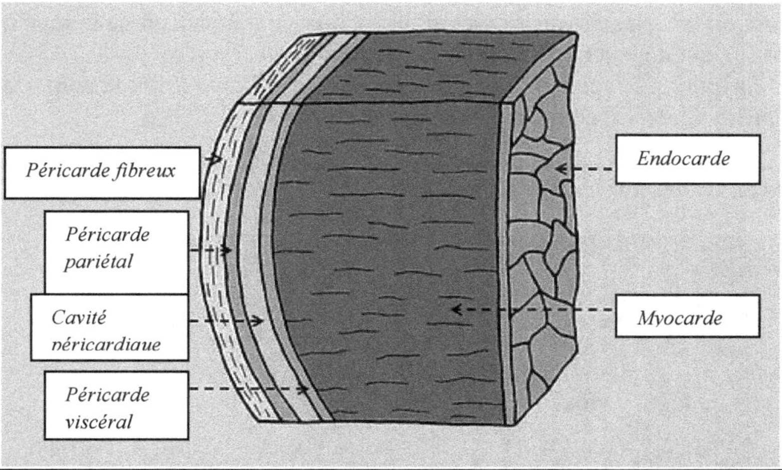

La période pré-hippocratique

Le "cœur-haty" au centre du système cardiovasculaire

Les plus anciennes descriptions du cœur et des vaisseaux sanguins datent du temps de l'Égypte pharaonique.

Le *Papyrus Ebers*[1], document tenu comme l'un des plus anciens traités médicaux, contient un chapitre entièrement consacré au cœur. Ce *Traité du cœur* nous indique quelles étaient les connaissances des Égyptiens sur l'anatomie du cœur. Il peut être vu comme le premier livre de cardiologie de l'humanité.

Pour les Égyptiens, le cœur a un caractère sacré et serait le siège de l'intelligence et de la conscience. Il reflète les actes accomplis au cours de la vie. Après la mort, sa pesée, intervenant durant le jugement de l'âme, permet de déterminer la valeur morale de la personne décédée et, par conséquent, ses droits éventuels à la vie éternelle. C'est l'organe indispensable à la réincarnation et le seul viscère que les embaumeurs doivent laisser en place après la mort. Dans le livre des morts, il est écrit : « Ton cœur véritable est avec toi, comme il fut lorsque tu étais sur terre. »

Le cœur anatomique, nommé "cœur-*haty*", est le centre de réception et de distribution de tous les fluides corporels : sang, urines, fèces, salive, larmes... Les Égyptiens ne pratiquent pas les dissections humaines. En conséquence, la description du cœur repose probablement davantage sur l'observation de cœurs d'animaux que sur les constatations effectuées lors du processus de momification.

---

[1] Le *papyrus Ebers*, du nom de l'égyptologue allemand Georg Ebers qui avait traduit ce rouleau de papyrus long de plus de 20 mètres, fut découvert en 1862 dans une tombe de Thèbes. Ce papyrus, daté de 1580 av. J.-C., était probablement la copie d'un ouvrage remontant à l'Ancien Empire, soit 3000 ans avant J.-C..

Les vaisseaux sanguins et tous les conduits en général (artères, veines, mais aussi tendons et nerfs) sont nommés *"metou"* : « En ce qui concerne un homme, il y a vingt-deux *metou* en lui, appartenant à son cœur. » Tous ces *metou* partent du cœur-*haty* et distribuent dans tout l'organisme fluides et souffle vital : « …Il *(le médecin)* sent quelque chose du cœur-haty, car les metou de celui-ci vont à chacun de ses membres […] Ce sont eux qui donnent aux différents endroits de son corps. »

Pour les Égyptiens, le cœur est donc l'organe chargé d'irriguer tout le corps, tandis que l'aorte, artère vitale, est comparée au fleuve sacré du Nil.

La pesée du cœur chez les Égyptiens *(papyrus d'Ani - British Museum)*

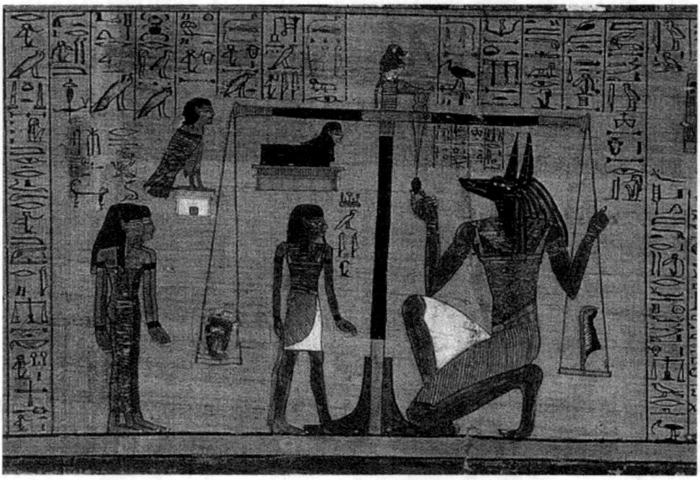

Le cœur du défunt est déposé sur l'un des plateaux de la balance ; sur l'autre plateau, Anubis dépose une plume, symbole de Maât, déesse de la vérité et de la justice.

Si le cœur et la plume s'équilibrent, le défunt accède à la vie éternelle. Si le cœur est trop lourd (de ses péchés et de ses mauvaises actions), le défunt est voué à l'errance éternelle.

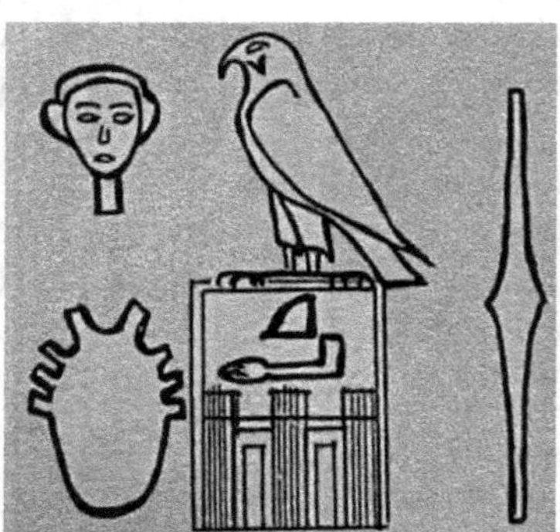

Représentation du cœur-haty

Les représentations du cœur, visibles sur certains hiéroglyphes, datent de la première dynastie (soit environ 3000 ans av. J.-C.). Elles sont remarquablement précises sur le plan anatomique : on peut, en effet, distinguer le cœur entouré de huit vaisseaux, qu'on imagine être l'aorte, l'artère pulmonaire, les deux veines caves (inférieure et supérieure) et les quatre veines pulmonaires.

La période hippocratique : la médecine devient une science

Première distinction entre veines et artères

L'époque de la Grèce antique est remarquable par l'éclosion et la diffusion, dans le monde occidental, d'une pensée élaborée par de grands philosophes. Ceux-ci s'intéressent au principe de la vie et au corps humain et ainsi sont à la fois philosophes et médecins.

Le médecin et philosophe pythagoricien du Ve siècle av. J.-C., Alcméon de Crotone, est considéré comme le premier à avoir réalisé des dissections de cadavres d'animaux. Il parvient à distinguer les veines des artères. Cette notion, hélas, sera perdue par ses successeurs et beaucoup de temps passera avant de la redécouvrir.

« Le cœur est un muscle très fort. »

Pour les Grecs anciens, le cœur est le siège de l'âme. La médecine hippocratique est développée par Hippocrate (460-377 av. J.-C.) et ses élèves qui diffuseront sa doctrine, sur l'île de Cos, en Grèce. L'œuvre d'Hippocrate représente un tournant et un progrès immense dans l'histoire de la médecine. Elle est fondée sur le raisonnement et l'observation. Grâce à Hippocrate, la pensée médicale quitte le domaine de la religion et de la magie. La santé et la maladie ne sont ainsi plus associées à une cause divine mais, respectivement, à un équilibre ou à un déséquilibre des humeurs.

Le *Corpus hippocratique*[1] est remarquable par la description anatomique précise de l'organe cardiaque, observé au cours de dissections d'animaux : « La forme du cœur est pyramidale et sa couleur rouge foncé. »

Le péricarde est ainsi décrit : « Une tunique lisse enveloppe le cœur ; il s'y trouve un peu de liquide, semblable à de l'urine... ». On le sait aujourd'hui : le péricarde comporte deux feuillets entre lesquels se trouve un peu de liquide ; il permet aux deux feuillets de glisser l'un sur l'autre.

« Le cœur est un muscle très fort, non par ses tendons mais par l'épaisseur de sa chair [...] Le cœur renferme sous une seule enveloppe deux ventricules séparés. Celui de droite est bien plus grand que l'autre [...] L'autre [...] répond directement à la mamelle gauche surtout, où le battement se fait sentir. » Il est en effet exact que la pointe du cœur est formée seulement par le ventricule gauche.

Il est souligné que le « ventricule gauche a une paroi épaisse » ; c'est aussi exact, la paroi du ventricule gauche étant plus épaisse que celle du ventricule droit.

Les oreillettes, nommées ainsi par Hippocrate en raison de leur forme, sont décrites comme étant des "soufflets", car, selon lui, ils insufflent l'air dans le cœur : « Ce sont des organes par lesquels la nature capte l'air [...] Par ces soufflets, le viscère règle la respiration. »

Les derniers chapitres décrivent avec une grande précision les valvules sigmoïdes de l'artère pulmonaire et de l'aorte, les cordages tendineux[2], les muscles papillaires[3] :

---

[1] *Corpus hippocratique* : cette œuvre colossale, composée d'une soixantaine de traités médicaux, a été rédigée entre 450 et 300 av. J.-C par le maître et ses élèves. Parmi ces traités, celui nommé *Du Cœur* a probablement été rédigé au IIIe siècle av. J.-C. Ce texte, constitué de douze paragraphes, a aussi été attribué à Philistion, médecin grec, natif de Locres, en Italie du Sud, et ami de Platon.

« Des membranes et certaines autres qui sont comme des toiles d'araignée s'étendent dans les ventricules, font une ceinture complète aux orifices, et projettent des filaments dans la structure solide du cœur […] Trois membranes de chaque côté, arrondies à leur extrémité, en forme de demi-cercle ; et, en se rapprochant, c'est merveille comme elles ferment les orifices, limites des aortes. » La clôture hermétique des valvules sigmoïdes[1] (qui sont présentes au niveau de l'orifice aortique du côté gauche et de l'orifice de l'artère pulmonaire du côté droit) est ainsi très bien mise en évidence.

La période post-hippocratique

« Les veines courent dans le corps tout entier. »

Aristote (384-322 av. J.-C.), élève de Platon, né à Stagire en Macédoine, est considéré comme l'un des plus grands philosophes et scientifiques du monde grec. Il procède à de nombreuses dissections d'animaux, et devient ainsi le grand spécialiste de l'anatomie comparée entre les espèces. Il utilise ses découvertes anatomiques sur l'animal pour les transposer chez l'homme. Aristote s'intéresse particulièrement au cœur qu'il pense être constitué de trois ventricules, décrit l'aorte, la veine cave et l'artère pulmonaire divisée en deux branches. Pour lui, le cœur, d'où partent les vaisseaux mais aussi des nerfs, est l'organe central de la circulation : « Le centre du cœur est un corps naturellement épais et creux, plein de sang, puisque c'est de lui que partent les veines qui en sont remplies. »

Il écrit, dans son *Histoire des animaux*, que ces vaisseaux ont de nombreuses ramifications qui s'étendent en réseau à travers tout le corps, et les compare aux conduites d'eau qui irriguent les jardins[2] : « …Les veines courent dans le corps tout entier, puisqu'il faut que le sang aussi aille partout et pénètre tout […] La nature elle aussi se trouve avoir canalisé le sang à travers tout le corps, du fait qu'il est naturellement matière de tout. »

Praxagoras, médecin grec né à Cos[3] en 340 av. J.-C., disciple d'Hippocrate, étudie les cours d'anatomie d'Aristote. Considéré comme le premier à fournir une claire

---

[2] Cordages : Fins cordons fibreux reliant le bord libre des feuillets des valves atrio-ventriculaires aux muscles papillaires des ventricules. Ils constituent, avec ces muscles papillaires, l'appareil sous-valvulaire des orifices atrio-ventriculaires. Leur rôle est de maintenir en place les clapets des valves atrio-ventriculaires.

[3] Muscles papillaires : colonnes musculaires, de forme conique, dont la base s'implante sur la paroi ventriculaire. Leur sommet est le lieu d'implantation des cordages des valves atrio-ventriculaires.

[1] Valvules sigmoïdes : terme donné en raison de la forme d'un *sigma* grec majuscule. La valve aortique et la valve pulmonaire sont constituées de 3 valvules sigmoïdes.

[2] Cependant, cette comparaison du réseau vasculaire à celui de l'irrigation des jardins avait déjà été effectuée par Platon (426-347 av. J.-C.), élève de Socrate et contemporain d'Hippocrate, dans son ouvrage, le *Timée* : « …à travers notre corps lui-même, ils ont fait passer et découpé des canaux comme ceux qu'*(on ouvre)* dans les jardins, pour qu'il fût arrosé comme d'un courant qui l'envahit. » Dans ce même ouvrage, Platon évoquait également le rôle central du cœur, considéré comme « le nœud des vaisseaux et la source du sang qui circule rapidement dans tous les membres. »

[3] Cos : l'île de Cos ou Kos est une île grecque faisant partie de l'archipel du Dodécanèse, dans la mer Égée.

distinction entre les veines et les artères[1], Praxagoras pense malheureusement que les artères se transforment en nerfs.

Les premières dissections de cadavres humains

Tandis que l'école de Cos décline, l'école d'Alexandrie[2] connaît son apogée sous le règne de Ptolémée Sôter qui sait attirer les savants du monde grec. Les Ptolémée, en autorisant la pratique de la dissection de cadavres humains, pratique qui ne durera que quelques décennies, vont faire progresser les connaissances anatomiques. Les principaux médecins anatomistes de cette période sont Hérophile et Érasistrate.

Hérophile de Chalcédoine (vers 330-vers 260 av. J.-C.) réalise les premières dissections de cadavres humains en public et peut ainsi être considéré comme le premier anatomiste de tous les temps. Il aurait effectué 600 autopsies.

À son tour, il distingue nettement les veines des artères, en constatant que les parois des artères sont plus épaisses que celles des veines. Leur structure amène Hérophile à nommer "veine artérieuse" l'artère pulmonaire (veine ressemblant à une artère) et "artère veineuse" la veine pulmonaire (artère ressemblant à une veine). Il attribue aux oreillettes une spécificité anatomique, alors que ses prédécesseurs les voyaient comme de simples dilatations des gros vaisseaux du cœur. Il constate que cet organe est constitué de quatre cavités. Enfin, il affirme que les nerfs proviennent du cerveau et de la moelle épinière et non du cœur.

Pour Érasistrate de Céos[3] (vers 310-250 av. J.-C.), élève d'Hérophile, le cœur est au centre et à l'origine du réseau des artères et des veines et agit comme une pompe. Il constate que les veines sortent du ventricule droit et non du foie, qu'elles contiennent du sang, et que les artères sont issues du ventricule gauche. Les valvules tricuspides de l'artère pulmonaire et de l'aorte, et les valves atrio-ventriculaires sont décrites précisément et Érasistrate détermine leur rôle de "portes" unidirectionnelles. Il fournit la description des artères pulmonaires et rénales et constate que la circulation du foie vers le cœur s'établit via la veine cave inférieure.

La période romaine, dominée par l'œuvre de Galien

Après la conquête de l'Égypte par l'Empire romain, on assiste au déclin de l'activité scientifique à Alexandrie. La dissection des corps humains n'est plus pratiquée.

---

[1] Selon Praxagoras, les veines charrient du sang, tandis que les artères transportent de l'air.

[2] Alexandrie représente alors le centre de la culture dans le monde méditerranéen. Sa célèbre bibliothèque faisait partie du centre d'études nommé *Mouseîon*. La totalité des connaissances médicales et du savoir acquis par l'Égypte antique y était rassemblée, sous la forme de traités de médecine, rédigés en grec, et de nombreux rouleaux de papyrus. La bibliothèque d'Alexandrie contint jusqu'à sept cent mille rouleaux de papyrus.

[3] Céos : l'île de Céos, aujourd'hui île de Kéa, est une île grecque de la mer Égée, appartenant à l'archipel des Cyclades.

« La cloison qui sépare les ventricules est percée de trous »

Claude Galien[1] (vers 130-201 ap. J.-C.) est le dernier grand médecin et philosophe grec de l'Antiquité, période toujours dominée par l'œuvre hippocratique. Analysant l'anatomie du cœur et des vaisseaux, Galien distingue nettement les veines des artères : « si les veines naissent du foie, les artères sortent du cœur ». À ses yeux, le cœur est un muscle à structure particulière : « Le cœur est une chair dure [...] La substance même du cœur a été créée pour être forte et résistante. » Ce muscle n'est pas le siège de l'âme, propriété qu'il assigne au cerveau.

Le cœur, selon Galien, est constitué de quatre cavités : deux sont vraies (les ventricules), les deux autres sont fausses (les oreillettes) et ne seraient que des diverticules vasculaires, de la veine cave pour l'oreillette droite, de l'"artère veineuse" *(les veines pulmonaires)* pour l'oreillette gauche. Il différencie clairement la structure mince du ventricule droit à celle épaisse du ventricule gauche et note l'orientation différente des fibres musculaires cardiaques. Les gros vaisseaux de la base du cœur sont décrits : l'aorte, la "veine artérieuse" *(l'artère pulmonaire)*, les "artères veineuses" *(les veines pulmonaires)* : « De tous les organes, de toutes les parties, il n'y a que le poumon où l'artère ait la tunique d'une veine, et la veine la tunique d'une artère. »

Galien mentionne que chaque ventricule possède deux ouvertures, l'une pour introduire le sang, l'autre pour l'expulser, au travers des valves sigmoïdes (qu'il nomme "semi-lunaires") et atrio-ventriculaires, identifiées et décrites parfaitement. Il fournit une description détaillée des vaisseaux coronaires[2] et précise leur origine : « la veine qui couronne le cœur qui a son origine en dehors des membranes *(les valvules sigmoïdes)*. »

En revanche, l'erreur anatomique majeure de Galien sera d'imaginer la cloison entre les deux ventricules percée de pores permettant des échanges, des communications entre cœur droit et cœur gauche : « La cloison qui sépare les ventricules est percée de

---

[1] Né à Pergame (Asie-Mineure), Galien (latinisé en Claudius Galenus) est orienté vers des études de médecine par son père, un riche architecte, après que celui-ci, au cours d'un rêve, vit apparaître Asclépios, le dieu de la médecine. Galien étudie la médecine et l'anatomie auprès des plus grands médecins de l'époque. En 157, il est nommé médecin de l'école des gladiateurs pour soigner leurs blessures, ce qui lui permet de progresser en chirurgie et en anatomie. Galien part pour Rome en 162, y exerce la médecine et s'introduit dans la haute société romaine. Il réalise des dissections animales, en particulier sur des singes et des porcs, et des vivisections lors de séances publiques ou privées en présence d'amis ou d'étudiants. Ces dissections animales, dont les résultats sont transposés à tort à l'homme, seront à l'origine de nombreuses erreurs de Galien sur l'anatomie humaine, et, par conséquent, sur la physiologie cardiovasculaire, comme nous le verrons dans le chapitre suivant. Il devient le médecin de Marc-Aurèle et obtient le poste de préparateur de la thériaque impériale, composée de plus de 70 ingrédients, panacée utilisée quotidiennement par l'empereur. Galien est d'un caractère vaniteux et même mégalomane, n'hésitant pas à affirmer que « nul autre avant moi n'a donné la vraie méthode de traiter les maladies ». Il commence à rédiger des ouvrages reprenant tous ses écrits anciens, aboutissant à un nombre impressionnant de manuscrits de médecine et de philosophie, dont beaucoup seront détruits lors de l'incendie du Temple de la Paix à Rome en 192. Il perpétue l'œuvre d'Hippocrate, qui repose sur la théorie des quatre humeurs (la bile, la pituite, l'atrabile et le sang), et déclare : « Hippocrate nous a montré le chemin, tout le reste c'est à nous de le faire. »

[2] Vaisseaux coronaires : Les artères coronaires, dont le nom vient de leur disposition en couronne autour du cœur, sont des artères recouvrant la surface du cœur. Leur rôle est d'irriguer et donc de nourrir le muscle cardiaque (myocarde). Elles naissent de l'aorte, immédiatement après son origine. Les veines coronaires sont chargées de ramener le sang veineux au cœur.

trous qu'on peut parfaitement voir comme des fosses, avec un orifice très large qui va se rétrécissant de plus en plus ». « Sur le cadavre, tout est refroidi et affaissé », explique-t-il, d'où la difficulté à mettre en évidence ces perforations. Comme nous le verrons dans le chapitre suivant, cette fausse description anatomique aura permis à Galien d'appuyer et de valider sa théorie erronée de la circulation sanguine.

Après la chute de l'Empire romain d'Occident, en 476 apr. J.-C, le Moyen Âge correspond, sur le plan médical et scientifique, à une période d'obscurantisme. L'incendie de la grande bibliothèque d'Alexandrie, vers 640 lors de la conquête de l'Égypte par les Arabes, a probablement joué un rôle, l'ensemble des connaissances acquises au cours de l'Antiquité ayant été perdu. La médecine galénique restera la référence, favorisée et entretenue par l'Église catholique. Celle-ci, en effet, contrôle étroitement la science, et n'a aucun intérêt à l'acquisition de nouvelles connaissances. Concilier les enseignements scientifiques avec la doctrine de Galien cadre bien avec celle de la chrétienté. Par ailleurs, le corps humain ayant un caractère sacré, la pratique de la dissection des cadavres est abandonnée pendant tout le Moyen-Âge, d'où la stagnation des découvertes en anatomie.

La médecine arabe à son apogée au douzième siècle

À partir du VIIIe siècle, suite aux invasions arabo-musulmanes, l'Islam occupe un immense territoire géographique, comprenant le Moyen-Orient, le sud du bassin méditerranéen, l'Espagne actuelle... Les médecins arabes et perses accèdent aux traités de médecine de l'époque gréco-romaine grâce à un travail intense de traductions du grec vers le syriaque[1]. Ainsi, dans le monde musulman, les Arabes adoptent la médecine et les théories d'Hippocrate et de Galien. Ils permettent la conservation et la diffusion des connaissances des grands esprits de l'époque hellénistique, tout en les enrichissant. La médecine arabo-musulmane jouera donc le rôle d'intermédiaire et de passeur entre la médecine grecque et celle de l'Occident chrétien. Au cours de la période s'étendant du IXe au XIIe siècle, considérée comme "l'âge d'or de l'Islam", la médecine arabe et de l'ancienne Perse se développe, pour atteindre son apogée au XIIe siècle. Elle se distingue au travers des écoles de Bagdad, de Cordoue et du Caire, grâce à de grandes figures[2].

Il y a tout lieu de croire que certains médecins aient pu réaliser des dissections humaines, enfreignant de la sorte la loi religieuse musulmane : elle interdit tout contact avec le sang et les cadavres.

Dans son *Traité de l'art médical,* le médecin persan Ali ibn Abbas Al-Majusi (930-994) (plus connu sous le nom de Haly Abbas), distingue à son tour les veines des artères, détermine le ventricule gauche comme étant à l'origine des artères, tandis que les veines proviendraient du foie. La principale contribution de Haly Abbas à la

[1] Le syriaque désigne un dialecte dérivé de l'araméen oriental, parlé à Edesse (Turquie actuelle). Il s'est répandu après la naissance du christianisme. Le syriaque émane donc de l'araméen oral dans le nord de la Mésopotamie.

[2] Telles que Rhazès (865-926), Avicenne (980-1037), Averroès (1126-1198), Ibn al Nafis (1210-1288), mais aussi Moïse Maïmonide (1138-1204), le grand médecin juif natif de Cordoue.

compréhension de l'anatomie du cœur est sa description des vaisseaux coronaires, issus de l'aorte. Il aurait aussi nié l'existence d'une communication entre les deux ventricules du cœur.

De l'avis d'un autre médecin persan, Al-Akhawayni Bukhari (?-983) le cœur possède quatre cavités et des valves empêchant le reflux sanguin. Dans son *Guide pour les étudiants en médecine*, il décrit précisément le péricarde. Lui aussi imagine l'existence de pores dans le septum (cloison) interventriculaire, assurant la communication des deux ventricules. Sa description précise des vaisseaux coronaires est concomitante de celle d'Haly Abbas.

Quant à Ibn Sina, dit Avicenne (980-1037), il détermine, dans son *Canon de la Médecine*[1], que le ventricule gauche est à l'origine des artères, et affirme, comme Galien, que les veines sont issues du foie.

« il n'y a pas de pores perméables »

Au cours du XIIIe siècle naît à Damas le médecin et anatomiste arabe Alaa Uddine Ali Ibn Abi al-Hazm al-Qurashi, plus connu sous le nom d'Ibn al-Nafis[2] (1210-1288).

Ibn al -Nafis réfute le modèle d'Aristote à trois ventricules. Puis, dans son ouvrage de 1242, *Commentaires sur l'anatomie du canon de la médecine d'Ibn Sina*, il nie la notion de pores au niveau de la cloison interventriculaire, énoncée par Galien : « Il n'existe aucun passage entre ces deux cavités : à ce niveau, la substance du cœur est particulièrement solide et il n'existe ni passage visible, comme l'ont pensé certains auteurs, ni passage invisible pouvant permettre le transit de ce sang, comme l'a cru Galien. Bien au contraire, les pores du cœur y sont fermés et sa substance y est épaisse. » Cette observation lui permettra d'élaborer son concept de circulation pulmonaire.

Cette époque voit la médecine arabo-musulmane décliner, et dans le même temps l'Occident chrétien sortir enfin de son marasme intellectuel et afficher le visage de la modernité[3].

---

[1] *Canon de la Médecine :* l'ouvrage majeur d'Avicenne, écrit vers 1020, sera traduit en latin par Gérard de Crémone au XIIe siècle et en hébreu en 1279.

[2] Ibn al -Nafis reçoit son éducation médicale au collège-hôpital *al-Nouri*, puis se rend au Caire en Égypte à l'âge de 25 ans et y passe le reste de sa vie. Il exerce alors la médecine en qualité de médecin-chef de l'hôpital *al-Nassiri* et enseigne cette matière à l'hôpital *al-Mansouri*, tout en étant le médecin personnel du sultan.

[3] Les connaissances médicales issues des écoles arabes et perses, mais aussi celles provenant du monde gréco-romain, parviennent au monde occidental grâce encore aux traducteurs. Lors de la *"reconquista"*, d'innombrables manuscrits arabes tombèrent entre les mains des Espagnols. Ces textes, écrits en arabe, furent traduits en castillan par des érudits juifs, puis en latin médiéval par d'autres érudits, entre autres l'italien Gérard de Crémone (1114-1187) ou le Catalan Arnaud de Villeneuve (1235-1311). Les échanges culturels et scientifiques entre Orient arabe et Occident chrétien s'opérèrent essentiellement en Italie du Sud, notamment dans la Sicile du roi Frédéric II, et en Espagne.

L'anatomie au Moyen-Âge en Occident

Lors de ce même XIIIe siècle sont créées les universités de Paris (1215), Montpellier (1220) et Padoue (1222), après celles de Salerne en 1088 et de Bologne en 1123. On y enseigne la médecine d'Hippocrate et de Galien. Les juifs chassés d'Espagne participent à la fondation des universités de Montpellier et de Salerne, la plus ancienne d'Europe.

En 1241, l'édit promulgué par Frédéric II, empereur du Saint-Empire, non seulement autorise la dissection de cadavres humains, mais aussi oblige quiconque veut devenir médecin à disséquer pendant deux années. Cet édit sera annulé à sa mort par l'Église.

Il faudra attendre la fin de ce siècle pour que des dissections humaines commencent à être autorisées par l'Église, à condition d'être effectuées dans un cadre universitaire. Les premières datent de 1281 à Bologne. On avait renoncé à cette pratique depuis le troisième siècle avant Jésus-Christ, dissections réalisées à ce moment-là par Hérophile de Chalcédoine et Érasistrate. L'Église catholique répugne à l'effraction des corps humains mais n'interdit pas formellement ces dissections : elles peuvent être effectuées en période d'épidémie ou dans un cadre médico-légal en cas de décès inexpliqué. La plupart du temps, les cadavres examinés sont ceux de criminels condamnés à mort. Prudemment, certains chirurgiens et médecins de l'époque préfèrent renoncer à pratiquer des dissections humaines, par crainte d'excommunication.

Mondino de' Liuzzi (1270-1326), professeur de médecine à l'Université de Bologne, réintroduit la pratique de la dissection de corps humains. L'objectif principal est d'acquérir des connaissances sur la structure du corps humain. Au Moyen Âge, la chirurgie est une activité effectuée par les barbiers. Ne sont-ils pas les seuls habiles pour trancher dans le vif ! Avec leurs lames très coupantes, soigneusement aiguisées, ils pratiquent dans leur boutique la saignée au pli du coude, ordonnée par le médecin. À la Faculté, pendant le cours d'anatomie, le professeur dirige du haut de sa chaire la dissection réalisée par un barbier.

Mondino consigne ses observations dans son manuel de dissection intitulé *Anatome omnium humani corporis interiorum membrorum*. On considère ce livre, nommé plus simplement l'*Anathomia*[1], comme le premier traité d'anatomie. Mondino, toutefois, perpétue l'erreur d'Aristote : le cœur est constitué de trois cavités, l'une d'elles servant à créer "l'esprit vital" à partir du sang.

Le seizième siècle, siècle des anatomistes

Après la longue période de stagnation du Moyen-Âge au cours de laquelle la médecine est influencée et dominée par les dogmes de la chrétienté, le savoir médical va enfin pouvoir se développer. Pendant la Renaissance, l'effervescence se manifeste dans le domaine des arts, des sciences et de la culture, aboutissant à une remise en cause de nombreux dogmes. L'invention de l'imprimerie en 1455 par Johannes

[1] *Anathomia* : Ce manuel de dissection, publié en 1316 et plusieurs fois réédité, sera utilisé pour l'enseignement de la médecine pendant deux siècles et demi.

Gutenberg favorise grandement la diffusion du savoir scientifique. La médecine n'échappe pas aux profonds bouleversements caractéristiques de ce siècle.

Le XVIe siècle sera celui des anatomistes. L'anatomie, nouvelle branche de la médecine, prend son essor grâce à l'exploration poussée du corps humain en général, et du cœur en particulier. Durant cette période, la pratique de la dissection humaine se répand peu à peu et autorise de nombreuses découvertes anatomiques, jusqu'à remettre en question la médecine hippocratique et galénique encore et toujours à la base de l'enseignement.

Ces dissections se pratiquent dans un théâtre anatomique[1].

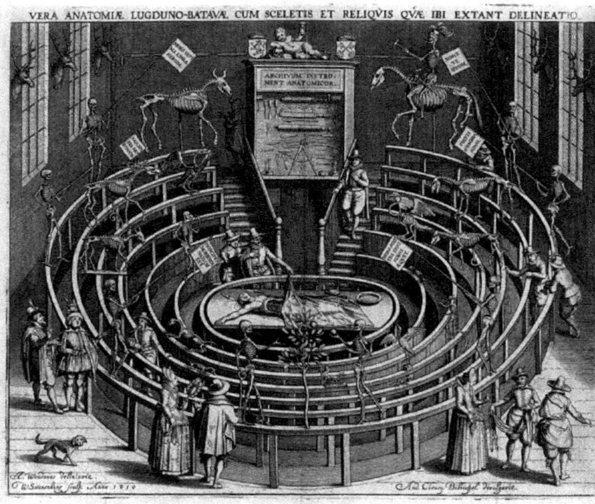

Gravure représentant le théâtre anatomique de Leyde, avec des squelettes humains et animaux dans les gradins prévus pour le public - 1612 - Musée Boerhaave - Leyde

Le cœur est constitué de quatre cavités

Parmi les anatomistes fameux de ce siècle, on peut citer Léonard de Vinci (1452-1519), le grand artiste italien de la Renaissance. Il n'est pas médecin mais se passionne pour la structure du corps humain. Il pratique des dissections humaines (il en aurait réalisé une trentaine), et utilise ses connaissances anatomiques dans ses œuvres d'art : « …Mais j'ai voulu aussi passionnément connaître et comprendre la nature humaine, savoir ce qu'il y avait à l'intérieur de nos corps. Pour cela, des nuits entières, j'ai disséqué des cadavres, bravant ainsi l'interdiction du pape. […] Ce que j'ai cherché finalement, à travers tous mes travaux et particulièrement à travers mes peintures, ce que j'ai cherché toute ma vie, c'est à comprendre le mystère de la nature humaine. »

Les dessins anatomiques[2] de Léonard de Vinci sont d'une grande précision, mais ne permettent pas de considérer ce grand maître de la peinture comme un véritable

[1] Théâtre anatomique : Dans son *Historia corporis humani sive anatomice*, publié en 1502, l'anatomiste Alessandro Benedetti (1452-1512) en fait la première description. Cet amphithéâtre est en bois et démontable. Il est circulaire et constitué de gradins où les étudiants mais aussi les curieux peuvent assister à la dissection du cadavre installé sur une table au centre de l'édifice.

anatomiste, car ils sont peu ou pas annotés. Son regard d'artiste est étroitement mêlé à celui du scientifique.

Cinquante dessins concernant le cœur et les vaisseaux ont été conservés. Léonard de Vinci est le premier à représenter les quatre cavités cardiaques de façon très précise, avec tous les détails : muscles papillaires, cordages... Il distingue les cavités atriales[1] des auricules qu'il décrit comme des appendices des oreillettes, et identifie celles-ci comme des cavités à part entière. Il dessine aussi avec exactitude l'aorte, la vascularisation coronaire, les valves sigmoïdes et les sinus aortiques[2]. Il détermine enfin que le cœur est un muscle innervé par les branches du nerf vague[3].

Vésale, et sa *Fabrica*, à l'origine de l'anatomie humaine moderne

En médecine, la période de la Renaissance est surtout marquée par l'œuvre anatomique exceptionnelle d'André Vésale[4] (1514-1564).

Les cours de dissections anatomiques qu'il suit au Collège Royal de Médecine de l'Université de Paris, en 1533, consistent alors en une lecture des textes de Galien, tandis qu'un barbier réalise l'autopsie d'un chien, et, deux fois en hiver (pour limiter le risque de décomposition des organes), le corps d'un homme pendu. Vésale se

---

[2] Vers 1580, le sculpteur Pompeo Leoni fera l'acquisition des études anatomiques de Léonard de Vinci. Ces dessins seront ensuite rachetés en 1690 par la Collection royale du château de Windsor, toujours propriétaire de 215 planches sur les 228 conservées. Cette riche œuvre anatomique ne sera pourtant publiée qu'à la fin du XIXe siècle (1898). Il aura fallu attendre presque 400 ans pour que soient révélés au monde entier des dessins témoignant d'un don d'observation exceptionnel. Ces planches font preuve par ailleurs d'étonnantes qualités didactiques : grâce à la multiplication des angles de vue, elles donnent quasiment une vision en trois dimensions de l'organe dessiné.

[1] Atrium, auricule, oreillette : Chaque oreillette est constituée de 2 parties : une cavité principale, l'atrium (anciennement dénommé "oreillette") et une petite poche en forme de cul-de-sac appendue à sa paroi, l'auricule.

[2] Sinus aortiques : ou sinus de Valsalva. Ce sont les petites poches formées par les cuspides (valvules) de la valve aortique.

[3] Nerf vague : ou nerf pneumogastrique. Dixième nerf crânien, ce très long nerf, qui passe par le cou, le thorax, le diaphragme et la cavité abdominale, a un rôle essentiel au sein du système parasympathique. Au niveau cardiaque, il ralentit le rythme cardiaque.

[4] Andries Wytinck van Wesel, francisé en André Vésale, naît en 1514, à Bruxelles, en face d'une colline nommée mont de la Potence. Le jeune Andries grandit avec le spectacle de cadavres et de squelettes, suscitant sa curiosité, au point de rapporter des ossements chez lui et de disséquer lui-même des souris et des taupes. Après avoir reçu un enseignement en grec, en hébreu, en arabe et en latin à l'Université de Louvain, Andries commence ses études de médecine en 1533 au Collège Royal de Médecine de l'Université de Paris, et s'installe rue de la Grange aux Belles, non loin du gibet de Montfaucon. Dans cette université parisienne, Andries fait la connaissance de Michel Servet (1511-1553). Ils suivent ensemble les cours de Jacques Dubois, dit Sylvius (1478-1555), et aident Jean Gonthier d'Andernach (1505-1574) dans ses dissections anatomiques. En 1536, éclate la guerre entre la France et le Saint-Empire. Vésale doit alors quitter Paris. Il retourne à Louvain pour y poursuivre ses études et y recevoir son doctorat en médecine en 1537. Quelques mois plus tard, il arrive à Padoue, siège d'une université réputée dans toute l'Europe. En effet, l'Université de Padoue, ville de la République de Venise, jouit d'une grande liberté de recherche et ne craint pas l'Inquisition. Nous verrons que cette Université de Padoue sera le cocon d'où émergera une merveilleuse dynastie d'anatomistes, les élèves succédant aux maîtres dans une longue chaîne ininterrompue du savoir scientifique.

passionne pour l'anatomie, récupère des corps de pendus au gibet de Montfaucon, et apprend à les disséquer, maniant lui-même le bistouri.

Critiquant l'enseignement de cette matière qu'il juge trop livresque, il écrira plus tard dans sa préface de *La Fabrica*[1] : « Comme les médecins jugeaient que seul le traitement des affections internes était de leur ressort, et (*qu'ils*) pensaient que la connaissance des viscères leur suffisait amplement, ils négligèrent, comme si elle ne les regardait pas, la structure des os, des muscles, des nerfs, des veines et des artères [...] Ajoutez à cela que l'abandon aux barbiers (*de l'anatomie*) fit non seulement perdre aux médecins toute connaissance réelle des viscères, mais aussi toute habileté dans la dissection, à tel point qu'ils ne s'y livrèrent plus [...] On présente aux assistants moins de choses qu'un boucher, à l'abattoir, ne pourrait en montrer à un médecin. » Bientôt, Vésale, grâce à ses connaissances anatomiques, devient un expert en dissections, reconnu et acclamé par les étudiants. Dès 1537, il est chargé d'enseigner l'anatomie à l'Université de Padoue, à la réputation internationale. À partir de 1539, il obtient un approvisionnement régulier de corps de criminels exécutés. Il réalise alors lui-même, devant ses étudiants, les dissections de cadavres de condamnés. Ses observations sont consignées sous la forme de planches anatomiques. Rapidement, Vésale constate de nombreuses erreurs dans les descriptions de Galien, qui transposait sur l'homme ses observations anatomiques réalisées sur le singe.

En 1543, Vésale publie le résultat de ses travaux dans son ouvrage intitulé *De Humani Corporis Fabrica Libri Septem (À Propos de la Fabrique du Corps Humain en Sept Livres)*, plus simplement nommé *La Fabrica.*

La description du cœur y est complète, en particulier les valves atrio-ventriculaires. Il baptise la valve "mitrale", en raison de sa ressemblance avec la coiffe des évêques (la mitre). On y trouve aussi la configuration exacte des coronaires et leur dénomination, et la description détaillée du système veineux. Vésale considère toutefois que le cœur est formé de deux chambres (les ventricules). Selon lui, les oreillettes sont placées près du cœur, dans la continuité des veines caves (pour l'oreillette droite) et des veines pulmonaires (pour l'oreillette gauche). Elles feraient office de chambres de réserve, afin que « la contraction rapide du cœur ne cause pas de dommage à la veine cave et à l'artère veineuse. »

Surtout, dans le sixième livre de *La Fabrica,* traitant des organes intra-thoraciques, Vésale s'étonne de constater l'imperméabilité de la cloison interventriculaire du cœur, tandis que Galien soutenait la présence de pores dans cette structure. C'est dans la deuxième édition de *La Fabrica*, en 1555, que Vésale réfute clairement le caractère perméable de cette cloison : « La surface de chaque ventricule est très inégale et possède de nombreuses cavités creusées [...] La cloison des ventricules ayant été formée de l'épaisse substance même du cœur, aucune de ces cavités autant que l'on puisse en juger, ne pénètre du ventricule droit dans le ventricule gauche. » Malgré ses constatations anatomiques conformes à la réalité, Vésale témoigne d'un grand respect pour l'illustre Galien, hésitant à le contredire et écrivant : « Dans la description du

---

[1] *La Fabrica* : dédié à Charles Quint, ce livre de 700 pages, dont le texte est riche et très descriptif, comporte plus de 200 planches anatomiques dessinées par Jan Stephan Van Calcar, élève du Titien. Il s'agit d'une œuvre monumentale sur l'anatomie humaine, où, pour la première fois, de nombreuses structures anatomiques, telles que le sternum, le sacrum, le vestibule de l'oreille, la veine azygos, l'épiploon, le pylore, la plèvre..., sont décrites avec exactitude.

cœur, j'ai suivi en grande partie les dogmes de Galien, non pas que je croie que tout soit conforme à la vérité, mais parce que, dans un nouvel usage à donner aux organes, je n'ai pas assez de confiance en moi et je n'oserai m'écarter de longtemps, même de la longueur d'un ongle, de la doctrine de Galien, prince des médecins. »

Tenu pour être le plus grand anatomiste de la Renaissance, André Vésale[1], sans mettre fin aux dogmes du galénisme, a osé réfuter et corriger des notions erronées prévalant depuis Galien, dont l'œuvre était considérée comme "indépassable". Sa *Fabrica* est à l'origine de l'anatomie humaine moderne, fondée sur la dissection et l'observation scientifique. Grâce à Vésale, l'anatomie devient une science et une discipline à part entière.

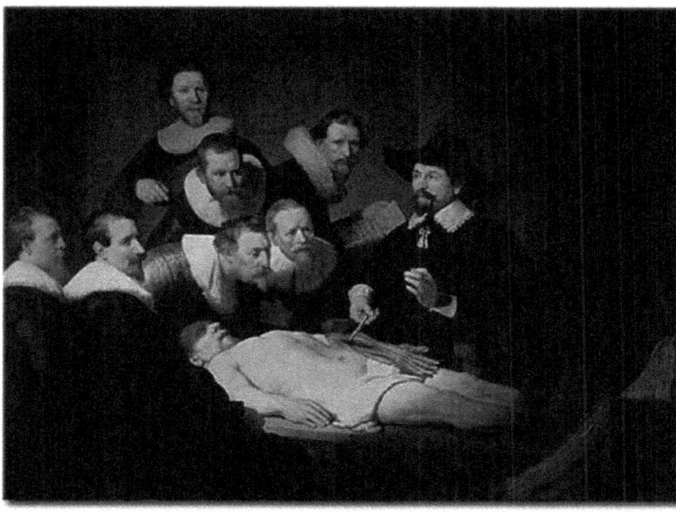

La leçon d'anatomie du Docteur Tulp - Rembrandt - 1632 -
Musée Mauritshuis La Haye - Le Docteur Tulp, qui dirige la séance de dissection, est un éminent médecin de la Guilde des Chirurgiens d'Amsterdam.
Au pied du cadavre est ouvert le traité d'anatomie de Vésale illustré par Van Calcar.

---

[1] Peu de temps après la parution de *La Fabrica,* en 1544, André Vésale abandonne la chaire de Padoue, appelé à Bruxelles par l'Empereur Charles Quint, l'homme le plus puissant de son temps, pour devenir son médecin et chirurgien. Il sera par la suite, en 1555, le médecin personnel de son fils, Philippe II d'Espagne. En 1559, Vésale est appelé, avec Ambroise Paré (1510-1590), au chevet du Roi de France, Henri II, blessé à l'œil par une lance lors d'un tournoi, mais le roi décèdera peu après en raison de la gravité de sa blessure. Vésale, lors d'un séjour à Madrid, aurait été condamné à être brûlé vif par le tribunal de l'Inquisition, après une autopsie au cours de laquelle la défunte aurait bougé (signifiant qu'elle aurait été autopsiée vivante). Cette version paraît cependant peu vraisemblable, car il n'existe nulle trace de ce procès. Après un pèlerinage en Terre sainte (qui lui aurait été imposé pour remplacer sa condamnation à mort, selon la version désormais contestée), André Vésale doit retourner à Padoue pour prendre, à la mort de son élève et ami Gabriele Falloppio (1523-1562), le poste de professeur. Mais la traversée en bateau est éprouvante : après une tempête, il se voit atteint du scorbut et du typhus. Le capitaine le débarque sur l'île de Zakynthos (île de Zante, Grèce), et quelques jours après, en 1564, Vésale meurt d'épuisement, seul, loin de tous ses amis, et dans le plus complet dénuement.

Pendant ce XVIe siècle, d'autres anatomistes vont faire avancer cette nouvelle science et permettre d'affiner les découvertes liées au muscle cardiaque. Parmi ceux-ci, citons Bartolomeo Eustachi (1513 ou 1520 ? -1574), considéré comme l'un des plus grands anatomistes italiens de la Renaissance, Matteo Realdo Colombo et Gabriele Falloppio.

Eustachi enseigne l'anatomie à l'Université romaine du *Collegia della Sapienza,* et est autorisé à pratiquer des dissections sur des cadavres fournis par les hôpitaux de *Santo Spirito,* et *Consolazione.* Il décrit parfaitement la veine cave inférieure et sa valvule qui porte son nom, la "valvule d'Eustachi"[1], ainsi que le système azygos[2]. Bartolomeo Eustachi[3] critiquera sévèrement André Vésale, son contemporain et rival, pour s'être éloigné des théories de Galien. À la fin de sa carrière, il lui reconnaîtra cependant ses mérites et lui rendra justice pour son œuvre.

Élève et ami d'André Vésale, l'italien Matteo Realdo Colombo (vers 1516-1559) lui succède en 1544 à la chaire d'anatomie de l'Université de Padoue. Colombo décrit la structure de l'artère pulmonaire et de l'aorte ainsi que leurs valves. Comme Vésale, il nie l'existence de pores au niveau de la cloison interventriculaire.

Gabriele Falloppio (1523-1562), à son tour successeur de Colombo en 1551 à la chaire d'anatomie de l'Université de Padoue, observe et décrit le canal artériel[4] (en réalité déjà noté par Galien).

Autre élève de Vésale, Giulio Cesare Aranzio[5] (1530-1589) confirme l'imperméabilité de la cloison interventriculaire, ainsi que le soutenait son maître.

---

[1] Valvule d'Eustachi : repli qui entoure l'orifice de la veine cave inférieure à son abouchement dans l'oreillette droite.

[2] Système azygos : Les veines azygos sont situées dans le thorax de part et d'autre du rachis. Elles drainent le sang veineux en provenance du dos, des parois thoraciques et abdominales. La grande veine azygos se jette dans la veine cave supérieure.

[3] En 1552, Eustachi prépare, avec l'aide de l'artiste Pier Matteo Pini, une série de 47 planches anatomiques remarquables par leur grande précision, pour un traité devant s'appeler *De dissensionibus ac controversiis anatomicis.* Seulement huit planches seront imprimées de son vivant. Les 39 planches manquantes seront retrouvées en 1712 chez un descendant de Pier Matteo Pini. Acquises par le Pape Clément XI, elles seront publiées en 1714, par le médecin papal, Giovanni Maria Lancisi (1654-1720), dans l'ouvrage intitulé *Tabulae anatomicae Bartholomaei Eustachi quas a tenebris tandem vindicatas (Tables anatomiques de Bartholomeo Eustachi sauvées de l'obscurité).*

[4] Canal artériel : c'est un court vaisseau qui relie, pendant la vie intra-utérine, l'artère pulmonaire à l'aorte thoracique. Cette structure fœtale s'oblitère après la naissance.

[5] Giulio Cesare Aranzio (1530-1589) (latinisé en Julius Caesare Arantius) est le premier anatomiste à décrire le foramen ovale (orifice qui, pendant un stade du développement embryonnaire du cœur, fait communiquer les deux atriums) et les petits tubercules des valvules de l'aorte et de l'artère pulmonaire, nommés plus tard "corps d'Arantius". En 1564, Arantius publie un traité d'anatomie intitulé *De Humano Foetu Libellus,* où il décrit le *ductus venosus* ou "canal d'Arantius". Le canal d'Arantius est le conduit veineux qui permet le passage du sang de la veine ombilicale à la veine cave inférieure. Arantius est le premier à démontrer que le sang maternel et le sang du fœtus restent séparés au cours de la grossesse.

La découverte des valvules veineuses

Girolamo Fabrizi d'Acquapendente (1537-1619) (latinisé en Hieronymus Fabricius) étudie la médecine et l'anatomie à Padoue, sous la direction de son maître Gabriele Falloppio. Après avoir obtenu son titre de docteur en médecine et suite à la mort précoce de son maître, Fabrizi[1] dirige les démonstrations d'anatomie à partir de 1562. Trois ans plus tard, il reçoit la chaire de chirurgie, avant d'occuper, à partir de 1571, la prestigieuse chaire d'anatomie de l'Université de Padoue. Succédant à Gabriele Falloppio, la remarquable lignée des anatomistes de Padoue est, de cette manière, perpétuée.

En 1603, Fabrizi d'Acquapendente fait paraître son ouvrage *De Venarum Ostiolis.* Il y décrit précisément les valvules veineuses, structures anatomiques qu'il avait découvertes en 1574 : « J'ai appelé petites portes (*ostiolae*), valvules des veines, certaines membranes très ténues, situées dans la cavité interne des veines et particulièrement dans la cavité de celles qui se distribuent aux membres [...]. » Cette observation jouera un grand rôle dans la découverte de la circulation sanguine.

Le dix-septième siècle : William Harvey fait entrer la médecine dans une nouvelle ère

Élève de Fabrizi d'Acquapendente à l'Université de Padoue, le médecin anatomiste anglais William Harvey (1578-1657) va révolutionner la médecine en découvrant la vraie circulation sanguine, comme nous le verrons au chapitre suivant. Ses dissections sur des cadavres de criminels exécutés lui permettent de réfuter, comme Vésale avant lui, la présence de pores au niveau du septum interventriculaire, contredisant la théorie erronée de Galien.

Le début de l'anatomie microscopique et la découverte des capillaires

L'invention du microscope puis son amélioration technique vont permettre de visualiser les structures les plus fines du corps humain. Nous devons ces découvertes et ces progrès en particulier au scientifique anglais Robert Hooke[2] (1635-1703), et au biologiste hollandais Antoni van Leeuwenhoek[3] (1632-1723). Cette technique permet à l'italien Marcello Malpighi de découvrir les vaisseaux capillaires[4] en 1661.

---

[1] Fabrizi d'Acquapendente : en 1584, il fait construire à Padoue l'un des premiers amphithéâtres d'anatomie permanents (reconstruit en 1594). Il y effectue ses dissections devant ses nombreux élèves venus de tous les pays d'Europe. Cet édifice servira en particulier de modèle au théâtre anatomique de Leyde aux Pays-Bas.

[2] Robert Hooke : considéré comme l'un des plus grands scientifiques expérimentaux du XVIIe siècle, il fait figure de pionnier dans le domaine de la microscopie. En 1665, il publie son livre, *Micrographia*, premier ouvrage utilisant le microscope. Il est le premier à utiliser le mot "cellule".

[3] Antoni van Leeuwenhoek : ce drapier découvre la microscopie qui devient sa passion. Il fabrique lui-même des microscopes d'une grande précision. Il observe le premier, en 1677, les spermatozoïdes, et, en 1689, décrit la circulation du sang dans les capillaires en notant la déformation des globules rouges à leur passage dans ces structures si fines.

[4] Vaisseaux capillaires : du latin *"capillaris"* (qui ressemble à un cheveu). Vaisseaux très fins, dépourvus de fibres musculaires. Ils assurent en périphérie un réseau de transition entre les circula-

Le cœur n'est qu'un muscle

À la même époque, le danois Niels Stensen[1] (1638-1686) (francisé en Nicolas Sténon) s'intéresse à l'anatomie des muscles et donc du cœur. En 1664, dans son ouvrage *De musculis et glandulis observationum*, Sténon est le premier à décréter que le cœur n'est qu'un muscle. Agissant comme une pompe, il fait circuler le sang dans le corps entier : « Quant à la substance du cœur, je crois pouvoir prouver qu'il n'existe rien dans le cœur qui ne se trouve aussi dans un muscle, et qu'il ne manque rien au cœur qu'on trouve dans un muscle. » De son point de vue, le cœur ne génère pas de "chaleur vitale" : « Le cœur ne peut donc pas être une substance, ni l'organe de la chaleur innée, ni le siège de l'âme. Il ne peut même pas produire son propre fluide tel que le sang, ni ne peut produire des esprits, comme par exemple "l'esprit vital". »

Richard Lower, le premier cardiologue ?

En 1669, le médecin anglais Richard Lower (1631-1691) publie à Londres son *Tractatus de corde item de motu et colore sanguinis*[2] *(Traité du cœur, du mouvement et de la couleur du sang et du passage du chyle dans le sang).* Cet ouvrage, traduit en français dix ans plus tard (1679), peut être considéré comme étant le premier livre de cardiologie moderne. Il comporte une partie de physiologie et d'anatomie, et une autre de pathologie cardiovasculaire.

Au milieu du XVIIe siècle, les anatomistes tentent de préserver les organes au moyen de diverses préparations et de visualiser le plus finement possible le réseau sanguin. Le naturaliste hollandais Jan Swammerdam (1637-1680) perfectionne la méthode inventée par Reinier de Graaf (1641-1673). Le meilleur ami de Swammerdam, l'anatomiste hollandais Frederik Ruysch (1638-1731), améliore encore cette technique en injectant dans les artères un liquide d'embaumement à base de cire colorée chaude et de térébenthine. L'étonnant degré de finesse obtenu lui permet à la fois de mettre en évidence les réseaux capillaires et de fournir une image parfaite du trajet des artères coronaires. Au-delà de l'intérêt scientifique, les préparations anatomiques de Ruysch, surprenantes et spectaculaires, seront mises en scène et présentées au public[3].

---

tions artérielle et veineuse en reliant les artérioles aux veinules, et forment un système d'irrigation des tissus et des organes.

[1] Niels Stensen : il étudie la médecine à Copenhague sous la direction de Thomas Bartholin (1616-1680) mais également les mathématiques et la philosophie. Il s'installe ensuite en Toscane et travaille sur la structure des muscles avec des scientifiques tels que Malpighi. Considéré comme l'un des savants les plus importants du XVIIe siècle, Nicolas Sténon quittera ses recherches scientifiques pour se consacrer à l'Église catholique. Il terminera sa vie comme évêque.

[2] *Tractatus de corde item de motu et colore sanguinis :* Le premier chapitre de cet ouvrage présente d'excellentes planches anatomiques sur la structure du cœur et des vaisseaux, et constitue une synthèse des connaissances de l'époque. Par ailleurs, Lower confirme, grâce à une épreuve à l'eau de son invention, l'étanchéité de la valve mitrale.

[3] Le premier musée anatomique est ainsi créé à Amsterdam vers 1691. Les cadavres gardent l'aspect et la fraîcheur d'êtres vivants et endormis. En 1731, l'académicien et scientifique français Bernard le Bouyer de Fontenelle fera l'éloge de Ruysch : « Tous ces morts, sans dessèchement apparent, sans rides, avec un teint fleuri et des membres souples, étaient presque des ressuscités ; ils ne paraissaient

Cœur préparé selon l'anatomiste Frederik Ruysch

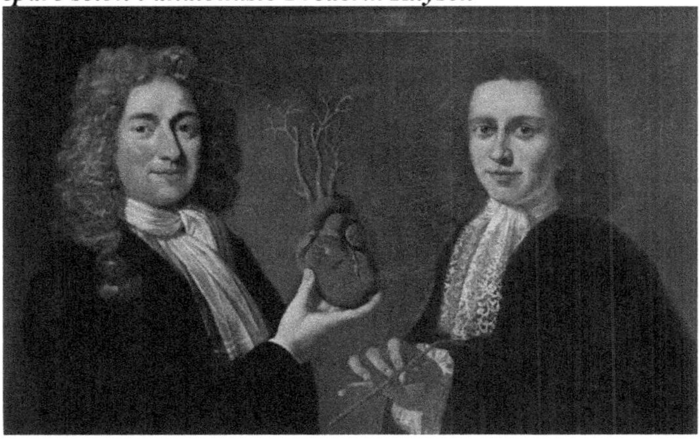

Deux médecins hollandais de la Guilde des Chirurgiens d'Amsterdam, Cornelis Boekelman (à gauche) et Jan Six (à droite), montrent un cœur préparé par l'anatomiste hollandais Frederik Ruysch. La canule de verre est l'instrument utilisé pour injecter le liquide d'embaumement dans les artères, à base de cire colorée et de térébenthine. L'œuvre originale, datée de 1699, est du peintre néerlandais Jurriaen Pool (1666-1745), gendre de Frederik Ruysch. Musée Boerhaave, Leyde, Pays-Bas.

Le dix-huitième siècle : l'anatomie du cœur est presque entièrement dévoilée

Au début du XVIIIe siècle, le médecin et anatomiste français Raymond Vieussens (1641-1715) autopsie tous les malades décédés dans son service de l'Hôtel-Dieu Saint-Eloi à Montpellier et s'intéresse particulièrement au système vasculaire et lymphatique.

Dans son livre publié en 1706, *Nouvelles découvertes sur le cœur*, il précise le trajet des artères coronaires et d'autres vaisseaux cardiaques, en y injectant du mercure. Toutes les observations de Vieussens seront reprises et complétées en 1715 dans son *Traité nouveau de la structure et des causes du mouvement naturel du cœur*. Cet ouvrage fournit une description détaillée du péricarde, des vaisseaux coronaires et des fibres musculaires cardiaques, à la faveur de l'utilisation du microscope.

L'italien Antonio Maria Valsalva (1666-1723), l'élève préféré de Marcello Malpighi, succède à ce dernier en 1694 à la chaire d'Anatomie et devient professeur d'Anatomie à l'Université de Bologne. Il s'intéresse à la physiologie et à l'anatomie des valves cardiaques, et améliore les descriptions anatomiques de la valve aortique effectuées par

---

qu'endormis, tout prêts à parler, quand ils se réveilleraient. Les momies de M. Ruysch prolongeaient en quelque sorte la vie, au lieu que celles de l'Ancienne Égypte ne prolongeaient que la mort. » En 1717, le tsar Pierre le Grand, suite à sa venue en Hollande et fort impressionné par sa visite au musée, acquiert toute la collection de Ruysch. Bien que dégradée au fil du temps, cette collection comprend encore plus de 900 spécimens, visibles au Musée d'Anthropologie et d'Ethnographie Pierre le Grand à Saint-Pétersbourg.

Giulio Cesare Aranzio. C'est son disciple Giovanni Battista Morgagni (1682-1771) qui publiera en 1740, de façon posthume, dans son ouvrage intitulé *Opera,* la description par Valsalva des trois sinus aortiques de l'aorte ascendante. Valsalva l'avait compris : ces sinus favorisent la fermeture de la valve aortique du fait de la turbulence sanguine générée à leur niveau. Ces sinus seront nommés par Morgagni "sinus de Valsalva". Toutefois, reconnaissons-le : Léonard de Vinci sut, le premier, déterminer le rôle de ces sinus, après avoir observé les turbulences sanguines à leur niveau, autorisant une occlusion parfaite des valves.

Les débuts de l'anatomopathologie

Durant ce siècle naîtra l'anatomopathologie. Cette discipline confronte les symptômes des malades de leur vivant aux constatations effectuées sur les tissus et les organes après leur décès. Elle éclot grâce à la rigueur scientifique dont a fait preuve ce même Valsalva.

Son élève, Morgagni, la développera en notant précisément les anomalies cliniques, les symptômes, l'évolution de chaque patient pour les corréler aux constatations anatomiques en cas de décès. Il est aidé en cela par l'anatomie microscopique, c'est-à-dire l'histologie[1], fondée par Marcello Malpighi au cours du siècle précédent.

En Angleterre, l'anatomopathologie, cette nouvelle discipline médicale, est initiée par les frères Hunter[2] : John (1728-1793) et William (1718-1783). De 1748 à 1760, John travaille à la table de dissection, comme assistant de son frère aîné qui enseigne l'anatomie. Après avoir ouvert sa propre école d'anatomie à Londres, il démontrera que les systèmes sanguins d'une mère et de son fœtus sont séparés.

Le XVIIIe siècle nous a livré, en la personne du Suisse Victor Albrecht von Haller[3] (1708-1777), un immense érudit à la renommée universelle. Von Haller réalise ses

---

[1] Histologie : autrefois appelée "anatomie microscopique". Terme issu du grec : *"histos"* signifiant "tissu" et *"logos"* signifiant "discours". Cette branche de la biologie et de la médecine étudie au microscope la structure tissulaire des êtres vivants.

[2] John Hunter : ce chirurgien britannique n'a jamais suivi d'études à l'université. Il se forme en anatomie auprès de son frère William, multipliant les dissections pendant douze ans. En 1764, il ouvre sa propre école d'anatomie à Londres. Puis il donne des conférences en chirurgie, à l'hôpital Saint-George où il exerce comme chirurgien. Il réunit une remarquable collection de 14 000 objets anatomiques et pathologiques. En 1776, il est nommé chirurgien extraordinaire du roi George III. John Hunter est considéré comme le fondateur de l'anatomie pathologique au Royaume-Uni.
William Hunter : ce célèbre chirurgien-accoucheur donne des cours d'anatomie à partir de 1746, assisté par son frère John. Son enseignement est résolument moderne : l'étudiant dissèque lui-même le cadavre qui lui est confié. William bénéficie d'un réseau d'exhumateurs de sépultures qui lui fournit des cadavres par centaines. Son enseignement d'anatomie sera suivi par des centaines d'étudiants. En 1762, il deviendra le médecin extraordinaire de la reine Charlotte.

[3] Victor Albrecht von Haller : doté d'un esprit encyclopédique, il fut, non seulement un anatomiste remarquable, mais aussi médecin, chirurgien, biologiste, physiologiste, botaniste, et poète ! Entre 1743 et 1756, Haller publie *Icones Anatomicae*, atlas anatomique dont les planches détaillent le trajet des vaisseaux sanguins. De 1757 à 1766, il rédige et publie *Elementa Physiologiae Corporis Humani*, ouvrage monumental en huit volumes et cinq mille pages, riche vue d'ensemble du savoir anatomique et physiologique de son époque, et qui restera une référence durant cinquante ans.

observations anatomiques au cours de centaines de dissections de cadavres pendant lesquelles il utilise des techniques d'injection des artères par du mercure afin de révéler leur trajet. Il a légué son nom à de nombreux termes anatomiques.

À la fin du XVIIIe siècle (1794), Antonio Scarpa[1] (1752-1832) livre le résultat de toutes ses années de recherche sur le système nerveux. Il présente ainsi le système d'innervation du cœur et montre que les terminaisons nerveuses sont directement connectées aux fibres musculaires cardiaques, contrairement à ce qu'avait affirmé Johann Bernhard Jakob Behrends en 1792 : *« Cor nervis carere » (« le cœur manque de nerfs »).*

Schéma de l'innervation du cœur

Le cœur est sous l'influence du système nerveux grâce à deux systèmes antagonistes : le système sympathique et le système parasympathique. Ce dernier, par l'intermédiaire du nerf vague (ou pneumogastrique), exerce une action modératrice permanente et prédominante sur le cœur, c'est-à-dire un ralentissement du cœur (baisse de la fréquence cardiaque). À l'inverse, le système nerveux sympathique, par l'intermédiaire du nerf cardiaque, entraîne une tachycardie (accélération de la fréquence cardiaque). Cette double influence nerveuse permet de moduler la puissance et la fréquence des contractions cardiaques, en fonction, par exemple, d'un effort physique ou de la perception d'un danger.

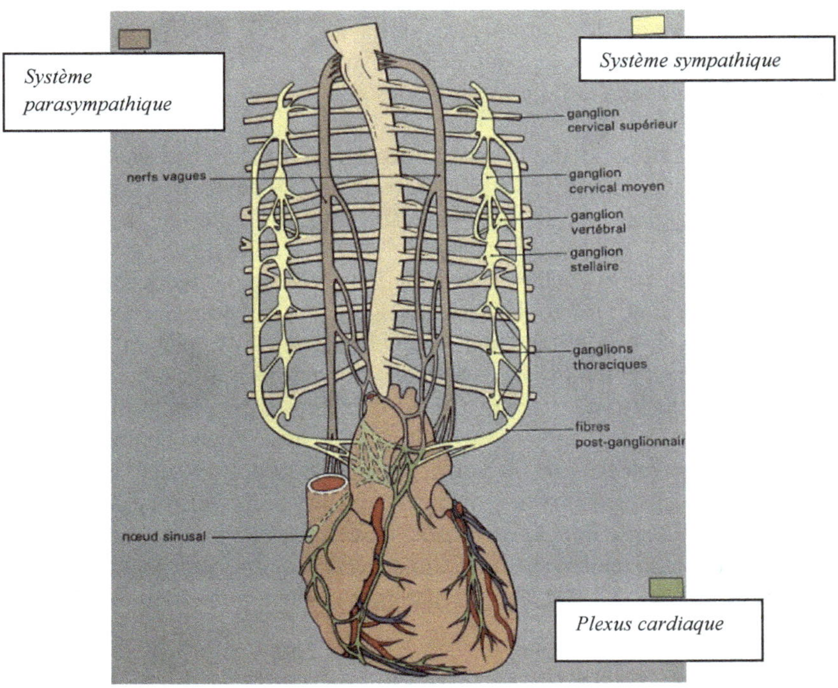

[1] Giovanni Battista Morgagni fut le maître et mentor de Scarpa à l'Université de Padoue.

Les dix-neuvième et vingtième siècles : découverte des voies de conduction cardiaques

L'anatomie du cœur et des vaisseaux a d'ores et déjà livré la plupart de ses secrets. Cependant, le XIXe et le début du XXe siècle seront marqués, sur le plan anatomique, par la découverte, grâce à la microscopie, des voies de conduction cardiaque et donc du tissu nodal[1].

Ces structures spéciales intégrées au sein de la masse musculaire cardiaque, formées de "nœuds" et d'un réseau, génèrent et propagent l'influx électrique. Elles permettent au muscle cardiaque de se contracter de manière harmonieuse, spontanée et rythmée. Ces voies de conduction cardiaques agissent tel un chef d'orchestre : elles dirigent et organisent la contraction et donc le battement cardiaque.

L'origine du battement cardiaque : théorie myogénique contre théorie neurogénique

Claude Galien, au IIe siècle apr. J.-C., avait déjà constaté qu'un cœur, fraîchement sorti du thorax, pouvait encore battre, indiquant ainsi qu'il n'a pas besoin de nerfs pour assurer sa fonction : « La faculté pulsatile du cœur prend sa source dans sa propre substance. » Au XVIIe siècle, l'anglais Thomas Willis (1621-1657) suggérait au contraire que la contraction cardiaque était due à une "liqueur nerveuse", transportée par les nerfs du cervelet vers les parois cardiaques. En 1766, Albrecht von Haller (1708-1777), partisan de la théorie myogénique, écrivait : « Le cœur est mû par quelque cause inconnue qui ne dépend ni du cerveau ni des artères et qui est cachée dans la fabrique même du cœur. »

Jusqu'au XIXe siècle, deux théories s'affrontent : la théorie myogénique qui suppose que le cœur engendre lui-même ses propres battements (comme observé par Galien), et la théorie neurogénique qui fait intervenir un stimulus, extérieur au cœur, d'origine nerveuse.

Le XIXe siècle verra s'achever le débat entre ces deux théories, grâce au physiologiste anglais Walter Holbrook Gaskell (1847-1914). Il fournira les preuves expérimentales pour la théorie myogénique qui sera alors admise par tous. Ses travaux de recherche, effectués entre 1874 et 1889, seront également à la base de la découverte des voies de conduction cardiaques. De façon indépendante, le physiologiste allemand Theodor Wilhelm Engelmann (1843-1909) établira aussi que la contraction du cœur de grenouille est spontanée et non déclenchée par un stimulus nerveux.

Aujourd'hui, nous savons que, même si certains nerfs, tels que le nerf vague, ont une action directe sur le muscle cardiaque, un cœur totalement isolé continue de battre spontanément. Le battement cardiaque n'est pas d'origine neurologique mais est dû à des cellules cardiaques (myocytes[2]) spécialisées qu'on nomme tissu nodal.

---

[1] Tissu nodal : également nommé appareil ou système cardionecteur. Système nerveux spécifique du cœur, il est constitué de cellules musculaires spécialisées noyées dans la masse musculaire myocardique. Il produit et conduit dans tout le muscle cardiaque l'excitation qui déclenche la contraction du cœur. C'est l'appareil de commande.

[2] Myocytes : cellules musculaires. On parle ici de "cardiomyocytes", donc de cellules musculaires cardiaques.

La description du tissu nodal s'échelonne sur sept décennies. Six grands scientifiques sont à l'origine de cette découverte essentielle à la compréhension des troubles du rythme et de la conduction cardiaque : Purkinje, His, Aschoff, Tawara, Keith et Flack.

Les fibres de Purkinje

Jan Evangelista Purkinje[1] (1787-1869) est un médecin, anatomiste et physiologiste né en Bohême occidentale (Empire d'Autriche, actuellement Tchéquie). Il acquiert en 1832 un microscope *Plössl*, l'un des plus perfectionnés à l'époque, lui permettant de grandes avancées dans ses recherches histologiques et embryologiques[2] à l'Université de Breslau. Purkinje est en effet un des premiers scientifiques à utiliser un microtome[3] pour réaliser de fines lames de tissu qu'il examine au microscope et lui permettre ainsi d'effectuer de nombreuses études en histologie.

C'est un scientifique passionné et insatiable : « Avec l'acquisition d'un microscope Plössl à l'été 1832, une nouvelle époque, dans mon travail de physiologiste, commençait [...] Avec une faim de loup, j'étudiais les tissus tant animaux que végétaux de tous les types et j'acquis la conviction que la possibilité des découvertes était inépuisable. »

Alors qu'il s'intéresse particulièrement au tissu cardiaque, Purkinje découvre en 1839, par hasard, des fibres situées dans la paroi interne des ventricules d'un cœur de mouton. Il les considère d'abord de type cartilagineux, puis de type musculaire, sans cependant déterminer leur rôle dans la conduction intracardiaque.

Elles seront nommées "fibres de Purkinje" en 1852 par l'anatomiste suisse Rudolf Albert von Kölliker (1817-1905). Leur rôle sera élucidé par Sunao Tawara en 1906. Ces fibres constituent un réseau de cellules musculaires cardiaques spécialisées dans la conduction cardiaque.

Le faisceau de His

En 1893, Wilhelm His Junior[4] (1863-1934) identifie, par une dissection minutieuse, une structure en faisceau de cellules musculaires cardiaques interrompant l'anneau

---

[1] Jan Evangelista Purkinje : en 1850, il obtient la chaire de Physiologie à la Faculté de Médecine de l'Université Charles de Prague, poste qu'il occupera jusqu'à sa mort. Jan Purkinje est considéré comme l'un des plus grands scientifiques de son époque. On lui doit un grand nombre de découvertes dans toutes les branches de la physiologie : découverte des tubes séminifères, des glandes sudoripares, des neurones cérébelleux nommés "cellules de Purkinje", action des enzymes pancréatiques, classification des empreintes digitales... C'est aussi un homme d'une grande érudition, capable de parler treize langues et ayant traduit plusieurs œuvres de Goethe, de Shakespeare, et des poèmes de Schiller, en langue tchèque. Il a fondé en 1836 la *Literary-Slav Society*, afin de promouvoir les langues slaves, et a activement contribué à la naissance de la conscience nationale tchèque.

[2] Embryologie : terme issu du grec : *"embruon"* signifiant "embryon" et *"logos"* signifiant "discours". Cette discipline scientifique étudie l'embryon et ses organes et englobe la description des transformations de l'œuf fécondé en organisme.

[3] Microtome : terme issu du grec *"mikros"* signifiant "petit" et *"tomê"* signifiant "section". Cet instrument permet d'obtenir des coupes très fines, destinées à être examinées au microscope.

[4] Wilhelm His Junior est le fils d'un anatomo-pathologiste bâlois réputé pour avoir inventé le microtome. Il s'oriente vers les mêmes études médicales que son père, s'intéressant lui aussi à l'anatomie du cœur et à son embryogenèse.

fibreux séparant les oreillettes des ventricules : « Après une étude approfondie, j'ai pu trouver un faisceau musculaire qui relie les parois septales auriculaire et ventriculaire et qui n'a apparemment pas été observé auparavant car il n'est visible dans sa totalité que lorsque les parois septales sont coupées exactement dans le sens longitudinal [...] J'ai prouvé sa présence chez une souris adulte, un chien nouveau-né, deux nouveau-nés humains et un adulte d'environ 30 ans. » Il découvre ainsi ce qui sera nommé le "faisceau de His". His démontre que la conduction des oreillettes aux ventricules se produit via ce faisceau ; pour preuve, sa section entraîne un asynchronisme entre les deux types de cavités cardiaques. Mais, à cette époque, les découvertes de His sont presque ignorées. Il faudra plusieurs années pour reconnaître l'importance de ses travaux et leur antériorité.

Schéma des voies de conduction cardiaque (tissu nodal ou système cardionecteur)

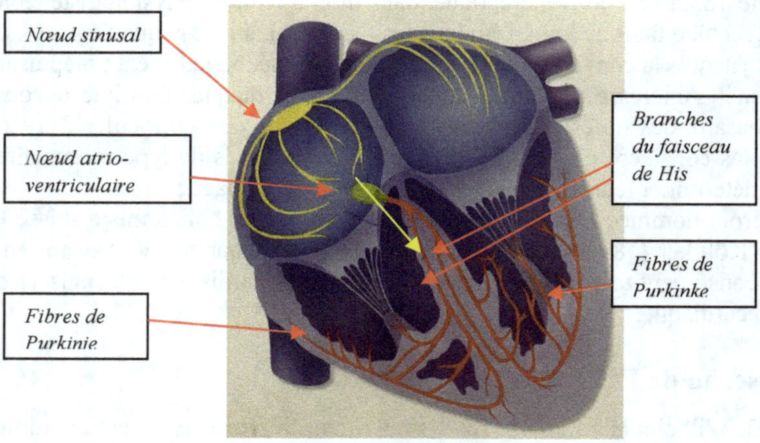

La flèche jaune indique le sens de propagation

Le nœud sino-atrial, ou nœud sinusal (ou nœud de Keith et Flack), amas de cellules musculaires spécialisées, est le point de départ de l'influx électrique. Celui-ci est ensuite conduit dans le tissu atrial (oreillette) vers le nœud d'Aschoff-Tawara. Cette structure commande le rythme au cœur entier.

Le nœud atrioventriculaire (ou nœud d'Aschoff-Tawara) est une structure située dans l'oreillette droite. Elle reçoit l'influx venu du nœud sinusal de Keith et Flack et se prolonge par le faisceau de His.

Le faisceau de His, constitué de myocytes spécialisés dans la conduction électrique, débute à la fin du nœud atrioventriculaire par un tronc, lequel se prolonge dans le septum membraneux interventriculaire[1]*. Puis il se divise rapidement en deux branches, droite et gauche, se dirigeant chacune vers le ventricule correspondant ; la gauche se divise elle-*

[1] Septum membraneux interventriculaire : C'est la cloison qui sépare les deux ventricules cardiaques. Elle est formée d'une partie inférieure, musculaire (la presque totalité de la cloison), et d'une partie supérieure, membraneuse et très mince (2 mm d'épaisseur).

même en deux hémibranches, antérieure et postérieure. Le faisceau de His transmet l'influx électrique des oreillettes aux ventricules.

Les fibres de Purkinje prolongent les branches droite et gauche du faisceau de His, chacune des branches se ramifiant sous la forme d'un réseau sous-endocardique arborescent. Ces fibres, situées dans les parois internes des ventricules, constituent la partie terminale du système de conduction cardiaque. Elles sont responsables de la contraction ventriculaire.

Ce faisceau de His sera enregistré électriquement pour la première fois en 1957 par le cardiologue français Paul Puech (1925-2018).

Le nœud d'Aschoff-Tawara

Karl Albert Ludwig Aschoff (1866-1942) est un médecin et anatomopathologiste allemand. À partir de 1903, il dirige le département d'Anatomie pathologique de l'Université de Marburg. La même année, il prend Sunao Tawara (1873-1952) comme assistant[1].

En 1906, dans le laboratoire d'Aschoff, Tawara individualise une structure formée par des cellules emmêlées "comme dans un nœud" au-dessus du faisceau de His, au niveau du plancher de l'oreillette droite, constituant un réseau de fibres musculaires spécialisées. Il vient de découvrir le nœud atrioventriculaire, également nommé "nœud d'Aschoff-Tawara"[2].

Dans sa thèse de doctorat rapportant les résultats de ses recherches à Marburg, et intitulée *Das Reizleitungssystem des Säugetierherzens (Le Système Conductif dans le Cœur des Mammifères),* Tawara décrit la division du faisceau de His en deux branches, droite et gauche. Par ailleurs, il établit le lien entre le faisceau de His et les fibres, décrites par Jan Purkinje, les identifie comme étant les ramifications terminales du système de conduction, et précise leur rôle.

Tawara peut être considéré comme le père de l'électrophysiologie cardiaque moderne ; n'a-t-il pas contribué à d'immenses avancées dans la compréhension du système de conduction cardiaque ! Il fournira par ailleurs à Willem Einthoven les bases théoriques de l'interprétation de l'électrocardiogramme.

Le nœud de Keith et Flack

Le médecin et anatomiste écossais Arthur Keith[3] (1866-1955) enseigne l'anatomie et la physiologie au *London Hospital Medical School.* En 1906, il fait la connaissance

---

[1] Aschoff donne à Sunao Tawara la tâche d'étudier 120 cœurs de patients décédés des suites d'une myocardite, et conservés dans du formol. Ce premier travail permettra à Tawara de découvrir les petits nodules parfois présents dans le myocarde de sujets atteints de la maladie de Bouillaud, lesquels prendront le nom de "nodules d'Aschoff".

[2] Si le nœud atrioventriculaire a pris le nom de "nœud d'Aschoff-Tawara", sa découverte est due essentiellement au japonais Sunao Tawara (1873-1952), qui travaillera pendant trois ans dans le laboratoire d'Aschoff.

[3] Arthur Keith : en 1895, il rencontre à Leipzig Wilhelm His qui avait identifié deux ans plus tôt le faisceau auquel il avait donné son nom. Il espérait améliorer ses connaissances sur la structure et le développement du cœur auprès de son aîné, mais le courant semble ne pas être passé entre eux,

du jeune Martin Flack[1] (1882-1931), à la personnalité attachante, au moment où Sunao Tawara venait de publier l'article rapportant sa découverte du nœud atrioventriculaire.

À l'été 1906, étudiant au microscope des sections du cœur d'une taupe, Martin Flack constate la présence d'une structure dans l'oreillette droite, ressemblant au nœud atrioventriculaire décrit par Tawara. Revenant de sa balade à vélo, Keith examine la structure observée par Flack et comprend l'importance de cette découverte. Keith et Flack vont alors s'acharner à retrouver cette même structure dans tous les cœurs de mammifères dont ils disposent. Flack venait de découvrir le nœud sino-atrial, ou nœud sinusal.

La découverte de cette structure cardiaque, nommée "nœud de Keith et Flack", sera publiée en 1907. Son emplacement sera confirmé en 1907 par l'anatomo-pathologiste allemand Walter Karl Koch[2] (1880-1962), qui crée aussi le terme de "nœud sinusal".

Le faisceau de Bachmann

À tous ces grands scientifiques, on peut encore ajouter le nom du médecin alsacien Jean George Bachmann (1877-1959). Il met en évidence, en 1916, sur un cœur de chien, l'existence des voies de conduction intra-atriales, nommées "faisceau de Bachmann". Cette structure permet la propagation de la dépolarisation myocardique entre le nœud sino-atrial et le nœud atrio-ventriculaire, et, par conséquent, la contraction des oreillettes.

Avec cette dernière découverte, l'ensemble des voies de conduction cardiaques normales est enfin décrit. On a souvent noté un paradoxe : les différents éléments du système de conduction cardiaque ont été découverts dans l'ordre inverse de l'excitation cardiaque. En effet, celle-ci débute dans le nœud sinusal (découvert en 1907), est transmise au nœud atrio-ventriculaire (découvert en 1906), puis au faisceau de His (découvert en 1893) et enfin aux fibres de Purkinje (découvertes en 1839). Nous avons cependant vu le rôle essentiel joué par Tawara qui sut relier les éléments entre eux dès 1906 et clarifier l'ensemble du système de conduction.

---

chacun manifestant pour l'autre un certain désintérêt. En 1899, Keith est nommé Chef du département d'anatomie au *London Hospital Medical School*. Suite à la suggestion de son ami, le cardiologue James Mackenzie (1853-1925), également écossais, Keith se penche sur le substrat anatomique des arythmies cardiaques. Mackenzie lui avait aussi demandé d'explorer « l'état d'une connexion musculaire entre les oreillettes et les ventricules » (la connexion qu'on nommait à l'époque le "faisceau de His "). Keith entreprend alors l'examen systématique, macroscopique et microscopique, du système de conduction cardiaque de nombreuses espèces de mammifères, tandis que Mackenzie lui envoie des cœurs de patients autopsiés. Le clinicien et l'anatomiste peuvent ainsi confronter leurs observations et s'entraider dans leurs recherches. Malgré son scepticisme initial quant à l'existence du faisceau de His, Keith, assisté de Flack, validera les travaux de His et de Tawara.

[1] Martin Flack : alors étudiant en médecine, il vit près du cottage de Keith, dans le Kent, et cherche un hôpital pour poursuivre ses études. Keith en fait son assistant pour étudier la structure du cœur. Ils utilisent des cœurs humains, mais aussi des cœurs de rats, de taupes, de hérissons.

[2] Walter Karl Koch situe précisément le nœud sinusal au niveau de la zone anatomique triangulaire de la face droite de la paroi interauriculaire, zone nommée "triangle de Koch". Koch étudiait alors les voies de conduction cardiaque sur des fœtus mort-nés, dans le laboratoire de Ludwig Aschoff (1866-1942) à Marburg.

Les voies de conduction accessoires

Trois scientifiques complèteront ce chapitre de la découverte du tissu nodal en décrivant les voies de conduction accessoires[1] et anormales qui court-circuitent les voies normales de conduction : il s'agit de Kent, de Mahaim et de James.

Schéma de la propagation de l'influx électrique dans les voies de conduction cardiaque

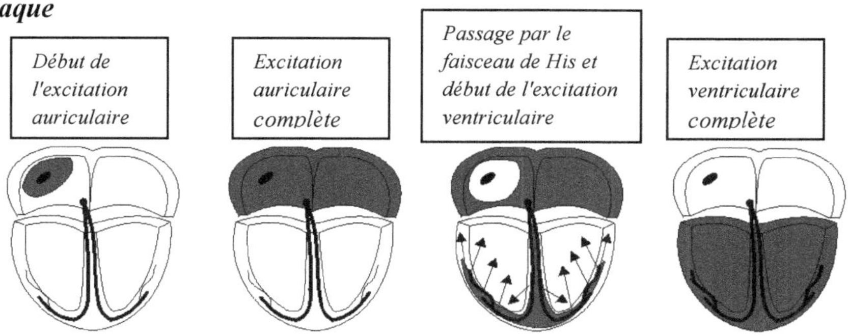

L'activité électrique démarre du nœud sinusal, puis se propage de proche en proche dans les oreillettes, aboutissant à la dépolarisation (donc la contraction) auriculaire.

La conduction est filtrée au niveau du nœud atrio-ventriculaire, passe par le faisceau de His qui se divise en deux branches, droite et gauche.

Ces deux branches (la gauche se divise en deux hémi-branches) se ramifient sous la forme du réseau de Purkinje présent dans les deux ventricules, aboutissant à la dépolarisation (donc la contraction) synchrone des deux ventricules.

L'ensemble de ces phénomènes correspond à un battement cardiaque.

La découverte et la description de l'anatomie du cœur et de ses vaisseaux furent donc un long et patient voyage de plusieurs millénaires. Aujourd'hui, cette anatomie ne renferme plus le moindre secret, grâce en particulier aux formidables techniques d'imagerie. Nous pouvons imaginer l'émotion ressentie lorsque, pour la première fois, et sans ouvrir la cage thoracique, on a pu voir un cœur humain battant, observer le mouvement des valves, celui des parois cardiaques à la systole et à la diastole. Toutes ces nouvelles techniques, l'échocardiographie (bi- et même tridimensionnelle), l'imagerie par résonance magnétique, l'angioscanner... nous révèlent une anatomie vivante et palpitante, allant toujours plus loin dans la précision et le détail.

---

[1] Ces voies accessoires anormales sont à l'origine des syndromes de préexcitation, tels que le syndrome de Wolff-Parkinson-White (ce syndrome électrocardiographique est lié à la présence d'une voie de conduction accessoire atrio-ventriculaire perméable, le faisceau de Kent. Il est souvent associé à des crises de tachycardie paroxystique). Le "faisceau de Kent", les "fibres de Mahaïm", et les "fibres de James" furent ainsi décrits et reçurent le nom de leur découvreur. Lorsque le physiologiste et histologiste anglais Albert Kent (1863-1958) découvre, en 1893, chez le rat nouveau-né et sur d'autres animaux, des voies de connexion entre oreillettes et ventricules, situées sur leur paroi latérale, il pense alors qu'il s'agit d'une structure physiologique. Il retrouvera ce type de communication sur le cœur humain en 1913. En 1941, le cardiologue et anatomopathologiste suisse Ivan Mahaïm (1897-1965) et Winston feront la première description histologique de connexions anormales reliant directement le nœud atrio-ventriculaire au ventricule droit.

CHAPITRE 2
Découverte de la circulation du sang

C'est à une véritable épopée que nous allons assister, étalée sur deux millénaires, d'Hippocrate (460-377 av. J.-C.) reconnu comme le père de la médecine, jusqu'au XVIIe siècle, pour que le mystère de la circulation sanguine soit enfin dévoilé.

Les Anciens ne disposaient que de leurs connaissances, souvent erronées, de l'anatomie du cœur humain, pour imaginer le rôle de celui-ci et concevoir le parcours du sang dans le corps. De fait, comment pouvaient-ils échafauder un schéma cohérent de la circulation sanguine, par définition un circuit en permanence dynamique, alors qu'ils exploraient seulement des corps privés de vie, dans lesquels le sang était totalement figé ?

C'est au XVIIe siècle que l'anatomiste anglais William Harvey (1578-1657), s'appuyant sur les travaux de ses prédécesseurs et réalisant leur synthèse, expliquera (enfin !) comment le sang se déplace à l'intérieur du corps. Le génie de William Harvey a été de construire un schéma logique et rationnel, sous forme de circuit fermé parcouru par le sang en mouvement dans le corps humain. Il a dû, pour cela, poser les bases de la médecine expérimentale : élaborer une hypothèse, imaginer ensuite les expériences nécessaires pour la confirmer.

Si c'est bien à Harvey que revient la gloire d'avoir réalisé cette remarquable prouesse scientifique, plusieurs médecins pionniers avaient, en leur temps, frayé le chemin et méritent de voir leur nom attaché à cette découverte, considérée comme fondamentale dans l'histoire de la médecine. Mais, jusqu'à la démonstration claire et limpide de Harvey, les révélations successives furent alors controversées, rejetées par leurs contemporains ou perdues dans les oubliettes de l'histoire. Ce fut donc un long cheminement qui a traversé les époques et les cultures.

Quels sont les principaux acteurs de cette découverte, porte d'entrée de la cardiologie mais aussi de la médecine dans la modernité ? Ces acteurs ont un lien évident avec l'anatomie puisque c'est à partir de cette science descriptive que l'on peut déduire des éléments de physiologie, et ainsi bâtir des théories sur le fonctionnement du cœur et la façon dont circule le sang. Nous retrouverons donc dans ce chapitre des noms de scientifiques déjà cités précédemment.

Trois grandes périodes peuvent être retenues dans l'histoire de la découverte de la circulation sanguine :

- La première, celle de l'antiquité gréco-romaine, effacera une erreur majeure : les artères véhiculent du sang et non de l'air.
- La deuxième, arabo-musulmane, verra la "petite circulation", ou circulation pulmonaire, décrite avec exactitude.
- La troisième période correspond au déclin de la médecine arabe et débute au XIIIe siècle en Occident chrétien. La découverte de la "grande circulation" ou circulation générale, et du circuit clos complet parcouru par le sang, aura lieu au cours de cette phase.

Ces trois grandes périodes s'interpénètrent. Grâce aux érudits arabes et perses, traducteurs des ouvrages grecs, puis aux écrits en langue arabe traduits en latin, le savoir scientifique va s'échanger et diffuser au cours des siècles d'un monde à l'autre.

Et si l'on se remémorait ce qui nous a été enseigné à propos du cœur et de la circulation sanguine !

Le schéma de la circulation sanguine

Le schéma de la circulation sanguine, tel que défini par William Harvey, est toujours d'actualité. Il symbolise en rouge le sang chargé d'oxygène (dioxygène) et en bleu celui dans lequel s'est accumulé le gaz carbonique (dioxyde de carbone). Il décrit un circuit fermé actionné par la pompe cardiaque.

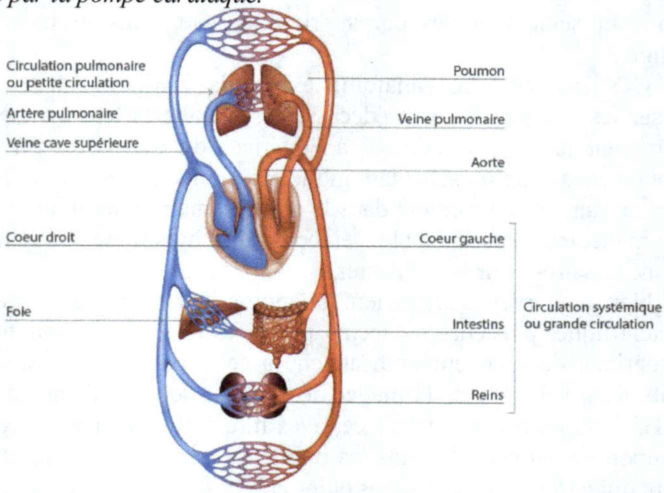

Le sang veineux (pauvre en oxygène et riche en dioxyde de carbone) circule du ventricule droit aux poumons, via l'artère pulmonaire. Dans les poumons, ce sang s'enrichit en oxygène et abandonne le dioxyde de carbone. Il retourne alors au cœur gauche (atrium puis ventricule) par l'intermédiaire des veines pulmonaires. Ce circuit constitue la circulation pulmonaire ou "petite circulation".

Le sang livré au cœur gauche, riche en oxygène, est expulsé par le ventricule gauche dans l'aorte, se répartit dans le système artériel. Les artères se divisent en artérioles puis en capillaires, grâce auxquels l'oxygène est délivré à tout l'organisme. Le sang désoxygéné et enrichi en dioxyde de carbone quitte les capillaires pour se rendre dans les veinules puis dans les veines avant de revenir au cœur droit (l'atrium droit du cœur puis le ventricule droit). Ce circuit constitue la circulation systémique (ou générale) ou "grande circulation".

Schéma de la barrière alvéolo-capillaire

Dans la circulation pulmonaire, le sang devient plus sain, "plus rouge", plus riche en oxygène. Ce grand nettoyage s'effectue dans les poumons, au niveau de la barrière alvéolo-capillaire : c'est la zone de contact entre alvéoles pulmonaires et capillaires. C'est là que se produisent les échanges gazeux. Lors de ces échanges gazeux qu'on nomme "hématose", le sang se charge en oxygène (dioxygène) et élimine le gaz carbonique (dioxyde de carbone) au cours de la respiration.

Ainsi, le sang veineux présent dans le capillaire pulmonaire, pauvre en dioxygène, est réoxygéné au niveau de l'alvéole pulmonaire, tandis que le dioxyde de carbone est éliminé. Le cœur gauche pourra alors éjecter le sang artériel dans l'organisme au moyen de la grande circulation.

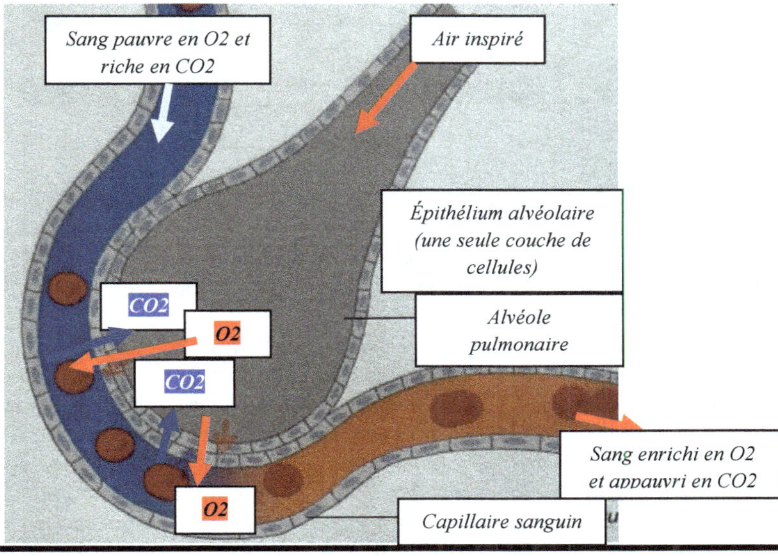

Le cycle cardiaque

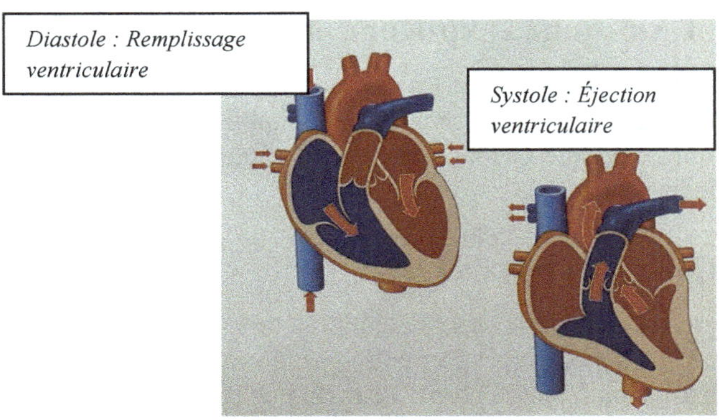

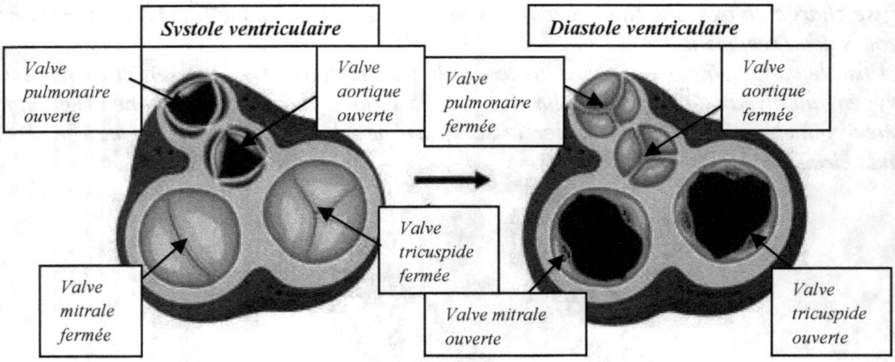

Le cycle cardiaque correspond à la succession d'étapes composant un battement complet du cœur. Deux phases principales constituent le cycle cardiaque qui dure un peu moins d'une seconde : la systole est la phase de contraction des ventricules, avec éjection du sang vers les artères ; la diastole est la phase au cours de laquelle les ventricules se détendent et se remplissent de sang.

Dans le détail, lorsque les ventricules se relâchent (diastole ventriculaire), les valves atrio-ventriculaires (tricuspides et mitrales) s'ouvrent, permettant au sang de remplir les ventricules. Les oreillettes se contractent (systole auriculaire) pour aider à la fin du remplissage des ventricules. Puis les ventricules se contractent (systole ventriculaire) : les valves atrio-ventriculaires se ferment pour empêcher le reflux du sang vers les oreillettes, tandis que les valves sigmoïdes (pulmonaires et aortiques) s'ouvrent. Le sang est alors éjecté vers l'artère pulmonaire et l'aorte. Puis les ventricules se relâchent. Les valves sigmoïdes se ferment pour empêcher le reflux de sang des artères vers les ventricules. Les oreillettes se remplissent à nouveau de sang provenant des veines (caves et pulmonaires).

Puis le cycle recommence.

La période de l'Antiquité égyptienne et gréco-romaine

On a du mal à imaginer aujourd'hui que les Anciens, dans l'Antiquité, pensaient que les artères contenaient autre chose que du sang, à le voir jaillir par saccades d'une artère sectionnée. Et pourtant, l'idée que ces vaisseaux renfermaient uniquement de l'air a perduré pendant plusieurs siècles.

« Les artères transportent de l'air »

Les premières sources évoquant le cœur datent du temps de l'Égypte pharaonique. Dans le *Papyrus Ebers*, il est noté que « l'air entre par le nez, pénètre dans le cœur et les poumons, qui le distribuent à tout le corps. » Le sang ne se voit attribuer qu'un rôle secondaire, tandis qu'on considère le cœur, auquel les vaisseaux sont attachés, comme l'organe irriguant tout le corps pour distribuer différents fluides : air, sang, salive, larmes, urine… Ainsi, pour les Égyptiens, le cœur reçoit l'air et transmet le souffle vital au corps entier par l'intermédiaire des vaisseaux, nommés "*metou*".

Pendant la période de la Grèce antique, grâce aux médecins-philosophes, la pensée médicale va peu à peu s'éloigner de la religion, contraignante, oppressive, et de la magie. Les conceptions liées à la circulation du sang vont alors s'élaborer essentiellement à partir de dissections animales.

Selon Alcméon de Crotone, médecin du Ve siècle avant J.-C., les veines conduisent le sang, et les artères, qu'il trouve vides de sang, ne transporteraient que de l'air.

La médecine d'Hippocrate[1] (460 av. J.-C.-377 av. J.-C.), développée sur l'île de Cos en Grèce, basée sur l'observation, tente une approche rationnelle. De fait, Hippocrate, quittant le domaine du sacré, érige la médecine en qualité de science. Pour Hippocrate, le "principe de vie" est la chaleur dont le siège est le cœur gauche : « La chaleur est le principe immortel qui anime tout ce qui est et tout ce qui sera [...] elle se répand dans le cœur. »

Lorsqu'ils ouvraient les artères ou le ventricule gauche de cadavres d'animaux, les médecins grecs y trouvaient seulement de l'air[2]. À partir de cette constatation, Hippocrate élabore une théorie de la circulation. Bien que fantaisiste, elle tiendra pendant des siècles. Selon lui, le ventricule droit chasse le sang (provenant du foie) dans l'artère pulmonaire pour nourrir le poumon : « le vaisseau, qui sort du ventricule droit, s'ouvre du côté du poumon pour lui fournir le sang qui le nourrit... ». L'air (le *"pneuma"*[3]) pénètre dans le cœur droit et le cœur gauche par les oreillettes faisant office de soufflets. Le ventricule gauche ne contiendrait donc que de l'air : « ...et ce ventricule droit se ferme afin que l'air y entre. L'autre ventricule, quant à lui, ne contient que de l'air chassé par les oreillettes. La preuve : sur un animal égorgé, ouvrez le ventricule gauche et tout y paraîtra désert ». Ce *pneuma* sert à "rafraichir" le sang. Ensuite, la "chaleur vitale" est transportée au corps entier par les artères, tenues comme des conduits aériens.

À l'inverse, la dissection du foie et de la rate montrait ces organes gorgés de sang. Cette constatation amenait à conclure sur leur rôle majeur dans la circulation sanguine. Le sang était considéré comme étant fabriqué à partir des aliments[4].

Aristote[5] (384-322 av. J.-C.), quant à lui, suite à de nombreuses dissections d'animaux, fait du cœur le créateur de la "chaleur vitale". Celle-ci est tempérée par la respiration génératrice du *pneuma*. Il affirme : « le sang palpite dans les veines (*artères*) de tous les animaux et traduit son agitation par le pouls. Ainsi toutes les veines (*artères*) battent en même temps, pour cette raison qu'elles dépendent toutes du cœur. »

---

[1] La doctrine et les observations d'Hippocrate seront consignées dans son *Corpus hippocratique*, auquel participeront aussi ses élèves jusqu'au IIIe siècle avant J.-C.

[2] Après la mort, le sang ne se trouve plus ni dans les artères ni dans les vaisseaux capillaires, mais seulement dans les veines. Cette observation explique que pendant des siècles on pensait que les artères ne véhiculaient que de l'air.

[3] *Pneuma* signifie en grec "mouvement d'air". C'est un souffle ou esprit aérien auquel, dans l'Antiquité, des médecins attribuaient la cause de la vie et, en conséquence, des maladies.

[4] Concernant la physiologie du système cardiovasculaire, Platon (426-347 av. J.-C.), élève de Socrate et contemporain d'Hippocrate, parvient aux mêmes conclusions erronées, et en arrive même à confondre les veines et les artères.

[5] Aristote est le fondateur de l'école péripatéticienne, signifiant l'École des promeneurs, car il y enseignait tout en marchant.

Les premières dissections humaines

Hérophile de Chalcédoine[1] (vers 330-320 av. J.-C.), médecin grec installé à Alexandrie, ville devenue centre majeur de recherche hellénistique, bénéficie de la levée du puissant tabou concernant les cadavres humains. Il peut pratiquer enfin au grand jour, librement, des autopsies. Ces premières dissections humaines de l'histoire de l'humanité autorisées posent les bases d'une anatomie plus exacte.

Hérophile distingue les artères des veines et soutient que les artères véhiculent du sang mêlé à du *pneuma*, reconnaissant donc la présence de sang dans celles-ci. Il formule l'hypothèse que le cœur est à l'origine des pulsations artérielles, et rédige un *Manuel du pouls*.

Érasistrate de Céos (vers 310-250 av. J.-C.), fondateur, comme Hérophile, de l'École de médecine d'Alexandrie, admet l'existence d'une circulation de sang dans les veines et affirme que les artères servent à véhiculer de l'air. Érasistrate concède cependant que parfois, dans certaines circonstances pathologiques, les artères peuvent véhiculer du sang provenant des veines par l'intermédiaire de communications qu'il nomme "synastomoses".

Schéma de la circulation du sang selon Érasistrate

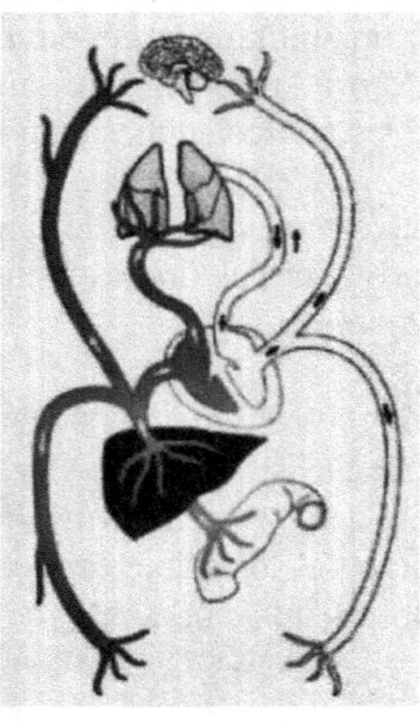

S'il admet l'existence d'une circulation de sang dans les veines (symbolisé en gris), Érasistrate affirme que les artères servent à véhiculer de l'air (symbolisé en blanc).

Les aliments, captés dans les intestins par les veines portes, sont délivrés au foie (en noir), transformés en sang, puis transportés vers la veine cave par la veine hépatique. À partir de la veine cave, le sang veineux est acheminé vers toutes les parties du corps. Une partie du sang est déviée vers le ventricule droit, pour nourrir les poumons via la "veine artérieuse" (l'artère pulmonaire). L'air, transporté des poumons vers les "artères veineuses" (les veines pulmonaires), emplit le ventricule gauche et est distribué aux tissus via les artères.

Il existerait ainsi deux systèmes circulatoires : un système artériel, aérien, et un système veineux, sanguin.

Pour Érasistrate, le cœur est donc le centre du système respiratoire, et les artères distribuent le "pneuma" *et la chaleur innée produite par le ventricule gauche.*

[1] Hérophile de Chalcédoine fut l'un des premiers médecins à se préoccuper du corps en bonne santé. Il s'est efforcé de comprendre le fonctionnement normal du corps, contrairement à l'approche d'Hippocrate totalement orientée sur le corps malade.

À l'époque des Romains, Aulus Cornelius Celsus[1] (francisé en Celse) (25 av. J.-C.-50 ap. J.-C.), considéré comme l'un des plus grands médecins de l'antiquité, inaugure dans son traité médical la terminologie scientifique latine. Il affirme avec force que les artères contiennent du sang : « L'artère coupée ne se reprend point, et laisse même quelquefois échapper tout le sang avec impétuosité ». Mais son œuvre tombera dans l'oubli, éclipsée par celle de Galien qui, elle, sera glorifiée.

Ainsi, depuis l'école d'Hippocrate, et jusqu'au deuxième siècle de l'ère chrétienne, soit pendant six siècles, les connaissances scientifiques concernant la circulation sanguine restent les mêmes : les veines véhiculent du sang et les artères transportent de l'air.

« Les artères ne contiennent que du sang »

C'est à cette époque qu'apparaît Claude Galien (vers 130-201). Tandis qu'il exerce la médecine à Rome, sa réputation grandissante en fait le médecin personnel de l'empereur Marc-Aurèle.

Alors que, pendant des siècles, les Anciens étaient persuadés que les artères véhiculaient de l'air, Galien établit clairement que les artères transportent du sang, comme les veines : « Dès qu'on ouvre une artère, le sang en sort : donc de deux choses l'une, ou il y était contenu, ou il y est venu d'ailleurs ; mais, s'il vient d'ailleurs, si l'artère ne contient que de l'air, l'air devrait donc en sortir avant le sang, et c'est ce qui n'est pas ; il en sort du sang et point d'air : donc les artères ne contiennent que du sang. »

Pour Galien, le cœur est un muscle doué de mouvements automatiques, la systole[2] et la diastole[3] : « Ce double mouvement du cœur, rythmique, perpétuel, de systole et de diastole, est indépendant de la volonté. »

Une théorie de la circulation sanguine qui tiendra quinze siècles

La théorie de la circulation sanguine élaborée par Galien, consignée dans son traité *De Usu Partium* est à la fois inutilement complexe et totalement erronée. Cependant, malgré ses erreurs, il démontre que les artères contiennent du sang et pas uniquement de l'air.

---

[1] Aulus Cornelius Celsus serait né à Vérone, vécut au temps de l'empereur Auguste et exerça la médecine à Rome. Il a laissé une œuvre capitale, sous la forme d'un traité de médecine, intitulé *De Medicina libri octo*, constitué de huit livres. Il s'agit du premier ouvrage médical rédigé en latin, qui reprend toutes les connaissances médicales accumulées depuis Hippocrate. Le sixième livre de cet ouvrage est la seule partie de son œuvre qui nous soit parvenue : c'est le premier traité médical, imprimé en 1478 grâce aux caractères mobiles inventés par Gutenberg.

[2] Systole : du grec *"sustolê"* signifiant "contraction". C'est la phase active périodique du cycle cardiaque. Elle correspond à la contraction des oreillettes puis à celle des ventricules qui éjectent le sang dans les artères.

[3] Diastole : du grec *"diastolê"* signifiant "dilatation", "expansion". C'est une phase de repos cardiaque au cours duquel oreillettes et ventricules se remplissent de sang. La diastole alterne avec la systole.

Schéma de la circulation du sang selon Galien

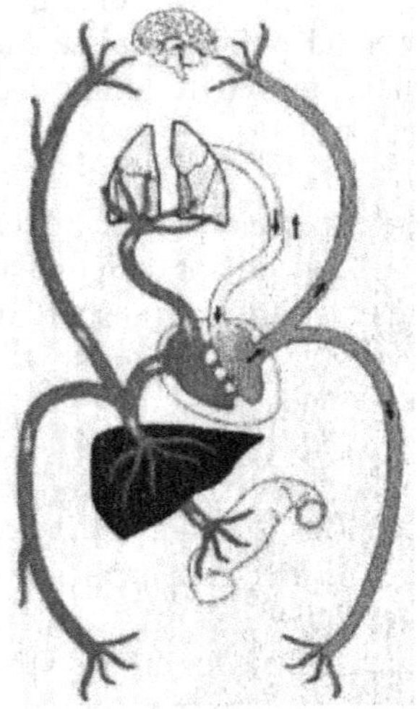

La théorie de Galien met en jeu deux circuits différents, un circuit droit et un circuit gauche :

Le circuit droit est veineux, le foie étant au centre du système. Selon Galien, le sang est créé dans le foie à partir des aliments. Recevant les produits de la digestion par la veine porte, le foie fabrique un sang "noir" (symbolisé en gris foncé), qui n'a pas respiré. Ce sang circule par les veines, qui sont toutes issues du foie, et se dirige vers les tissus périphériques.

Ce sang est aussi véhiculé vers le ventricule droit et le poumon par la "veine artérieuse" (l'artère pulmonaire) pour le nourrir, et vers le ventricule gauche par l'intermédiaire de perforations de la cloison interventriculaire que Galien a imaginées de toutes pièces dans ses descriptions anatomiques, où il se mêle au sang rouge "pneumatisé"[1].

Pour le circuit gauche, artériel, le ventricule gauche reçoit donc du sang provenant du ventricule droit et le "pneuma" *provenant des poumons par l'*"artère veineuse" *(les veines pulmonaires). Cet air a pour fonction de rafraîchir le sang. Le ventricule gauche envoie ensuite dans les artères du sang chaud, rouge et* "spiritueux" *enrichi en* "esprit vital" *(ou chaleur innée) (symbolisé en gris clair) jusqu'à la périphérie. Le sang parvenu aux tissus périphériques, à la fois par les veines et les artères, est consommé avant d'être évacué par la sueur, les selles et les urines.*

Ces deux circuits fonctionnent en parallèle, communiquent entre eux par l'intermédiaire des pores de la cloison interventriculaire et des synastomoses[2] vasculaires d'Érasistrate.

Quelles sont les principales erreurs de la théorie de Galien ? :

- Au vu de l'anatomie du cœur, il n'existe pas de pores au niveau de la cloison séparant les ventricules. Si Galien l'a affirmé contre toute vraisemblance, c'était dans le but de valider sa théorie : « Les petites fosses qui apparaissent au niveau de la cloison ont été créées en vue de l'échange mutuel du sang veineux et du *pneuma.* » S'il avait bien compris que le sang devait passer du cœur droit au cœur gauche, Galien ne pouvait imaginer que ce passage puisse s'effectuer au niveau du capillaire pulmonaire. C'est la raison pour laquelle il avait conçu l'existence d'orifices dans cette cloison interventriculaire, barrière imperméable et infranchissable à l'état physiologique. L'influence et l'autorité de Galien furent telles que cette erreur anatomique perdurera pendant des siècles. Ne trouvant pas ces fameux orifices, ses successeurs n'osèrent

---

[1] *Pneumatisé : sang mélangé à l'air.*

[2] *Synastomoses : anastomoses faisant communiquer veines et artères. Si ces structures imaginées par Érasistrate évoquent les capillaires, Érasistrate était loin de représenter la réalité, car elles étaient fermées, selon lui, à l'état de santé, et ouvertes à l'état pathologique.*

point contredire le "prince des médecins". Ils préféraient considérer que leurs yeux s'étaient trompés ou, pire, déclarer que la structure du corps humain avait pu changer, plutôt qu'imaginer une erreur du maître !

- Les aliments digérés dans le tube digestif sont transportés jusqu'au foie où ils subissent une sorte de cuisson nommée "coction", les transformant en sang veineux. La théorie de Galien, dans laquelle la circulation de retour est absente, a pour conséquence que le sang doit se renouveler en permanence et être fabriqué en grande quantité par le foie à partir des aliments.

- Le sang veineux qui se dirige du ventricule droit vers les poumons pour les nourrir est "consommé", et on ne sait pas ce qu'il devient.

- Galien pense que les veines véhiculent le sang vers les différents organes du corps. Étrange erreur !, contredite par la pratique des saignées[1] réalisées quotidiennement à cette époque : on voit en effet la veine se gonfler au-dessous de la ligature et non au-dessus, témoignant que le sang se dirige bien de la périphérie vers le cœur et non du cœur vers la périphérie.

- Selon Galien, le ventricule gauche produit de la chaleur vitale, le cœur étant comparé à un chaudron ou à un four et non à une pompe. Cette chaleur vitale serait "rafraîchie" par l'air venu des poumons. L'air respiré permet ainsi d'éviter la surchauffe. Si Galien reconnaît enfin que c'est bien du sang qui circule dans les artères, il pense encore que de l'air, arrivé des poumons par les veines pulmonaires, se mêle au sang qui est ainsi "pneumatisé" (mélangé à l'air).

- Enfin Galien imagine un système de marées, le sang se déplaçant du fait de la contraction des artères et des veines, et de l'attraction ou de la répulsion des organes afin de les nourrir.

Considéré comme l'un des deux plus grands médecins de l'Antiquité avec Hippocrate, Claude Galien, adoubé par l'Église, exercera une influence majeure sur la médecine jusqu'au dix-septième siècle. Quinze siècles durant, dans le monde chrétien mais aussi musulman, la circulation sanguine décrite par Galien restera le modèle unique, intangible et irréfutable. Les médecins se contenteront de fonder leurs observations sur ses travaux ; s'opposer à ses théories ne signifiait-il pas s'opposer à l'Église ! À la Renaissance, la médecine galénique finira par être rejetée. Grâce à la méthode expérimentale, William Harvey (1578-1657) portera le coup de grâce : il découvrira la vraie circulation sanguine.

---

[1] Saignée : cette pratique a pour objet d'extraire des vaisseaux une certaine quantité de sang, par ponction ou section d'une veine, généralement au pli du coude. Son usage, existant depuis l'Antiquité, occupera une place prépondérante dans l'arsenal thérapeutique aux XVIe et XVIIe siècles. La médecine d'Hippocrate considérait que la plupart des maladies étaient liées à un processus inflammatoire entraînant une rétention des "humeurs" (sang, bile jaune, bile noire et phlegme), d'où l'intérêt de la saignée pour écouler le trop-plein d'humeurs. Règle élémentaire d'hygiène et de soin, on saigne à tout-va, aussi bien pour se maintenir en bonne santé que pour se guérir. La célèbre école de médecine de Salerne au Moyen-Âge affirme ainsi : « Saigner rend les yeux clairs, tempère la cervelle, aiguise les esprits, échauffe la moelle, arrête l'estomac et le ventre lâché, purge les intestins, sert aux sens débauchés, fait ouïr, fait dormir, rend la voix bien sonnante, dissipe les ennuis… »

La période arabo-musulmane

Plusieurs médecins persans et arabes vont jouer un grand rôle dans l'histoire de la découverte de la circulation du sang, en plein "âge d'or de la médecine islamique".

Le premier à décrire une circulation pulmonaire rudimentaire est un médecin persan, Al-Akhawayni Bukhari, qui vécut au Xe siècle. Il considère que la majeure partie du sang issu du ventricule droit passe vers les poumons, puis vers le ventricule gauche, et enfin l'aorte pour alimenter tout le corps. Cependant, lui aussi est persuadé de l'existence de pores au niveau de la cloison interventriculaire.

Le grand médecin et philosophe Abou Ali Ibn Sina (980-1037), dit Avicenne, né près de Boukhara en Perse, rappelle, dans son *Canon*, l'importance du cœur qui "donne la vie" et le "principe de la chaleur naturelle". Avicenne avait constaté que l'aorte, à son origine, présente trois valves. Il précise qu'elles s'ouvrent lorsque le sang est éjecté du cœur lors de sa contraction (systole) et se ferment au cours de sa phase de relaxation (diastole), empêchant ainsi le sang de refluer vers le ventricule. Le sang est ainsi dirigé dans un sens unique.

Aujourd'hui, c'est à Ibn al-Nafis (XIIIe siècle), brillant médecin et anatomiste arabe, originaire de Damas, qu'on reconnaît le mérite d'avoir découvert la circulation pulmonaire. Ibn al -Nafis est un érudit, considéré comme l'un des plus grands savants de son siècle[1]. C'est grâce à des dissections qu'il détermine deux notions essentielles.

« Il n'y a point de passage entre les deux ventricules »

Ibn al -Nafis commence par réfuter formellement l'existence de pores qui perceraient la cloison entre les deux ventricules, ainsi que le soutenait Galien : « Il n'y a point de passage entre ces deux ventricules [...] La cloison entre les deux ventricules est plus épaisse que d'autres parties (*du cœur*), afin que rien du sang ou de l'esprit ne puisse pénétrer (*dans l'autre ventricule*) et se perdre. Pour cette raison, l'opinion de celui qui prétend que cette partie est très poreuse est archifausse. »

La circulation pulmonaire aussitôt découverte, aussitôt oubliée

En conséquence de cette observation, Ibn-al-Nafis élabore son concept de circulation pulmonaire qu'il décrit de façon précise et rationnelle : « Donc, ce sang, après avoir été raffiné (*dans le ventricule droit*), doit nécessairement passer dans la veine artérieuse *(notre artère pulmonaire)*, jusqu'au poumon pour se répandre dans sa substance, et se mélanger avec l'air, afin que la partie la plus fine soit purifiée et passe dans l'artère veineuse *(nos veines pulmonaires)* pour arriver ensuite dans la cavité gauche du cœur, après s'être mélangé avec l'air pour devenir apte à générer l'esprit (*vital*) [...] C'est pourquoi il y a entre ces deux vaisseaux (*les veines et artères pulmonaires*) des passages perceptibles [...] Le passage du sang dans le ventricule gauche a lieu par la voie du poumon. »

---

[1] Alors qu'il est âgé de 29 ans, Ibn al -Nafis écrit son ouvrage majeur en 1242, intitulé : *Commentaires sur l'anatomie du canon de la médecine d'Ibn Sina.*

On ne saurait mieux décrire la petite circulation : en l'absence de communication entre les deux ventricules, le sang doit nécessairement passer par les poumons. Quant à la compréhension du processus qui se déroule dans les poumons, Ibn-al-Nafis s'en approche en réalisant que le sang se mélange à l'air pour former "l'esprit vital". Il faudra attendre les découvertes de Lavoisier pour préciser les échanges gazeux qui se produisent au niveau du poumon[1].

Ibn al -Nafis fait une découverte supplémentaire en comprenant le rôle des artères qui nourrissent le muscle cardiaque (les artères coronaires) : « ...en effet la nutrition du cœur provient du sang circulant dans les vaisseaux qui pénètrent le corps du cœur. »

Dès le XIIIe siècle, Ibn al -Nafis a ainsi eu l'immense mérite de découvrir la petite circulation, trois siècles avant les anatomistes européens, en osant contredire les idées erronées de Galien et d'Avicenne, considérés comme les plus grandes autorités médicales de leurs siècles.

Sa découverte fondamentale tombera malheureusement dans l'oubli[2] et restera totalement ignorée du monde occidental, en raison du déclin de la grande École médicale du Caire.

La période de l'Occident chrétien

À partir de la Renaissance, les médecins et anatomistes parviennent à une exploration fine du corps humain, la pratique des dissections de cadavres humains et des autopsies tendant à se répandre. Le XVIe siècle, siècle des anatomistes, va voir naître, dans la même décennie, quatre grandes figures de l'anatomie : Servet, Vésale, Colombo et Cesalpino[3]. Ils joueront un rôle essentiel dans la redécouverte de la circulation pulmonaire.

---

[1] Ces échanges gazeux constituent l'hématose pulmonaire. L'hématose, terme issu du grec *"haimatôsis"* signifiant "action de convertir en sang", est la transformation chimique du sang, par son enrichissement en dioxygène et son appauvrissement en dioxyde de carbone, au cours de la respiration. Ce phénomène se produit au niveau de la barrière alvéolo-capillaire dans les poumons.

[2] Cependant, il s'avère que le livre d'Ibn al-Nafis, *Commentaires sur l'anatomie du canon de la médecine d'Ibn Sina* (entre autres textes médicaux arabes) sera traduit en latin, au XVIe siècle, par le médecin italien arabisant Andrea Alpago, comte de Belluno, ayant vécu à Damas comme médecin du Consulat de Venise. Les traductions de cet érudit de la Renaissance seront publiées à titre posthume par son neveu Paolo pour la première fois en 1527 à Venise, soit près de 250 ans après la mort d'Ibn al Nafis. Paolo sera étudiant à l'université de Padoue entre 1527 et 1541, et l'on verra que Michel Servet, qui a redécouvert la petite circulation sanguine, a pu, ainsi, avoir connaissance des travaux d'Ibn al-Nafis. C'est seulement en 1924 qu'un médecin égyptien, Mohyi ad-Din-at Tatawi, découvre le manuscrit d'Ibn al Nafis dans la bibliothèque nationale de Berlin, pour en faire le sujet de sa thèse. Puis l'ophtalmologiste allemand, Max Meyerhof, passionné d'égyptologie et d'histoire de la médecine, le révèlera au grand jour en 1933.

[3] Ces quatre médecins et anatomistes ont tous fréquenté l'Université de Padoue, alors le haut lieu de la médecine en Europe. Dépendante de la République de Venise, la ville de Padoue était tolérante dans le domaine de la religion. En effet, la Sérénissime défendait farouchement son indépendance vis-à-vis du Pape et limitait les pouvoirs de la Sainte Inquisition.

La redécouverte de la circulation pulmonaire

Michel Servet[1] (1511-1553), né en Espagne et naturalisé français en 1548, obtient son doctorat de médecine à l'Université de Padoue. Au début de l'an 1553, Servet fait imprimer clandestinement et à ses frais son ouvrage théologique intitulé *Christianismi Restitutio (Restauration du Christianisme).* Ce livre de 734 pages nous intéresse par le contenu des pages 169 à 171 du chapitre V dans lesquelles Servet décrit le concept de la circulation pulmonaire avec une grande précision.

« La communication des deux cœurs ne se fait pas à travers la cloison mitoyenne des ventricules »

La cloison interventriculaire est imperméable, affirme d'abord Servet, contestant ainsi la théorie de Galien : « Cette paroi médiane ne se prête à aucune communication et ne permet pas au sang de passer ». Cette notion anatomique fondamentale sera clairement énoncée par Vésale trois ans plus tard dans sa deuxième édition de *La Fabrica*.

Puis il constate que les poumons reçoivent une quantité de sang supérieure à leurs besoins nutritifs, via l'artère pulmonaire : « Le calibre important de la veine artérieuse (*l'artère pulmonaire*) le confirme. Elle n'aurait pas été pourvue de dimensions si grandes dans le seul but d'assurer la nutrition des poumons. »

Comme Ibn al -Nafis, Servet entrevoit alors le concept d'échanges gazeux (l'hématose) entre le sang et l'air dans les poumons : « Il *(l'esprit vital)* est produit instantanément dans les poumons, par un mélange d'air inspiré et de sang subtil […] Le mélange ayant donc lieu dans les poumons. La couleur vive est conférée à l'esprit sanguin par les poumons et non par le cœur […] Le sang noir se transforme en sang rouge au niveau des poumons. » Servet considère ainsi que l'air se mélange au sang dans les poumons et non dans le cœur.

Finalement, le concept de la circulation pulmonaire est clairement énoncé : « La communication des deux cœurs ne se fait pas à travers la cloison mitoyenne des ventricules, comme on se l'imagine communément ; mais, par un long et merveilleux détour, le sang subtil est poussé par un long circuit, du ventricule droit du cœur dans les poumons, où il est agité, préparé, où il devient jaune, et passe de la veine artérieuse

---

[1] Né à Villanueva de Sigena dans le royaume d'Aragon et issu d'une vieille famille chrétienne, l'espagnol Miguel Serveto (francisé en Michel Servet) entreprend des études de théologie. En 1531, il se rend à Paris pour étudier la médecine, et y recevoir l'enseignement de maîtres prestigieux tels que Fernel et Jacques Dubois (Jacobus Sylvius, ardent défenseur des théories de Galien). Il est alors le condisciple de Vésale, et tous deux aident Jean Gonthier d'Andernach (grand anatomiste qui avait décrit les vaisseaux de la main) dans ses dissections anatomiques. Servet ne recevra pas de doctorat de cette université, car l'École de médecine de Paris le chasse en raison de pratiques liées à la divination et à l'astrologie. En 1542, il s'installe à Vienne, en Dauphiné, sous le nom de Michel de Villeneuve, pour y exercer la médecine. C'est de là qu'il se rend à Padoue où il assiste aux cours de Realdo Colombo et obtient le titre de docteur en médecine de cette prestigieuse université. Mais Servet reste passionné par la théologie. Il entame avec Jean Calvin une correspondance, dans laquelle Servet n'hésite pas à attaquer avec agressivité le dogme de celui-ci, niant le concept de Trinité. Calvin finit par nourrir une haine féroce vis-à-vis de Servet, le traitant de « méchant garnement rempli d'orgueil » et de « chien », tandis que Servet le considère comme un « ignare » et un « âne ».

(artère pulmonaire) dans l'artère veineuse *(veine pulmonaire)*. [...] Enfin, le mélange tout entier, désormais convenable, est attiré par la diastole dans le ventricule gauche [...] C'est ainsi que l'esprit vital se répand du ventricule gauche du cœur dans les artères du corps entier [...] Ensuite, dans cette même artère veineuse, il est débarrassé par l'expiration de ses fuliginosités. »

Servet persiste, malgré ces constatations, à imaginer, comme Galien, l'existence d'une transsudation[1] partielle du sang à travers la cloison interventriculaire : « La cloison médiane n'est pas apte à cette communication et à cette élaboration : il est cependant possible qu'elle soit à même de permettre la transsudation d'une petite quantité de sang. »

Pour quelle raison ces notions de physiologie et d'anatomie aussi révolutionnaires se sont-elles trouvées dans un ouvrage théologique ? Le propos de ce livre était surtout de combattre le dogme de la Trinité, Servet affirmant : « L'essence divine est indivisible, il ne peut y avoir dans la Divinité diversité de personnes. » Or, selon la thèse de Servet, « l'âme est dans le sang ; l'âme est le sang même, dit la Sainte Écriture, elle est insufflée par Dieu à travers la bouche et les narines, et va se loger dans le ventricule gauche. Donc, pour bien comprendre les pérégrinations de l'âme, il faut connaître la marche de l'air et du sang. »

Cette remise en cause de la théorie de Galien, alors unanimement respectée, ne sera pas la source du scandale causé par le livre de Servet. En effet, celui-ci est dénoncé pour les propos hérétiques rapportés dans son ouvrage, dont un exemplaire est parvenu à Calvin, son grand ennemi. Servet est arrêté une première fois à Vienne[2] et condamné par le tribunal de l'Inquisition romaine[3]. Il lui est reproché d'avoir entretenu une correspondance avec Calvin et, également, de nier, dans son livre, la divinité du Christ et de réfuter le dogme de la Trinité. Il parvient à s'évader, mais, repris, sera jugé et brûlé sur le bûcher (1553).

---

[1] Transsudation : passage d'un liquide corporel à travers la paroi de son contenant : une membrane, une muqueuse ou la peau.

[2] Servet parvient à s'évader, et seule son effigie sera brûlée le 17 juin 1553 avec la plupart des exemplaires de son livre. Mais, imprudemment réfugié à Genève, il est de nouveau jugé, cette fois-ci à l'instigation de Jean Calvin. Après deux mois de procès, Servet est condamné pour hérésie. Il périt sur le bûcher le 27 octobre 1553, à Champel près de Genève, avec deux exemplaires de son livre attachés à son corps : « *Toy, Michel Servet, condamnons à debvoir estre lié et mené au lieu de Champel, et là debvoir estre à un piloris attaché et bruslé tout vifz avec ton livre, tant escript de ta main que imprimé, jusques à ce que ton corps soit réduit en cendres ; et ainsi finiras tes jours pour donner exemple aux autres qui tel cas vouldroient commettre.* » Le bois humide utilisé sur le bûcher et les fagots disposés là en trop petite quantité prolongèrent son agonie, et l'infortuné Servet cria : « O malheureux que je suis, qui ne peux terminer ma vie ! Les deux cents couronnes que vous m'avez prises, le collier d'or que j'avais au cou et que vous m'avez arraché, ne suffisaient-ils pas pour acheter le bois nécessaire à me consumer !... O Dieu éternel, prends mon âme ! ». Des mille exemplaires édités, seuls quelques-uns échappèrent au feu. Trois exemplaires nous sont parvenus, dont l'un, qui présente certaines pages roussies par les flammes, est précieusement conservé à la Bibliothèque Nationale de Paris. Une stèle a été érigée en 1903 à Champel, sur l'emplacement du bûcher, à titre de monument expiatoire : « Fils respectueux et reconnaissants de Calvin, notre grand réformateur, mais condamnant une erreur qui fut celle de son siècle et fermement attachés à la liberté de conscience selon les vrais principes de la Réformation et de l'Évangile, nous avons élevé ce monument expiatoire. »

[3] Inquisition Romaine : fondée en 1542 pour lutter contre le protestantisme.

L'œuvre de Servet se rapproche beaucoup de celle d'Ibn al-Nafis[1] qui avait, le premier et trois siècles auparavant, décrit la petite circulation. En réalité, la théorie de la circulation pulmonaire, telle qu'énoncée par Servet, n'a reçu aucun écho à son époque. Restée totalement méconnue, elle n'a pas eu la moindre influence sur ses successeurs.

Le destin de Michel Servet est doublement tragique : par son supplice sur le bûcher, mais aussi par l'oubli, pendant 150 ans[2], de cet homme qui avait si bien établi le concept de la circulation pulmonaire.

Le sang ne peut être infusé au travers de la cloison interventriculaire

En 1533, André Vésale (1514-1564), alors étudiant au Collège Royal de Médecine de l'Université de Paris, fait la connaissance de Michel Servet de trois ans plus âgé. Condisciples, ils suivent ensemble les cours d'anatomie dispensés par d'éminents anatomistes[3]. Passionné par l'anatomie, Vésale va l'enseigner à l'Université de Padoue à partir de 1537 et en faire une science à part entière. Il relève alors de nombreuses erreurs dans les descriptions de Galien.

C'est dans le sixième livre de son ouvrage fondamental publié en 1543, et intitulé *De Humani Corporis Fabrica Libri Septem (À propos de la fabrique du corps humain en sept livres),* que Vésale rapporte que la cloison interventriculaire du cœur n'est pas perméable. Malgré ces observations tirées de ses dissections, Vésale, dans cette première édition, ne parvient pas à contredire Galien et à aller au bout de ses convictions : « Nous sommes alors forcés de nous étonner du travail du Créateur qui fait exsuder le sang du ventricule droit vers le gauche par des passages qui échappent à la vue. » Il faudra attendre la deuxième édition de *La Fabrica*, en 1555, pour que Vésale nie clairement le caractère perméable de cette cloison, malgré des erreurs persistantes sur la physiologie du cœur et de la circulation sanguine. Il écrit alors : « Je ne vois toujours pas comment la quantité de sang la plus infime pourrait être infusée, à travers la substance du septum, du ventricule droit vers le gauche. »

---

[1] On peut imaginer que l'anatomiste de Padoue ait eu connaissance des travaux du médecin du Caire. Nous avons vu précédemment que le livre d'Ibn al-Nafis, *Commentaires sur l'anatomie du canon de la médecine d'Ibn Sina,* qui décrit le concept de la circulation pulmonaire de façon exacte, avait été traduit en latin par Andrea Alpago. Cette traduction fut publiée par la suite par son neveu Paolo, étudiant à l'Université de Padoue de 1527 à 1541, qui diffusa et fit connaître le manuscrit d'Ibn al-Nafis. Une autre hypothèse évoque un possible plagiat entre Servet, qui fait imprimer son livre début 1553, et Colombo qui publie son ouvrage de référence *De re anatomica* en 1559, dans lequel il décrit la petite circulation. Même si celui de Servet est chronologiquement antérieur, on peut imaginer que Servet n'aurait fait qu'exposer la propre théorie de Colombo, que celui-ci enseignait comme maître d'Anatomie à l'Université de Padoue entre 1546 et 1551. Il est en tout cas peu probable que le livre de Servet soit tombé entre les mains de Colombo car il s'agissait d'un ouvrage théologique et non médical, et, au surplus, dont la plupart des exemplaires avaient été détruits.

[2] C'est seulement en 1697 que le chirurgien anglais Charles Bernard découvrira le passage traitant de la petite circulation dans l'un des rares exemplaires sauvés du *Christianismi Restitutio* de Servet !

[3] Il s'agit de Jacques Dubois (Jacobus Sylvius) et de Jean Gonthier d'Andernach.

Cette notion anatomique essentielle est ainsi démontrée et affirmée par Vésale, deux ans après la publication du manuscrit de Servet, *Christianismi Restitutio,* qui décrivait la petite circulation.

Bien que gardant un profond respect pour Galien qu'il tient toujours pour le "prince des médecins", Vésale ose réfuter ses théories en vigueur depuis treize siècles. Il est, pour cette raison, violemment attaqué par ses pairs, traité d'« insensé » par Sylvius, ce qui amènera Vésale, dans un moment de découragement et de colère, à brûler ses propres manuscrits.

Avec sa *Fabrica,* André Vésale, considéré comme le plus grand anatomiste de la Renaissance, a participé à la découverte de la circulation sanguine en mettant fin à l'idée, imaginée par Galien, qu'il existait des perforations au niveau de la cloison interventriculaire.

« Le sang est conduit par la veine artérieuse au poumon [...] Puis, mêlé à l'air, il est transporté au ventricule gauche par l'artère veineuse »

Élève d'André Vésale, Matteo Realdo Colombo[1] (1516-1559), médecin chirurgien italien, génial anatomiste, est un ardent partisan des dissections de corps humains et des vivisections sur l'animal[2]. Celles-ci lui permettent d'observer avec précision les mouvements du cœur. Ses recherches l'amènent à s'opposer aux théories de Galien sur la circulation sanguine. En effet, il nie à son tour le passage du sang du ventricule droit au ventricule gauche par de supposés pores de la cloison interventriculaire. Il constate également la contraction simultanée des deux ventricules, alternant avec celle, également simultanée, des deux oreillettes. Il étudie le fonctionnement des valves et détermine les phénomènes qui se produisent au cours de la systole et de la diastole. Attaché à l'observation scientifique et précurseur de la méthode expérimentale, Colombo énonce : « Je ne fais pas tant de cas de Galien et de Vésale que de la vérité : c'est à elle que je suis le plus fortement attaché. »

Dans le livre VII de son ouvrage[3], *De re anatomica,* Colombo affirme que le sang passe du ventricule droit au ventricule gauche en empruntant la voie du poumon : « Presque tous les anatomistes pensent que le sang trouve, entre les deux ventricules,

---

[1] Environ deux ans après Vésale, soit vers 1516, l'italien Matteo Realdo Colombo naît à Crémone, en Lombardie, d'un père apothicaire. Après un apprentissage auprès d'un chirurgien, il entre en 1538 à l'université de Padoue où il se révèle être un exceptionnel étudiant en anatomie. Il est l'élève d'André Vésale, dont il devient un ami proche, et l'assiste lors de ses dissections. Colombo sera son successeur, de 1544 à 1551, à la chaire d'anatomie de l'Université de Padoue, où il précède Gabriele Falloppio. Puis il enseigne l'anatomie à Pise, et enfin à Rome au collège de la Sapienza où il finit sa vie en 1559.

[2] Colombo réalisera plus de mille dissections de corps humains et de nombreuses vivisections (dissections expérimentales pratiquées sur des animaux vivants). Les recherches médicales et certaines techniques chirurgicales passent par cette expérimentation animale qui peut s'appuyer parfois sur la vivisection.

[3] En 1559, l'année de la mort de Colombo, soit six ans après la publication du manuscrit de Servet, est publié à Venise son ouvrage de référence *De re anatomica,* dont le frontispice est gravé par Véronèse, et dédié au pape Paul IV. Cet ouvrage posthume, publié par ses fils peu après la mort de Colombo, reprend et développe toutes les idées et théories qu'il a enseignées à l'Université de Padoue sur la circulation pulmonaire.

une issue pour passer du ventricule droit dans le ventricule gauche et que, pour faciliter cette traversée, le sang doit être rendu plus fluide par la génération de l'esprit vital. En quoi ils commettent une grande erreur car le sang est conduit par la veine artérieuse au poumon. Il subit là une atténuation. Puis, mêlé à l'air, il est transporté au ventricule gauche par l'artère veineuse. Ce fait, personne jusqu'ici ne l'a ni observé, ni écrit. » Ce faisant, Colombo est formel sur l'absence de passage direct du sang entre les deux ventricules, et ainsi réfute totalement la théorie de Galien. Lorsque Servet envisageait encore qu'une petite quantité de sang pouvait transsuder à travers la paroi entre les deux ventricules, Colombo, lui, la déclare totalement étanche.

Schéma de la circulation du sang selon Colombo

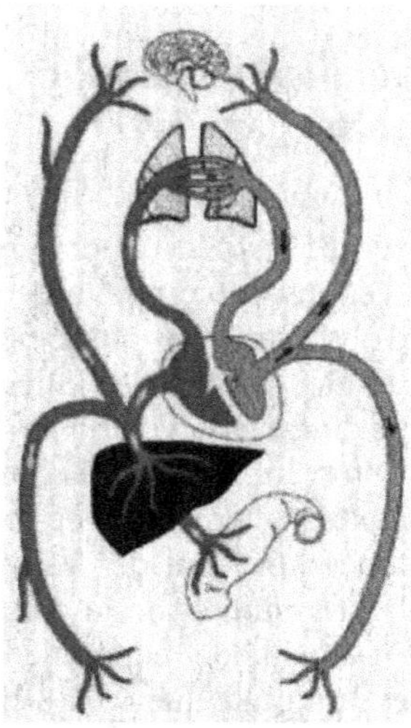

Colombo considère, comme Galien, que le sang est créé dans le foie à partir des aliments. Ce sang circule par les veines, qui sont toutes issues du foie, et se dirige vers les tissus périphériques. Ainsi, selon Colombo, le flux sanguin dans les veines est centrifuge (du foie vers la périphérie). Seule une petite quantité de sang pénètre dans le cœur droit pour alimenter le circuit pulmonaire.

Colombo décrit le circuit pulmonaire, dans lequel le sang veineux (symbolisé en gris foncé) passe du ventricule droit vers les poumons par la "veine artérieuse" (l'artère pulmonaire). Mêlé à l'air dans les poumons, le sang (symbolisé en gris clair) est véhiculé via "l'artère veineuse" (les veines pulmonaires) jusqu'au ventricule gauche et aux artères pour être distribué aux tissus périphériques.

Au total, le système de Colombo est hybride : le circuit pulmonaire est un système fermé, tandis que la circulation générale (systémique) reste un système ouvert.

De plus, Colombo décrit le jeu des valves cardiaques, constate qu'elles sont continentes et qu'elles empêchent le reflux du sang. Il détermine leur rôle au cours de la systole et de la diastole, et insiste sur le fait que le travail du cœur a lieu au cours de la systole, quand il se contracte : « Quand le cœur se dilate, le ventricule droit reçoit le sang venu de la veine cave. Au même moment, le ventricule gauche reçoit par l'intermédiaire d'une artère veineuse le sang et l'air. Les membranes s'abaissent alors et cèdent à la pénétration tandis que, lors de la contraction cardiaque, elles se ferment s'opposant ainsi au reflux du sang par ces mêmes voies. Les valvules de la grande artère (*l'aorte*), aussi bien que celles de la veine artérieuse (*l'artère pulmonaire*) s'ouvrent au même moment et laissent passer le sang spiritueux qui se répand dans tout le corps et, en même temps, le sang naturel qui se dirige vers les poumons. » Il constate ainsi le fonctionnement simultané des valves atrio-ventriculaires et celui des valves sigmoïdes. Colombo dit aussi : « Le ventricule gauche reçoit le sang préparé, le sang mêlé à l'air. » Il s'agit bien sûr du sang oxygéné, après son passage par les poumons.

Si Colombo décrit très bien la vraie circulation pulmonaire, il persiste à véhiculer certaines idées erronées de Galien. Il accorde toujours au foie un rôle essentiel à la fabrication du sang. La fonction nourricière des organes est toujours dévolue aux veines qui naissent du foie (« elles portent le sang aux parties ») ; il n'imagine pas le retour du sang de la périphérie vers le cœur.

C'est à Colombo que revient le mérite d'avoir redécouvert et surtout diffusé la théorie de la petite circulation[1]. Même si la publication du livre de Servet, *Christianismi Restitutio*, a précédé de six années celle de l'ouvrage de Colombo, *De re anatomica,* il est possible ou même probable que Servet n'aurait fait que reprendre les idées de Colombo, maître d'anatomie à Padoue au moment où Servet y était étudiant[2].

L'ouvrage de Colombo aura un grand retentissement en Italie, car il remet en cause nombre d'idées préconçues tirées de la doctrine galénique. Il connaîtra plusieurs rééditions, jusqu'en 1590, et Harvey aura connaissance de l'œuvre de Colombo.

Le mot "circulation" est utilisé pour la première fois

Andrea Cesalpino[3] (latinisé en Andreas Caesalpinus) naît à Arezzo en Toscane en 1519, soit trois ans après Colombo.

Comme Colombo, Cesalpino décrit lui aussi la circulation pulmonaire, mais en employant, le premier, le mot "circulation". Dans son ouvrage, édité à Venise en 1571, intitulé *Quaestionum peripateticarum libre quinque (Cinq livres de questions péripatétiques)*, il énonce : « À cette circulation, qui du ventricule droit du cœur porte le sang, par le poumon, dans le ventricule gauche, répond parfaitement la disposition des parties. En effet, chaque ventricule a deux vaisseaux, l'un par lequel le sang arrive, et l'autre par lequel il sort : le vaisseau afférent du ventricule droit est une grande veine appelée veine cave, le vaisseau efférent est petit et se dirige vers les poumons *(l'artère pulmonaire)* ; le vaisseau afférent du ventricule gauche est une petite veine qui vient du poumon *(les veines pulmonaires)*, le vaisseau efférent est la grande artère *(l'aorte)*. »

Et, plus loin : « Les orifices du cœur sont disposés par la nature de telle sorte que le sang pénètre dans le ventricule droit du cœur par la veine cave. De là, il sort du cœur pour aller dans le poumon. Pour venir du poumon il y a, en outre, une autre entrée dans le ventricule gauche où se trouve également l'orifice de l'aorte [...] Des membranes placées à la naissance des vaisseaux s'opposent au reflux du sang, si bien que le

[1] L'un de ses élèves, Juan Valverde de Amusco (1520-1588), lui reconnaît cette découverte dès 1556, ce qu'il relate dans son ouvrage *Histoire de la composition du corps humain,* avant même la publication du livre de Colombo.

[2] C'est en tout cas la thèse que soutint Achille Chéreau en 1879 dans sa lecture faite à la Faculté de Médecine de Paris (*Histoire d'un livre : Michel Servet et la circulation pulmonaire*). On peut aussi imaginer que Colombo ait eu connaissance du manuscrit d'Ibn al-Nafis, premier découvreur de la circulation pulmonaire, grâce à la traduction d'Andrea Alpago. Colombo ne fait aucune référence, dans son livre, aux travaux d'Ibn al-Nafis ou de Servet : est-ce parce qu'il ne les avait pas lus ou par crainte de mêler son nom à celui de Servet qui avait fini sur le bûcher ?

[3] Andrea Cesalpino étudie la médecine à l'Université de Pise, son professeur étant Realdo Colombo. À son tour, il enseigne la médecine dans cette même université, mais aussi la philosophie et la botanique, et est nommé directeur du Jardin botanique de la ville. En 1592, Cesalpino quitte Pise, appelé par le pape Clément VIII, pour un poste de professeur de médecine au collège de la Sapienza à Rome, tout en étant le médecin personnel du pape. En 1603, il finit sa vie à Rome à l'âge de 84 ans.

mouvement de la veine cave à travers le cœur, et dans l'aorte à travers les poumons, est un mouvement perpétuel. »

Après avoir parfaitement décrit la circulation pulmonaire, Césalpino aurait-il aussi entrevu la circulation générale ? En effet, il avait constaté que, lors des saignées pratiquées quotidiennement à cette époque, la veine du bras se gonflait au-dessous du garrot et non au-dessus. Dès lors, il comprend que, dans les veines, le sang va des parties au cœur et non du cœur aux parties : « C'est une chose fort curieuse que les veines s'enflent au-dessous de la ligature, et pas au-dessus. Ceux qui saignent les malades font familièrement cette expérience ; ils font toujours la ligature au-dessus de l'endroit qu'on doit saigner, et non au-dessous ; ce qui devrait être tout le contraire si le mouvement du sang était du cœur aux parties. »

Dans son livre de botanique publié en 1583 et intitulé *De plantis*, Cesalpino écrit : « Nous voyons dans les animaux l'aliment être conduit au cœur par les veines […], y reçoit sa dernière perfection ; et, cette perfection acquise, il est porté dans tout le corps par les artères. » Ce qu'il appelle "aliment" est le sang formé dans le foie. Et dans son second ouvrage médical, publié en 1593, *Quaestionum medicarum libri II (Questions médicales Livre II),* il reprend le terme de "circulation" et utilise, pour la première fois, la terminologie moderne : artère pulmonaire, veine pulmonaire, aorte et veine cave.

Cependant, malgré ces observations, Cesalpino n'évoque nulle part un retour par les veines du sang envoyé par les artères, ni ne déclare que le sens de la circulation veineuse est centripète. Il imagine un mouvement de va-et-vient dans les vaisseaux, variant selon l'état de vigilance ou de sommeil : « Dans l'état vigile, beaucoup d'esprit et de sang s'engage dans les artères [...] Et au contraire, dans le sommeil, ladite chaleur revient par les veines au cœur. » Il ne désavoue pas non plus Galien en persistant à penser que le passage du sang du ventricule droit au gauche se fait aussi en partie à travers la cloison interventriculaire.

En résumé, si Cesalpino n'a fait qu'entrevoir la circulation générale, il a eu le mérite de confirmer le concept de circulation pulmonaire, déjà décrite par Servet et son maître Colombo, d'utiliser pour la première fois, dans ce cadre-là, les termes de "circulation"[1] et de "mouvement perpétuel", et enfin d'employer, le premier, la terminologie moderne pour nommer les gros vaisseaux du cœur.

Quel est le rôle des valvules veineuses ?

À ces quatre grands anatomistes que furent Servet, Vésale, Colombo et Cesalpino, qui jouèrent un rôle essentiel dans la découverte de la circulation sanguine, il faut ajouter l'italien Girolamo Fabrizi d'Acquapendente. Celui-ci aura pour illustre élève William Harvey, lequel deviendra son ami malgré la quarantaine d'années qui les séparent. Fabrizi l'aidera dans ses futurs travaux sur la circulation sanguine.

Dans son ouvrage paru en 1603, *De Venarum Ostiolis (À propos des portes des veines)*, Fabrizi décrit les valvules veineuses de façon précise, et comprend leur rôle qui consiste à limiter le reflux du sang : « Je pense que la nature les a créées pour retarder jusqu'à un certain point le cours du sang, pour empêcher de couler à flot ou en

[1] Il faut toutefois noter l'existence d'une controverse à propos du terme de "circulation" : bien que ce mot ait été utilisé par Cesalpino, rien ne prouve que ce dernier envisageait alors le mouvement du sang dans un circuit fermé.

totalité, à l'instar d'un fleuve, soit vers les mains, soit vers les pieds. » Il constate qu'elles sont tournées vers le cœur et que, par conséquent, elles s'opposent à ce que le sang aille, dans les veines, du cœur à la périphérie. Nous savons aujourd'hui que ces valvules jouent le rôle de clapets, imposant un sens unique de circulation.

Malgré ces observations, influencé par la théorie de Galien, Fabrizi[1] persiste à croire que le cours du sang dans les veines se fait dans le sens centrifuge (du foie vers la périphérie), et il ne peut dès lors appréhender la notion de grande circulation. C'est son élève, William Harvey, qui saura tirer les conséquences de l'existence des valvules veineuses.

Les valvules unidirectionnelles des veines

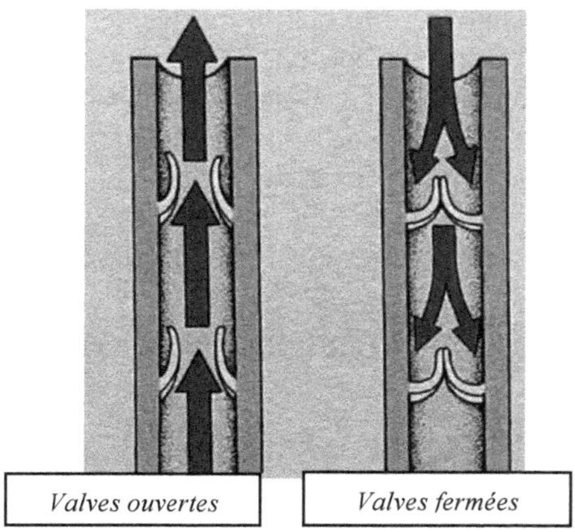

Le système veineux est équipé d'un dispositif anti-reflux. De multiples valvules, intercalées à différents niveaux à l'intérieur des veines, font office de "clapets anti-retour". Elles permettent la circulation du sang dans un seul sens : périphérie (ou organe) vers le cœur, et luttent contre la pesanteur.

Constituées de deux feuillets dont les bords se rejoignent, ces valvules s'ouvrent comme des portes battantes lorsque le sang se dirige vers le cœur (figure de gauche).

Ces valvules se ferment pour empêcher le sang de refluer vers le bas, le sang étant soumis à l'effet de la pesanteur (figure de droite).

---

[1] Ici, il faut rappeler que la découverte des valvules des veines est peut-être antérieure à celle de Fabrizi. Elle serait due à un médecin marrane (juif de la péninsule ibérique converti au christianisme par contrainte et resté fidèle à sa religion), d'origine portugaise, chassé du Portugal en 1532 par l'Inquisition, Amato Lusitano (encore nommé Amatus Lusitanus ou João Rodrigues de Castelo Branco) (1511-1568). Anatomiste et professeur de botanique médicale à l'Université de Ferrare en Italie, il décrit, en 1547, cette structure veineuse, environ trente ans avant Fabrizi, dans la première *centurie* (le premier volume) de son traité publié en 1551, *Curationum Medicinalium Centuriae Septem (Sept centuries des soins médicaux)*. Autre candidat à la première découverte de ces valvules veineuses, Giambattista Canano (1515-1579), alors professeur d'anatomie à l'Université de Ferrare, informe Vésale, en 1545, de l'existence de valves au niveau des veines azygos (chacune des trois veines qui drainent le sang des parois thoracique et abdominale) et rénales. Mais il ne publiera pas sa découverte.

L'insuffisance veineuse, responsable de varices, est secondaire à une altération de la structure de la paroi veineuse entraînant une dilatation de la veine et une perte de continence (défaut de fermeture) des valvules induisant un reflux. Le sang stagne dans les veines des membres inférieurs, lesquelles se dilatent davantage.

La découverte de la vraie circulation du sang

L'anglais William Harvey[1], enseignant alors l'anatomie à Londres, se passionne pour la circulation sanguine, comme le montrent ses notes datées d'avril 1616 avec lesquelles il prépare ses cours.

Il avait commencé à s'intéresser à ce sujet à l'Université de Padoue grâce à son professeur Girolamo Fabrizi d'Acquapendente. Ce dernier, pourtant découvreur des valvules veineuses, persistait à croire que le mouvement du sang était centrifuge (du cœur vers la périphérie). Harvey constate que les valvules, dans les veines, sont dirigées vers le cœur. Ses expériences utilisant des garrots montrent que, lorsqu'on lie une veine, le gonflement se fait au-dessous de la ligature. Grâce à ces observations, Harvey émet l'idée d'un mouvement centripète du sang veineux (des organes périphériques vers le cœur). Assurément, le rôle des valvules veineuses est bien de faciliter le retour du sang veineux vers le cœur et de s'opposer à son reflux.

Et si le sang, par un mouvement circulaire, revenait toujours à son point de départ ?

Harvey commence à imaginer des expériences capables de confirmer cette hypothèse. Il travaille sur différentes espèces animales, telles que la grenouille dont le cœur bat lentement, effectue des ligatures sur des vaisseaux veineux et artériels...

À la faveur de ses calculs mathématiques pour mesurer le débit ventriculaire, Harvey affirme que le débit cardiaque est de plusieurs litres par minute, et que le sang ne s'écoule pas goutte à goutte comme on le pensait à l'époque. Ce calcul du débit cardiaque, même approximatif, l'amène à constater que le volume de sang qui passe par l'aorte est largement supérieur au volume alimentaire reçu par le foie. En effet,

---

[1] Né en 1578 à Folkestone dans le Kent, William Harvey entame ses études médicales à Cambridge. Il quitte l'Angleterre à l'âge de vingt ans, pour parfaire sa formation à l'Université de Padoue où enseignent les meilleurs anatomistes du monde occidental. C'est dans ce lieu de bouillonnement intellectuel qu'il côtoie Galileo Galilei (1564-1642), professeur de mathématiques et de mécanique. Celui-ci avait déjà adopté la vision héliocentrique de l'univers prônée par Nicolas Copernic (1473-1543). Après ses quatre années d'études à l'Université de Padoue, Harvey y reçoit son diplôme de docteur en médecine le 25 avril 1602. De retour à Londres, Harvey obtient sa licence de médecin à Cambridge en 1604, est élu membre du *Royal College of Physicians* à l'âge de 29 ans, et exerce au *Saint Bartholomew's Hospital* de Londres, de 1609 à 1643. En 1615, il est nommé au poste de *Lumleian Lecturer in Anatomy and Surgery* du *Royal College of Physicians* de Londres, poste qu'il occupera à vie. En tant que conférencier permanent, Harvey réalise devant ses étudiants de nombreuses dissections effectuées sur des cadavres de criminels exécutés. Ses conférences sont rapportées dans les *Lumleian Lectures*. À partir de 1616, il commence à y présenter ses travaux sur la circulation sanguine. William Harvey acquiert une telle notoriété qu'il devient le médecin personnel de grands personnages d'Angleterre, tels que les rois Jacques Ier Stuart et Charles Ier, accompagnant ce dernier dans tous ses déplacements et résidant à Whitehall avec la cour.

selon la théorie de Galien, le sang est fabriqué par le foie à partir des aliments avant d'être consommé par les tissus. Harvey réalise ainsi qu'il faudrait des quantités énormes de nourriture pour alimenter en permanence ce schéma de circulation. Cela signifie donc que le sang n'est pas "consommé" mais qu'il est ramené au cœur par les veines et qu'il accomplit ainsi un trajet circulaire des artères aux veines et des veines aux artères : « Je fais ouvrir, sur un chien mort, l'artère et la veine crurales. On insère ensuite une canule[1] dans le bout ouvert de l'artère, et on pousse de l'eau au moyen d'une seringue. Au bout de très peu d'instants, l'eau, injectée par l'artère, revient par la veine. C'est l'image complète de la circulation. »

Harvey peut alors mettre au point son concept de circulation sanguine : le sang, selon un mouvement circulaire, est véhiculé de la partie gauche du cœur vers la partie droite, suivant la "grande circulation" (ou "circulation systémique"), puis du cœur droit vers le cœur gauche, suivant la "petite circulation" (ou "circulation pulmonaire").

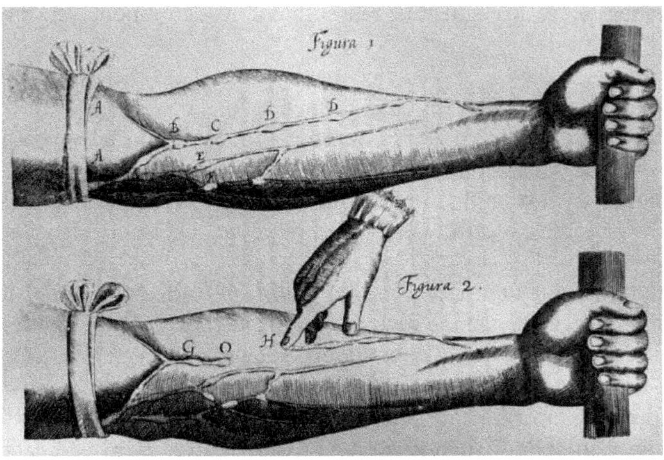

Schéma des expériences de Harvey avec ligatures : l'épreuve du garrot démontre que les veines conduisent le sang au cœur et non l'inverse - Bibl. Fac. Med. Paris

C'est au cours de ses *Lumleian Lectures*, à partir d'avril 1616, qu'Harvey commence à présenter à ses étudiants son "modèle" de circulation cardiovasculaire, décrivant un circuit fermé actionné par la pompe cardiaque. Il énonce : « Je commençai à soupçonner qu'il existait une sorte de mouvement, comme dans un cercle [...] Il est établi par l'application d'une ligature que l'écoulement du sang se fait des artères aux veines. D'où il suit que le mouvement du sang est constamment circulaire et qu'il est entretenu par les battements du cœur. » Bien qu'il ne dispose pas d'instrument lui permettant d'observer les capillaires, il sait par déduction que le passage de l'artère à la

[1] La canule est un tube utilisé pour faire passer de l'air ou un liquide dans un conduit de l'organisme.

veine est obligatoire, « soit par des anastomoses[1] soit en s'infiltrant dans la porosité du tissu », et qu'il doit nécessairement exister.

« Le sang est animé d'un mouvement circulaire »

Harvey publie les résultats de ses travaux dans son ouvrage en dix-sept chapitres, édité en 1628 à Francfort et dédié au roi d'Angleterre Charles Ier : *Exercitatio Anatomica de Motu Cordis et Sanguinis in Animalibus (Exercice anatomique sur le mouvement du cœur et du sang chez les animaux).*

Les soixante-douze pages de ce traité[2] en font une pièce majeure dans l'histoire de la cardiologie et de la médecine en général. Les sept premiers chapitres exposent avec clarté les mouvements du cœur en confirmant les travaux de Realdo Colombo sur le passage du sang par les poumons, et réfutent l'idée, soutenue par Galien, d'une communication interventriculaire ; le huitième chapitre présente l'hypothèse de la circulation générale, et les suivants rassemblent les arguments en faveur de cette hypothèse.

Harvey s'adresse alors à son ancien professeur, Fabrizi d'Aquapendente (1537-1619), en explicitant le rôle des valvules veineuses que ce dernier avait découvertes en 1603 : « Remarquez donc, je vous prie, qu'elles sont toutes dirigées vers le cœur : elles contraignent donc le sang à marcher toujours vers le cœur, à tourner sur lui-même, à revenir au point d'où il est parti, à revenir par les veines au cœur, d'où il est parti par les artères. C'est là toute la circulation, Fabrice ; et ce sont vos valvules qui la démontrent. »

Harvey montre également que c'est du cœur que provient l'impulsion donnée au sang. La systole représente l'étape majeure du cycle cardiaque : « Le cœur, pendant sa phase d'activité, au moment de sa contraction globale, rétrécit ses cavités ventriculaires et chasse au-dehors le contenu sanguin […] Les valvules du cœur et des veines imposent la progression du sang dans un seul sens. » Harvey affirme : « Les veines sont la voie de retour du sang vers le cœur. » Il relève enfin que le battement des artères n'est pas dû à une pulsatilité propre, comme le pensaient les anciens anatomistes, mais à « l'impulsion que leur imprime l'ondée sanguine. »

---

[1] Anastomose : terme issu du grec *"ana"* signifiant "avec" et *"stoma"* signifiant "bouche". Communication naturelle ou établie chirurgicalement par suture entre deux vaisseaux, deux conduits de même nature, ou deux nerfs.

[2] Dans sa préface, Harvey affirme : « … ce qui a été dit avant nous par nos prédécesseurs sur le mouvement et les fonctions du cœur et des artères est évidemment plein de contradictions, d'obscurités ou d'impossibilités aux yeux de celui qui observe avec soin. » La grande circulation est parfaitement décrite : « Le sang passe par les poumons et le cœur, il est chassé par la contraction des ventricules, de là il est lancé dans tout le corps, il pénètre dans les porosités des tissus et des veines, il s'écoule ensuite par les veines de la circonférence au centre, et des petites veines vers les grandes, enfin il arrive à la veine cave et à l'oreillette droite du cœur […] Le sang est animé d'un mouvement circulaire qui l'emporte dans une agitation perpétuelle, c'est là la fonction du cœur qui est la cause unique de tous ces mouvements. […] De ces constatations obtenues par les sens, il ressort manifestement que le sang passe uniquement par les poumons et nullement par les cloisons du cœur […] Nous rendrons donc évident que le sang accomplit un circuit par lequel il va du centre *(le cœur)* à la périphérie *(du corps)* et de la périphérie au centre. »

Ayant ainsi décrit la circulation générale presque 70 ans après la découverte par Colombo de la circulation pulmonaire, Harvey parvient ainsi à définir de façon parfaitement exacte le circuit complet de la circulation sanguine. Il met le cœur au centre de ce circuit, et considère cet organe comme une simple pompe qui propulse le sang toujours dans un seul sens grâce aux valves, cardiaques et veineuses, agissant comme des clapets.

Schéma de la circulation du sang selon Harvey

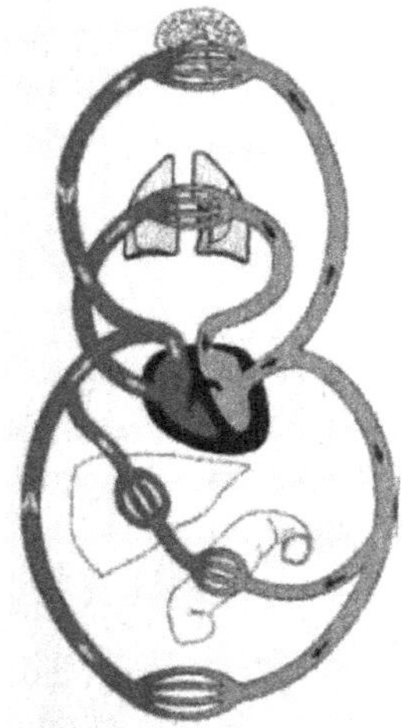

Pour Harvey, le foie (en blanc) n'est plus au centre du système et n'est plus la source des veines. C'est le cœur (en noir) qui pilote toute la circulation du sang.

Le flux du sang veineux (symbolisé en gris foncé) est, cette fois, centripète (de la périphérie vers le cœur.

Le circuit est totalement fermé, que ce soit au niveau de la circulation pulmonaire comme pour la circulation générale (systémique). Le sang n'est plus "consommé" dans les tissus périphériques.

Le sang est transféré des veines aux artères et des artères aux veines grâce à des anastomoses ou par des porosités dans la chair.

Pour aboutir à cette formidable découverte, Harvey a su utiliser les travaux et les idées éparses des grands anatomistes qui l'avaient précédé. Il s'est débarrassé définitivement des théories confuses imaginées par Galien et qui avaient résisté au passage des siècles.

Vésale avait nié l'existence de pores au niveau de la cloison interventriculaire, Colombo avait décrit la petite circulation, Fabrizi avait découvert les valvules veineuses, preuve anatomique de la circulation du sang. Seul Harvey sut faire la synthèse, à la fois ingénieuse, limpide et rationnelle, de ces découvertes, et eut le génie d'en tirer les vraies conclusions. Lui-même énonçait dans la préface de son livre : « Je suis seul à affirmer que le sang revient sur lui-même, contrairement à l'opinion générale admise et enseignée par un grand nombre de savants illustres. »

Sa gloire est méritée car il a accompli une démarche de physiologiste, pour qui l'observation est essentielle, en partant d'hypothèses et en imaginant des expériences permettant de les confirmer ou de les infirmer. Il posait ainsi les bases de ce que l'on nomme la "méthode expérimentale". Harvey a été capable de remettre en question les dogmes[1] existants lorsque les preuves l'exigeaient. Il a ainsi révolutionné la pensée scientifique en faisant entrer la médecine dans le monde moderne, en l'éloignant définitivement des discours philosophiques ou métaphysiques. On peut considérer que la découverte de William Harvey est l'une des plus importantes de la médecine et, bien sûr, de la cardiologie.

La querelle des "anciens" et des "modernes"

Dès la publication de l'ouvrage de Harvey, qui anéantissait les dogmes en vigueur depuis quinze siècles, de nombreux médecins et anatomistes de l'époque prirent la plume pour le critiquer et continuer à défendre la vision de Galien sur la circulation sanguine. Sa théorie "circulationniste" suscitait scepticisme et hostilité, et fut controversée notamment par la Faculté de Médecine de Paris, longtemps opposée à cette conception de la circulation sanguine.

William Harvey négligera de répondre à ses détracteurs qui lui déversaient haine et attaques[2]. Il trouvera cependant des partisans, et pas des moindres, tels que René Descartes (1596-1650) qui le soutiendra dès 1632 et fera son éloge dans le *Discours de la Méthode* : « …un médecin d'Angleterre, auquel il faut donner la louange […], et d'être le premier qui a enseigné qu'il y a plusieurs petits passages aux extrémités des artères, par où le sang qu'elles reçoivent du cœur entre dans les petites branches des veines, d'où il va se rendre derechef vers le cœur, en sorte que son cours n'est autre chose qu'une circulation perpétuelle. » Harvey recevra aussi le soutien des puissants du monde de l'époque : le roi d'Angleterre Charles Ier, et même Louis XIV en France[3].

Molière, Boileau et La Fontaine, en ridiculisant les médecins officiels, participeront à la victoire des "circulateurs", mettant ainsi fin à quinze siècles d'obscurantisme médical. Boileau, avec causticité, rédige en 1671 son *"Arrêt burlesque, donné en la grand'chambre du Parnasse, en faveur des maîtres-ès-Arts, médecins et professeurs de l'Université de Stagyre, au pays des Chimères : pour le maintien de la doctrine d'Aristote"*. Dans sa version de 1701, cet *Arrêt* « fait défense au sang d'être plus vagabond, errer ni circuler dans le corps, sous peine d'être entièrement livré et

---

[1] Dogme : point de doctrine établi ou regardé comme une vérité fondamentale, incontestable (dans une religion, une école philosophique).

[2] Harvey leur renverra un silence méprisant, à l'exception de Jean Riolan le Jeune (1577-1657), anatomiste le plus réputé et respecté. Harvey échangera avec lui des lettres débattant de sa théorie, d'une manière scientifique et courtoise. En retour, Riolan n'hésitera pas à utiliser les qualificatifs les plus désobligeants à l'égard de la théorie de Harvey : « Paradoxale, inutile à la médecine, fausse, impossible, inintelligible, absurde et nuisible à la vie de l'homme. » ! Quant au doyen de la Faculté, Gui Patin (1602-1672), il ne sera pas non plus avare en critiques : « La Bible ne mentionnant pas la circulation du sang, il est difficile de l'admettre. Si le sang circulait, la saignée serait mauvaise : or la saignée est le meilleur remède qui soit. Donc cette idée de la circulation du sang est absurde ! » La médecine de l'époque connaît en effet, pour seuls traitements, la saignée et les lavements, et il n'est pas imaginable de remettre en question ces outils thérapeutiques essentiels à tous ces pédants ridicules et prétentieux. Patin finira par traiter William Harvey de *"circulator"*, habile et perfide jeu de mots, car signifiant "charlatan" en latin.

[3] Louis XIV nommera, en 1672, le chirurgien Pierre Dionis (1643-1718) « démonstrateur en anatomie humaine suivant la circulation du sang » au Jardin Royal des Plantes Médicinales (actuel Jardin des Plantes), afin d'y enseigner « l'anatomie de l'homme suivant la circulation et les dernières découvertes ».

abandonné à la Faculté de Médecine. » Initialement, l'*Arrêt burlesque* était précédé d'une requête qui précisait « que le foie se remettra à son nouvel office de faire le sang sans que le cœur lui ose plus disputer ledit office. »

Dans son *Malade Imaginaire*, écrit en 1672, quinze ans après la mort de Harvey, Molière montre le plus grand mépris vis-à-vis des médecins de son temps qu'il présente comme des singes savants débitant leur latin de cuisine. Il fait dire à Monsieur Diafoirus vantant les mérites de son fils Thomas : « Mais sur toute chose, ce qui me plaît en lui, et en quoi il suit mon exemple, c'est qu'il s'attache aveuglément aux opinions de nos Anciens, et que jamais il n'a voulu comprendre, ni écouter les raisons, et les expériences des prétendues découvertes de notre siècle, touchant la circulation du sang, et autres opinions de même farine. » Puis le fils, Thomas Diafoirus, poursuit, en s'adressant à Angélique : « J'ai contre les circulateurs soutenu une thèse, qu'avec la permission de Monsieur, j'ose présenter à Mademoiselle, comme un hommage que je lui dois des prémices de mon esprit. »

Quant à La Fontaine, c'est dans son *Poème du Quinquina*, publié en 1682, qu'il fait allusion à la théorie de la circulation sanguine selon Harvey :

« Deux portes sont au cœur, chacune a sa valvule.
Le sang, source de vie, est par l'une introduit ;
L'autre huissière permet qu'il sorte et qu'il circule,
Des veines sans cesser aux artères conduit. »

Cette controverse entre Anciens et Modernes, entre soutiens et détracteurs du schéma de la circulation sanguine selon Harvey, persistera plusieurs années après la mort de William Harvey (1657). Elle s'achèvera par la reconnaissance définitive de sa prodigieuse démonstration.

Après le *De Motu Cordis* de William Harvey, que reste-t-il à découvrir sur la circulation sanguine ?

Nous avons vu que William Harvey avait postulé, par déduction, qu'un passage était nécessaire des artères aux veines pour permettre le retour du sang veineux vers le cœur. Nous savons aujourd'hui que ce passage se fait par le biais des capillaires, vaisseaux très fins qui relient les artérioles (les plus petites artères) aux veinules (les plus petites veines).

La découverte des capillaires

L'italien Marcello Malpighi (1628-1694) sera le premier à les visualiser. Ce médecin et biologiste, fondateur de l'anatomie microscopique et donc de l'histologie, utilise le microscope optique simple pour étudier la structure des organes. C'est ainsi que Malpighi découvre et décrit les capillaires sur la grenouille et la tortue, permettant de confirmer et de compléter les théories de Harvey sur la circulation sanguine : il démontre que les capillaires pulmonaires connectent les circulations veineuse et artérielle : « Le sang se divise et circule dans des vaisseaux tortueux, il est toujours contenu dans des tubules et réparti dans des contournements multiples des vaisseaux. » Dans son ouvrage publié en 1661 *De pulmonibus observationes anatomicae (Observations anatomiques du poumon)*, Malpighi décrit le tissu pulmonaire sous forme d'une agrégation de membranes très fines, agencées en « vésicules semblables aux rayons d'une ruche d'abeille » : ce sont les alvéoles pulmonaires, entourées des capillaires pulmonaires et des bronchioles. Nous savons à présent que ces différentes structures constituent la barrière alvéolo-capillaire, c'est-à-dire la zone de contact entre alvéoles et capillaires où se produisent les échanges gazeux.

En 1689, le biologiste hollandais Antoni van Leeuwenhoek (1632-1723) confirmera les observations de Malpighi grâce à son microscope à lentille unique, remarquablement performant (il grossit plus de 200 fois). Il démontre l'existence d'anastomoses entre les systèmes artériel et veineux, et décrit la déformation des globules rouges circulant dans les capillaires : « ...il faut que ces globules prennent dans ces endroits une figure ovalaire pour mieux passer, ensuite de quoi ils reprennent leur forme de globule quand ils sont passés dans des espaces plus larges. »

Les échanges gazeux dans les poumons (ou hématose)

Dans son remarquable ouvrage, Harvey omet de distinguer le sang veineux, de couleur sombre, du sang artériel, rouge vif, et ne propose pas d'explication scientifique. Dans son livre, *Tractatus de corde*, publié à Londres en 1669, le médecin anglais Richard Lower[1] (1631-1691) confère au poumon le rôle du changement de coloration du sang entre ces deux types de vaisseaux.

Cet ouvrage marquera le triomphe des "circulateurs". Lower évoque ainsi ce que l'on appelle l'hématose[2], c'est-à-dire les échanges gazeux qui se produisent au niveau des poumons au cours de la respiration : ils consistent en la transformation du sang veineux chargé de gaz carbonique (dioxyde de carbone) en sang artériel riche en oxygène (dioxygène). Ce dernier est véhiculé jusqu'aux tissus périphériques. Présent dans l'air, cet oxygène inspiré se confond avec le *pneuma* des Grecs anciens et avec *l'esprit vital* évoqué par Lower.

Il faudra attendre le XVIIIe siècle pour déterminer la composition de l'air, puis le rôle de l'oxygène dans la transformation du sang veineux en sang artériel. En 1773, le chimiste poméranien Carl Wilhelm Scheele (1742-1786) découvre l'oxygène. Cette même molécule est redécouverte l'année suivante, de manière indépendante, par l'anglais Joseph Priestley (1733-1804), prêtre et aussi chimiste et physicien.

---

[1] Concernant la circulation du sang, Lower souscrit à la théorie de Harvey. Dans le chapitre intitulé *Du mouvement et de la couleur du sang*, il écrit : « Cette couleur rouge vermeil dont le sang est entièrement imbu, cela à mon avis doit être entièrement attribué aux poumons. En effet, j'ai éprouvé que le sang qui entre dans les poumons, teint de la couleur noire de celui des veines, en retourne aussi rouge et aussi vermeil que celui des artères. [...] D'ailleurs, il est évident que cette couleur rouge est entièrement due aux particules de l'air qui s'insinuent dans le sang [...] Mais après que la plus grande partie de l'air s'est échappée du sang en passant par toute l'habitude du corps [...] il est pareillement vraisemblable que le sang vénal qui est privé de cet esprit paraît aussitôt et plus obscur et plus noir. »

[2] Hématose : cette transformation chimique du sang s'effectue au niveau de la barrière alvéolo-capillaire au cours de la respiration. Le sang veineux présent dans le capillaire pulmonaire, pauvre en dioxygène, est réoxygéné au niveau de l'alvéole pulmonaire, tandis que le dioxyde de carbone est éliminé.

Mais c'est le grand chimiste français Antoine Laurent Lavoisier[1] (1743-1794) qui, en 1779, identifie ce nouveau gaz par son poids spécifique et le nomme "oxygène". L'année suivante, il démontre son rôle dans la respiration animale et végétale. Grâce aux travaux de Lavoisier, la chimie se développe. Les phénomènes et réactions chimiques vont fournir des bases rationnelles à la compréhension des mécanismes mis en jeu dans le corps humain. La chimie prendra une place de plus en plus grande dans le domaine de la médecine, pénétrant jusqu'au plus intime, au niveau des cellules, unités fonctionnelles les plus simples, constitutives de tout être vivant. Il sera alors possible de comprendre les processus biochimiques qui se déroulent dans la mitochondrie[2], au cours de la respiration cellulaire.

[1] Antoine Laurent Lavoisier : esprit brillant, considéré comme le père de la chimie moderne, il sera guillotiné en 1794, à l'âge de 50 ans, en pleine période de la Terreur. Lors de la sentence de mort, Lavoisier, qui demandait un délai pour terminer une expérience en cours, se vit répondre par Jean-Baptiste Coffinhal, le président du Tribunal révolutionnaire : « La République n'a pas besoin de savants ! ».

[2] Mitochondrie : terme issu du grec *"mitos"* signifiant "fil" et *"khondros"* signifiant "granule". Élément de la cellule assurant la fonction respiratoire. Véritables minicentrales énergétiques, les mitochondries fabriquent l'énergie à partir des nutriments livrés à la cellule.

CHAPITRE 3
Les grandes pathologies cardiaques

Les premiers cardiologues, considérés comme des pionniers dans la nouvelle discipline de la cardiologie, s'intéressèrent à quelques pathologies qu'ils commençaient à maîtriser. Ils s'essayèrent à classifier les maladies cardiaques grâce aux moyens très limités dont ils disposaient à leur époque.

Si les atteintes du péricarde furent décrites précocement dans l'histoire de la cardiologie, car plus aisées à individualiser, nous nous attacherons surtout à retracer l'histoire de deux grands chapitres de cette discipline : l'insuffisance coronarienne et les valvulopathies. Nous découvrirons les grandes figures de la médecine ayant participé aux multiples avancées qui nous permettent aujourd'hui de comprendre et de traiter ces affections.

Les péricardites

Les péricardites[1] ont fait l'objet de descriptions remarquables par Richard Lower (1631-1691) dans son *Tractatus de Corde* paru en 1679 en langue française. Il distingue clairement la péricardite liquidienne de la péricardite constrictive[2]. Il met en avant la gêne que constitue une quantité abondante de liquide dans la cavité péricardique pour le remplissage du cœur, ce que l'on nomme "tamponnade"[3] et explique son mécanisme : « ...il arrive quelquefois aussi qu'elle *(la sérosité contenue dans le péricarde)* l'accable et le noie par son abondance, car comme cette enveloppe est remplie d'eau dans l'hydropisie du cœur, et que ses côtés sont tellement pressés par l'eau qui s'y appuie de toute part qu'ils ne peuvent être assez dilatés pour recevoir le sang, son battement alors est beaucoup diminué, et il est enfin entièrement supprimé par le débordement et l'inondation de cette sérosité. »

Dans ce même traité, Lower rapporte le cas d'une femme d'une trentaine d'années vivant à Londres : « ... à peine pouvait-elle se remuer qu'elle ne fût comme hors d'haleine. » À l'autopsie, il constate les éléments suivants : « ...nous trouvâmes que le péricarde était attaché de toutes parts si étroitement au cœur qu'on eut bien de la peine à l'en séparer avec les doigts, cette membrane qui doit être naturellement déliée & transparente était devenue opaque, épaisse et pleine de durillons. » Lower décrit remarquablement les particularités d'une péricardite constrictive.

---

[1] Péricardite : inflammation du péricarde. Il existe des formes aiguës et des formes chroniques.

[2] Péricardite constrictive : cette forme de péricardite se caractérise par l'épaississement fibreux des feuillets du péricarde. Ces feuillets peuvent adhérer entre eux et au muscle cardiaque et se calcifier. La rigidification des feuillets et leur épaississement vont alors gêner l'expansion des cavités cardiaques et leur remplissage.

[3] Tamponnade : lorsque l'épanchement péricardique est abondant, le cœur peut être comprimé. Le remplissage du ventricule droit est alors gêné. C'est une urgence vitale, nécessitant une évacuation du liquide par ponction ou drainage du péricarde.

Péricardite aiguë

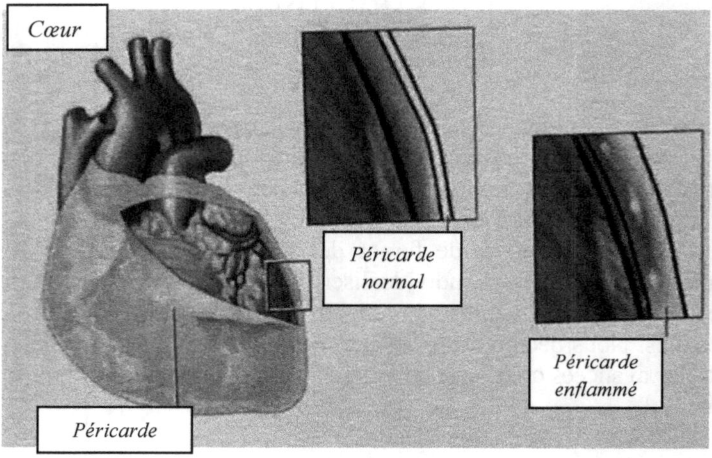

La péricardite est une inflammation du péricarde et s'accompagne souvent d'un épanchement liquidien dans la cavité péricardique (entre les deux feuillets du péricarde). Ce liquide est généralement séreux ; il est parfois purulent ou hémorragique.

Les causes d'une péricardite sont multiples : infection bactérienne ou, le plus souvent, virale ; apparition après un infarctus du myocarde (nommée "syndrome de Dressler"), ou compliquant une intervention de chirurgie cardiaque, ou survenant dans les suites d'une radiothérapie thoracique ; il existe des causes plus rares, telles que certains cancers, des maladies auto-immunes, une hypothyroïdie, une blessure thoracique... Dans un grand nombre de cas, aucune cause n'est retrouvée, on parle alors de péricardite idiopathique (généralement l'origine est virale, mais le virus non identifié).

La péricardite peut devenir chronique lorsqu'elle dure plus de six mois.

Ces affections du péricarde avaient déjà été mentionnées dans l'Antiquité par Claude Galien[1] (vers 130-201 ap. J.-C.), puis au cours du Moyen-Âge[2] et de la Renaissance. Jean-Baptiste de Sénac (1693-1770) donnera une place de choix à cette pathologie dans son fameux traité *De la structure du cœur, de son action et de ses maladies* publié en 1749. Il y décrit les nombreux symptômes qui accompagnent une inflammation du péricarde : fièvre, douleurs précordiales, gêne thoracique…

Plus tard, les premiers signes sémiologiques de la péricardite sont définis, permettant d'évoquer son diagnostic du vivant du patient : le "pouls paradoxal"[3] constaté en 1761 par Giovanni Battista Morgagni (1682-1771), puis confirmé en 1873 par Adolf Kussmaul (1822-1902) ; l'augmentation de la matité précordiale à la percussion notée par Josef

[1] Galien note ainsi : « En disséquant les animaux, nous avons souvent trouvé dans le péricarde une humeur abondante, semblable à de l'urine. »

[2] En 1132, Avenzoar (1091-1162), de Séville, classe les épanchements péricardiques selon l'aspect du liquide : séro-fibrineux ou purulent.

[3] Pouls paradoxal : il s'agit d'un pouls perçu plus faiblement lors de l'inspiration, en lien avec une baisse de la pression artérielle d'au moins 10 mmHg. Ce phénomène peut survenir lors d'une tamponnade, mais aussi dans d'autres pathologies.

Leopold Auenbrugger (1722-1809) en 1761 ; le "frottement péricardique"[1] décrit, par l'auscultation, en 1806 par René Laennec (1781-1826).

Les différentes causes seront par la suite répertoriées : péricardites rhumatismales, tuberculeuses, virales... Les premiers traitements sont proposés, consistant essentiellement en un drainage[2] dont le principe est exposé par de Sénac en 1749. En 1798, le grand chirurgien Pierre-Joseph Desault (1738-1795) réussit la première ponction du péricarde.

Au XXe siècle, d'immenses progrès sont réalisés sur le plan diagnostique, avec l'apport de l'électrocardiographie, puis celui décisif de l'échographie cardiaque dans cette pathologie, enfin celui du scanner et de l'imagerie par résonance magnétique. Les progrès thérapeutiques au cours de ce même siècle sont liés à la codification du traitement médical (anti-inflammatoires, antibiotiques...) et aux remarquables avancées de la chirurgie cardiaque (ponction, drainage du péricarde, péricardectomie[3]).

L'insuffisance coronarienne - L'athérosclérose

Une douleur au milieu du thorax, en barre, survenant à la marche, intense, constrictive, accompagnée d'une angoisse, voire d'une impression de mort imminente, rapidement calmée à l'arrêt de l'effort : jusqu'à preuve du contraire, c'est une angine de poitrine, et l'interrogatoire est bien suffisant pour en faire le diagnostic.

L'angine de poitrine, ou angor (*angina pectoris* en latin), désigne une douleur thoracique caractéristique d'une insuffisance coronarienne, et témoigne d'un déséquilibre entre les apports et les besoins en oxygène du cœur. Elle est le plus souvent due à une sténose d'une ou de plusieurs artères coronaires[4], entraînant une diminution du débit sanguin dans l'artère coronaire concernée et donc une ischémie[5] dans le territoire[6] coronarien correspondant.

---

[1] Frottement péricardique : bruit anormal perçu, à l'auscultation cardiaque, en cas de péricardite. Il est comparé, par Laennec, au « cri du cuir d'une selle neuve sous le cavalier ».

[2] Drainage : méthode thérapeutique qui consiste à favoriser l'écoulement d'une collection liquide au moyen d'un tube (drain).

[3] Péricardectomie : opération consistant à enlever le péricarde, partiellement ou totalement, afin de libérer le cœur de la coque péricardique fibreuse ou calcaire, en cas de péricardite chronique constrictive.

[4] Les artères coronaires, dont le nom vient de leur disposition en couronne autour du cœur, sont des artères recouvrant la surface du cœur. Leur rôle est d'irriguer et donc de nourrir le muscle cardiaque (myocarde). Elles naissent de l'aorte, immédiatement après son origine.

[5] Ischémie : terme issu du grec *"iskhein"* signifiant "arrêter" et *"haïma"* signifiant "sang". C'est la diminution ou l'arrêt de la circulation artérielle dans une région plus ou moins étendue d'un organe ou d'un tissu. La conséquence est la baisse d'oxygénation des cellules concernées, en dessous de leurs besoins, et la perturbation du fonctionnement de l'organe ischémié. L'ischémie survient lorsque la circulation sanguine est ralentie ou obstruée par un caillot.

[6] Chaque artère coronaire vascularise et donc irrigue une zone bien précise du muscle cardiaque (myocarde). En cas d'obstruction de l'artère, c'est cette zone-là uniquement (le "territoire" de l'artère en question) qui manquera d'oxygène et qui sera en situation d'ischémie. Par exemple, l'artère interventriculaire antérieure vascularise la paroi antérieure du ventricule gauche et le septum interventriculaire.

Schéma de l'anatomie des artères coronaires

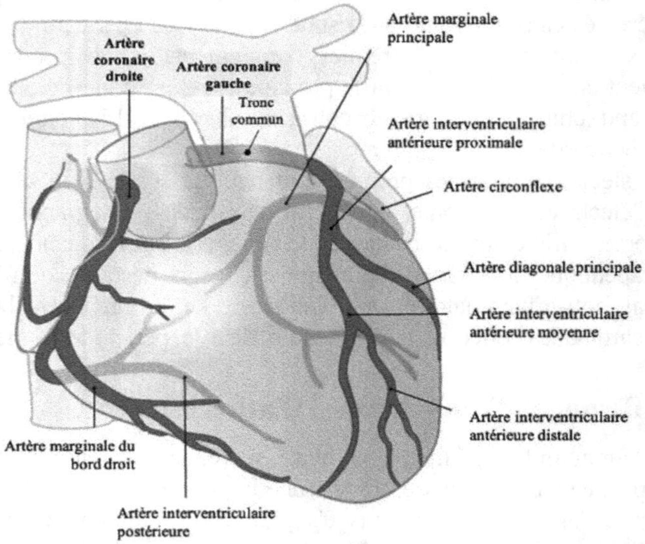

L'angina pectoris : « un désordre de la poitrine »

La description *princeps* de l'angine de poitrine appartient au médecin anglais William Heberden[1] (1710-1801). Le 21 juillet 1768, Heberden présente, à ses collègues membres du Collège Royal des Médecins de Londres, son article intitulé *Some Account of a Disorder of the Breast (Quelques descriptions d'un désordre de la poitrine)*. Ce rapport clinique, basé sur l'analyse de 20 patients, sera publié en 1772 : « Il existe un désordre de la poitrine, caractérisé par des symptômes violents et particuliers […] Le siège de celui-ci, et la sensation d'étranglement, et l'anxiété qui l'accompagnent… » Il nomme cette douleur thoracique *"angina pectoris"*[2] en raison de son caractère constrictif. Heberden décrit précisément le siège rétrosternal de cette douleur et ses irradiations, généralement dans le bras gauche, ainsi que ses circonstances d'apparition et sa terminaison à l'arrêt de l'effort : « Ceux qui en sont affligés sont saisis pendant qu'ils marchent (surtout si c'est en haut d'une colline, et peu après avoir mangé) d'une sensation douloureuse et des plus désagréables dans la poitrine, qui semble devoir éteindre la vie, si elle devait augmenter ou se prolonger ; mais au moment où ils s'arrêtent, tout ce malaise s'évanouit. » L'évolution de ce syndrome est aussi évoquée, vers le risque d'aggravation ou de mort subite.

[1] Diplômé en 1739, William Heberden pratique la médecine à Cambridge pendant dix ans avant de s'installer à Londres en 1748.

[2] "*angina*" est un mot latin dérivé du grec ἀγχόνη *("ankhónē")* signifiant "étranglement". Le terme "*pectoris*" vient du mot latin *"pectus"* qui signifie "poitrine".

Heberden[1] est ainsi le premier à décrire l'angine de poitrine de manière détaillée, à en faire une entité pathogénique et à la nommer. Il constate également que cette pathologie survient particulièrement chez des hommes, ayant « une tendance à l'embonpoint » et de plus de cinquante ans. Bien que la méthode anatomo-clinique[2] avait déjà fait ses preuves, Heberden n'avancera aucune hypothèse étiologique[3] à ce « désordre de la poitrine », évoquant simplement « une forte crampe ou une ulcération, voire les deux. »[4]

Cette remarquable description de l'angine de poitrine par Heberden reste aujourd'hui parfaite et complète, l'origine coronarienne en étant à présent dévoilée.

En 1808, Jean-Baptiste Timothée Baumès (1756-1828) conteste à Heberden l'antériorité de cette découverte, en présentant une lettre comme étant le premier cas rapporté d'*angina pectoris*. La *Lettre de Mr Rougnon à Mr Lorry*, datée du 18 mars 1768, soit quatre mois avant la communication d'Heberden, avait été écrite par le français Nicolas-François Rougnon de Magny[5] (1727-1799), professeur de médecine à l'Université de Besançon. Le cardiologue Henri Huchard (1844-1910) cherchera, en vain, à imposer à la communauté médicale française l'éponyme de "maladie de Rougnon-Heberden" pour désigner l'angine de poitrine. Malgré cette polémique, le découvreur de cette nouvelle entité clinique reste officiellement William Heberden.

En remontant le cours de l'histoire, on constate cependant que cette pathologie avait déjà été remarquée, et ce depuis l'Égypte antique. Ainsi, dans le *Papyrus Ebers* peut-on

---

1 La découverte d'Heberden fut tirée de ses observations médicales soigneusement consignées sur des fiches pendant toute son activité de praticien. En 1782, il aura réuni 100 observations d'*angina pectoris*.

2 La méthode anatomo-clinique ou anatomopathologie avait été mise à l'honneur par Raymond Vieussens (1641-1715), Antonio Maria Valsalva (1666-1723), et surtout l'élève de ce dernier, Giovanni Battista Morgagni (1682-1771). Cette discipline confronte les symptômes des malades de leur vivant aux constatations effectuées sur les tissus et les organes après leur décès.

3 Étiologie : terme issu du grec *"aïtia"* signifiant "cause" et *"logos"* signifiant "discours". C'est l'étude des causes des maladies.

4 En 1772, un médecin de 51 ans, venant de lire la publication d'Heberden, reconnaît ses propres symptômes dans la description de cette nouvelle entité pathologique. Sentant sa fin proche, il écrit à Heberden pour l'autoriser à pratiquer l'autopsie de son corps. Trois semaines plus tard, ce patient décède. Heberden confie le corps à l'éminent anatomopathologiste écossais John Hunter (1728-1793). Ce sera la seule autopsie réalisée parmi les cas observés et consignés par Heberden. La cause du décès ne sera pas déterminée, mais, selon Edward Jenner (1749-1823) qui était présent pendant l'autopsie, les coronaires ne furent pas examinées.

5 Nicolas-François Rougnon de Magny y décrit l'observation clinique suivante, concernant le décès d'un capitaine de cavalerie à la retraite. Le capitaine en question, nommé Charles, âgé de 50 ans, ressentait « une gêne singulière sur toute la partie antérieure de la poitrine en forme de plastron », avec « l'impression que le devant de sa poitrine était resserré par une cuirasse. » Ces symptômes survenaient à la marche : « M. Charles ne pouvait pas faire une centaine de pas, un peu vite, surtout en parlant, sans éprouver une espèce de suffocation, mais pour faire passer ces accès, il suffisait qu'il s'arrêtât pendant quelques moments, plus ou moins suivant le degré d'oppression. » Après un effort modéré et un grand accès d'oppression, M. Charles mourut subitement. L'autopsie montra une dilatation du ventricule droit, et une ossification des cartilages costaux, considérée comme la cause des symptômes et du décès, mais les artères coronaires ne furent pas étudiées. Toutefois, et la controverse sera longue et acharnée, le diagnostic d'angine de poitrine n'est pas certain dans cette observation.

lire : « Si tu examines un malade qui souffre du *cardia*[1] tandis qu'il a des douleurs dans son bras, dans sa poitrine, dans un côté de son *cardia* [...] c'est la mort qui menace. »

Dans le *Corpus Hippocratique*, on trouve le passage suivant : « Lorsque les douleurs se portent au cœur, il se produit des palpitations, de l'asthme, la poitrine est serrée par une griffe, et certains malades se courbent en avant [...] Le retour fréquent de la cardialgie chez une personne âgée annonce la mort subite. »

Déjà en 1628, soit 120 ans avant Heberden, le médecin italien Fabrizio Bartoletti (1576-1630), dans son traité intitulé *Methodus in Dyspnoeam* et paru en 1632 à titre posthume, décrit plusieurs cas de patients présentant manifestement des crises d'angine de poitrine. Ils ressentent une anxiété ou une gêne respiratoire lors d'un effort de marche les obligeant à s'arrêter, le malaise disparaissant alors rapidement. Dans l'intervalle des crises, ils semblent en bonne santé, mais néanmoins ils sont sujets à une mort subite. Selon Bartoletti, la cause serait d'origine respiratoire.

Edward Hyde, premier comte de Clarendon (1609-1674), bien que non médecin, rapporte dans sa biographie[2], de façon très précise, les symptômes[3] (très évocateurs d'angine de poitrine) dont souffrait son père, Henry Hyde (né vers 1563-1632), lequel mourut subitement.

L'angine de poitrine est une pathologie cardiaque

En 1705, le pape Clément XI charge son médecin personnel, Giovanni Maria Lancisi[4] (1654-1720) d'enquêter sur les causes des morts subites à Rome dont le nombre était anormalement élevé. Son travail sur les morts subites est édité en 1707 sous forme d'un traité intitulé *De subitaneis mortibus - libri duo (À propos des morts subites - en deux livres).* Dans cet ouvrage, Lancisi fait le lien entre des « douleurs à l'intérieur de la poitrine accompagnées d'une gêne à la respiration, en particulier en gravissant une côte », très évocatrices d'angine de poitrine, et le risque de mort subite[5].

---

[1] Le *cardia* désigne ici la région rétrosternale incluant le cœur et l'estomac.

[2] En 1667, soit un siècle avant la description de Heberden.

[3] « Il se sentait constamment saisi dans le bras gauche d'une douleur aiguë, qui durait un demi-quart d'heure ou environ, et avec une telle violence que, quoique naturellement sanguin, il avait toute la pâleur de la mort ; aussi disait-il souvent qu'il avait épuisé les angoisses de la mort, et qu'il périrait dans une de ces attaques. À peine était-il remis, ce qui était prompt, qu'il redevenait l'homme le plus dispos du monde. » Ces *Mémoires sur la vie privée de lord Clarendon* furent édités en 1789.

[4] Giovanni Maria Lancisi : l'un des plus brillants médecins italiens du XVIIIe siècle, il apportera de grandes contributions à la cardiologie, en tentant de corréler les symptômes et les signes cliniques aux autopsies qu'il réalise systématiquement. En 1684, il est nommé professeur d'anatomie à l'Université de la Sapienza (Rome).

[5] Son ouvrage sera traduit en anglais en 1752. On y trouve l'observation médicale suivante : un homme de 50 ans, originaire de Gênes, développa une difficulté à respirer et une tension douloureuse des muscles de la région sternale, après un violent effort au cours d'une chasse. Ces symptômes se calmaient au repos, mais, par la suite, la constriction thoracique fut ressentie chaque fois qu'il gravissait des escaliers ou une côte. Ces symptômes s'aggravèrent puis s'accompagnèrent d'une douleur constrictive du cou et du poignet gauche. Le patient mourut deux ans après le début des symptômes. À l'autopsie, les orifices des artères coronaires comportaient des plaques, et une sténose aortique était probablement présente.

Si Lancisi évoque bien une origine cardiaque pour expliquer les douleurs thoraciques à l'effort, il ne relie pas celles-ci aux anomalies coronaires qu'il put constater lors des autopsies.

Giovanni Battista Morgagni[1] (1682-1771) est, avec Richard Lower (1631-1691), Raymond Vieussens (1641-1715), Jean-Baptiste Sénac (1693-1770) et Heberden, l'une des cinq grandes figures de la médecine qui dominent le XVIIIe siècle. Pour Morgagni, qui est à la fois un habile clinicien et un brillant anatomiste, comprendre les maladies nécessite de réaliser des autopsies. Lors de celles-ci, il essaie de confronter et de relier les altérations anatomiques, détectées sur les organes, aux données de l'examen clinique et aux symptômes dont le malade s'était plaint de son vivant.

Il s'agit de la méthode anatomo-clinique, déjà mise en application par Raymond Vieussens et Antonio Maria Valsalva (1666-1723). Morgagni pose ainsi les premiers principes de l'anatomie pathologique, qui apparaît comme une nouvelle science. Cette démarche diagnostique apportera d'immenses contributions à la compréhension des maladies.

En 1761, Morgagni est âgé de 79 ans lorsqu'est publiée son œuvre majeure[2] *De Sedibus et Causis Morborum per Anatomen Indagatis (Recherches anatomiques sur le siège et les causes des maladies).* Il décrit, entre autres observations, le cas d'une femme de 42 ans souffrant probablement d'angine de poitrine[3].

En 1769, Giovanni Battista Morgagni est désigné *"Anatomicorum totius Europae Princeps" ("Prince des anatomistes de l'Europe entière"),* et surnommé, de façon admirative, "Sa Majesté Anatomique". Il est considéré comme le "Père Fondateur de l'Anatomie pathologique".

Comment le lien entre angine de poitrine et maladie coronarienne fut-il découvert ?

La seule autopsie des cas d'Heberden, réalisée en 1772 par John Hunter, était restée négative : les artères coronaires n'avaient pas été vérifiées, selon Edward Jenner[4] (1749-1823), présent à cette autopsie.

---

[1] Morgagni étudie la médecine à Bologne, ayant pour maître Antonio Valsalva, lui-même disciple de Marcello Malpighi. En 1715, la prestigieuse première chaire d'Anatomie de Padoue lui est accordée. Succédant à Valsalva, Morgagni tiendra ce poste pendant plus de cinquante ans.

[2] Cet ouvrage est le résultat de soixante ans de travaux, réalisés à partir de 640 autopsies soigneusement répertoriées sur des fiches. Il a été plusieurs fois réédité et traduit en plusieurs langues.

[3] « Aussitôt qu'elle se remuait avec trop de vivacité, elle était saisie d'une angoisse pénible dans le haut du côté gauche de la poitrine, accompagnée de gêne de la respiration et d'un engourdissement du bras gauche. Cessait-elle de se mouvoir, la douleur se calmait. » L'autopsie révèlera des lésions à type d'ossification de l'aorte depuis son origine et des valvules semi-lunaires ossifiées. Morgagni fera ainsi la relation entre les douleurs thoraciques et des lésions à type d'ossification de l'aorte et de ses branches constatées à l'autopsie.

[4] Edward Jenner est le futur inventeur du vaccin contre la variole, et est l'élève de John Hunter.

« Des tuyaux ossifiés »

Quelques mois après cette autopsie, Jenner a l'opportunité d'autopsier un autre patient angineux : « Mon couteau tomba sur quelque chose de si dur et de si pierreux que la lame en fut ébréchée. Levant la tête vers le plafond de la salle d'autopsie, qui était vétuste et s'effritait, je pensais qu'un fragment de plâtre s'en était détaché. Mais à un examen plus approfondi, je m'aperçus que ce fragment pierreux n'était autre que les coronaires transformées en de véritables tuyaux ossifiés. » C'est donc Jenner[1] qui, dès 1772, a su, le premier, faire le rapprochement entre ces lésions anatomiques coronaires et « des spasmes très douloureux » et « tous les symptômes de l'angine de poitrine. »

En 1774, l'éminent médecin londonien John Fothergill (1712-1780) demande l'autopsie d'un homme de 58 ans angineux. Celui-ci souffrait d'un « spasme dans la poitrine qui l'affectait d'abord seulement à l'effort et surtout lorsqu'il grimpait une colline. » Suite au décès subit de ce patient, Fothergill réclame que, lors de l'autopsie, l'examen du cœur soit le plus détaillé possible, suggérant donc qu'il envisageait une cause cardiaque à l'angine de poitrine. Une petite cicatrice blanche fut constatée près du sommet du cœur[2].

L'année suivante, John Hunter autopsie un autre patient de Fothergill[3], un homme de 54 ans angineux et mort subitement. Il constate : « les deux artères coronaires, depuis leur origine jusqu'à la naissance de plusieurs de leurs branches *(étaient)* transformées en de véritables fragments d'os. » Cependant il semble que Hunter[4] n'ait pas su faire la relation entre ces lésions coronariennes et d'éventuels symptômes de type angineux.

En 1799, Caleb Hillier Parry (1755-1822), ami de longue date de Jenner, établit clairement le lien entre ce syndrome clinique et les anomalies coronaires. Dans son ouvrage intitulé *An inquiry into the symptoms and causes of the syncope anginosa, commonly called Angina Pectoris, illustrated by dissections (Enquête sur les symptômes et les causes de la syncope angineuse, communément nommée Angina Pectoris, illustrée par des dissections)*, il commence par attribuer à Jenner la reconnaissance de la cause coronaire de l'angine de poitrine. Cette cause était encore incertaine plus de trente ans après la description de l'angine de poitrine par Heberden. Puis Parry détaille 3 observations cliniques typiques de cette pathologie chez des hommes âgés de 56 à 77 ans. Dans ces trois cas, l'autopsie révèlera une ossification des artères coronaires « diminuant grandement la capacité des vaisseaux »[5].

---

[1] Cependant, par délicatesse et pour ne pas inquiéter son maître et ami John Hunter, chez qui il avait diagnostiqué cette même pathologie, Jenner s'abstiendra de communiquer sa théorie.

[2] Ce type de lésion évoque aujourd'hui une lésion séquellaire d'infarctus du myocarde, pathologie encore inconnue à l'époque.

[3] La publication par Fothergill de ces deux cas date de 1776.

[4] John Hunter décède en 1793 après 20 ans de symptômes liés à l'angine de poitrine. L'autopsie révèlera une athérosclérose généralisée avec des artères coronaires calcifiées, comme Jenner l'avait prédit. La cause de ces lésions était peut-être syphilitique.

[5] Caleb Hillier Parry fait aussi quelques remarques épidémiologiques, notant que l'angine de poitrine survient plus volontiers chez des hommes de plus de quarante ans et de forte corpulence.

Au final, si c'est à l'anglais William Heberden que revient la première et complète description de l'angine de poitrine, d'autres médecins d'outre-Manche ont découvert son étiologie coronarienne : John Fothergill, John Hunter, Edward Jenner et Caleb Hillier Parry. Et cela sur une période d'une trentaine d'années. Même si la notion d'hypoxie ou d'ischémie myocardique n'est pas encore évoquée, un grand pas[1] a été réalisé dans la pathogénie[2] de l'angine de poitrine.

Où l'on évoque l'ischémie myocardique

En 1809 est publié le premier livre sur les maladies cardiaques écrit en langue anglaise, intitulé *Observations on some of the most frequent and important diseases of the heart (Observations sur certaines des maladies cardiaques les plus fréquentes et les plus importantes)*. Son auteur, le médecin et chirurgien écossais Allan Burns (1781-1813), s'intéresse alors particulièrement aux maladies des coronaires. Il pense que l'angine de poitrine est due à « des lésions organiques des vaisseaux nourriciers du cœur. »

Burns dresse un parallèle entre la maladie coronarienne et la ligature d'une artère périphérique causant douleur et spasme du muscle correspondant, lorsqu'il est privé de sang artériel : « Si tels sont les phénomènes résultant d'une carence en sang artériel dans le système musculaire en général, pourquoi le cœur serait-il une exception : nous savons que cet organe est principalement composé de muscle, et nous avons donc des raisons de croire qu'il est régi par les mêmes lois qui régissent les autres muscles. » Le mécanisme de l'angine de poitrine est ainsi entrevu : « Lorsque, donc, les artères coronaires sont ossifiées, tout agent capable d'augmenter les actions du cœur, comme l'exercice, la passion et les esprits ardents, doit être une source de danger. »[3]

La théorie de Burns est reprise en 1816 par le médecin allemand Friedrich Ludwig Kreysig (1770-1839) dans son ouvrage, *Die Krankenheiten des Herzens (Les maladies du cœur)*, expliquant ces symptômes par « l'insuffisance de l'apport sanguin consécutive à la lésion des coronaires. »

Les errements des médecins français

Pendant que l'École anglaise, suivie par Kreysig, progresse avec justesse dans l'étiologie coronarienne pour expliquer l'angine de poitrine, les médecins français avancent des hypothèses qui nous paraissent aujourd'hui confuses et, pour certaines, totalement farfelues. Jusqu'à 80 théories différentes seront proposées au cours du XIXe siècle :

---

[1] Ce pas n'était pas encore franchi par la communauté médicale française. Ainsi, le 2 avril 1791 mourait Mirabeau un an après le début de crises manifestes d'angor. Son médecin, Pierre Jean Georges Cabanis (1757-1808), avait bien décrit ces crises : « La douleur se portait avec violence sur l'os du sternum qui recouvrait la partie antérieure de la poitrine [...] Partout elle causait l'impression d'une griffe de fer qui serrait des parties sensibles avec force. » Mais il ne sut pas les identifier ni les nommer en tant qu'angine de poitrine.

[2] Pathogénie : terme issu du grec *"pathos"* signifiant "souffrance" et *"genesis"* signifiant "naissance, origine". C'est l'étude du ou des mécanismes responsables du déclenchement et du développement d'une maladie.

[3] Nous savons en effet aujourd'hui que, lorsque le besoin du muscle cardiaque est augmenté (par exemple en cas d'exercice physique), et que le débit sanguin coronaire est insuffisant pour permettre la perfusion de celui-ci, les symptômes de l'angine de poitrine surviennent alors.

elles font intervenir des causes rhumatologiques, métaboliques, infectieuses ou psychiatriques ! Toutefois, la théorie qui donnera lieu au maximum de controverses sera l'hypothèse neurologique, par excitation du système nerveux végétatif, soutenue fermement par l'École française[1].

La théorie coronarienne enfin reconnue par l'École médicale française

C'est à la fin du XIXe siècle, grâce aux travaux de Potain, que la théorie coronarienne revient sur le devant de la scène comme cause de l'angine de poitrine. Pierre Carle Édouard Potain (1825-1901), clinicien renommé, établit un parallèle entre l'angine de poitrine et la claudication intermittente[2] d'origine artérielle, ou "syndrome de Bouley-Charcot"[3]. En 1870, Potain évoque « l'anémie musculaire »[4] pour expliquer les « désordres douloureux » en relation avec « l'ossification des artères coronaires », lorsque le cœur doit fournir plus de travail.

En 1879, dans son ouvrage *Du diagnostic et du traitement des maladies du cœur,* Germain Sée (1818-1896) conclut ainsi son chapitre sur l'angine de poitrine : « L'*angor pectoris* résulte d'une ischémie mécanique des vaisseaux du cœur, c'est-à-dire d'une oblitération des artères coronaires [...] Dans tous les cas qui sont indépendants d'une lésion quelconque des vaisseaux, ou du cœur, l'angine de poitrine ne peut s'expliquer que par un spasme fonctionnel des vaisseaux coronaires. » Ainsi, Germain Sée initie le terme d'« ischémie myocardique ». Par ailleurs, il fournit une explication, via le mécanisme du spasme coronarien, pour les observations d'angine de poitrine où les lésions des artères coronaires sont absentes. Nous reviendrons plus loin sur cette notion de spasme.

Henri Huchard (1844-1910), élève de Potain, consacrera une grande partie de ses travaux à l'angine de poitrine et à l'athérosclérose. Dans une publication de 1883, il distingue les « angines de poitrine vraies, par ischémie cardiaque d'origine organique ou par ischémie fonctionnelle du cœur » des « pseudo-angines de poitrine, d'origine nerveuse ou gastro-myocardiques ». Il précise : « L'angine de poitrine qui mérite seule ce nom est celle qui est due à une altération de l'aorte et surtout des artères coronaires,

---

[1] Le grand professeur Armand Trousseau (1801-1867) ira même jusqu'à affirmer dans ses leçons de *Clinique Médicale de l'Hôtel-Dieu de Paris* éditées en 1861 que « l'*angina pectoris* n'est pas essentiellement liée à la présence de maladie organique [...] Elle est une expression de cette redoutable et cruelle maladie *(l'épilepsie)* [...] C'est en deux mots une névralgie épileptiforme. »

[2] Claudication intermittente : boiterie douloureuse survenant lors d'efforts de marche, obligeant à l'arrêt de l'effort et disparaissant avec le repos. Lorsqu'elle est d'origine artérielle, cette affection est due à l'oblitération des artères des membres inférieurs, le plus souvent due à l'athérosclérose.

[3] Le vétérinaire français Jean-François Bouley (1787-1885), le premier, avait décrit en 1831 cette pathologie affectant une jument qui boitait, seulement au trot. Il l'avait rapportée, lors de l'autopsie, à des lésions obstructives des artères fémorales. Jean-Martin Charcot (1825-1893) la décrivit vingt ans plus tard sur un homme de 54 ans, sous la forme de douleurs de la jambe et de la cuisse droites survenant à la marche et cédant au repos, secondaires à une obstruction de l'artère iliaque droite.

[4] Cette « anémie » n'est pas due à une diminution des globules rouges. Il s'agit en réalité d'une baisse de l'oxygénation du muscle cardiaque. Les symptômes se manifestent seulement à l'effort, car, au repos, le débit sanguin dans les artères coronaires plus ou moins obstruées est suffisant pour assurer l'oxygénation du myocarde. Lors d'un effort, les besoins du cœur augmentent. Ce débit sanguin devient alors insuffisant, le muscle cardiaque manque d'oxygène (= hypoxie, ischémie) et la douleur (l'angine de poitrine) apparaît.

ainsi qu'à toutes les lésions capables de déterminer une ischémie cardiaque [...] C'est là l'angine de poitrine vraie, celle dont on meurt, la maladie de Rougnon-Heberden. »

En 1893, Jean Crocq (1824-1898) attribue la douleur angineuse, de façon claire, exclusivement aux lésions coronariennes et à l'ischémie myocardique. La cause, c'est l'ischémie cardiaque, soit liée à des artères coronaires malades, atteintes de sclérose et rétrécies à leur origine ou sur le trajet de leur parcours, soit secondaire à un spasme des artères coronaires : « Il m'a paru évident que l'angine de poitrine résultait constamment du rétrécissement des artères coronaires, qu'il soit organique[1] ou fonctionnel. »

Enfin, il faut souligner le rôle de ce grand clinicien que fut Louis Bénédict Gallavardin[2] (1875-1957), chef de file de l'École Cardiologique Lyonnaise et considéré comme le "pionnier moderne de l'angine de poitrine". En 1925, il publie l'ouvrage intitulé *Les Angines de Poitrine*, contenant une description remarquable du syndrome angineux[3], et démontre que la maladie coronarienne en est la cause. Il considère, à juste titre, que « c'est l'interrogatoire seul qui fait le diagnostic de la maladie angineuse. »

Les premiers examens paracliniques dans l'angine de poitrine

Il faudra attendre le XXe siècle pour que la description de l'angine de poitrine quitte un aspect purement clinique et que les premiers examens paracliniques[4] viennent étayer le diagnostic. En 1901, Willem Einthoven (1860-1927) met au point son galvanomètre à corde, l'ancêtre de l'électrocardiographe[5].

En octobre 1918, alors que les enregistrements électrocardiographiques ne sont réalisés que sur 3 dérivations[6], le docteur Guy Bousfield, lieutenant à la *Royal Air*

---

[1] Organique : ce terme se rapporte à une manifestation pathologique liée à une lésion d'un organe ou d'un tissu. Il s'oppose au terme de "fonctionnel" : terme qui se rapporte à un symptôme survenant en l'absence de lésion organique détectable. Dans la situation de l'angine de poitrine, les lésions "organiques" sont les rétrécissements d'une ou de plusieurs artères coronaires (le plus souvent dus à l'athérosclérose) ; l'angor "fonctionnel" peut se manifester par exemple en cas d'anémie profonde (par diminution de l'apport en oxygène du myocarde).

[2] Louis Bénédict Gallavardin étudiera cette pathologie pendant un demi-siècle en publiant près de 2000 observations d'*"angina pectoris"*. Il est aussi le premier à décrire, en 1924, le symptôme de la "blockpnée d'effort", équivalent indolore de l'angine de poitrine, et lui affectera cette terminologie en 1933.

[3] Le cardiologue écossais James Mackenzie (1853-1925) s'intéresse, lui aussi, à l'angor qu'il rapporte à un « épuisement myocardique ». Il souffre lui-même d'une cardiopathie ischémique compliquée d'épisodes de fibrillation atriale qu'il enregistre sur lui-même. Il décrit ses crises d'angine de poitrine, de plus en plus fréquentes, à Sir Thomas Lewis, avant de décéder en 1925. Il avait demandé, avant sa mort, que son ami John Parkinson réalise l'autopsie. Ce dernier constatera une maladie coronarienne sévère avec des séquelles anciennes et récentes d'infarctus du myocarde. Les résultats de cette autopsie donneront lieu à une publication dans le *British Heart Journal* en 1939.

[4] Examens paracliniques : techniques complétant l'examen clinique et aidant au diagnostic.

[5] Électrocardiographe : appareil enregistreur des courants électriques qui accompagnent les contractions cardiaques. Ces courants, très faibles, sont amplifiés avant d'être recueillis et enregistrés sur papier. Ils sont détectés par des électrodes fixées sur la peau.

[6] Dérivation : en électrocardiographie, les dérivations cardiaques permettent d'enregistrer la différence de potentiel électrique entre deux points. On distingue les dérivations "bipolaires" (ou frontales) qui traduisent la différence de potentiel entre deux électrodes placées sur les membres, et les dérivations "unipolaires" (ou précordiales) placées directement sur le thorax. Au total, 10 électrodes (4 sur les membres et 6 sur le thorax) permettent d'obtenir 12 dérivations (= électrocardiogramme standard), et d'avoir ainsi une représentation tridimensionnelle de l'activité électrique du cœur.

Force, publie, dans le *Lancet*, le premier électrocardiogramme au cours d'une crise d'angor spontané chez un patient, puis à son décours. Chez ce patient atteint d'aortite syphilitique[1], il constate que l'onde T[2] qui s'était « redressée » pendant la crise redevient négative après celle-ci.

De nombreuses études sur le sujet suivront et détermineront que les anomalies électrocardiographiques observées chez le patient angineux (sus- ou sous-décalage du segment ST, inversion de l'onde T) sont inconstantes en l'absence de douleur. Cependant, lorsque l'une de ces anomalies est présente chez un patient suspect d'angine de poitrine, l'examen électrocardiographique est d'une aide essentielle pour étayer le diagnostic.

L'angine de poitrine étant liée à un déséquilibre entre les apports et les besoins en oxygène du cœur, le cardiologue Arthur M. Master et la physiologiste Enid Tribe Oppenheimer, tous deux américains, ont l'idée, en 1929, de réaliser des tests à l'effort[3] avec enregistrements électrocardiographiques. Ce test non invasif[4] est un excellent examen prédictif, permettant de déceler une insuffisance coronarienne avant que celle-ci ne s'exprime cliniquement. Le test à l'effort sera développé et amélioré par Per-Olof Astrand puis Robert Arthur Bruce.

En 1958, le cardiologue américain Frank Mason Sones (1918-1985) réalise la première opacification sélective des artères coronaires, par voie humérale droite : cet examen, nommé coronarographie ou "technique de Sones", révolutionnera la prise en charge de la pathologie coronarienne grâce à la visualisation directe des artères sténosées.

Histoire de l'athérosclérose

Les sténoses[5] coronaires, que l'on visualise aujourd'hui grâce à la coronarographie, et responsables de l'angine de poitrine, sont dues, dans la grande majorité des cas, au phénomène de l'athérosclérose. Cette affection recouvre le terme utilisé par les Anciens

---

[1] Aortite syphilitique : inflammation des tuniques de l'aorte, secondaire à la syphilis. La syphilis cardiovasculaire était une pathologie très courante au début du XXe siècle et a quasiment disparu de nos jours.

[2] Onde T, segment ST : Chaque battement cardiaque est représenté, à l'électrocardiogramme, par différentes ondes désignées par une lettre alphabétique (P, Q, R, S, T). L'analyse d'un électrocardiogramme nécessite d'évaluer et de mesurer les ondes et les segments ou intervalles compris entre deux déflexions. Dans l'angine de poitrine, on peut constater, sur l'électrocardiogramme, des anomalies (de polarité, de forme, d'amplitude…) de l'onde T et/ou du segment ST.

[3] Test à l'effort : cette procédure a pour but d'augmenter la charge cardiaque et d'essayer de mettre en évidence les anomalies déjà listées. Master et Oppenheimer concluent, dans leur article daté de 1942, que leur test (24 montées de 2 marches en 1 minute 30) est simple et efficace pour évaluer la capacité de la circulation coronaire chez les patients. Cet examen permet ainsi de déterminer si la circulation coronarienne autorise un apport d'oxygène accru au myocarde lorsque ce besoin d'oxygène augmente au cours d'un exercice musculaire.

[4] Un examen invasif (ou "effractif") se dit d'un acte médical qui comporte un passage à travers la peau ou une muqueuse.

[5] Sténose : terme issu du grec *"stenos"* signifiant "étroit". Ici, il s'agit du rétrécissement des artères coronaires.

d'« ossification sénile des artères ». Elle est l'un des principaux facteurs de mortalité de notre civilisation, en particulier occidentale. Pourtant, l'athérosclérose affectait l'humanité depuis au moins 4000 ans, comme en témoignent les dépôts de type athéroscléreux sur des artères de momies provenant de différents pays (Égypte, Pérou...), et n'est donc pas qu'une maladie des sociétés modernes.

Il semble que Léonard de Vinci (1452-1519) décrivit, le premier, des lésions d'artères athéroscléreuses[1].

Le terme d'athérome, qui provient du grec *"athêré"* signifiant "bouillie de farine", est proposé pour la première fois par Albrecht von Haller[2] en 1757, dans son ouvrage *Disputationes ad morborum historiam et curationem facientes (Conférences sur l'histoire et le traitement des maladies).* Grâce à la microscopie, il décrit les lésions artérielles athéromateuses, et en particulier les végétations et les ulcérations de l'intima[3].

Avant von Haller, nous avons vu que Morgagni, fondateur de l'anatomo-pathologie, réalisait des descriptions macroscopiques lors de ses autopsies et avait relevé l'existence d'« ossifications » artérielles.

En 1804, l'anatomiste et chirurgien italien Antonio Scarpa (1752-1832) est le premier à fournir une description anatomo-pathologique complète de l'athérosclérose : en étudiant un anévrysme de l'aorte, il note « une dégénérescence de la couche interne de l'artère, lente, à ulcération pathologique, stéatomateuse, fongueuse et squameuse »[4].

En 1833, Jean-Frédéric Lobstein (1777-1835) utilise pour la première fois le terme d'« artériosclérose » dans le deuxième tome de son *Traité d'anatomie pathologique* au chapitre intitulé *"De l'épaississement des artères ou de l'artériosclérose".* Ce professeur d'anatomie pathologique de Strasbourg met en avant le phénomène de sclérose artérielle : « augmentation d'épaisseur et de dureté de la paroi de l'artère sans ossification », au niveau des gros troncs artériels.

L'allemand Félix Marchand (1848-1926) lui préfère le terme d'« athérosclérose », qu'il propose en 1904, mêlant ainsi les deux composantes : la bouillie lipidique de l'athérome et la sclérose artérielle.

Ces deux termes persisteront tout au long du XXe siècle, mais c'est celui d'athérosclérose qui sera finalement adopté par la communauté scientifique.

---

[1] Entre 1504 et 1508, Léonard de Vinci rencontre un très vieil homme, apparemment indemne de maladie, à l'hôpital de Santa Maria Nuova à Florence. Celui-ci décède subitement devant lui. Léonard rapporte alors : « J'ai fait une autopsie afin de déterminer la cause d'une mort si paisible, et j'ai trouvé qu'elle provenait de la faiblesse par l'insuffisance du sang et de l'artère qui alimente le cœur et les autres membres inférieurs, que j'ai trouvée très sèche, rétrécie et flétrie [...] Les personnes âgées qui jouissent d'une bonne santé meurent par manque de nourriture, et cela est provoqué par le rétrécissement continu du passage des vaisseaux mésentériques par épaississement des tuniques de ces vaisseaux. »

[2] En fait, dans sa thèse, Christian Gottfried Stentzel (1698-1748) employait déjà ce terme en 1723 : « La substance des athéromes, auparavant semblable à la bouillie [...] se transforme en une substance complètement adipeuse. »

[3] Intima : tunique interne de l'artère.

[4] Une lésion stéatomateuse est caractérisée par l'envahissement du tissu (ici l'artère) par des graisses. Une lésion fongueuse présente l'aspect d'une éponge ou d'un champignon. Une lésion squameuse se caractérise par des lamelles qui se détachent de la surface.

La pathogenèse de la plaque d'athérome

Quant au mécanisme du phénomène de l'athérosclérose, sa "pathogénèse", de nombreuses théories ont été proposées. L'anatomo-pathologiste allemand Rudolf Virchow (1821-1902) suggère que les lipides plasmatiques s'infiltrent à travers l'endothélium et que les esters de cholestérol se déposent au niveau de l'intima, reconnaissant ainsi le caractère graisseux des lésions athéromateuses.

On connaît aujourd'hui le rôle essentiel du cholestérol-LDL[1], probablement à l'origine d'une réaction inflammatoire de l'intima des grosses artères. Depuis les travaux de Russell Ross (1929-1999), l'importance du facteur inflammatoire dans la pathogenèse de l'athérosclérose n'est plus contestée. En 1999, il publie dans le *New England Journal of Medicine* un article intitulé *"L'athérosclérose - une maladie inflammatoire"*. C'était déjà la théorie de Virchow en 1856. Ce denier mettait en avant l'inflammation comme facteur déclenchant et primaire, et décrivait ce phénomène sous la forme d'une endartérite[2] déformante ou noueuse *(endarteritis deformans sive nodosa)*. À l'opposé, le fameux anatomopathologiste Karl Rokitansky (1804-1878) pensait au contraire que les modifications cellulaires de type inflammatoire (dépôts de fibrine et de cellules sanguines), dans les parois des vaisseaux athéroscléreux, étaient de nature secondaire, et consécutives à la stase[3].

Les trois tuniques de la paroi d'une artère

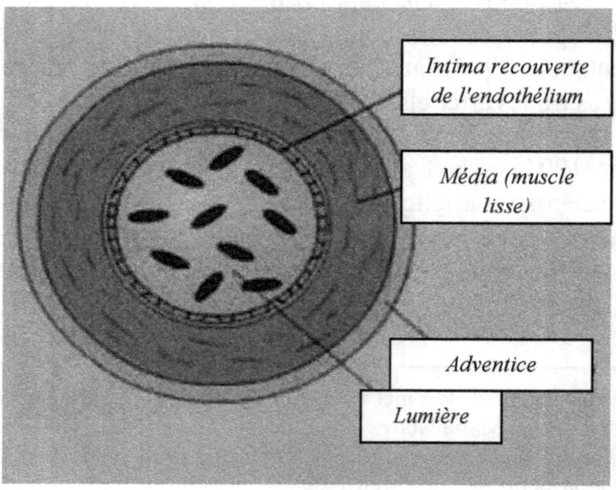

[1] Cholestérol-LDL : (Cholestérol-Low Density Lipoprotein). C'est le cholestérol des protéines de basse densité, qui se dépose sur la paroi des artères et forme des plaques d'athérome. C'est le "mauvais cholestérol", à l'opposé du cholestérol-HDL.

[2] Endartérite : inflammation de la tunique interne (l'intima) des artères.

[3] Stase : arrêt ou ralentissement considérable de la circulation ou de l'écoulement d'un liquide de l'organisme (ici, il s'agit du sang).

La paroi artérielle est constituée de trois tuniques (= trois couches) :
- une couche interne, l'intima. Elle est recouverte de l'endothélium, qui a la propriété d'être anti-adhésif, permettant au sang de glisser.
- une couche intermédiaire, la media. Cette tunique épaisse, constituée de cellules musculaires, est responsable de l'élasticité de l'artère. Grâce à la media, l'artère peut se contracter ou se dilater.
- une couche externe, l'adventice. Cette tunique relie l'artère au tissu environnant.
- au centre de l'artère, le passage par lequel le sang coule se nomme la lumière.

La définition de l'athérosclérose

Depuis 1958, la définition de l'athérosclérose proposée par l'OMS est celle-ci :
« Association variable de remaniements de l'intima des artères de gros et moyen calibre, consistant en une accumulation segmentaire de lipides, de glucides complexes, de sang et de produits sanguins, de tissu fibreux et de dépôts calcaires, le tout s'accompagnant de modifications de la média. »

L'importance considérable du lien entre hypercholestérolémie et athérosclérose sera confortée par les observations d'hypercholestérolémie familiale homozygote[1], et par les travaux expérimentaux ayant pour but de créer des lésions d'athérosclérose sur l'animal à partir d'un régime riche en cholestérol.

C'est au début du XXe siècle que l'hypothèse lipidique est proposée comme explication à l'athérosclérose. En 1908, le russe Alexander I. Ignatowski (1875-1955) entrevoit un lien entre athérosclérose expérimentale et alimentation riche en cholestérol. Deux ans plus tard, le chimiste Adolf Windaus (1876-1959) (futur prix Nobel de chimie en 1928) montre que les lésions athéromateuses contiennent six fois plus de cholestérol libre et vingt fois plus de cholestérol estérifié que dans une paroi artérielle normale. Et, en 1913, le russe Nikolai Nikolayevich Anichkov[2] (1885-1964) démontre, le premier, le rôle du cholestérol dans le développement des lésions athéroscléreuses sur l'intima des artères.

L'intérêt pour l'épidémiologie[3] de l'athérosclérose s'est manifesté lorsque le rôle du cholestérol fut démontré dans la pathogenèse de l'athérosclérose. La grande étude prospective[4], dite "de Framingham" *(Framingham Heart Study),* servira à construire le concept de "facteur de risque" vasculaire et à déterminer les principaux facteurs de risque de l'athérosclérose et donc de la maladie coronarienne.

---

[1] Hypercholestérolémie familiale homozygote : maladie génétique rare, caractérisée par des taux très élevés de cholestérol-LDL. Elle donne lieu à la formation de plaques d'athérome dès les premiers âges de la vie, et à un décès prématuré suite à des accidents cardiovasculaires (infarctus du myocarde précoce...).

[2] Nikolai Nikolayevich Anichkov : cet élève de Karl Albert Ludwig Aschoff (1866-1942) utilise des lapins nourris avec des aliments riches en cholestérol, créant ainsi une athérosclérose expérimentale. Mais son travail restera ignoré de la communauté médicale occidentale pendant plusieurs décennies.

[3] Épidémiologie : branche de la médecine qui étudie les différents facteurs intervenant dans l'apparition et l'évolution des maladies ; ces facteurs peuvent dépendre de l'individu ou du milieu qui l'entoure.

[4] Une étude est dite prospective lorsque les critères de cette étude sont déterminés avant son démarrage sur un groupe d'individus. Elle s'oppose aux études rétrospectives qui analysent des données survenues dans le passé des individus étudiés.

Cette première grande étude épidémiologique démarre en septembre 1948. Son nom provient de la petite ville de Framingham (Massachusetts, États-Unis) dont la population adulte (environ 5000 personnes) sera suivie pendant toute sa vie sur le plan cardiovasculaire. Les sujets étudiés, des deux sexes, constituent statistiquement un échantillon représentatif de la population américaine. À partir de 1949, cette étude est pilotée par le *National Heart Institute*, sous l'impulsion de son directeur, Paul Dudley White (1886-1973), considéré comme "le père de la cardiologie aux USA". La première publication, concernant cette étude, date de 1961. Elle permettra, ainsi que de nombreuses études postérieures, d'identifier les principaux facteurs de risque vasculaire : âge, sexe masculin (ou ménopause précoce chez la femme), tabagisme, diabète, hypercholestérolémie (LDL cholestérol), sédentarité, hypertension artérielle, hérédité, obésité (surtout abdominale), stress. La sommation des facteurs de risque permet aujourd'hui d'évaluer le risque cardiovasculaire global. Surtout, cette étude sera à l'origine de politiques de santé publique ayant pour but de réduire ce risque grâce à des recommandations hygiéno-diététiques ou à des traitements spécifiques, pour prévenir les maladies cardiovasculaires.

Évolution de la plaque d'athérome

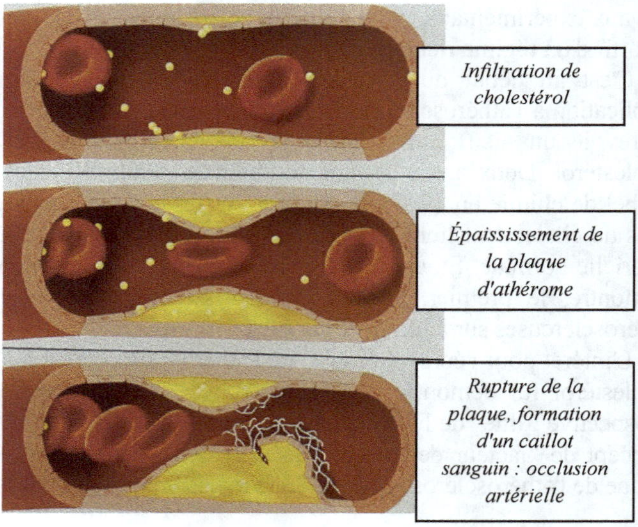

La formation de la plaque d'athérome est un processus complexe, résultat d'une succession de plusieurs étapes.

Ce processus démarre suite à une agression de l'endothélium de l'artère par des agents, essentiellement les lipoprotéines athérogènes (cholestérol-LDL) et la fumée de tabac. Un "noyau lipidique" va se former à partir de cellules sanguines (des macrophages) gorgées de graisse, dites "cellules spumeuses".

Ce noyau se recouvre d'une "chape fibreuse" : c'est le phénomène de sclérose, avec durcissement de la paroi artérielle et perte de son élasticité. Cette chape augmente progressivement d'épaisseur, conduisant à la réduction progressive du calibre de l'artère (et donc de sa lumière) : cette sténose diminue le débit sanguin et réduit l'oxygénation des tissus irrigués par l'artère malade (ici l'artère coronaire qui irrigue un territoire du cœur). Cette chape peut aussi se fragiliser et se rompre, provoquant la formation et la libération d'un caillot dans la circulation sanguine.

Le rôle du tabac dans l'athérosclérose

Au milieu du XIXe siècle, Claude Bernard (1813-1878) avait déjà montré l'action vasoconstrictrice[1] de la nicotine[2], au cours d'expériences sur la grenouille.

Dans la seconde moitié du XIXe siècle, des médecins français commencent à suspecter le rôle du tabac dans l'angine de poitrine :

- En 1862, Joseph-Honoré Beau fait une communication à l'Académie des Sciences de Paris, intitulée "De la fumée de tabac considérée comme une cause de l'angine de poitrine".

- Édouard-Jean-Baptiste Gélineau, dans son Traité de l'angine de poitrine *édité en 1887, multiplie les observations médicales au cours desquelles il constate l'association d'une angine de poitrine à un terrain fortement tabagique, et préconise l'arrêt du tabac chez ces patients : « Ces nombreuses observations montrent que l'abus du tabac [...] occasionne [...] des accès d'Angine de Poitrine tantôt ébauchée, incomplète (ou fruste), [...] tantôt caractérisée par [...] une douleur aiguë profonde s'irradiant plus souvent à l'épigastre qu'au bras, mais présentant tous les caractères de la maladie de Rougnon-Heberden et entraînant assez souvent la mort. »*

- Henri Huchard, en 1889, fait une corrélation entre tabagisme chronique et risque vasculaire : « Le tabac donne lieu fréquemment au développement d'une véritable artérite. Le fait est selon moi incontestable, et c'est en déterminant d'abord la contraction des artères coronaires, puis un état plus ou moins permanent d'ischémie du cœur, que le tabac produit à la longue des désordres nutritifs, et secondairement des lésions dégénératives du myocarde. »

Il faudra attendre les résultats des grandes études épidémiologiques, celle de Framingham commencée en 1948 et celle de Richard Doll et Austin Bradford Hill lancée en 1951, pour confirmer la relation entre consommation de tabac et mortalité cardiovasculaire, et évaluer précisément le risque.

Le « spasme coronarien »

Quant au mécanisme du spasme coronarien, évoqué dès le XIXe siècle pour expliquer certaines formes d'angine de poitrine, il sera mis en évidence par le cardiologue américain Myron Prinzmetal (1908-1987). En 1959, à partir de 32 observations, il publie avec Rexford Kennamer la première description d'une forme particulière d'angor, caractérisée par une douleur intense survenant au repos, associée à des anomalies typiques de l'électrocardiogramme[3]. Il la nomme *« variant angina »*, puis *« vasospastic angina »*, avant que ce symptôme prenne le nom d'"angor de

[1] Action vasoconstrictrice : qui diminue le calibre des vaisseaux (les artères). Le terme opposé est "vasodilatateur" (qui augmente le calibre des vaisseaux).

[2] Nicotine : alcaloïde principal du tabac. Ce terme est issu de Jean Nicot (1530-1600), diplomate et lexicographe français qui introduisit le tabac en France.

[3] Aspect de l'électrocardiogramme dans l'angor spastique : courant de lésion sous-épicardique transitoire, c'est à dire un sus-décalage très marqué du segment ST pendant la crise douloureuse.

Prinzmetal"[1]. Prinzmetal évoque alors une vasomotricité anormale des coronaires, et considère que la douleur est secondaire à une « occlusion temporaire, par augmentation du tonus de sa paroi, d'une grosse artère à paroi lésée et à lumière rétrécie ». Toutefois, le spasme coronarien ne sera objectivé, pour la première fois, qu'en 1962 chez l'animal, et en 1973 chez l'homme. Dans les années 1970, la pratique de la coronarographie montrera que le spasme coronarien peut être aussi observé sur des artères coronaires saines, provoqué par un test à la méthylergométrine et réversible grâce à la perfusion d'un dérivé nitré.

L'infarctus du myocarde ou "crise cardiaque"

Le terme d'infarctus du myocarde, populairement nommé "crise cardiaque", désigne la nécrose d'une partie du muscle cardiaque privée d'apport sanguin et donc d'oxygène, à la suite de l'obstruction d'une artère coronaire. Actuellement, la définition consensuelle considère comme infarctus du myocarde tout syndrome coronaire aigu s'accompagnant d'une augmentation de la troponine[2] T ou I ou de la fraction myocardique de la créatine-kinase (CK-MB) au-dessus de la limite de normalité. Toutefois, avant d'aboutir à ce consensus qui caractérise à la fois l'entité pathologique, sa pathogenèse et les éléments de son diagnostic, plusieurs siècles de découvertes et d'avancées cliniques et technologiques ont été nécessaires.

Une pathologie ignorée jusqu'au XIXe siècle !

Curieusement, alors que l'angine de poitrine inspira, au XVIIIe siècle, nombre d'études et de publications, sa complication majeure, l'infarctus du myocarde, restait méconnue de la communauté médicale. Il faudra attendre le XIXe siècle pour que l'on commence à trouver de l'intérêt à cette pathologie.

L'anatomo-pathologie, nouvelle discipline introduite au XVIIe siècle par Théophile Bonet[3], avait pour but de confronter les observations post-mortem avec les symptômes et l'examen clinique du vivant du patient, afin de déterminer les causes des maladies. On trouve dans l'ouvrage majeur de Bonet le cas d'un poète obèse décédé quelques minutes après avoir ressenti une douleur à la poitrine. Son autopsie révéla un tel rétrécissement de ses artères coronaires que même la pointe d'une aiguille ne pouvait y être insérée, ce qui peut être considéré comme une première description d'un infarctus du myocarde.

Bien que, en 1761, Morgagni observât lors d'autopsies des zones d'infarcissement myocardique sous forme de cicatrices blanchâtres ou de zones fibreuses, parfois

---

[1] Ce type d'angor avait cependant déjà été décrit deux fois, dans les années 1930, en particulier par le cardiologue britannique John Parkinson (1885-1976).

[2] Troponine et créatine-kinase : ce sont des protéines et enzymes musculaires, libérées dans la circulation sanguine par le muscle cardiaque lésé. Leur dosage contribue au diagnostic biologique de l'infarctus du myocarde.

[3] Théophile Bonet (1620-1689) : ce médecin genevois publia en 1679 ce qui peut être considéré comme le premier ouvrage d'anatomie pathologique, le *Sepulchretum sive anatomia practica*. Compilant 2934 autopsies classées par maladies et symptômes, ce traité influença grandement l'œuvre de Morgagni, un siècle plus tard.

associées à une rupture du cœur, de même que John Fothergill en 1774, l'infarctus du myocarde n'était pas encore individualisé en tant qu'entité pathologique.

C'est seulement en 1876, en Europe, qu'Adam Hammer[1] (1818-1878) effectue le premier diagnostic de thrombose coronaire associée à un infarctus du myocarde sur un patient vivant.

Le premier diagnostic *ante-mortem* d'infarctus du myocarde aux États-Unis date de 1896 et est rapporté, sur un patient de 64 ans, par George Dock[2] (1860-1951).

Si généralement on attribue à René Marie la paternité de la découverte du concept d'infarctus du myocarde, c'est en réalité à Karl Weigert[3] (1845-1904) qu'il faut rendre cet honneur. En 1880, Weigert définit, pour la première fois et de façon exacte, l'entité pathologique de l'infarctus du myocarde en tant que nécrose de coagulation du myocarde *(« Coagulationsnekrose »)* due à l'oblitération d'artères coronaires athéroscléreuses. Il introduit également le terme utilisé de nos jours : *« die Infarkte des Herzmuskels » (infarctus du myocarde)*[4]. La cause de l'infarctus du myocarde est ainsi révélée pour la première fois dans la littérature mondiale ! Un collègue de celui-ci à Leipzig, Carl Huber, déclarera qu'angine de poitrine et infarctus du myocarde sont deux manifestations d'une même pathologie, la maladie coronarienne.

---

[1] Adam Hammer : ce médecin d'origine allemande, diplômé en 1842 de l'Université d'Heidelberg, immigre aux États-Unis en 1848 pour exercer à Saint-Louis (Missouri) avant de revenir vivre en Europe en 1876. C'est à Vienne que Hammer voit un patient de 34 ans qui fera un collapsus et décèdera quelques heures plus tard. Ce patient n'était pas angineux, mais présentait probablement un bloc complet avec un cœur très lent. Hammer suggère à un collègue que le décès pouvait être secondaire à une artère coronaire totalement obstruée entraînant la mort du muscle cardiaque. Ce diagnostic sera confirmé à l'autopsie : des végétations d'endocardite étaient visibles sur deux cuspides aortiques tandis qu'un thrombus récent remplissait le sinus de Valsalva et obstruait complètement l'ostium d'une artère coronaire. Le territoire cardiaque correspondant à l'artère en question était d'un jaune-brun pâle signant l'infarctus. Les plus éminents médecins de l'époque n'avaient encore jamais entendu parler de cette pathologie et ne connaissaient pas de cas similaire ! Cette observation historique fera l'objet d'une publication en 1878 sous le titre "*Ein Fall von thrombotischem Verschlusse einer der Kranzarterien des Herzens. Am Krankenbette konstatirt" (Un cas d'occlusion thrombotique d'une des artères coronaires du cœur. Constaté au lit du malade)*, mais n'attirera guère l'attention.

[2] George Dock : éminent clinicien, anatomo-pathologiste et professeur à l'Université du Michigan.

[3] Karl Weigert : il naît en 1845 à Münsterberg en Basse-Silésie (aujourd'hui Ziebice en Pologne). Il étudie la médecine à Berlin, Vienne et Breslau, et obtient sa spécialité en anatomo-pathologie en 1875. On lui refuse la chaire d'anatomo-pathologie de Leipzig en raison de ses origines juives, l'obligeant à s'installer à Frankfurt am Main, ville où les brimades antisémites sont moins virulentes et où il obtient un poste de professeur.

[4] Dans sa publication, intitulée *"Über die pathologischen Gerinnungsvorgänge" (À propos des processus de coagulation pathologique)*, Weigert fournit, de façon claire et concise, une description macroscopique des lésions : « Si l'apport sanguin est brutalement et totalement stoppé dans un territoire du myocarde, des zones sèches jaunâtres se forment, ressemblant à de la fibrine coagulée. » Sur le plan microscopique, il remarque que toutes les cellules musculaires myocardiques dans le territoire infarci sont anucléées. Weigert constate dans le même temps que du matériel thrombotique ou embolique est présent sur des lésions athéromateuses des artères coronaires et que la lumière des vaisseaux est par conséquent obstruée. Par un cruel et ironique tour du destin, c'est une thrombose coronarienne qui sera à l'origine du décès de Karl Weigert en 1904 !

Cependant, la découverte de Weigert sera éclipsée par la thèse de René Marie[1]. Celui-ci conclut ainsi son travail : « L'arrêt de la circulation dans une des branches des artères coronaires entraîne la formation d'un foyer de nécrose ou infarctus dans le territoire irrigué par cette branche. L'oblitération vasculaire est occasionnée, le plus souvent, par un thrombus, formé au niveau d'un point où la coronaire est rétrécie par une plaque d'athérome. »

À la même époque, en 1896 précisément, le grand Sir William Osler (1849-1919), au cours de ses conférences sur l'angine de poitrine, évoque aussi sa complication, l'infarctus du myocarde. Il fait part de son expérience et met en lumière la physiopathologie de cette cardiopathie ischémique. Il considère que l'artère interventriculaire antérieure est « l'artère de la mort subite ».

Au début du XXe siècle, les aspects cliniques et la physiopathologie de l'infarctus du myocarde seront clarifiés par les médecins russes W. P. Obrastzow et N. D. Straschesko en 1910 en Europe, ainsi que par James Bryan Herrick (1861-1954) en 1912 aux USA. Celui-ci prouve que l'occlusion d'une branche principale d'une artère coronaire n'est pas toujours fatale[2], en raison de la circulation collatérale[3] qui a pu se constituer, phénomène déjà connu et prouvé. En montrant que l'évolution de l'infarctus n'est pas toujours fatale, Herrick apporte un regain d'intérêt à cette pathologie, dans l'espoir de pouvoir la diagnostiquer, voire de la traiter le plus tôt possible.

Un collègue de Herrick, Ludwig Hektoen (1863-1951), anatomopathologiste de Chicago, met en lumière la physiopathologie de l'occlusion coronarienne dans l'infarctus : « Bien que l'infarctus du myocarde puisse être causé par une embolie, il est beaucoup plus fréquemment provoqué par une thrombose, généralement secondaire à des modifications des coronaires à type de sclérose. »

---

[1] La thèse de René Marie, de 214 pages, est publiée en 1897, donc postérieurement à la publication de Weigert, et s'intitule *L'infarctus du myocarde et ses conséquences - ruptures, plaques fibreuses, anévrismes du cœur*. René Marie y rapporte les conclusions de Carl Weigert selon lesquelles les cardiomyocytes morts perdent leur noyau cellulaire. Cette thèse réalise la synthèse des travaux antérieurs et décrit les tableaux cliniques de l'infarctus du myocarde et ses complications éventuelles, telles que rupture du cœur, anévrysme cardiaque, ou plaques fibreuses du myocarde cicatricielles. Son auteur a aussi l'heureuse idée d'accompagner le texte de schémas précis décrivant l'aspect microscopique des cellules myocardiques lésées.

[2] James Bryan Herrick rapporta ce fait lors d'une réunion de l'*Association of American Physicians*. L'article était intitulé *"Clinical Features of Sudden Obstruction of the Coronary Arteries" (« Caractéristiques cliniques de l'obstruction soudaine des artères coronaires »).* Son auteur concluait ainsi : « Il n'y a aucune raison inhérente pour laquelle l'arrêt d'une grosse branche d'une artère coronaire, ou même d'un tronc principal, doit nécessairement provoquer une mort subite ». Herrick déterminera également que « Les manifestations cliniques de l'obstruction coronarienne peuvent évidemment considérablement varier, en fonction de la taille, de la localisation et du nombre de vaisseaux occlus ».

[3] Circulation collatérale : circulation de suppléance qui peut se développer sous la forme de néo-vaisseaux reliant deux artères coronaires ou deux segments d'artères coronaires. Une circulation collatérale coronaire peut se constituer en cas de sténose coronaire significative. Elle joue un rôle important dans l'ischémie myocardique en diminuant le risque d'infarctus.

« L'arrêt de la circulation coronaire produit une cessation rapide de l'activité cardiaque »

Parallèlement aux progrès concernant la clinique et l'anatomopathologie de l'infarctus du myocarde, des études expérimentales sont menées sous forme de ligatures des artères coronaires. Leur intérêt réside dans le fait qu'elles montrent de façon précise ce qui se passe lors d'une occlusion d'artère coronaire dans un cœur humain.

Déjà, en 1698, le médecin français Pierre Chirac[1] (1650-1732) réalise la première ligature expérimentale d'une artère coronaire sur un chien. Cette procédure aura pour effet un arrêt cardiaque.

Il faudra attendre le XIXe siècle, soit environ 150 ans après la ligature coronaire de Chirac, pour que ce type d'expérimentation soit renouvelé.

Le chirurgien londonien d'origine danoise, John Eric Erichsen (1818-1896), effectue une ligature des artères coronaires proximales sur deux chiens et cinq lapins et constate[2] : « ...l'arrêt de la circulation coronaire produit une cessation rapide de l'activité cardiaque. » Il fait ainsi le lien entre l'interruption de la circulation coronaire et la mort subite.

Les expériences de ligatures coronaires se répéteront jusqu'à la fin du XIXe siècle. En 1892, l'américain William Townsend Porter (1862-1949) réalise une étude sur des chiens intitulée *"On the results of ligation of the coronary arteries" ("Sur les résultats de la ligature des artères coronaires").* Il démontre que la ligature de l'une ou l'autre des artères coronaires, et que le nombre de ces artères ligaturées, ont un effet variable sur la survenue d'un arrêt cardiaque. Par conséquent, la ligature expérimentale d'une artère coronaire n'est pas toujours fatale chez le chien. James Bryan Herrick aura connaissance de ces résultats expérimentaux et en fera le parallèle avec sa propre expérience clinique.

Les complications de l'infarctus du myocarde

L'infarctus du myocarde peut entraîner de multiples complications, souvent à l'origine de son évolution fatale. La mort subite, constatée lors de ces expériences de ligatures coronaires et déjà évoquée dans l'Antiquité par Hippocrate et Galien, peut être la conséquence d'une tachycardie ou d'une fibrillation ventriculaire. Ces troubles du rythme gravissimes peuvent se produire avant même toute prise en charge médicale, d'où les morts subites pré-hospitalières. D'autres complications rythmiques, telles que fibrillation atriale, bloc atrio-ventriculaire complet..., peuvent être précoces ou tardives. Les complications hémodynamiques sont précoces, à type d'insuffisance ventriculaire gauche, ou parfois droite, et peuvent aller jusqu'au choc cardiogénique.

---

[1] Pierre Chirac : cet éminent clinicien sera nommé premier médecin du roi Louis XV.

[2] Ces résultats sont publiés en 1842 sous la forme d'un article intitulé *"On the Influence of the Coronary Circulation on the Action of the Heart" ("De l'influence de la circulation coronarienne sur l'action du cœur").* Erichsen conclut ainsi son article : « Toute circonstance susceptible d'interférer avec le passage du sang dans les artères coronaires, soit directement, comme dans l'ossification des tuniques de ces vaisseaux, soit indirectement, par le fait qu'il n'y a pas suffisamment de sang envoyé par le ventricule gauche [...] peut entraîner l'événement mortel. » Recevant le titre honorifique de *Baronet*, Erichsen sera pendant plusieurs années le chirurgien de la reine Victoria.

L'alitement prolongé entraîne un risque d'embolie pulmonaire. Les complications mécaniques, à la phase aiguë, sont plus rares et sont représentées par l'insuffisance mitrale, la communication interventriculaire et la rupture de la paroi libre du ventricule gauche. La rupture du cœur, constatée à l'autopsie sur une zone d'infarcissement du myocarde par Morgagni en 1761, est d'évolution le plus souvent fatale[1].

L'anévrysme ventriculaire gauche survient volontiers suite à un infarctus transmural[2]. Il s'agit d'une cicatrice sous la forme d'une zone du ventricule amincie, dépourvue de myocytes, parfois tapissée d'un thrombus, et séparée de la zone saine musculaire par un collet. Le grand anatomiste et chirurgien écossais John Hunter (1728-1793) est le premier à avoir décrit, en 1757, cette complication mécanique de l'infarctus du myocarde lors d'une autopsie après une mort subite : « Le sommet *(du ventricule gauche du cœur)* était très mince et formait une sorte d'anévrysme. »

Quant au syndrome associant péricardite, fièvre et anomalies biologiques de type inflammatoire, pouvant survenir dans les jours ou les semaines après un infarctus, il sera identifié par le cardiologue américain William Dressler (1890-1969) en 1956. Il sera nommé "syndrome de Dressler".

Les examens para-cliniques

Nous avons vu que l'avènement du XXe siècle coïncide avec la découverte de l'électrocardiographie par Willem Einthoven. Cette technique sera introduite pour la première fois en Amérique en 1909 au *Mt. Sinai Hospital* de New York par Alfred Einstein Cohn (1879-1957).

En 1918, Herrick démontre que, grâce à un enregistrement électrocardiographique montrant les modifications de l'onde T associées à une brutale occlusion coronaire chez un patient de 42 ans, il est possible de diagnostiquer l'infarctus du myocarde du vivant du patient et pas seulement à l'autopsie.

À partir des années 1920, il y aura une véritable cascade de publications sur le sujet, et le diagnostic d'infarctus du myocarde sera effectué de plus en plus fréquemment, grâce à l'électrocardiogramme qui permet de repérer les formes cliniques atypiques. Il faut ici mettre en avant le rôle essentiel joué par Sir Thomas Lewis[3] (1881-1945) dans la diffusion de cette nouvelle technique et ses immenses contributions scientifiques à l'électrocardiographie.

---

[1] Rupture du cœur : cette complication est aussi évoquée par William Harvey dans ses *"Dissertations anatomiques sur la circulation du sang"* parues sous le nom de *"Lettres à Riolan"* en 1649. Dans sa *"Seconde lettre"*, il décrit en effet le cas d'un homme qui « se plaignait souvent, à mesure qu'il avançait en âge, d'une oppression de poitrine très douloureuse ». Après qu'il eut succombé suite à un violent accès, l'autopsie révéla que « le sang [...] avait brisé et perforé la paroi même du ventricule gauche, qui est cependant, comme nous l'avons vu, assez forte et assez épaisse [...] Il y avait un trou assez grand pour que j'y pusse facilement mettre un de mes doigts. »

[2] On parle d'infarctus transmural lorsque la lésion myocardique (la nécrose) intéresse toute l'épaisseur du muscle cardiaque (de l'épicarde à l'endocarde). Ce terme s'oppose aux infarctus non transmuraux (dont les sous-endocardiques) qui ne traversent pas la totalité de l'épaisseur du muscle cardiaque.

[3] Sir Thomas Lewis : ce "père de l'électrophysiologie cardiaque clinique" a clairement établi le lien entre tabagisme et maladie coronarienne. Il stoppera sa propre consommation de 70 cigarettes par jour après avoir subi un infarctus du myocarde à l'âge de 45 ans.

En 1920, le cardiologue new-yorkais Harold Ensign Pardee (1886-1973) décrit et publie l'article intitulé *"An electrocardiographic sign of coronary artery obstruction" ("Un signe électrocardiographique d'obstruction de l'artère coronaire").* Cet article décrit une anomalie de l'électrocardiogramme à la phase aiguë de l'infarctus, sous la forme d'un sus-décalage en dôme du segment ST englobant une onde T géante. Cet aspect particulier sera nommé par Paul Dudley White "onde de Pardee". Il s'agit de la première description claire de l'évolution typique des anomalies électrocardiographiques à la phase aiguë de l'infarctus du myocarde chez l'homme.

Harold Pardee consacrera les vingt années suivantes à définir les signes électrocardiographiques associés à l'insuffisance coronarienne et à l'infarctus du myocarde, et à prouver la valeur diagnostique de l'électrocardiogramme dans la maladie coronarienne. En 1924, il publie son ouvrage qui fera référence : *Clinical Aspects of the Electrocardiogram (Aspects cliniques de l'électrocardiogramme),* plusieurs fois réédité[1].

En France, Louis Bénédict Gallavardin s'intéresse lui aussi à l'électrocardiographie : il a pu acquérir l'un des premiers appareils commercialisés par la société *Cambridge Scientific Instruments*, et décrit différentes formes symptomatiques de l'infarctus du myocarde.

En 1936, Jean Lenègre-Thourin (1904-1972) est chargé de l'anatomie pathologique au *Centre Cardiologique de l'Hôpital Broussais* (Paris). Il y effectue de nombreuses autopsies, lui permettant ainsi de corréler ses analyses anatomiques aux données électrocardiographiques et hémodynamiques. Son *Traité d'Électrocardiographie Clinique*, publié en 1954, décrit en particulier toutes les localisations de l'infarctus.

En 1954, Ladue, Wroblewski et Karmen font paraître une publication dans *Science*, montrant une élévation de la *Serum Glutamic Oxaloacetic Transaminase* (SGOT) dans l'infarctus du myocarde aigu transmural. Cette anomalie représente la première signature biologique de l'infarctus : les dosages plasmatiques des enzymes, libérées par les myocytes nécrosés, apportent en effet une aide essentielle au diagnostic de cette pathologie. Par la suite, le dosage de la *Créatine Phosphokinase* (CPK) sera introduit dans ce contexte par le biochimiste Jean-Claude Dreyfus en 1960, puis celui des troponines, marqueurs les plus sensibles et les plus spécifiques. Ces marqueurs des dommages myocardiques permettent aujourd'hui de diagnostiquer les infarctus du myocarde sans élévation du segment ST (lésion non transmurale).

Le développement de la coronarographie, introduite par Frank Mason Sones en 1958, apportera non seulement une aide précieuse au diagnostic et au pronostic, mais

---

[1] Dans la première édition, les enregistrements électrocardiographiques ne sont réalisés qu'avec les trois dérivations standard, tandis que l'édition finale de 1941 montre la valeur des dérivations précordiales dans le diagnostic et la localisation du territoire concerné par la maladie coronarienne. C'est en effet en 1934 que Frank Wilson (1890-1952) perfectionne la technique d'enregistrement électrocardiographique avec les six électrodes unipolaires, après avoir, en 1926, décrit les ondes Q pathologiques de l'infarctus du myocarde.

aussi des moyens thérapeutiques fantastiques, avec possibilité de reperfusion par angioplastie[1].

Tous ces progrès, qui permettent aujourd'hui un diagnostic et une prise en charge précoces, ont considérablement diminué la mortalité de l'infarctus du myocarde. Ce drame quasiment toujours mortel au XIXe siècle continue de voir sa mortalité à 10 jours baisser : de 10 % en 1995 à 2 % en 2015 pour les formes avec sus-décalage de ST.

Les valvulopathies

C'est seulement à la fin du XVIIe et au début du XVIIIe siècle que sont effectuées les premières descriptions des maladies cardiaques. Elles sont liées à la généralisation des autopsies, car il est alors exceptionnel de pouvoir diagnostiquer une cardiopathie du vivant du malade, les moyens d'investigation cliniques étant quasi inexistants. C'est donc sur des cadavres que les médecins de l'époque décrivent, en particulier, les maladies des valves cardiaques, nommées "valvulopathies". Outre les lésions valvulaires, ils peuvent aussi constater les conséquences de celles-ci (dilatation de certaines cavités cardiaques, épaississement des parois cardiaques…).

Nous avons vu le rôle essentiel de cette nouvelle branche de la médecine, l'anatomie pathologique, apparue au XVIIe siècle, et mise à l'honneur par Raymond Vieussens (1641-1715), Antonio Maria Valsalva (1666-1723), et surtout l'élève de ce dernier, Giovanni Battista Morgagni (1682-1771).

Cette période voit aussi naître la spécialité de cardiologie, grâce à de grands noms de la médecine, tels que Richard Lower (1631-1691) et Jean-Baptiste Sénac (1693-1770). Ils seront les premiers à tenter de classifier les maladies cardiaques.

Les valves cardiaques

La circulation du sang dans le cœur s'effectue selon un sens unique grâce aux valves cardiaques. Au nombre de quatre, ces valves, constituées de tissu élastique, s'ouvrent et se ferment alternativement en jouant le rôle de clapets. Ouvertes, elles autorisent le passage du sang d'une cavité vers la suivante. Fermées, elles empêchent que le sang reflue d'une cavité cardiaque vers la précédente.

- La valve aortique, située entre le ventricule gauche et l'aorte ascendante, est composée de trois valvules dites "sigmoïdes".

- La valve mitrale, située entre l'oreillette et le ventricule gauches, est composée de deux valvules ou "feuillets".

- La valve pulmonaire, placée entre le ventricule droit et l'artère pulmonaire, est composée de trois valvules dites "sigmoïdes".

- La valve tricuspide, située entre l'oreillette et le ventricule droits, est composée de trois valvules.

---

1 Angioplastie : l'angioplastie transluminale percutanée est un procédé de dilatation d'une artère rétrécie par une plaque d'athérome. Sous contrôle radioscopique, une sonde à ballonnet est introduite par voie percutanée (à travers la peau) dans la lumière de l'artère et poussée jusqu'à la sténose. Le ballonnet, gonflé dans la zone sténosée, écrase la plaque d'athérome et rétablit un calibre artériel suffisant.

Un mauvais fonctionnement d'une valve cardiaque peut être lié soit à une ouverture insuffisante (on parle alors de "sténose" ou de "rétrécissement"), soit à une fermeture incorrecte (on parle alors de "fuite" ou d'"insuffisance"). En cas d'association de ces deux anomalies (sténose + fuite), on parle de "maladie" (mitrale, aortique...).

Les valves aortique et mitrale sont le plus souvent le siège de ces dysfonctionnements qu'on nomme "valvulopathies".

Les premières descriptions de lésions valvulaires

Le médecin français Lazare Rivière[1] (latinisé en Lazarus Rivierus) (1589-1655) est probablement le premier à avoir décrit, en 1646, la sténose de la valve aortique[2]. Cela est relaté dans son traité *Opera medica universa (Tous travaux médicaux).*

Une trentaine d'années plus tard, en 1679, le médecin genevois Théophile Bonet (1620-1689) publie son ouvrage fameux d'anatomie pathologique, le *Sepulchretum sive anatomia practica, (Sepulchretum ou anatomie pratique)* où il décrit un cas de mort subite dont l'examen *post-mortem* révéla une sténose calcifiée de la valve aortique.

John Mayow (1641-1679), l'un des grands médecins et chimistes anglais du XVIIe siècle, est probablement le premier à avoir décrit la sténose mitrale[3] en 1669. Mayow constate également que cette valvulopathie s'accompagne d'une dilatation de l'oreillette gauche et du ventricule droit.

Le chirurgien et anatomiste londonien William Cowper (1666-1709) est le premier à décrire l'insuffisance aortique[4]. Dans l'article intitulé *"Of ossifications or petrifications in the coats of arteries, particularly in the valves of the great artery" ("À propos des ossifications ou pétrifications dans les tuniques des artères, particulièrement dans les valvules de la grande artère"*) de son ouvrage *Philosophical transactions*, paru en 1705, il identifie les symptômes cliniques et les bases physiopathologiques de la sténose et de l'insuffisance aortique. Et il note avec justesse les conséquences d'une régurgitation du sang due à l'incontinence des valves aortiques : « le ventricule gauche était dilaté proportionnellement à la mauvaise constitution de ces valvules, ce qui montre clairement que ces valvules apportent cette aide au cœur. »

---

[1] Lazare Rivière : ce professeur à la Faculté de Montpellier fut conseiller et médecin du roi Louis XIII.

[2] Sténose de la valve aortique : cette valvulopathie est caractérisée par un rétrécissement de l'ouverture de la valve aortique. Le flux sanguin est par conséquent gêné pour passer du ventricule gauche vers l'aorte. Cet obstacle à l'éjection du sang impose un travail supplémentaire au ventricule gauche qui va donc s'épaissir, tandis que le flux sanguin passant au travers de la sténose est diminué et peut ne pas répondre aux besoins de l'organisme.

[3] Sténose mitrale : cette valvulopathie est caractérisée par un rétrécissement de l'ouverture de la valve mitrale. Le flux sanguin est par conséquent gêné pour passer de l'atrium gauche vers le ventricule gauche. Cet obstacle entraîne une augmentation de la pression dans l'atrium gauche qui se dilate. Cette augmentation de pression se répercute en amont, vers le capillaire pulmonaire, l'artère pulmonaire, puis vers les cavités cardiaques droites.

[4] Insuffisance aortique : cette valvulopathie correspond à un défaut d'étanchéité des valves aortiques qui ne se ferment plus correctement. Elle a pour conséquence une régurgitation de sang depuis l'aorte vers le ventricule gauche. Ce flux sanguin rétrograde anormal, au cours de la diastole, s'ajoute au volume sanguin physiologique provenant de l'oreillette gauche, entraînant une surcharge volémique du ventricule gauche. Celui-ci réagit en se dilatant et en s'hypertrophiant, et cette situation peut évoluer vers une insuffisance cardiaque.

L'apport décisif de l'anatomie pathologique

Malgré ces précurseurs, c'est surtout l'œuvre anatomo-pathologique du français Raymond Vieussens (1641-1716) qui va déterminer les débuts de la cardiologie, au tout début du XVIIIe siècle. C'est le siècle des Lumières, plein de bouillonnement et d'effervescence. Ces Lumières, qui accordent une grande importance à des principes tels que la raison, l'esprit critique, sont une période et une source d'immenses progrès en médecine.

En 1715, Vieussens publie son important ouvrage de cardiologie intitulé *Traité Nouveau de la Structure et des Causes du Mouvement Naturel du Cœur.* Ses observations sur le cœur et les vaisseaux, d'une précision et d'une clarté remarquables, sont basées sur les résultats de plus de 500 autopsies réalisées à l'Hôtel-Dieu Saint-Éloi de Montpellier. Vieussens fournit une description détaillée de l'insuffisance aortique[1], suite à l'autopsie d'un patient de 35 ans ayant succombé à sa maladie valvulaire : « …comme elles *(les valvules aortiques)* étaient découpées, leurs extrémités ne pouvaient jamais s'approcher d'assez près pour ne laisser passer aucune ouverture entre elles. C'est pourquoi toutes les fois que l'aorte se contractait, elle renvoyait dans le ventricule gauche une partie du sang qu'elle venait de recevoir. »

Vieussens établit aussi dans son ouvrage, pour la première fois et de façon claire, le mécanisme de la sténose mitrale, et précise ses conséquences hémodynamiques[2]. Il rapporte l'histoire d'un pharmacien âgé de 30 ans : « Il semblait avoir de grandes difficultés à respirer et son cœur était troublé par de violentes palpitations. Son pouls paraissait très petit, faible et tout à fait irrégulier. » Le décès survient rapidement. Lors de l'autopsie, Vieussens constate : « Le cœur était gros comme celui d'un bœuf, les veines pulmonaires, les cavités cardiaques droites et l'oreillette gauche étaient très dilatées. […] J'ai découvert que les valves de la valvule mitrale étaient réellement ossifiées et si épaisses et contractées qu'elles rétrécissaient nettement l'ostium[3] ». Il conclut que cette sténose mitrale très serrée occasionnait une gêne dans la circulation sanguine, conduisant à un reflux de sang dans les veines pulmonaires, puis dans les cavités cardiaques droites.

C'est aussi en 1715 que l'italien Giovanni Battista Morgagni[4] (1682-1771) reçoit la prestigieuse première chaire d'Anatomie de Padoue. Au cours de sa longue carrière, il ouvrira des cadavres, moyen essentiel, selon lui, pour comprendre les maladies. Il compare les lésions détectées sur les organes aux signes cliniques et aux symptômes

---

[1] Dès 1695, Raymond Vieussens observe que cette affection se manifeste par un pouls caractéristique, ample et bondissant. Cette constatation sera faite à nouveau par Dominic John Corrigan, plus d'un siècle plus tard, ce signe sémiologique étant désigné sous le terme de "pouls de Corrigan".

[2] Hémodynamique : terme qui se rapporte aux conditions mécaniques de la circulation du sang : pression, débit, vitesse, vasomotricité…

[3] Ostium : terme provenant du latin et signifiant "orifice".

[4] Giovanni Battista Morgagni n'a que 15 ans lorsqu'il commence à étudier la médecine à l'Université de Bologne. Sa mémoire étonnante et son jugement pénétrant le font remarquer de ses maîtres. L'un de ceux-ci, qu'il vénèrera toute sa vie, est Antonio Maria Valsalva (1666-1723), titulaire de la chaire d'Anatomie.

dont le malade s'était plaint de son vivant. Dans son œuvre majeure[1], publiée en 1761, Morgagni décrit des cas de rétrécissement mitral, de calcifications des valves aortiques, d'insuffisance aortique, de lésions des valves tricuspides.

Les débuts de la cardiologie

En 1749, Jean-Baptiste de Sénac[2] (1693-1770) est âgé de 56 ans lorsqu'il publie, en deux volumes, son *Traité de la structure du cœur, de son action et de ses maladies*. Cette œuvre est le résultat de vingt ans de recherches et d'observations réalisées au cours d'autopsies et représente la synthèse des connaissances de l'époque. Cet ouvrage, dont la quatrième partie est dédiée aux maladies cardiaques, restera une référence jusqu'au XIXe siècle, et consacre Sénac comme l'un des "fondateurs de la cardiologie", au même titre que le londonien Richard Lower (1631-1691).

La sémiologie[3] des maladies cardiaques, en ce XVIIIe siècle, se base sur les quelques éléments cliniques que sont l'étude du pouls, l'auscultation "immédiate"[4] ou "directe", et sur l'existence éventuelle de signes et symptômes tels que cyanose, œdèmes, palpitations, dyspnée. Jean-Baptiste de Sénac fait ainsi le lien entre les irrégularités du pouls, propres à la fibrillation atriale, et l'insuffisance mitrale. Il décrit également les calcifications de la valve mitrale qu'il nomme « ossifications », l'insuffisance aortique et des anomalies de fonctionnement des valves tricuspides.

Le XIXe siècle et l'émergence des grands cliniciens et cardiologues

En 1792, la Révolution française supprime l'enseignement de la médecine. Celui-ci reprend deux ans plus tard et s'organise. L'École de Médecine est créée par décret du 14 frimaire an III (04 décembre 1794). Une médecine de qualité va naître grâce à un enseignement scientifique exigeant et rigoureux.

Parmi les grands noms qui émaillent la médecine du début du XIXe siècle, il faut d'abord citer Jean-Nicolas Corvisart (1755-1821). Ce médecin et anatomiste français exerce à l'Hôpital de La Charité (Paris) comme professeur de Clinique Médicale dès 1789. C'est un remarquable enseignant : il institutionnalise l'observation du malade, l'examen clinique, l'anamnèse[5] et l'étude étiologique[6]. Il fait confirmer ses diagnostics par la réalisation d'une autopsie aussi souvent que possible.

---

1 Son ouvrage, *De Sedibus et Causis Morborum per Anatomen Indagatis (Recherches anatomiques sur le siège et les causes des maladies)*, est publié lorsque Morgagni est âgé de 79 ans. Il est le résultat de 60 ans de travaux, réalisés à partir de 640 autopsies soigneusement répertoriées sur des fiches.

2 D'origine gasconne, Jean-Baptiste de Sénac devient le médecin du Duc d'Orléans en 1751. L'année suivante, le roi Louis XV le choisit comme premier médecin. En 1752, le Dauphin est atteint de la variole et Sénac parvient à le guérir. Ce fait lui gagnera la reconnaissance éternelle du roi. Louis XV sera fidèle à Jean-Baptiste de Sénac jusqu'à la mort de celui-ci en 1770, et refusera de le remplacer comme premier médecin.

3 Sémiologie : (ou séméiologie) terme issu du grec *"sêméion"* signifiant "signe" et *"logos"* signifiant "discours". En médecine, c'est l'étude des signes des maladies.

4 L'auscultation "immédiate" est réalisée en plaçant directement l'oreille sur la poitrine du patient, sans intermédiaire instrumental.

5 Anamnèse : terme tiré du grec *"mnasthai"* qui signifie "se souvenir". Il s'agit des informations que fournit le malade sur le début de sa maladie. Cela inclut les antécédents personnels et familiaux qui

En 1795, Corvisart fonde l'École de Clinique Médicale. Il acquiert une réputation internationale et devient le médecin personnel de l'empereur Napoléon[1]. En 1806, il publie son ouvrage majeur, intitulé *Essai sur les Maladies et les Lésions Organiques du Cœur et des Gros Vaisseaux*, dédié à l'empereur Napoléon Ier, et considéré comme le premier traité de cardiologie moderne. Ce livre est remarquable par la finesse de ses observations et la rigueur dans la méthode de leur présentation : les antécédents du malade, son contexte professionnel, l'évolution des symptômes, les éléments de l'examen clinique, les résultats de l'autopsie en cas d'issue défavorable, rien ne manque à un examen médical méthodique et structuré, tel que nous le réalisons de nos jours.

On y trouve, par exemple, une description précise du rétrécissement mitral chez un forgeron âgé de 20 ans, qui mourra quelques jours après son hospitalisation : « Depuis environ dix à onze mois, ce malade ne pouvait faire de mouvements violents, sans éprouver de la gêne dans la poitrine, et des battements assez forts dans la région du cœur [...] En portant la main sur la région du cœur, on sentait des palpitations vives, très accélérées, et fort irrégulières. » À l'autopsie, Corvisart constate une dilatation des cavités droites et les anomalies suivantes : « L'oreillette gauche était aussi dilatée. L'orifice de communication de cette oreillette, avec le ventricule gauche, était extraordinairement rétréci, et formait une espèce de fente osseuse, à travers laquelle une pièce mince de monnaie aurait à peine pu passer. » Cette observation décrit remarquablement les symptômes et les signes évocateurs d'une fibrillation atriale, si souvent associée à une sténose mitrale. Corvisart met aussi en relation les lésions valvulaires et le développement de l'insuffisance cardiaque.

En 1808, Corvisart s'intéresse à la méthode de percussion thoracique[2] prônée par le médecin autrichien, Josef Leopold Auenbrugger. Il décide de promouvoir cette technique, s'appuyant sur l'ouvrage d'Auenbrugger datant de 1761 et tombé dans l'oubli. Il le traduit en français, sous le titre *Nouvelle méthode pour reconnaître les maladies de poitrine par la percussion de cette cavité.*

---

concernent l'histoire médicale du patient, antérieure à la maladie considérée, et les maladies de sa famille.

[6] Étude étiologique : terme issu du grec *"aïtia"* signifiant "cause" et *"logos"* signifiant "discours". C'est l'étude des causes des maladies.

[1] En 1801, Corvisart est présenté au Premier Consul Bonaparte qui le nomme "Médecin du Gouvernement", équivalent d'un ministre de la Santé, chargé d'assister les autorités en cas d'épidémie. À ce titre, il conseille le Premier Consul pour la réorganisation hospitalière et la création de l'Externat et l'Internat des hôpitaux, institués officiellement à la date du 4 ventôse de l'an X (22 février 1802). Il participe aussi à la rédaction de la loi fondamentale du 19 ventôse de l'an XI (10 mars 1803), qui réglemente les professions de pharmacien et de médecin. En 1804, Corvisart devient "Premier Médecin" de Sa Majesté Impériale, médecin personnel de Napoléon, qui l'admire et le nomme Chevalier de la Légion d'honneur. Il soigne aussi l'Impératrice Joséphine de Beauharnais. En 1811, Corvisart est élu à l'Académie des Sciences, puis à l'Académie Royale de Médecine en 1820. Au cours de sa carrière, il aura eu, comme élèves, Bichat, Bretonneau, Dupuytren et Laennec, l'inventeur du stéthoscope. Resté fidèle à Napoléon, Jean-Nicolas Corvisart redevient, pendant les Cent-Jours, le Premier Médecin de l'Empereur, puis se retire après Waterloo. Atteint par la limite d'âge, il prend en charge le choix du médecin qui doit partir avec l'Empereur sur l'île de Sainte-Hélène. Il est l'un des derniers à saluer Napoléon.

[2] L'Empereur, souffrant un jour de la poitrine, fait appel à Corvisart. Celui-ci utilise la méthode de percussion prônée par Auenbrugger et diagnostique la banale affection dont souffrait Napoléon Ier. Celui-ci décide aussitôt de l'anoblir, lui accordant le titre de *Baron de l'Empire*.

Corvisart analyse les processus menant soit à l'hypertrophie soit à la dilatation du cœur. Il décrit les différents stades de l'insuffisance cardiaque et la dyspnée d'effort qui en constitue un symptôme, de même que le frémissement cataire[1] du rétrécissement mitral. Il est aussi celui qui a su différencier les symptômes pulmonaires liés aux maladies pulmonaires de ceux liés aux affections cardiaques.

L'apport du stéthoscope dans les valvulopathies

Si les descriptions de Corvisart sont d'une grande précision, on est étonné par l'examen clinique assez pauvre, se limitant à l'étude du pouls et aux informations fournies par la percussion thoracique. Il faudra attendre l'année 1816 pour que le stéthoscope soit découvert par Laennec, progrès majeur en cardiologie. Cet instrument, pourtant d'aspect archaïque, permet l'auscultation "médiate"[2]. Grâce à lui, la sémiologie des maladies cardiaques, et en particulier des valvulopathies, s'enrichit considérablement.

René Laennec (1781-1826) arrive à Paris en 1800 pour poursuivre ses études médicales commencées à Nantes. C'est un élève de Jean-Nicolas Corvisart et de Guillaume Dupuytren (1777-1835). Il se fait rapidement remarquer par ses capacités exceptionnelles de clinicien, faisant preuve d'une grande rigueur dans l'observation et l'examen de ses patients. En 1802, il publie l'article intitulé *"Ossification de la valve mitrale, dilatation du ventricule droit, affection du poumon et de la plèvre gauche"*, décrivant le rétrécissement mitral.

Laennec est Chef de Service à l'Hôpital Necker lorsqu'il invente le "stéthoscope"[3] en 1816. Grâce à ce nouvel instrument, Laennec fonde une démarche diagnostique, l'"auscultation", qui permet d'analyser les bruits corporels internes, en particulier pour les maladies respiratoires et cardiaques.

Il décrit ainsi avec soin les bruits normaux du cœur[4], le souffle râpeux du rétrécissement aortique et une riche sémiologie pulmonaire (ronchus, râles crépitants[5]...), et les compare aux lésions organiques découvertes lors des autopsies. L'endroit où est posé l'instrument sur la paroi thoracique définit l'orifice cardiaque atteint.

Laennec présente ses travaux en 1818 dans un discours à l'Académie des Sciences. L'année suivante est publié son ouvrage intitulé *De l'auscultation médiate, ou Traité du*

---

[1] Frémissement cataire : c'est le frémissement vibratoire perceptible par la main appliquée sur la poitrine, qui ressemble au ronron du chat. Selon Laennec, il « peut être comparé assez exactement au frémissement qui accompagne le murmure de satisfaction que font entendre les chats quand on les flatte de la main. » Il correspond à la traduction tactile du souffle vibrant dû au rétrécissement mitral.

[2] L'auscultation médiate : cette méthode d'auscultation consiste à écouter les bruits des organes, tels que le cœur ou les poumons, à l'aide d'un stéthoscope.

[3] Stéthoscope : terme issu du grec *"stêthos"* signifiant "poitrine", et *"skopein"* signifiant "observer".

[4] Bruits normaux du cœur : ils sont nommés "B1" et "B2". Le premier bruit du cœur (B1) correspond à la fermeture des valves atrioventriculaires (mitrales et tricuspides) et marque le début de la systole ventriculaire. Le second bruit du cœur (B2) correspond à la fermeture des valvules sigmoïdes (aortiques et pulmonaires) et marque le début de la diastole ventriculaire.

[5] Ronchus : râle sonore grave entendu à l'auscultation pulmonaire dans certaines pathologies, comparé au ronflement d'un homme endormi ; râles crépitants : râles entendus à l'auscultation pulmonaire ressemblant, selon Laennec, « au bruit que produit du sel que l'on fait décrépiter à une chaleur douce dans une bassine ». On les rencontre dans certaines pathologies, telles que la pneumonie ou l'œdème pulmonaire.

diagnostic des maladies des poumons et du cœur, fondé principalement sur ce nouveau moyen d'exploration. Laennec fait ainsi faire un bond prodigieux à la connaissance des maladies cardiaques et pulmonaires, et par conséquent des valvulopathies.

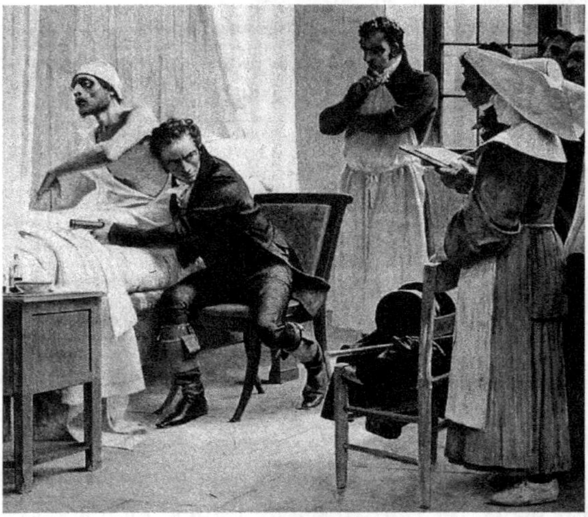

Laennec à l'Hôpital Necker ausculte un phtisique devant ses élèves - Théobald Chartran, 1816 - Université de la Sorbonne, Paris

Une ère nouvelle, dès lors, s'ouvre pour la cardiologie. Grâce au stéthoscope, les médecins du XIXe siècle[1] peuvent analyser les bruits anormaux que sont les souffles cardiaques, les bruits de galop[2], les frottements péricardiques…, en précisant leur temps systolique ou diastolique, leur siège (déterminant quelle valve est lésée), leur intensité, leur timbre. C'est toute une nouvelle sémiologie stéthascoustique[3] qui se met en place progressivement, permettant, et c'est là l'essentiel, d'effectuer un diagnostic pertinent de la cardiopathie du vivant du patient.

---

[1] Citons entre autres : - les Français René-Joseph-Hyacinthe Bertin (1757-1828) (qui décrit les bruits caractéristiques de la sténose mitrale), Jean-Baptiste Bouillaud (1796-1881), Pierre-Carle-Édouard Potain (1825-1901) (il étudie particulièrement l'insuffisance tricuspidienne), Paul-Louis Duroziez (1826-1897) (il sera à l'origine de sa fameuse "triade" qui signe l'existence d'un rétrécissement mitral) ; - les Anglais Thomas Hodgkin (1798-1866) (qui décrit brillamment l'insuffisance aortique), Charles James Blasius Williams (1805-1889) (il réalise une description complète des anomalies auscultatoires de la sténose mitrale) ; - les Irlandais Robert Adams (1791-1875) (qui améliore les connaissances sur les sténoses mitrales et aortiques) et Dominic John Corrigan (1802-1880) (il fait une description remarquable de l'insuffisance aortique et de ses signes périphériques) ; - les Écossais James Hope (1801-1841) (il participe à la description auscultatoire de la sténose mitrale) et Graham Steel (1851-1942) (qui décrit le souffle de l'insuffisance pulmonaire) ; - l'américain Austin Flint (1812-1886) (il ajoute un signe sémiologique à la description de l'insuffisance aortique). Parmi ceux-ci, plusieurs médecins ont laissé leur nom à la postérité sous la forme d'un terme éponyme médical désignant tel ou tel signe sémiologique.

[2] En 1841, Jean-Baptiste Bouillaud (1796-1881) décrit et nomme pour la première fois le bruit de "galop".

[3] Sémiologie stéthascoustique : ce sont les signes fournis par l'auscultation de la poitrine.

Le XXe siècle est marqué par des progrès fulgurants dans le diagnostic et le traitement des valvulopathies. Aujourd'hui, l'échographie cardiaque permet non seulement de diagnostiquer une valvulopathie mais aussi de réaliser le bilan exact des lésions : aspect de la valve lésée, de l'appareil sous-valvulaire, retentissement éventuel sur les cavités cardiaques et l'épaisseur des parois, calcul du degré d'une sténose, mesure de l'importance d'une régurgitation... sont des éléments essentiels à évaluer afin de déterminer la conduite à tenir, telle qu'une éventuelle intervention chirurgicale.

Les causes des valvulopathies

On peut citer, comme causes principales des valvulopathies, les endocardites, le rhumatisme articulaire aigu, les lésions congénitales[1] et la dégénérescence des valves liée au vieillissement[2]. Une insuffisance valvulaire cardiaque peut survenir aussi après un infarctus du myocarde ou en cas d'insuffisance cardiaque. Il existe d'autres causes plus rares, telles que la survenue de lésions valvulaires après la prise de certains médicaments.

Les endocardites infectieuses

Les endocardites infectieuses sont liées à une infection des valves cardiaques (principalement du cœur gauche), due le plus souvent à des bactéries (streptocoque ou staphylocoque). Elles sont responsables de lésions ulcérovégétantes des valves infectées, à l'origine le plus souvent d'une insuffisance valvulaire.

Lazare Rivière décrit en 1646, dans son traité *Opera medica universa*, un cas de sténose de la valve aortique. Il constate, lors de l'autopsie de ce patient décédé après s'être plaint de difficultés respiratoires et de palpitations, des lésions arrondies de la taille de "noisettes" dans le ventricule gauche obstruant l'ouverture de l'aorte. Cette description sera considérée par René Laennec comme le premier rapport d'une maladie valvulaire aortique, probablement en lien avec des végétations d'endocardite[3].

Les végétations valvulaires qui caractérisent l'endocardite ont été décrites également par Giovanni Maria Lancisi[4] (1654-1720) et par Raymond Vieussens[5].

---

[1] Les lésions congénitales responsables de valvulopathies sont nombreuses. L'une des malformations congénitales cardiaques les plus fréquentes est la bicuspidie aortique, caractérisée par la présence de deux sigmoïdes aortiques au lieu de trois. Cette anomalie prédispose au développement d'une insuffisance ou d'une sténose aortique.

[2] Le vieillissement peut entraîner une dégénérescence des valves cardiaques. Le rétrécissement aortique calcifié du sujet âgé se caractérise par un épaississement des sigmoïdes évoluant vers la calcification de celles-ci, et est responsable d'une gêne de plus en plus importante à l'ouverture de la valve aortique.

[3] La première description de l'endocardite infectieuse daterait en fait de 1554, attribuée à Jean-François Fernel (1497-1558), dans son traité *Medicina*. Fernel fut le médecin du roi Henri II et de la reine Catherine de Médicis.

[4] Giovanni Maria Lancisi évoque ces lésions dans son traité intitulé *De subitaneis mortibus - libri duo (À propos des morts subites - en deux livres)*, publié en 1707. Lors d'une autopsie, il observe des lésions à l'intérieur du cœur à l'entrée de l'aorte : « J'ai vu des structures rugueuses sur les valves ainsi que de petits nodules de chair ».

[5] Raymond Vieussens décrit ce type de lésions ayant causé une insuffisance aortique dans son *Traité Nouveau de la Structure et des Causes du Mouvement Naturel du Cœur*, publié en 1715.

Cependant, c'est Giovanni Battista Morgagni qui réalise la description la plus détaillée et la plus claire d'une endocardite de la valve aortique[1] : il s'agissait d'un homme de 36 ans décédé rapidement, probablement dans un tableau d'insuffisance cardiaque.

En 1806, dans son *Essai sur les Maladies et les Lésions Organiques du Cœur et des Gros Vaisseaux,* Jean-Nicolas Corvisart fournit la première description d'une endocardite de la valve mitrale et introduit le terme issu de la botanique de "végétation". Il fait ainsi allusion à ces « excroissances verruqueuses » molles qui sont appendues aux valves cardiaques et qui s'en détachent facilement. Ces lésions lui rappellent l'aspect des verrues syphilitiques, lui faisant conclure, à tort, qu'elles seraient une manifestation cardiaque de la syphilis : « À son bord *(de la grande portion de la valvule mitrale)*, devenu libre, pendaient plusieurs espèces de végétations assez irrégulières, assez longues, et imitant bien certaines excroissances vénériennes [...] L'une des valvules semi-lunaires de l'aorte offrait [...] des végétations assez fortes, en tout semblables à celles de la valvule mitrale. » Cette hypothèse vénérienne de Corvisart sera réfutée par son élève Laennec.

En Angleterre, en 1809, l'anatomiste et chirurgien Allan Burns (1781-1813) écrit dans son ouvrage *Observations on some of the most frequent and important diseases of the heart (Observations sur certaines des maladies cardiaques les plus fréquentes et les plus importantes)* : « L'oreillette gauche contenait une concrétion plus grosse qu'un œuf de pigeon. Cette substance était d'une forme irrégulière ; on aurait dit qu'elle avait été composée de plusieurs portions pressées les unes contre les autres ; elle était de consistance ferme, mais quelque peu friable et de structure granuleuse. »

L'endocardite infectieuse

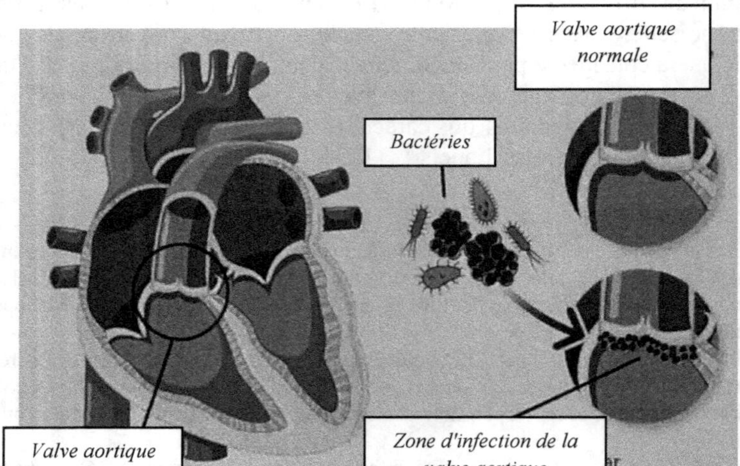

Une endocardite infectieuse est une infection de l'endocarde (la paroi interne du cœur) et particulièrement des valves cardiaques. Cette infection se produit lorsqu'une bactérie

[1] Cette description date de 1761 et est rapportée dans l'œuvre majeure de Giovanni Battista Morgagni, intitulée *De Sedibus et Causis Morborum per Anatomen Indagatis (Recherches anatomiques sur le siège et les causes des maladies).*

(plus rarement un champignon) entre dans la circulation sanguine, est transportée jusqu'au cœur et se fixe sur une valve cardiaque, puis s'y développe.

La prolifération du germe infectieux au niveau de la valve provoque des ulcérations ou des perforations, et/ou la formation d'amas créant des excroissances sur la valve que l'on nomme "végétations". Ces lésions empêchent le fonctionnement correct des valves cardiaques, créant des fuites, des sténoses. Les végétations peuvent se détacher de la paroi et migrer dans la circulation, créant des embolies. L'infection en elle-même peut se généraliser (septicémie).

Le risque de développer une endocardite infectieuse est plus grand dans certaines circonstances :

- patients porteurs d'une valve cardiaque artificielle ou d'un dispositif placé dans le cœur
- patients atteints de certaines malformations cardiaques congénitales
- patients dont le système immunitaire est affaibli
- utilisateurs de drogues illicites par voie intraveineuse

Les origines de ce type d'infection sont multiples (lésion de la peau, de la muqueuse buccale, soins dentaires, procédures chirurgicales...).

En 1835, dans son *Traité clinique des maladies du cœur*, Jean-Baptiste Bouillaud (1796-1881) utilise pour la première fois les termes d'"endocarde"[1] et d'"endocardite", qui désigne l'inflammation de l'endocarde. Il établit trois stades évolutifs : l'inflammation, puis les végétations fibrineuses, puis les destructions valvulaires. Dans la seconde édition de ce traité, datant de 1841, Bouillaud affine ses idées. Il distingue l'endocardite inflammatoire du rhumatisme articulaire aigu de l'endocardite septique.

"La théorie microbienne" :

Au cours de la deuxième moitié du XIXe siècle, la mise en lumière de la "théorie microbienne" grâce à l'utilisation du microscope va confirmer le caractère infectieux de l'endocardite.

Peu de temps après la leçon professée par Louis Pasteur (1822-1895) en 1861, *Sur les corpuscules organisés qui existent dans l'atmosphère, examen de la doctrine des générations spontanées*, une importante observation médicale est rapportée en 1869 par le norvégien Emmanuel Winge (1817-1894). Lors de l'autopsie d'un homme décédé dans un tableau infectieux, Winge établit le diagnostic d'endocardite. Sous le microscope, il constate la présence de microorganismes "parasitiques" et nomme cette affection *"mycosis endocardii"*. Non seulement il attire l'attention sur la nature "parasitaire" de l'affection, mais il comprend et décrit le processus physiopathologique de l'endocardite : à propos du cas observé, il conclut qu'à partir d'une plaie cutanée, des organismes "parasitiques" sont entrés dans la circulation sanguine et ont été transportés par le réseau veineux jusqu'au cœur pour s'attacher à l'endocarde.

Trois années plus tard, un autre norvégien, Hjalmar Heiberg (1837-1897) rapporte un cas d'endocardite puerpérale très similaire à celui de Winge, la porte d'entrée des microorganismes étant cette fois la plaie utérine.

---

[1] Le terme d'endocarde désigne, selon Jean-Baptiste Bouillaud, « la membrane interne du cœur qui rejoint la paroi interne des vaisseaux ».

Les techniques de préparation et d'examen au microscope vont peu à peu s'améliorer et s'affiner. En 1878, le médecin allemand Theodor Albrecht Edwin Klebs (1834-1913) constate la présence de microorganismes dans les végétations valvulaires de la totalité des 27 cas d'endocardites autopsiés : cette observation renforce l'idée de l'origine infectieuse de l'endocardite. De nombreux autres médecins font avancer cette théorie microbienne, tels que le français Germain Sée (1818-1896) qui soutient, en 1879, que le traitement de cette infection doit privilégier la cause originelle, c'est-à-dire le microorganisme responsable. La circulation de celui-ci dans le sang sera mise en évidence par la pratique des hémocultures, technique développée par Louis Pasteur et l'obstétricien Jacques Doléris (1852-1938) et facilitée par l'invention et l'usage des seringues à piston.

Dans les années 1880, des travaux expérimentaux, au cours desquels il est démontré qu'il est possible de créer une endocardite chez le lapin en lui injectant du matériel infecté, après avoir auparavant lésé la valve par une scarification, permettent d'établir la physiopathologie d'une greffe microbienne sur les tissus valvulaires[1]. En 1884, Joseph Granger (du laboratoire de Louis Pasteur) nomme cette maladie "endocardite infectieuse".

L'année suivante, le Canadien Sir William Osler[2] (1849-1919) donne une conférence sur cette affection à la *Royal Society of Physicians of London*. À partir d'une série de plus de 200 cas, ce grand clinicien, doublé d'un brillant enseignant, a le mérite de réaliser une synthèse remarquable sur l'endocardite infectieuse. La publication sortira dans le *Lancet*, sous le titre *"Malignant Endocarditis"*. Osler parle d'endocardite maligne pour souligner la gravité de la maladie au pronostic très péjoratif. Dans sa forme "lente" ou "subaiguë", il insiste sur la présence de lésions valvulaires préexistantes liées à un rhumatisme articulaire aigu ou à des anomalies valvulaires congénitales. Il décrit aussi les nodosités sous-cutanées violacées et douloureuses aux pulpes des doigts et des orteils qui accompagnent parfois la maladie (et qui sont des embolies septiques), aujourd'hui encore nommées "nodosités d'Osler". La forme subaiguë prendra le nom d'"endocardite d'Osler" ou "maladie de Jaccoud-Osler"[3], car ayant été décrite trois ans plus tôt par le médecin franco-suisse Sigismond Jaccoud (1830-1913).

---

[1] En 1878, les Allemands Ottomar Rosenbach (1851-1907) et Karl Koester (1843-1904) avaient déjà observé qu'une lésion valvulaire préexistante favorise le développement d'une endocardite infectieuse sur cette valve lésée. Ce fait sera confirmé en 1886 par d'autres Allemands, Vladimir Wyssokowitsch et Johannes Orth (1847-1923).

[2] William Osler : en 1888, il devient le premier Médecin-Chef du département médical du futur Hôpital *Johns-Hopkins* à Baltimore (Maryland), dont il sera l'un des quatre fondateurs. En 1893, Osler participe à la création de la *Johns-Hopkins School of Medicine* et en devient l'un des premiers professeurs de Médecine. Il met en place dans cet hôpital le programme de résidents en médecine (internes) dans les hôpitaux universitaires, permettant une meilleure formation clinique des étudiants en médecine. Les étudiants reçoivent leur enseignement clinique au chevet des patients plutôt que dans les livres, car Osler considère que l'examen du patient est fondamental pour déterminer un diagnostic. Osler lui-même considérera que cette méthode d'enseignement, révolutionnaire à l'époque en Amérique du Nord, aura été sa plus grande contribution à la médecine. William Osler est considéré comme le père de la médecine moderne, et une des figures les plus influentes de l'histoire de la médecine.

[3] Maladie d'Osler ou de Jaccoud-Osler : actuellement cette terminologie a été étendue à toutes les endocardites infectieuses, même d'évolution aiguë.

L'américain Emanuel Libman[1] (1872-1946) est l'autre grand spécialiste de l'endocardite infectieuse, au point qu'il sera nommé *"The Jewish Osler" ("l'Osler juif")*. Il publie en 1910 un article à propos de 43 cas d'endocardites subaiguës dont l'évolution peut s'étaler sur plusieurs mois, à l'inverse de la forme aiguë, fatale en quelques jours. Cette publication met en avant le rôle essentiel de l'hémoculture pour le diagnostic, permettant d'identifier plusieurs types de bactéries responsables dans la genèse de la maladie : streptocoque, staphylocoque, pneumocoque... Libman constate lui aussi qu'une lésion valvulaire préexistante favorise la greffe du germe sur la valve malade.

En 1924, Libman rapporte, avec son étudiant Benjamin Sacks (1896-1971), quatre cas de patients, âgés de 10 à 37 ans, atteints d'une forme particulière d'endocardite valvulaire, non infectieuse, d'étiologie inconnue, évoluant sur quatre à neuf mois, qu'il nommera *"atypical verrucous endocarditis"*. Ce type d'endocardite sera dénommé par la suite "endocardite de Libman-Sacks", mais son origine lupique[2] ne sera découverte que bien plus tard.

L'évolution de l'endocardite infectieuse est alors constamment fatale jusqu'aux années 1940. Au cours de cette décennie, les premiers traitements sont découverts : les antibiotiques[3] sulfamidés, puis surtout la pénicilline[4], vont permettre les premières guérisons. La seconde moitié du XXe siècle verra d'immenses progrès en termes de techniques diagnostiques avec la découverte de l'échocardiographie qui permet de détecter *in vivo* les végétations valvulaires si spécifiques de la maladie. La chirurgie cardiaque qui corrige les lésions valvulaires, les recommandations pour traiter l'infection, mais aussi pour éviter sa survenue (ce que l'on nomme antibioprophylaxie[5]) permettent, de nos jours, d'immenses améliorations du pronostic de l'endocardite infectieuse. Cette affection reste toutefois une cardiopathie grave, potentiellement mortelle[6].

---

[1] Emanuel Libman : ce brillant clinicien acquiert une grande réputation pour l'exactitude de ses diagnostics, et a pour patients des célébrités, telles que Sara Bernhardt, Thomas Mann, Albert Einstein. C'est Libman qui diagnostique correctement l'endocardite du compositeur Gustav Mahler qui lui sera rapidement fatale en 1911.

[2] Endocardite de Libman-Sacks d'origine lupique : cette forme particulière d'endocardite se voit en cas de lupus érythémateux aigu disséminé, qui est une maladie auto-immune ou collagénose, c'est-à-dire une maladie au cours de laquelle l'organisme fabrique des anticorps (auto-anticorps) dirigés contre des antigènes de ce même organisme considérés comme étrangers.

[3] Antibiotique : le terme est issu du grec *"anti"* qui signifie "contre" et *"bios"* qui signifie "vie". C'est une substance naturelle ou synthétique qui détruit les bactéries ou bloque leur croissance. Ce terme fut inventé dans les années 1930 par le microbiologiste américain d'origine russe ashkénaze Selman Abraham Waksman (1888-1973). Il fut lauréat du prix Nobel de physiologie ou médecine en 1952 pour sa découverte de la streptomycine, premier antibiotique efficace contre la tuberculose.

[4] Pénicilline : c'est le premier antibiotique identifié. Il fut découvert en 1928 par Sir Alexander Fleming (1881-1955). La production à grande échelle de la pénicilline, qui sauvera des millions de vies pendant la Seconde Guerre mondiale, est à mettre à l'actif d'Howard Walter Florey (1898-1968) et d'Ernst Boris Chain (1906-1979). Ces trois grands chercheurs et découvreurs ont été récompensés par le prix Nobel de physiologie ou médecine en 1945.

[5] Antibioprophylaxie : traitement préventif par les antibiotiques évitant la survenue d'une éventuelle endocardite infectieuse.

[6] Le taux de mortalité hospitalière de l'endocardite infectieuse se situe entre 15 % et 25 % selon les études.

La cardite rhumatismale

Le rhumatisme articulaire aigu est une complication inflammatoire d'une angine à streptocoque beta-hémolytique du groupe A, le plus souvent mal soignée, ou d'une scarlatine. Les atteintes cardiaques sont tardives et touchent les valves mitrales, aortiques, et tricuspides sous forme de sténose ou d'insuffisance : on les nomme "cardites rhumatismales" ou cardiopathie rhumatismale chronique.

Plusieurs siècles seront nécessaires pour déterminer le lien entre l'infection pharyngée et les lésions cardiaques, en raison de la latence de plusieurs années entre les deux phénomènes pathologiques.

Où on entrevoit le lien entre rhumatisme articulaire aigu et valvulopathie :

Le médecin écossais David Pitcairn (1749-1809) serait le premier à avoir constaté, en 1788, que les patients atteints de rhumatisme articulaire aigu présentent fréquemment des lésions valvulaires cardiaques. Il est alors médecin à Londres et enseigne cette découverte au *St. Bartholomew's Hospital*, mais il ne publiera jamais d'article sur ce qu'il nomme "rhumatisme du cœur".

Edward Jenner (1749-1823), découvreur du vaccin contre la variole, a grandement contribué aux connaissances des maladies cardiaques, telles que l'angine de poitrine, mais aussi la cardiopathie rhumatismale. En 1789, il présente une communication intitulée *"Remarks on a disease of the heart following acute rheumatism, illustrated by dissections" ("Remarques sur une maladie du cœur consécutive à un rhumatisme aigu, illustrées par des dissections")*. Au cours d'une réunion de la *Fleece Medical Society*[1], dont il est membre, Jenner rapporte qu'il a constaté une relation entre rhumatisme articulaire aigu et valvulopathie. Sa communication contenait des observations concernant les atteintes cardiaques survenant fréquemment au cours de crises de rhumatisme articulaire aigu. Ce manuscrit n'a jamais été publié et a été définitivement perdu, au grand regret de son auteur.

Le médecin et anatomiste londonien Matthew Baillie[2] (1761-1823) évoque lui aussi une possible association entre rhumatisme et atteinte valvulaire cardiaque. Il précise, dans la seconde édition de son ouvrage célèbre, publié en 1797 et intitulé *The morbid anatomy of some of the most important parts of the human body (Anatomie morbide de quelques-unes des parties les plus importantes du corps humain)* : « Les causes qui produisent un grossissement pathologique du cœur sont peu connues ; l'une d'elles semblerait être un rhumatisme attaquant cet organe. »

La première publication sur le "rhumatisme du cœur" est due au médecin américain d'origine écossaise William Charles Wells (1757-1817). Elle date de 1812 et s'intitule *"On rheumatism of the heart"*. À partir de 14 observations de rhumatisme articulaire aigu, Wells établit une relation entre cette affection et les lésions valvulaires cardiaques.

---

[1] *Fleece Medical Society (*ou *Gloucestershire Medical Society* : cette société savante fut ainsi nommée car le petit groupe de collègues et amis, qui lisaient des articles médicaux autour d'un dîner, se réunissait à l'auberge de Fleece (à Rodborough - Gloucestershire - Angleterre).

[2] Matthew Baillie : ce neveu de William Hunter (1718-1783) fut le médecin de la princesse de Galles et du roi George III. Son ouvrage est le premier manuel systématique d'anatomo-pathologie de langue anglaise, largement traduit et utilisé par les étudiants encore au XIXe siècle.

La "loi de coïncidence" de Bouillaud :

Si des médecins anglo-saxons furent les premiers à constater une concordance entre rhumatisme articulaire aigu et valvulopathie cardiaque, c'est un médecin français, Jean-Baptiste Bouillaud[1] (1796-1881), qui eut le mérite de mettre en évidence clairement et formellement cette association.

Le rhumatisme articulaire aigu, qui sera nommé "maladie de Bouillaud", devient grâce à lui une entité clinique, dont la cardite rhumatismale (ou cardiopathie rhumatismale chronique) est une complication majeure. L'article *princeps* date de 1836 et s'intitule *"Nouvelles recherches sur le rhumatisme articulaire aigu en général, et spécialement sur la loi de coïncidence de la péricardite et de l'endocardite avec cette maladie ainsi que sur l'efficacité de la formule des émissions sanguines coup sur coup dans son traitement".* Il établit la "loi de coïncidence" qui confirme statistiquement la corrélation entre rhumatisme articulaire aigu et atteinte cardiaque, ce qu'il appelait les lésions des "portes du cœur"[2] : « Dans le rhumatisme articulaire aigu sévère, généralisé, la coïncidence d'une endocardite, d'une péricardite, ou d'une endo-péricardite est la règle, la loi, et la non-coïncidence l'exception »[3].

Le coupable est démasqué : le streptocoque !

Près d'un siècle plus tard, en 1931, la responsabilité du streptocoque hémolytique dans la pathogénie du rhumatisme articulaire aigu est mise en évidence par les travaux de Schlesinger, Coburn et Collis. Les différents groupes de streptocoques seront distingués quelques années après, Lancefield et Sherman faisant la relation entre le streptocoque béta-hémolytique du groupe A et le rhumatisme articulaire aigu.

Le médecin américain Thomas "Duckett" Jones (1899-1954) consacrera sa vie entière à l'étude de cette maladie. En 1928, il exerce à la *House of the Good Samaritan* à Boston, où les petits patients atteints de rhumatisme articulaire aigu sont nombreux. À cette époque, dans les années 1930-1940, cette affection est la première cause de décès des enfants âgés de 5 à 15 ans, que ce soit aux USA comme en Europe. Jones est aussi membre de l'équipe de cardiologie au *Massachusetts General Hospital*, où, sous la supervision de Paul White (1886-1973), il inaugure et développe, au sein de cet hôpital, la *Rheumatic Fever Clinic*, en tant que Directeur de Recherche. En 1942, Jones, en association avec Edward Bland (1901-1992), publie les résultats du suivi,

---

[1] Jean-Baptiste Bouillaud : né d'une famille charentaise pauvre, dans les environs d'Angoulême, il quitte sa région natale en 1814, pour étudier la médecine à Paris et suit les cours de Guillaume Dupuytren (1777-1835). Il se trouve à cette époque dans un isolement total et dans un grand dénuement. Ayant participé aux campagnes napoléoniennes, il achève son parcours universitaire après la défaite de Waterloo. Il est reçu à l'Internat de Paris en 1818 et intègre le service de René-Joseph-Hyacinthe Bertin (1757-1828) à l'Hospice Cochin, où démarre son intérêt pour la cardiologie. À Paris, en 1816, vivant dans une modeste pension de famille du Quartier latin, il rencontre Balzac qui s'inspirera plus tard de lui pour créer son personnage d'Horace Bianchon, le fameux médecin de la *Comédie humaine*, nommé dans plus de 30 romans et nouvelles. Bouillaud publie en 1824, en association avec son maître Bertin, un *Traité des Maladies du Cœur et des Gros Vaisseaux.*

[2] Ses constatations seront confirmées par la découverte de nodules rhumatoïdes sur le muscle cardiaque par Ludwig Aschoff (1866-1942) et Sunao Tawara (1873-1952) en 1904, nommés "nodules d'Aschoff".

[3] En 1840, Jean-Baptiste Bouillaud complète ses observations en publiant son *Traité Clinique du Rhumatisme Articulaire et de la Loi de Coïncidence des Inflammations du Cœur avec cette Maladie.*

pendant dix années, de mille patients atteints de rhumatisme articulaire aigu, étude qu'il complètera en 1951 avec un suivi de vingt ans. En 1944, il publie *"The Diagnosis of Rheumatic Fever"*, où il détaille les critères majeurs et mineurs du diagnostic de cette affection, nommés "critères de Jones". La cardite rhumatismale fait partie des critères majeurs. Ces critères de Jones ont été modifiés par l'*American Heart Association* en 1992, révisés en 2015.

Le traitement miracle :

Jones est alors reconnu comme une autorité internationale dans ce domaine. En 1948, il présente le premier rapport de l'utilisation de la pénicilline orale pour traiter l'infection de la gorge et, par conséquent, prévenir le rhumatisme articulaire aigu.

L'année suivante, le protocole thérapeutique associant la pénicilline et les corticoïdes est établi par Philip Hench (1896-1965), Edward Kendall (1886-1972) et Tadeus Reinchstein (1897-1996). Ce traitement miraculeux leur vaudra le prix Nobel de Physiologie et de Médecine en 1950.

En 1963, Kaplan et ses collaborateurs démontrent que le rhumatisme articulaire aigu est un syndrome auto-immun post-infectieux : l'angine à streptocoque du groupe A induit une réaction immunitaire inappropriée, sous la forme d'anticorps dirigés contre l'endocarde valvulaire cardiaque.

De nos jours, dans les pays industrialisés, grâce au traitement de première intention de l'angine par la pénicilline visant à éradiquer le streptocoque du groupe A, puis grâce au protocole associant anti-inflammatoire et pénicilline en cas de rhumatisme aigu, cette pathologie et ses complications cardiaques sont devenues très rares. L'incidence du rhumatisme articulaire aigu est inférieure à 1/20 000 individus.

Cependant, cette affection reste un véritable problème de santé publique dans les pays en voie de développement, le lien étant établi, chez les enfants de ces pays, entre cette pathologie cardiaque et des conditions socio-économiques précaires.

CHAPITRE 4
Histoire de la mesure de la pression artérielle et de l'hypertension artérielle

La prise de la tension artérielle est un geste réalisé systématiquement au cours de toute consultation de cardiologie, et qui est attendu par chaque patient qui s'y présente. Ce qu'on appelle "prise de la tension" est en réalité une mesure de la pression du sang dans les artères, pression transmise par le cœur. Ce geste, qui semble banal, a pourtant nécessité plusieurs siècles d'inventions, de recherches, de progrès, et a sollicité l'ingéniosité de dizaines de médecins, de physiciens et d'ingénieurs.

Mesure de la pression artérielle

Il existe plusieurs méthodes de mesures de la pression artérielle :

- *des méthodes dites "invasives" ou sanglantes (la pression artérielle est mesurée directement au niveau de l'artère au moyen d'un cathéter connecté à un manomètre)*
- *des méthodes non invasives que nous développons ici :*

- <u>méthode auscultatoire</u> : c'est la méthode de référence

Elle nécessite 2 instruments : un tensiomètre (ou sphygmomanomètre) et un stéthoscope. Le tensiomètre est constitué d'un brassard en caoutchouc, revêtu d'un tissu non extensible, placé au-dessus du pli du coude, relié à une pompe qui gonfle le caoutchouc et à un manomètre. Ce manomètre est soit un cadran soit une colonne de verre remplie de mercure. Le manomètre indique la pression artérielle en millimètres de mercure (mmHg). Le diamètre du brassard doit être adapté à la taille du bras (brassards taille enfants ou grande taille si la circonférence du bras le nécessite), pour ne pas fausser les mesures. Le stéthoscope est placé sur l'artère humérale, au niveau du pli du coude. L'examinateur gonfle le brassard puis le dégonfle progressivement tout en écoutant les bruits artériels au moyen du stéthoscope.

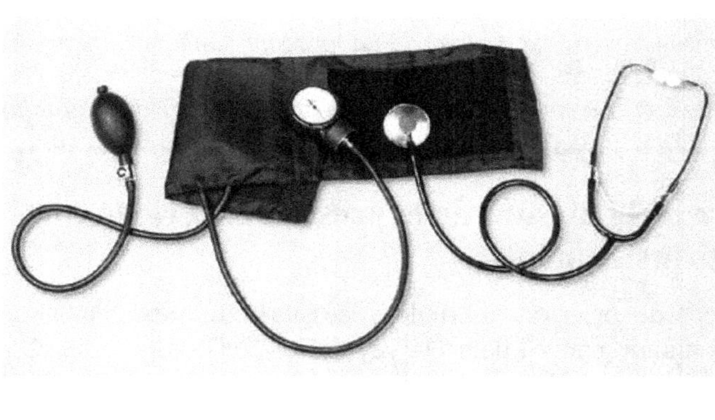

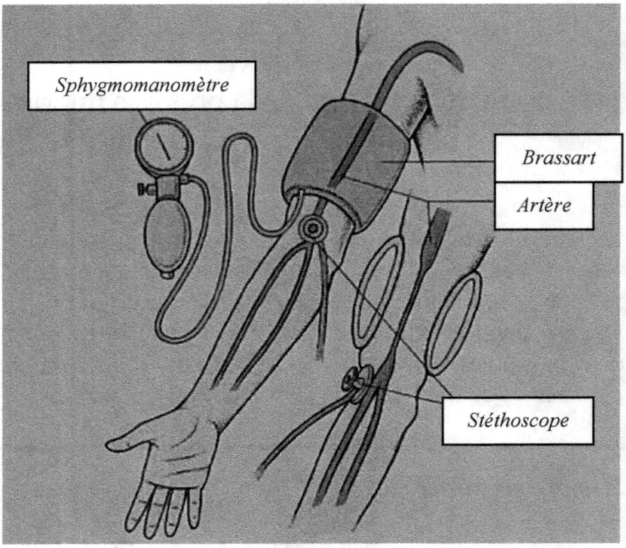

Principes de la mesure : lorsque le brassard est suffisamment gonflé, l'artère humérale est comprimée et le flux sanguin est stoppé : aucun bruit n'est perçu au niveau du stéthoscope. Lorsqu'on dégonfle progressivement le brassard, à un certain moment un premier bruit est perçu : le flux sanguin commence à repasser dans l'artère. Ce 1er bruit correspond à la pression artérielle systolique (la maxima), lors de la contraction du cœur (systole). En poursuivant le dégonflage du brassard, on continue à percevoir les bruits artériels (ces bruits sont dus aux turbulences de l'écoulement du sang gêné par la pression du brassard), jusqu'au moment où le flux sanguin est totalement rétabli. C'est alors que les bruits disparaissent car la circulation sanguine redevient laminaire et non plus turbulente : à ce moment, la pression indiquée correspond à la pression artérielle diastolique (la minima), lors du relâchement du cœur (diastole).

- Méthode palpatoire :

Elle ne nécessite pas de stéthoscope. On utilise seulement le brassard relié au manomètre. On prend le pouls au niveau de l'artère radiale (au poignet, à la base du pouce). Lorsqu'on comprime le brassard, le pouls est aboli et n'est donc pas perçu. Puis on dégonfle progressivement le brassard. La pression indiquée au moment où le pouls réapparaît indique la pression artérielle systolique.

Cette méthode ne permet pas de mesurer la pression artérielle diastolique.

Histoire de la mesure de la pression artérielle et de ses instruments

Le concept de pression artérielle nécessitait au préalable la découverte de la circulation sanguine par William Harvey (1578-1657). En 1628, ce médecin anglais parvint à établir, de manière magistrale, que le cœur est une pompe qui pousse le sang dans les artères, dans un circuit fermé et dans un sens unique. Or, qui dit "pompe", dit "force" du sang, donc "pression" à sa sortie, c'est-à-dire les artères situées en aval de l'organe cardiaque.

Première mesure sanglante par le révérend Hales

L'histoire de la mesure de la pression artérielle commence, dans les faits, au début du XVIIIe siècle. Cette "force" du sang artériel est pour la première fois concrétisée par l'anglais Stephen Hales[1] (1677-1761). Il est le premier à réaliser une mesure de ce paramètre sur un animal, une jument.

Ses expériences sont relatées dans le deuxième volume de ses *Statical Essays (Essais statiques)*, les *"Haemastaticks"*, publié en 1733 : « En décembre, j'ai couché une jument sur le dos [...] Après que j'ai ouvert l'artère crurale gauche à environ trois pouces de son ventre, j'ai inséré dedans un tube en cuivre dont le calibre était d'un sixième de pouce ; [...] J'ai fixé un tube de verre d'environ le même diamètre dont la hauteur était de neuf pieds ; puis dénouant la ligature sur l'artère, le sang est monté dans le tube à huit pieds trois pouces perpendiculairement au niveau du ventricule gauche du cœur ; [...] Quand il était à sa pleine hauteur, il montait et descendait au moment et après chaque pulsation de 2, 3 ou 4 pouces. » Hales, constatant les variations cycliques de cette hauteur, en conclut qu'elles sont liées aux pulsations cardiaques et qu'elles sont dues aux fluctuations de la pression dans les artères de l'animal.

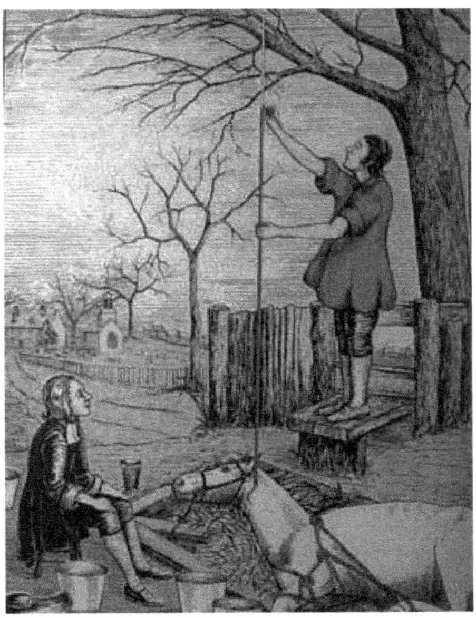

Enregistrement de la pression artérielle : Expérience sur une jument par Stephen Hales - Haemastaticks, 3rd edition - 1738

[1] Stephen Hales : cet ecclésiastique anglais n'était pas médecin mais était passionné par les sciences. En dehors de ses cours de théologie dont il était chargé, il s'intéressait, pendant ses loisirs, à la botanique, l'anatomie, la chimie et la physiologie. Il réalisa de nombreuses expériences et inventa des machines, telles que des ventilateurs pour renouveler l'air dans les mines, les hôpitaux ou les prisons.

Cette méthode de mesure de la pression artérielle n'était, fort heureusement, pas réalisable sur un humain : il s'agissait d'une technique très invasive, nécessitant d'ouvrir une artère ; le tube inséré mesurait environ 2.7 mètres ; les animaux (et la jument en particulier) ne survivaient jamais à cette expérience !

Poiseuille et son manomètre à mercure

Pendant un siècle, ces expériences de mesures de la pression artérielle n'intéresseront plus le monde scientifique. C'est un médecin et physicien français, Jean-Léonard-Marie Poiseuille (1797-1869), qui les reprendra en améliorant la méthode de Hales. Il utilise une canule insérée dans l'artère d'un chien, reliée à un tube en "U" rempli de mercure, à la place du tube droit de Hales. Poiseuille mesure ainsi la pression qui règne dans les artères en millimètres de mercure (mmHg), unité toujours utilisée de nos jours, et détermine ses valeurs normales et ses variations physiologiques.

Son manomètre à mercure, qu'il nomme "hémodynamomètre", est décrit, et les résultats de ses expériences rapportés, dans son premier mémoire publié en 1819[1]. Ses travaux sont repris dans sa thèse de doctorat *"Recherches sur la force du cœur aortique",* soutenue en 1828 et couronnée par la Médaille d'or de l'Académie Royale de Médecine de Paris.

Kymographes et sphygmographes : les inventions des physiologistes-ingénieurs

En 1834, Jules Hérisson présente son sphygmomètre[2] : c'est le premier instrument de mesure de la pression artérielle non invasif[3], basé sur la compression de l'artère radiale.

Le médecin et physiologiste allemand Carl Friedrich Wilhelm Ludwig (1816-1895) invente le kymographe[4] en 1847. Il se base sur l'instrument de Poiseuille (tube manomètre en forme de "U" relié à une canule en laiton branchée directement dans l'artère), mais ajoute un flotteur relié à la colonne de mercure et attaché à un stylet. Ce dernier permet de retranscrire les mouvements du flotteur et donc les oscillations du mercure sur un tambour rotatif. Ludwig crée ainsi "la méthode graphique". Cette méthode est essentielle car elle permet de visualiser et de préserver les données

---

[1] Jean-Léonard-Marie Poiseuille démontre que la pression artérielle augmente à l'expiration et diminue à l'inspiration, et qu'elle se maintient dans les plus petites artères. Ses travaux sur la pression artérielle l'amènent à étudier l'écoulement des fluides dans des tubes, selon la longueur de ceux-ci, leur diamètre… En 1840, il formule la loi de Hagen-Poiseuille, sur l'écoulement des fluides visqueux, tels que le sang : dans ses *Recherches sur le mouvement des liquides dans les tubes de très petits diamètres* (1844-1846), il établit une relation entre la viscosité du fluide, la pression et la vitesse d'écoulement d'un liquide et la longueur et le diamètre du tube dans lequel il circule. En son honneur, l'unité internationale caractérisant la viscosité prendra le nom de "poiseuille" (ou pascal-seconde).

[2] Sphygmomètre : terme issu du grec *"sphugmos"* signifiant pulsation. Le mémoire de Jules Hérisson, intitulé *"Le sphygmomètre, instrument qui traduit à l'œil toute l'action des artères"*, est présenté à l'Institut de France et décrit l'instrument : la pression de l'artère radiale est transmise à la colonne de mercure par l'intermédiaire d'une membrane élastique interposée sur la peau.

[3] Non invasif : sans effraction du revêtement cutané ou muqueux, donc sans ouverture d'une artère.

[4] Kymographe : terme issu du grec *"kuma"* signifiant "onde, vague" et *"graphein"* signifiant "écrire".

scientifiques et, en particulier, médicales. Il s'agit donc du premier enregistrement d'un phénomène physiologique[1]. Cependant, la technique de mesure de la pression artérielle est encore invasive, avec effraction de l'artère. L'appareil qui permettrait cette mesure de manière indolore et sûre est encore à inventer.

En 1855, l'allemand Karl von Vierordt (1818-1864) constate qu'il est possible de supprimer le pouls artériel si on applique une pression suffisante sur l'artère. La mesure de cette contrepression permettrait d'évaluer, de manière indirecte et surtout non invasive, la pression nécessaire pour faire disparaître le pouls radial. Vierordt utilise, par conséquent, un poids destiné à comprimer l'artère, attaché au levier de l'appareil qu'il nomme "sphygmographe". Les pulsations de l'artère comprimée sont transmises à une pointe inscrivant leur courbe sur un cylindre. Bien que non invasif et non sanglant, ce dispositif, doté de poids et de leviers, très encombrant et peu fiable, n'aura aucun succès.

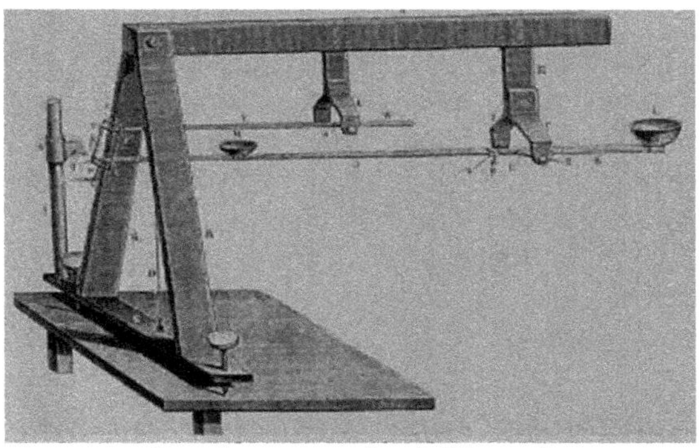
Le sphygmographe de Vierordt

C'est l'année suivante, en 1856, que la pression artérielle est mesurée pour la première fois, de façon précise, chez l'homme. Le chirurgien lyonnais Jean Faivre (1824-1871) procédera à cette mesure, au moyen du kymographe de Ludwig, au cours d'amputations de membres chez trois patients. Ses mesures de pression artérielle, humérale et fémorale varient entre 115 et 120 mmHg, chiffres conformes à la réalité.

Grâce au français Étienne-Jules Marey[2] (1830-1904), la mesure de la pression artérielle va sortir du cadre expérimental. En 1860, le sphygmographe de Marey, mis

---

[1] Physiologique : qui se rapporte au fonctionnement ou au développement normal d'un organisme vivant, d'un organe, d'un tissu, d'une cellule. Ce terme s'oppose au mot "pathologique".

[2] Étienne-Jules Marey : ce médecin français se passionne pour la physiologie cardiovasculaire dans le service du cardiologue Joseph-Honoré-Simon Beau à l'Hôpital Cochin. Ingénieux et inventif, Marey conçoit toutes sortes d'appareils enregistreurs, dont les données sont visualisées et préservées grâce à la "méthode graphique", permettant ainsi un langage scientifique universel. À partir de 1859, il travaille avec le vétérinaire Jean-Baptiste-Auguste Chauveau. S'intéressant à l'élasticité des artères, il démontre que cette élasticité leur permet de faire circuler le sang pendant la diastole cardiaque. En 1863, il publie *Physiologie médicale de la circulation du sang sur l'étude graphique des mouvements du cœur et du pouls artériel avec application aux maladies de l'appareil circulatoire*, ouvrage qui pose les bases de l'hémodynamique moderne. En 1869, Étienne-Jules Marey est nommé professeur au Collège de France. La notoriété de ce brillant savant est désormais universelle. En 1881, est publié son

au point avec son collaborateur et ami, le vétérinaire Jean-Baptiste-Auguste Chauveau (1827-1917), grâce à l'aide du fabricant de montres Bréguet, sert à l'étude du pouls comme de la pression artérielle. Marey améliore les appareils de Vierordt et de Ludwig. Mais son instrument reste cependant trop complexe et peu maniable pour une utilisation de routine.

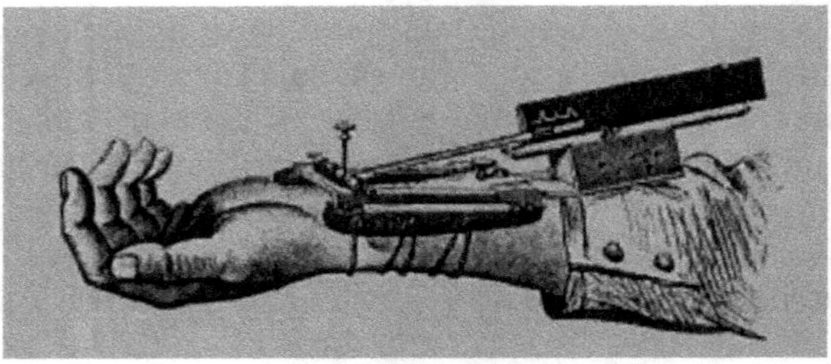

Le sphygmomanomètre de Marey et Chauveau

Se basant sur le sphygmographe de Marey, de nombreux médecins et physiologistes développent de nouveaux appareils, dans l'idée de faciliter leur maniement et d'obtenir des mesures plus précises. Parmi ceux-ci, Robert Ellis Dudgeon (1820-1904), un homéopathe écossais, invente, en 1882, un nouvel appareil beaucoup plus simple que celui de Marey et pouvant être mis dans une poche. Le sphygmographe de Dudgeon remporte un grand succès et devient un outil essentiel dans les laboratoires des physiologistes. Toutefois, cet appareil, comme celui de Marey, est capable de fournir un tracé correct de l'onde de pouls, mais n'est pas assez précis pour la pression artérielle.

La contrepression et le sphygmomanomètre de Basch

Une nouvelle étape est franchie par le physicien autrichien Samuel Siegfried Karl Ritter von Basch (1837-1905). En 1880, il reprend l'idée de Karl von Vierordt de la contrepression, qui consiste à comprimer suffisamment l'artère radiale pour stopper les pulsations et ainsi évaluer la pression qui règne dans l'artère. Il utilise pour cela un réservoir en caoutchouc empli d'eau, relié à un manomètre à mercure. Il nomme son appareil "sphygmomanomètre". Cet appareil peut être considéré comme le véritable

---

ouvrage *La circulation du sang à l'état physiologique et dans les maladies*, œuvre fondatrice de la physiologie cardiovasculaire. À partir des années 1870, passionné par "la machine animale" et par le mouvement, Marey commence à étudier les mécanismes des différents modes de déplacement de l'homme et des animaux, en particulier le vol des insectes et des oiseaux et le galop du cheval. Il utilise pour cela la photographie instantanée et imagine une méthode révolutionnaire, la chronophotographie, grâce à des appareils tels que le fusil photographique mis au point en 1882. En 1889, Marey abandonne la plaque de verre pour passer au film celluloïd, lequel vient d'être introduit en France. Il présente ses travaux à l'Académie des Sciences, et est ainsi considéré comme l'un des pères du cinématographe. Étienne-Jules Marey, par son inventivité et son caractère visionnaire, a occupé une place considérable dans le domaine de la physiologie expérimentale et dans l'exploration du système cardiovasculaire. Sa "méthode graphique" fera accéder la physiologie au statut de science exacte. Il peut être considéré comme l'un des trois grands génies français, avec Claude Bernard et Louis Pasteur, qui ont révolutionné la science à la fin du XIXe siècle.

ancêtre de nos appareils actuels. Il est simple, maniable et, surtout, fournit une mesure précise de la pression artérielle systolique. Pour la mesure diastolique, il faudra encore attendre !

Malgré son côté pratique, l'appareil de Basch ne reçoit guère de succès. En effet, à cette époque, la mesure de la pression artérielle ne présente aucun intérêt médical. L'hypertension artérielle n'a pas encore été découverte en tant que pathologie.

En 1889, le cardiologue français Pierre Carl Édouard Potain (1825-1901) perfectionne encore l'appareil de von Basch en remplaçant l'eau par de l'air contenu dans une petite poire en caoutchouc, servant à la compression de l'artère radiale. Le manomètre auquel il est relié indique alors la mesure de la pression artérielle à l'instant où les pulsations disparaissent. À partir de cette découverte, la mesure de ce paramètre se généralise et l'utilisation du sphygmomanomètre devient quotidienne par certains médecins.

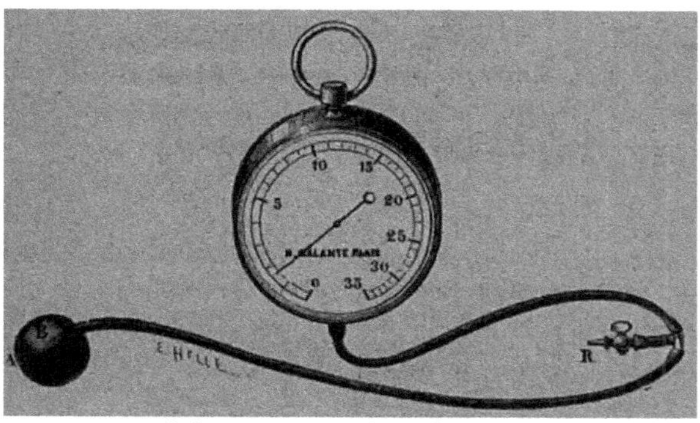

Sphygmomanomètre de Potain

Le tensiomètre à brassard de Riva-Rocci

Finalement, c'est un médecin italien, Scipione Riva-Rocci (1863-1939), qui invente le modèle qui se rapproche le plus de nos systèmes actuels. En 1896, il conçoit un appareil comportant un brassard de caoutchouc entouré d'un manchon inextensible, enserrant le bras, gonflé à l'air à l'aide d'une poire, et permettant une compression homogène de l'artère humérale. Le brassard est relié à un manomètre à mercure sur lequel on peut lire la pression exercée sur l'artère. C'est le premier tensiomètre (ou sphygmomanomètre) à mercure. Il fonctionne selon la "méthode palpatoire" : on augmente la pression dans le brassard jusqu'à ce que le pouls radial ne soit plus perçu ; puis on diminue lentement la pression, le niveau de mercure dans le manomètre baisse ; le moment où le pouls réapparaît indique la pression artérielle systolique.

L'inconvénient de l'appareil de Riva-Rocci est qu'il est conçu avec un manchon trop étroit, de 5 cm de largeur, source d'erreurs de mesures. Ce défaut sera rapidement corrigé en 1901 par l'allemand Heinrich von Recklinghausen (1867-1942), qui remplace ce manchon par un autre plus large, de 12 cm. L'autre limite de la "méthode palpatoire", telle que proposée par Riva-Rocci, reste que seule la pression artérielle systolique peut être mesurée.

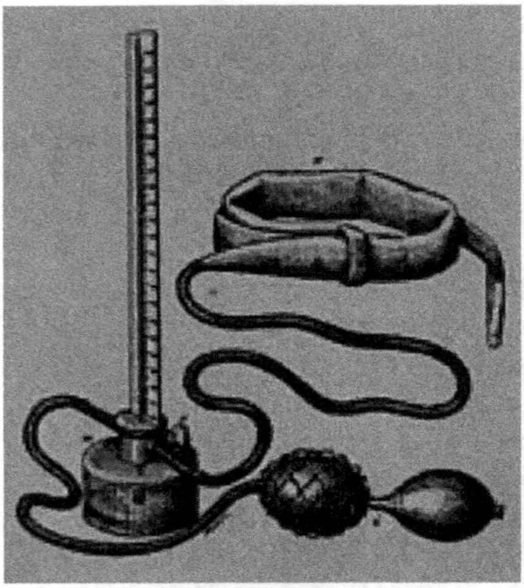

Sphymomanomètre de Riva-Rocci

La méthode auscultatoire de Korotkoff

Un cap décisif est franchi en 1905 par Nikolaï Korotkoff[1] (1874-1920). Le 08 novembre 1905, ce chirurgien russe présente, à l'Académie de Médecine Impériale de Saint-Pétersbourg, en moins d'une page, sa méthode de mesure de la pression artérielle qui va le rendre célèbre. Korotkoff reprend en effet le sphygmomanomètre de Scipione Riva Rocci, et crée la "méthode auscultatoire", en utilisant un stéthoscope posé sur l'artère brachiale.

Ce stéthoscope lui permet d'entendre ce qui sera nommé les "bruits de Korotkoff"[2], afin de déterminer les pressions artérielles systolique et diastolique. Ces mesures sont précises et fiables, comme le montreront des études ultérieures comparant les mesures de pression artérielle par la méthode de Korotkoff à celles réalisées par d'autres méthodes, en particulier invasives.

---

[1] Nikolaï Korotkoff (ou Korotkov) : son expérience chirurgicale, acquise au cours des différentes guerres, l'avait amené à étudier et à traiter les lésions artérielles graves. C'est en écoutant les artères de membres, dont un vaisseau principal avait été ligaturé, que sa méthode auscultatoire a été à la base de la mesure de la pression artérielle. En examinant ses patients dont les vaisseaux avaient été lésés, Korotkoff comprimait les artères jusqu'à ce que le pouls périphérique disparaisse. Tout en écoutant les sons de l'artère comprimée, il enregistrait simultanément un sphygmogramme. Il détermina ainsi que, si la compression totale de l'artère ne produit aucun son, certains bruits apparaissent lorsque la pression exercée sur l'artère diminue graduellement, permettant de juger du niveau de la pression artérielle.

[2] Bruits de Korotkov : ce sont les sons entendus lors de la mesure de la pression artérielle au moyen d'un tensiomètre et d'un stéthoscope posé sur l'artère brachiale du patient. Ils sont liés aux turbulences du flux sanguin au niveau de cette artère. Cinq bruits sont décrits, qui permettent de déterminer les pressions artérielles systolique (1er bruit) et diastolique (disparition du bruit).

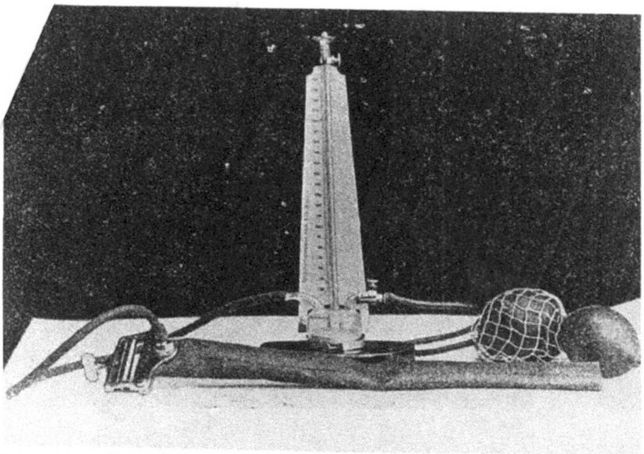

Sphygmomanomètre à mercure ayant appartenu à Nikolaï Korotkov

Cette méthode, auscultatoire, de mesure de la pression artérielle, précise et simple, sera reconnue officiellement et acceptée mondialement en 1939. C'est celle que tout médecin utilise de nos jours.

Le tensiomètre Vaquez-Laubry

Influencé par son maître Pierre Potain, le cardiologue et physiologiste français Henri Vaquez (1860-1936) se consacre à l'étude de l'appareil cardiovasculaire. Au début des années 1900, Vaquez et son élève Charles Laubry (1872-1960) s'associent à l'industriel français Émile Spengler afin de mettre au point un nouvel appareil de mesure de la pression artérielle. Après des années de recherche, en 1907, est inventé le "tensiomètre Vaquez-Laubry". Basé sur le principe de la méthode auscultatoire, ce tensiomètre moderne révolutionne le diagnostic médical par ses performances et son côté pratique. Il est toujours utilisé par les médecins actuels.

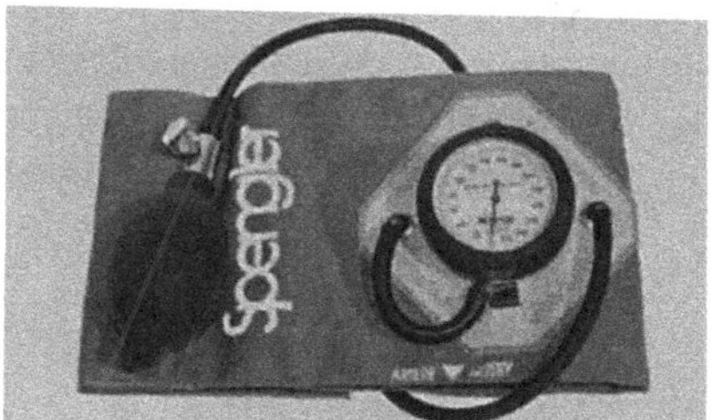

Tensiomètre Vaquez-Laubry

À la même époque, en 1909, le français Victor Pachon (1867-1939) met au point, en collaboration avec un ingénieur de la *Compagnie d'Orléans*, Charles Boulitte, un appareil basé sur la méthode oscillométrique. L'oscillométrie permet de mesurer les deux chiffres de la pression artérielle, la maxima (systolique) mais aussi la minima (diastolique), sans utiliser de stéthoscope. La méthode oscillométrique (variations d'amplitude de l'onde de pouls) avait été développée par Joseph Erlanger[1] (1874-1965)

[1] Joseph Erlanger : physiologiste américain exerçant au *Johns Hopkins Hospital* (Baltimore), et prix Nobel de Physiologie ou Médecine en 1944 pour ses travaux sur les fibres nerveuses.

qui enregistrait les oscillations de la pression artérielle au moyen d... membrane. Cet appareil, nommé "oscillomètre sphygmométrique de Pachon", ou ...plement le "Pachon", sera très utilisé au cours de la Première Guerre mondiale ...sparaîtra dans les années 1960.

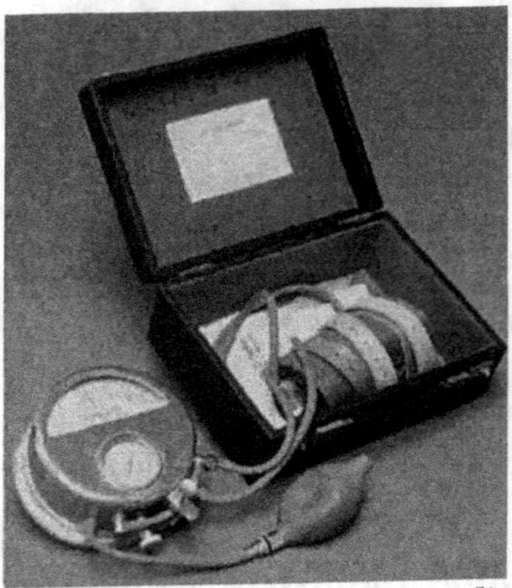

Oscillomètre de Pachon : il comporte deux cadrans (l'un, gradué de 0 à 20 permettant de mesurer l'amplitude des oscillations de la paroi artérielle ; l'autre, gradué de 0 à 30 cm de mercure, est un manomètre relié au brassard par un tuyau de caoutchouc)

Le tensiomètre aujourd'hui

La dernière étape est celle des mesures automatiques de la pression artérielle. Le brassard est gonflé au moyen d'un moteur. Ces appareils sont basés sur la détection des bruits de Korotkoff au moyen d'un microphone (méthode auscultatoire), ou sur la méthode oscillométrique (variations d'amplitude de l'onde de pouls). Ces tensiomètres électroniques (datant des années 1990) permettent des mesures répétées et sont à la base de l'automesure tensionnelle, réalisée par les patients eux-mêmes à domicile, sans nécessiter un stéthoscope. La pression artérielle peut également être mesurée au niveau du poignet ou même du doigt, mais la méthode de référence reste celle effectuée au bras.

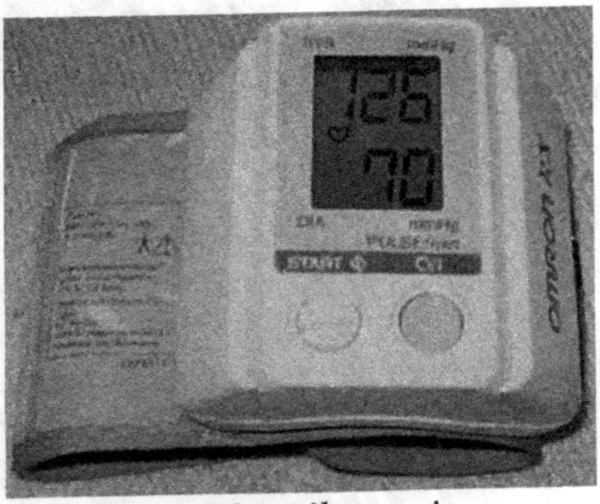

Tensiomètre électronique

Des enregistrements ambulatoires de la pression artérielle ont pu être réalisés sur 12 heures à partir des années 1960 (système *Remler*). Puis, en 1979, en couplant le tensiomètre électronique à une batterie et une mémoire, ces enregistrements ont pu se répéter sur 24 heures, montrant ainsi les variations circadiennes[1] de la pression artérielle. On nomme cet examen MAPA (monitoring ambulatoire de la pression artérielle)[2]. Cet examen est à l'origine de grandes avancées sur la compréhension de l'hypertension artérielle et sur ses traitements.

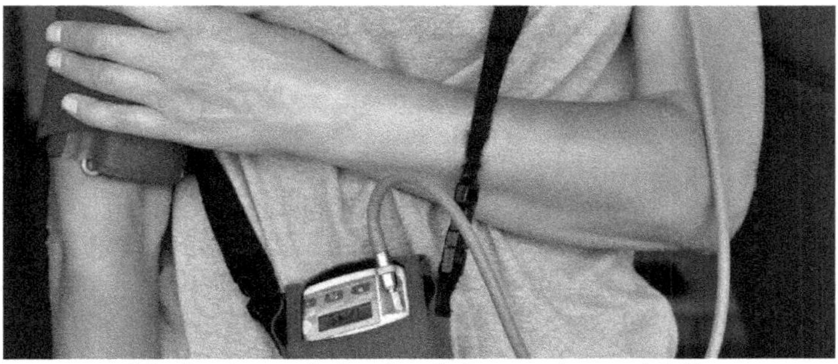

Monitoring ambulatoire de la pression artérielle

Histoire de l'hypertension artérielle

On compte actuellement en France 8 à 10 millions d'hypertendus. Nous avons vu le long cheminement nécessaire pour que la mesure de la pression artérielle, et donc la détection de l'hypertension artérielle, devienne un acte de routine. Ce geste banal de "prise de la tension" ne s'est généralisé qu'il y a un peu plus d'un siècle, grâce aux appareils apportant simplicité, fiabilité et rapidité de mesure, tels que le tensiomètre de "Vaquez-Laubry".

L'hypertension artérielle a pour particularité d'être à la fois une "maladie" et un "facteur de risque vasculaire", ces deux étapes se succédant dans le temps.

Un nouveau concept : l'hypertension artérielle-maladie

L'hypertension artérielle-maladie sera peu à peu démasquée et caractérisée au cours de la première moitié du XXe siècle.

---

[1] Variations circadiennes : il s'agit de variations qui se produisent sur une durée de 24 heures. On parle aussi de variations "nycthémérales" (le nycthémère correspond à la période d'un jour et d'une nuit). L'examen MAPA a permis de révéler les variations de la pression artérielle sur les 24 heures : physiologiques (la pression artérielle baisse la nuit) et pathologiques.

[2] MAPA (monitoring ambulatoire de la pression artérielle) : également nommé Holter tensionnel, cet examen permet de mesurer la pression artérielle sur une période de 24 heures. L'appareillage comprend un appareil enregistreur, porté à la ceinture, relié à un brassard mis en place au niveau de l'artère humérale. La pression artérielle est mesurée de façon automatique toutes les 15 à 20 min dans la journée et toutes les 30 min pendant la nuit. Cet examen est très utile pour confirmer le diagnostic d'hypertension artérielle, pour dépister un éventuel "effet blouse blanche", et pour adapter le traitement anti-hypertenseur.

Pourtant, dès le XIXe siècle, certains médecins avaient déjà pressenti les méfaits d'un excès de pression dans les artères, tels que Thomas Young (1773-1829). En 1837, Richard Bright (1780-1858) fait le lien entre insuffisance rénale chronique et hypertrophie ventriculaire gauche à l'autopsie des patients. Il émet l'hypothèse que l'atteinte rénale a pour conséquence une anomalie sanguine responsable d'un épaississement des petites artères, d'où un excès de travail pour le cœur qui, alors, s'hypertrophie.

En 1872, Frederick Akbar Mahomed (1849-1884) est encore étudiant en médecine au *Guy's Hospital* de Londres lorsqu'il améliore le sphygmographe de Marey. Il utilise son nouvel appareil pour mesurer la pression artérielle dans la maladie de Bright[1] et la population générale. Cette démarche est la première de ce type. Dès 1878, il constate que des individus apparemment en bonne santé et asymptomatiques peuvent avoir une tension élevée, en particulier les personnes âgées. Il remarque aussi que cette hypertension artérielle est associée à une hypertrophie du cœur, à une fibrose de la paroi artérielle et à la constitution d'anévrysmes, constatations effectuées *post-mortem*. Ce qu'il décrit correspond à certaines des conséquences pathologiques de l'hypertension artérielle. Il nomme cette affection "diathèse à haute pression". Il émet aussi l'hypothèse que réduire la tension artérielle pourrait prolonger la vie.

Aspects cliniques de l'hypertension artérielle

L'hypertension artérielle est une affection caractérisée par une pression trop élevée dans les artères. C'est l'une des premières causes de décès prématuré dans le monde.

Aujourd'hui est considéré comme hypertendu tout sujet présentant une pression artérielle supérieure ou égale à 140/90 mmHg. Ces deux valeurs correspondent à la pression artérielle systolique (maxima) et à la diastolique (minima). Systolique et diastolique peuvent être trop élevées, de façon concomitante, ou seulement l'une des deux valeurs.

Le plus souvent, l'hypertension artérielle ne donne aucun symptôme. Parfois, surtout si elle est sévère, elle peut se manifester par des symptômes : mal de tête, saignement de nez, vertiges, bourdonnements d'oreille, troubles de la vision... Son diagnostic repose donc généralement sur un dépistage systématique, basé sur la mesure de la tension, lors d'une consultation médicale, quel qu'en soit le motif.

En l'absence de traitement, des complications, parfois graves, peuvent survenir :

- des complications cardiaques : hypertrophie ventriculaire gauche (due au surcroît de travail imposé au cœur) pouvant évoluer vers une insuffisance cardiaque (lorsque la fonction contractile du cœur finit par se détériorer) ; lésions coronariennes par le biais de l'athérosclérose avec risque d'infarctus du myocarde.

- des complications neurologiques : accident vasculaire cérébral (hémorragique ou ischémique) ; démence par atteinte athéromateuse diffuse des artères cérébrales.

- des complications rénales : lésions chroniques (néphroangiosclérose) pouvant aboutir à une insuffisance rénale.

---

[1] Maladie de Bright : maladie caractérisée cliniquement par des œdèmes multiples, la présence d'albumine dans les urines et, à l'autopsie, des lésions rénales. Elle a été décrite pour la première fois en 1827 par le médecin anglais Richard Bright (1788-1858), médecin de la reine Victoria. Ce terme n'est plus utilisé aujourd'hui. Cette affection rénale correspond à la néphropathie chronique (dont certains cas de néphropathies diabétiques) avec insuffisance rénale chronique.

- des lésions de la rétine : visibles à l'examen du fond d'œil, pouvant entraîner une perte de la vision.

- d'autres complications vasculaires : anévrysme, dissection aortique...

Le traitement repose sur divers médicaments "anti-hypertenseurs" qui appartiennent à plusieurs classes thérapeutiques. Ces médicaments peuvent être administrés isolément ou en association, le plus souvent en une ou deux prises par jour. Ils traitent l'hypertension artérielle, mais ne la guérissent pas : ils nécessitent donc, généralement, un traitement à vie pour maintenir la pression artérielle au niveau souhaité.

Il est indispensable d'y ajouter des recommandations pour modifier le mode de vie du patient hypertendu (conseils hygiéno-diététiques) : activité physique régulière, perte de poids, éviter les apports excessifs de sel dans son alimentation...

Le cardiologue français Pierre Carl Edouard Potain (1825-1901) s'intéresse à la physiologie cardiovasculaire. Il fait installer un laboratoire à l'Hôpital de la Charité et y passe ses instants de liberté pour réaliser toutes sortes d'expériences. C'est là qu'en 1889 il met au point son sphygmomanomètre. Pendant des années, il multiplie les mesures tensionnelles sur ses patients au moyen de cet appareil. Ses observations donneront lieu à un ouvrage, publié en 1902 et intitulé *La pression artérielle de l'homme à l'état normal et pathologique*. Potain ne parle pas d'une maladie étiquetée "hypertension artérielle". Par contre, il établit des liens entre certaines maladies et un niveau de pression artérielle, basse (comme dans la fièvre typhoïde) ou élevée (comme dans l'insuffisance rénale et le saturnisme[1]). Pour lui, ces chiffres de pression artérielle sont « les témoins d'un état ».

Ainsi, si certains médecins persistent dans l'idée qu'une tension élevée ne fait qu'accompagner certains états pathologiques, d'autres commencent à individualiser l'affection "hypertension artérielle". Parmi ceux-ci, Henri Huchard (1844-1910), en 1889, précise, dans son *Traité des maladies du cœur et des vaisseaux*, que l'hypertension peut « précéder et produire la sclérose artérielle ».

Dès 1897, Henri Vaquez (1860-1936) suggère que l'hypertension artérielle est une affection parfois primitive. Son assistant et ami, Charles Laubry (1872-1960) considère également, en 1930, que l'hyperpression sanguine isolée est une affection à part entière, à étudier et à traiter en elle-même.

Le cardiologue français Louis Gallavardin (1875-1957) publie à compte d'auteur, en 1910, son ouvrage intitulé *La Tension Artérielle en Clinique, sa mesure, sa valeur séméiologique.* Ce livre est refusé par les éditeurs sous prétexte qu'il s'agit d'une « œuvre de spécialiste, qui ne peut intéresser que vous ». Sa deuxième édition, parue en 1920, fera référence sur la mesure de la pression artérielle, et contribuera largement à l'introduction de l'évaluation de ce paramètre dans la pratique médicale quotidienne.

Pourtant, le concept de l'"hypertension artérielle-maladie" n'est pas encore reconnu de tous. L'éminent cardiologue américain Paul Dudley White (1886-1973) affirme en 1931 que l'hypertension artérielle est : « ...un mécanisme de compensation important qui devait être respecté lorsqu'on disposerait de moyens pour diminuer la pression

[1] Saturnisme : ce terme désigne une maladie liée à une intoxication par le plomb. Elle peut avoir pour conséquences, entre autres complications, des lésions rénales et le développement d'une hypertension artérielle.

artérielle ». La même année, John Hay (1873-1959), professeur de médecine à Liverpool, écrit : « Il y a une part de vérité dans le dicton selon lequel le plus grand danger pour un homme souffrant d'hypertension artérielle réside dans sa découverte, car alors un imbécile essaiera certainement de la réduire » !

C'est seulement au milieu du XXe siècle que la communauté médicale internationale admet enfin et intègre le fait que l'hypertension artérielle, en dehors de toute autre pathologie associée, peut entraîner insuffisance rénale, insuffisance cardiaque, anévrysme, rétinopathie, accidents vasculaires cérébraux...

La contribution essentielle des compagnies d'assurance

Parallèlement aux travaux des cliniciens, les médecins des grandes compagnies d'assurance d'Amérique du Nord collectent leurs propres observations et effectuent leurs propres recherches concernant l'hypertension artérielle.

En 1899, le docteur Moritz fait une communication lors du premier congrès des médecins d'assurances, intitulée *De l'examen du cœur en matière d'assurance vie*. Il affirme : « Je considère le bon état du cœur et des vaisseaux comme la meilleure garantie de longévité et leurs dégénérescences comme une des principales causes de mort prématurée. »

À la fin du XIXe siècle, toutes les grandes compagnies d'assurance exigent de leurs médecins un examen médical détaillé avec un interrogatoire fouillé du postulant. Tous les outils diagnostiques alors à leur disposition sont utilisés : stéthoscope, thermomètre, examen des urines, examen du fond de l'œil... L'usage du sphygmomanomètre se répand aux États-Unis, surtout à partir de 1911, date à laquelle John Welter Fischer, directeur médical de la *Northwestern Mutual Life Insurance Company*, considère « qu'aucun médecin ne devrait exercer sans sphygmomanomètre. Il possède, avec cet instrument, une aide fiable dans sa démarche diagnostique. » Rapidement, Fischer constate une mortalité accrue chez les sujets hypertendus, corrélation qu'il résume selon la formule suivante : « Plus forte est la tension, plus grand est le risque. » En conséquence, dès 1915, il décide d'exclure de l'assurance les sujets dont la pression artérielle systolique dépasse la valeur de 150 mmHg. Le premier seuil pathologique venait d'être créé.

Grâce à ces médecins des assurances, des centaines de milliers de mesures de pression artérielle seront réalisées sur une population générale, le plus souvent indemne de toute pathologie.

L'hypertension artérielle-facteur de risque

Les compagnies d'assurance, par les populations considérables qu'elles touchaient, étaient donc à même de constater le lien entre mortalité et pression artérielle élevée. Elles venaient d'inventer le concept de "facteur de risque". Une étude de 1939 de l'*Actuarial Society of American ("Blood pressure study"),* réalisée à partir des statistiques d'une quinzaine de compagnies d'assurances (soit plus d'un million de postulants), révèle l'ampleur de cette nouvelle maladie.

Il devenait nécessaire de confirmer ce fait par des études épidémiologiques réalisées sur de solides bases scientifiques. L'épidémiologie[1] est alors une science nouvelle, apparue en tant que discipline académique dans les années 1920. L'une de ses figures majeures est l'épidémiologiste américain Wade Hampton Frost (1880-1938) de *l'Université Johns Hopkins* (Baltimore).

Après la Deuxième Guerre mondiale, le Président Harry S. Truman signe le *National Heart Act,* permettant la création du *National Heart Institute (Institut National du Cœur)* (Bethesda, Maryland). Paul Dudley White (1886-1973) dirigera cet institut. En 1948, est démarrée la *Framingham Heart Study*. Il s'agit d'une étude prospective de cohorte[2] qui, initialement, comprend 5209 sujets adultes (hommes et femmes) vivant dans la petite ville de Framingham, près de Boston (Massachusetts). Elle se poursuit encore aujourd'hui et ses participants appartiennent à la troisième génération.

Les premiers résultats sont dévoilés en 1957 par le directeur de l'étude Thomas Royle Dawber (1913-2005). Ils permettent de conclure que l'hypertension artérielle est un facteur de risque majeur des maladies cardiovasculaires athérosclérotiques (angine de poitrine, infarctus du myocarde, mort subite d'origine coronarienne). Au cours des années suivantes, cette même étude démontre que les hypertendus ont un risque élevé d'accident neurologique (accident vasculaire cérébral) et d'insuffisance cardiaque. Cette étude de Framingham permettra la mise en lumière des autres facteurs de risque vasculaire (tabagisme, diabète, hypercholestérolémie…).

À partir de cette constatation, un nouveau défi se présente pour les épidémiologistes : comment définir une valeur-seuil d'hypertension artérielle, obligatoirement arbitraire, puisque la relation entre la valeur de la pression artérielle et le risque est continue ?

Si la valeur-seuil est trop basse, on fait entrer dans la catégorie "hypertendus" une grande partie de la population (généralement asymptomatique) à laquelle on donnera un traitement à vie (peut-être inutile et avec un coût économique à considérer).

Si la valeur-seuil est trop haute, on prend le risque que, dans une partie de la population considérée comme "normotendue", des complications cardiovasculaires surviennent, qu'on aurait pu éviter si elle avait été traitée.

Des sociétés savantes, ayant vu le jour à partir des années 1960, ont eu la mission délicate de définir cette valeur-seuil en prenant en compte les résultats d'essais thérapeutiques : elles décident de considérer comme "hypertendus" les sujets ayant une pression artérielle > 160/95 mmHg, et comme "normotendus" ceux ayant une pression

---

[1] Épidémiologie : terme issu du grec *"epi"* signifiant "au-dessus", *"demos"* signifiant "peuple" et *"logos"* signifiant "discours". Primitivement, c'est l'étude des épidémies. Maintenant, ce terme désigne une discipline scientifique, branche de la médecine, qui étudie les problèmes de santé dans les populations humaines, leur fréquence, leur distribution dans le temps et dans l'espace, ainsi que les facteurs intervenant dans l'apparition et l'évolution des maladies.

[2] Étude prospective de cohorte : (ou étude de cohorte) une cohorte est une population de sujets qui répondent à une définition donnée et qui sont suivis dans le temps. Une étude de cohorte consiste à comparer la survenue d'une pathologie dans plusieurs populations définies en fonction de leur exposition à un facteur présumé causal pour cette pathologie. Exemple : étude du risque de survenue d'un infarctus du myocarde dans une population d'hypertendus comparée à une population de normotendus.

artérielle < 140/90 mmHg. Reste une zone grise, comprise entre ces deux valeurs, embarrassante pour les cliniciens.

Ces normes n'ont cessé d'être révisées, la difficulté étant accrue par le fait que ce paramètre comporte deux valeurs, et par sa grande variabilité. On a tenté de se rapprocher d'une "vérité" grâce à la MAPA, pour laquelle il a fallu aussi définir des normes. Aujourd'hui, on considère comme "hypertendu" tout sujet dont la pression artérielle est > 140/90 mmHg.

Causes et mécanismes de l'hypertension artérielle

À quoi est due l'élévation de la pression artérielle ? Comprendre les mécanismes et les circonstances d'apparition de l'hypertension artérielle fut une tâche complexe et non encore résolue.

En 1897, Edmund von Neusser (1852-1912) établit pour la première fois un lien entre une tumeur surrénalienne et l'hypertension artérielle. Cette tumeur a pour nom "phéochromocytome"[1] et sécrète de façon inappropriée des catécholamines. En 1929 a lieu la première ablation chirurgicale réussie de cette tumeur, entraînant une guérison miraculeuse du patient avec disparition de son hypertension. Le rôle du système nerveux sympathique est ainsi mis en évidence dans certains cas rarissimes d'hypertension artérielle.

Le rôle du sel dans l'hypertension artérielle a été à l'origine d'une véritable guerre de cent ans ! En 1904, Léo Ambard (1876-1962) et Eugène Beaujard (1874-1937) constatent que, chez des patients insuffisants rénaux chroniques, un apport alimentaire salé entraîne une élévation de la pression artérielle, tandis que celle-ci diminue en cas de régime peu salé. D'autres études, pointant le rôle important du sel dans l'hypertension, ont suivi, souvent raillées par des contradicteurs qui n'y voyaient pas un facteur étio-pathogénique majeur. Aujourd'hui, il est établi qu'une réduction de l'apport alimentaire en sel est corrélée à un risque moindre d'hypertension artérielle et d'événements cardiovasculaires. C'est la raison pour laquelle les autorités de santé préconisent un apport quotidien de sel limité à 5-6 g/jour.

La découverte du système rénine-angiotensine-aldostérone

En 1897, au *Karolinska Institutet* de Stockholm, le physiologiste finlandais Robert Adolph Armand Tigerstedt (1853-1923) et son étudiant Per Bergman montrent que des extraits de rein de lapin injectés à un autre lapin provoquent chez celui-ci une hypertension. Tigerstedt est le premier à poser la question suivante : « Y a-t-il une chose fabriquée dans le rein qui peut influencer la circulation ? » L'expérience réalisée avec ses lapins lui permet de répondre positivement à cette question, et il nomme cette

---

[1] Phéochromocytome : il s'agit d'une tumeur de la médullo-surrénale sécrétant des catécholamines (les hormones du stress). Elle se manifeste par une hypertension artérielle souvent sévère, permanente ou paroxystique. Des symptômes sont classiquement associés : sueurs profuses, palpitations cardiaques et tachycardie, céphalées pulsatiles, malaises. Ses caractéristiques cliniques ont été décrites en 1922 par Labbé. Son diagnostic repose sur le dosage des catécholamines et de leurs métabolites et sur les examens d'imagerie. C'est une cause rarissime d'hypertension artérielle.

substance extraite du cortex rénal "rénine"[1]. Cette découverte fondamentale restera ignorée pendant presque quarante ans.

Il faudra attendre l'année 1934 pour que Harry Goldblatt (1891-1977), de Cleveland, redécouvre la rénine en provoquant de façon expérimentale une hypertension réno-vasculaire[2]. Il constate qu'une striction presque complète des deux artères rénales chez le chien entraîne une forme sévère d'hypertension, tandis que celle-ci reste modérée lorsque la striction est plus légère. Il démontre ainsi un lien entre souffrance rénale et hypertension expérimentale : le rein ischémié a relargué une substance hypertensive, la rénine.

En 1956, le biochimiste américain Leonard Tucker Skeggs (1918-2002) isole deux peptides, l'angiotensine I et l'angiotensine II. Seule l'angiotensine II possède des propriétés vasoconstrictrices en resserrant les parois des artérioles. Cette vasoconstriction entraîne une élévation de la pression artérielle. L'enzyme, dénommée "enzyme de conversion de l'angiotensine I", d'origine pulmonaire, permet de convertir l'angiotensine I en angiotensine II active.

Trois ans plus tôt avait été découverte l'aldostérone[3], une hormone sécrétée par le cortex surrénalien. Plus tard, on démontrera que l'angiotensine II provoque la sécrétion d'aldostérone.

Le système rénine-angiotensine-aldostérone (voir page suivante) est désormais décrypté. À partir des années 1970, le milieu scientifique le considère comme jouant un rôle essentiel pour le maintien du bilan hydrosodé de l'organisme et pour la régulation de la pression artérielle.

On voit ainsi que l'hypertension artérielle est une affection qui peut avoir de multiples causes. Elle peut être liée à une maladie rénale chronique, à une sténose de l'artère rénale, à une tumeur surrénalienne telle qu'un phéochromocytome ou à un adénome de Conn[4] sécrétant de l'aldostérone..., pathologies rares, voire rarissimes, mais qui ont l'intérêt d'être parfois curables chirurgicalement.

---

[1] Rénine : la rénine, synthétisée et excrétée par les cellules juxtaglomérulaires du cortex rénal, transforme l'angiotensinogène (grosse protéine inactive synthétisée par le foie) en angiotensine I, également inactive.

[2] Hypertension réno-vasculaire : le chirurgien et anatomo-pathologiste américain Harry Goldblatt provoqua une ischémie du rein d'un chien (par clampage partiel de l'artère rénale) et généra ainsi une hypertension artérielle. Il prouva qu'une souffrance rénale produit une "sécrétion interne" ayant pour conséquence une vasoconstriction, avec élévation de la pression artérielle. La substance hypertensive relarguée par le rein ischémique est la rénine. La rénine n'est pas hypertensive par elle-même, mais doit agir sur une protéine plasmatique, l'angiotensinogène.

[3] Aldostérone : cette hormone, issue du cortex surrénalien, permet à l'organisme de retenir l'eau et le sel, et, par conséquent, d'augmenter le volume sanguin circulant (la "volémie"). La pression artérielle augmente alors.

[4] Adénome de Conn : tumeur bénigne de la cortico-surrénale sécrétant un taux élevé d'aldostérone. Cet "hyperaldostéronisme primaire" est caractérisé par une hypertension artérielle associée à une hypokaliémie (l'hypersécrétion d'aldostérone entraîne une fuite urinaire de potassium). Le syndrome de Conn a été décrit en 1954 par Jerome Conn (1907-1994) : ce syndrome est dû soit à un adénome, soit à une hyperplasie bilatérale des surrénales. C'est une cause rare d'hypertension artérielle.

Le système rénine-angiotensine-aldostérone

Ce système physiologique est constitué de nombreux éléments qui interviennent dans la régulation de l'eau et du sel dans l'organisme. Il a par conséquent un rôle essentiel dans le maintien et la régulation de la pression artérielle. Ce système consiste en une cascade de réactions biochimiques aboutissant à la production d'angiotensine II.

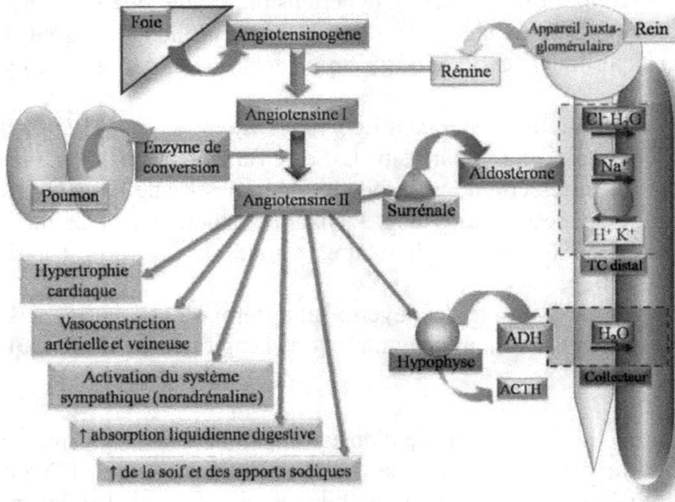

Mais, dans l'immense majorité des cas (95 % des cas), aucune cause n'est retrouvée : il s'agit alors d'une hypertension artérielle "essentielle". Ce terme d'origine allemande *("Essentielle Hypertonie")* a été inventé en 1911 par Eberhard Frank, pour décrire une hypertension sans cause retrouvée.

Comment fonctionne le système rénine-angiotensine-aldostérone ?

Le système rénine-angiotensine-aldostérone est une cascade de réactions faisant intervenir hormones et enzymes. Le rein et les surrénales sont au centre de ce système. Il a pour fonction essentielle de maintenir l'équilibre entre l'eau et le sodium et de réguler la pression artérielle.

La rénine est une enzyme sécrétée par les reins, dans la circulation sanguine, lorsque la pression artérielle baisse :

- soit par hypovolémie générale (exemple : si pression artérielle systolique < 100 mmHg ; déshydratation...)

- soit par hypoperfusion locale (exemple : sténose de l'artère rénale)

L'angiotensinogène est une protéine inactive produite par le foie. Elle est clivée par la rénine en plusieurs fragments. L'un de ces fragments est l'angiotensine I, inactive.

L'enzyme de conversion de l'angiotensine, d'origine pulmonaire, fragmente l'angiotensine I.

L'un des fragments est l'angiotensine II, une hormone très active : elle provoque la contraction des parois musculaires des artérioles (vasoconstriction), ce qui augmente la pression artérielle ; elle déclenche aussi la sécrétion d'une hormone sécrétée par les glandes surrénales : l'aldostérone, et d'une autre hormone sécrétée par l'hypophyse : la vasopressine (ou hormone anti-diurétique).

L'aldostérone et la vasopressine provoquent une rétention de sodium (de sel) par les reins. Cette rétention de sel entraîne une rétention d'eau. Le volume sanguin (qu'on nomme "volémie") augmente et la pression artérielle aussi, qui est ainsi rétablie.

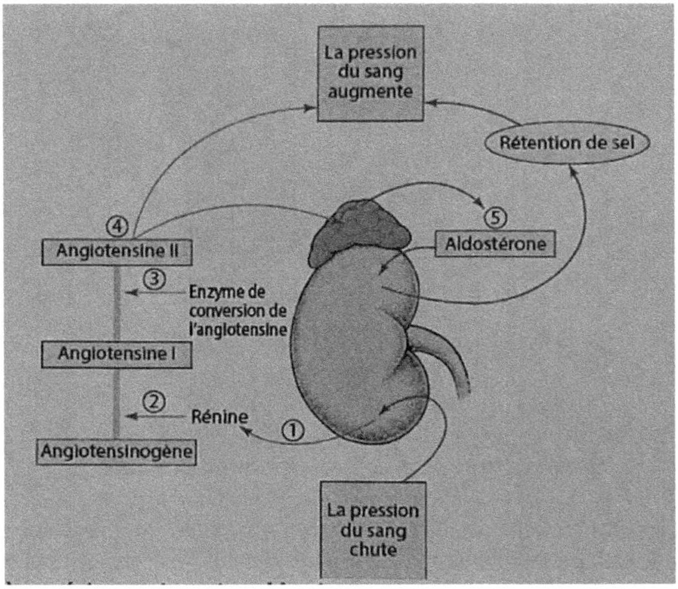

Si l'origine de celle-ci n'est pas identifiée, on peut cependant noter que des facteurs génétiques et environnementaux peuvent favoriser cette affection : l'hérédité (antécédents familiaux d'hypertension) ; l'âge (le risque de développer une hypertension augmente avec l'âge en raison de la rigidité des artères) ; l'obésité ; un mode de vie sédentaire ; le stress ; le tabac ; une consommation de sel ou d'alcool excessive ; le syndrome d'apnées du sommeil ; la prise de certains médicaments…

Comment traiter l'hypertension artérielle ?

Pendant des siècles, ce qu'on appelait la "maladie du pouls dur" était traitée par une saignée ou par l'application de sangsues. Hippocrate et Galien, puis les médecins du Moyen-Âge (et jusqu'à ceux du XVIIIe siècle) préconisaient cette pratique. L'idée était loin d'être dénuée de fondement. En effet, réduire la quantité de sang diminue la "volémie" et fait baisser la pression artérielle, notion qu'on ne connaissait pourtant pas encore. Cependant, si on pourrait trouver une certaine rationalité dans la saignée pour traiter l'hypertension artérielle, le problème était qu'elle était utilisée pour toutes les maladies, au risque de tuer le patient par la spoliation sanguine qui en résultait. Pour Guy Patin (1601-1672), doyen de la faculté de médecine de Paris, il n'y avait « point de remèdes au monde qui fassent tant de miracles ».

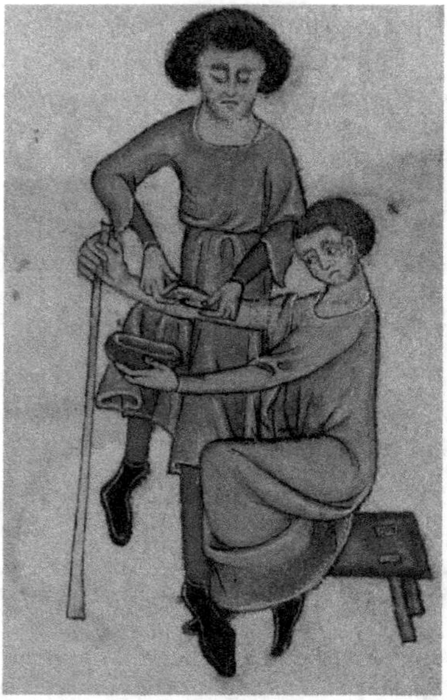

Pratique de la saignée - London Britishes Museum

Les premiers traitements de l'hypertension n'apparurent que dans les années 1950. Si l'on pouvait, exceptionnellement, guérir cette maladie par une néphrectomie ou une surrénalectomie, jusqu'à la fin de la Seconde Guerre mondiale, le corps médical ne disposait alors d'aucun médicament antihypertenseur efficace.

Dans les années 1940-1950, on traite l'hypertension artérielle par une opération chirurgicale, la sympathectomie[1]. Les premiers traitements médicamenteux sont les ganglioplégiques[2], efficaces mais difficiles à manier et entraînant une hypotension orthostatique[3] invalidante. Dans les années 1950, la réserpine (extraite d'une plante *Rauwolfia serpentina*) est largement prescrite, mais peu efficace.

La découverte du premier traitement diurétique constitue un progrès majeur dans le traitement de l'hypertension artérielle. Il s'agit du chlorothiazide, qui fait l'objet d'une publication en 1957, avant d'être commercialisé l'année suivante. Ce diurétique thiazidique agit par l'augmentation de la sécrétion, par les reins, de l'eau et du sodium. Il est efficace et bien toléré. De nombreux autres diurétiques suivront, agissant à différents niveaux du rein, comme le furosémide, découvert en 1963.

La sympathectomie chirurgicale est remplacée par le blocage médicamenteux du système nerveux sympathique : l'alpha-méthyldopa, anti-hypertenseur "central"

---

1 Sympathectomie : résection chirurgicale d'une chaîne sympathique (chaîne dorso-lombaire) dans le but de provoquer une vasodilatation dans la zone dépendant de ce segment nerveux.

2 Ganglioplégiques : ces médicaments agissent en interrompant la conduction nerveuse au niveau des ganglions du système nerveux végétatif. Leur effet pharmacologique principal consiste en une vasodilatation liée au relâchement du tonus sympathique des vaisseaux, ayant pour conséquence une baisse de la pression artérielle. Des malaises graves en position debout (hypotension orthostatique) pouvaient survenir avec ces traitements.

3 Hypotension orthostatique : diminution notable de la pression artérielle en position verticale, pouvant s'accompagner de vertiges et de lipothymie.

inhibant le tonus sympathique, est commercialisé en 1960. Puis ce sont les bêta-bloquants[1], le chef de file étant le propranolol. Cette molécule, découverte en 1960 par le pharmacologue écossais James Whyte Black (1924-2010), révolutionne le traitement des cardiopathies en général et de l'hypertension artérielle en particulier.

Suivront les inhibiteurs calciques[2] puis les inhibiteurs de l'enzyme de conversion de l'angiotensine[3], dont le chef de file est le captopril, découvert en 1977 et commercialisé en 1983.

Tous ces médicaments anti-hypertenseurs ont des modes d'action spécifiques et peuvent être utilisés en associations synergiques, potentialisant l'effet thérapeutique de la molécule prise isolément. L'industrie pharmaceutique a pu mettre à la disposition du corps médical une pléthore de médicaments, dont l'efficacité et les éventuels effets secondaires ont été contrôlés par des essais thérapeutiques de qualité. Surtout, on a pu démontrer que la baisse de la pression artérielle par ces traitements améliore l'espérance de vie et réduit les risques rénaux, cardiaques et cérébro-vasculaires des hypertendus.

La mise en place d'un traitement anti-hypertenseur, et le choix du ou des médicaments sont de la responsabilité du médecin. Par contre, il appartient au patient hypertendu de participer à l'amélioration de ses chiffres tensionnels : il est aujourd'hui démontré que lutter contre la surcharge pondérale, pratiquer une activité physique régulière, modérer ses apports en sel alimentaire… sont aussi des armes réelles et efficaces pour faire baisser la tension. Ces moyens sont, par conséquent, des éléments essentiels pour la prévention de cette affection, l'hypertension artérielle, fléau des civilisations occidentales, qu'on appelle le « tueur silencieux ».

---

[1] Bêta-bloquant : substance pharmacologique qui a pour effet de bloquer les récepteurs adrénergiques β. Elle inhibe le système sympathique (sympatholytique) et donc les actions de l'adrénaline et de la noradrénaline. Elle diminue aussi la sécrétion de rénine. Le premier bêta-bloquant à être découvert et mis sur le marché est le propranolol. James Whyte Black sera récompensé en 1988 par le prix Nobel de Physiologie ou de Médecine pour la découverte de cette molécule.

[2] Inhibiteurs calciques : ces médicaments agissent en bloquant les canaux calciques qui ont un rôle au niveau des fibres musculaires de la paroi des artères. Ils permettent le relâchement de ces fibres musculaires et ainsi dilatent les vaisseaux sanguins : ce sont des vasodilatateurs. Le chef de file de cette nouvelle classe d'anti-hypertenseurs est le vérapamil, découvert en 1964 par Albrecht Fleckenstein (1917-1992), un physiologiste allemand.

[3] Inhibiteurs de l'enzyme de conversion de l'angiotensine : ces médicaments bloquent la conversion de l'angiotensine I en angiotensine II, puissant vasoconstricteur. Cette action aboutit à un relâchement des artères, d'où une vasodilatation.

CHAPITRE 5
Les méthodes de diagnostic clinique

En cardiologie, l'interrogatoire constitue une étape essentielle de l'examen clinique du patient, dans le but d'établir un diagnostic. Un interrogatoire précis et approfondi suffit parfois à déterminer le mal dont souffre le patient. Outre les antécédents personnels et familiaux, il permet de rechercher des troubles fonctionnels, dont les principaux sont les palpitations, les douleurs thoraciques, la dyspnée[1] et les syncopes.

Il est important, pour les palpitations, de déterminer le mode de début et de fin de celles-ci, leur durée, leur horaire (diurne ou nocturne), l'existence d'un éventuel facteur déclenchant (prise d'alcool, d'un excitant…).

En ce qui concerne les douleurs thoraciques, le point essentiel est de savoir reconnaître une douleur d'origine coronarienne. On fera donc préciser au patient le siège de la douleur (mimé avec sa main), ses éventuelles irradiations, son mode de survenue et de sédation[2], sa durée, une possible modification (aggravation ou soulagement) selon la position du patient…

La dyspnée, comme les douleurs thoraciques, n'est pas l'apanage des cardiopathies : elle peut aussi révéler une affection pulmonaire. On s'attachera à apprécier son mode de survenue (effort, repos, position couchée…), la fréquence respiratoire, son éventuel soulagement par une certaine position du patient, s'il existe des signes de gravité (état d'asphyxie, cyanose[3]…) ou des signes d'accompagnement (toux, sifflements respiratoires…).

En cas de malaise, on doit rechercher avant tout des éléments en faveur d'une syncope cardiaque : perte de conscience brutale, sans signe avant-coureur, bien différente d'une simple et bénigne lipothymie[4].

Pendant des siècles, ne disposant d'aucun outil, les médecins et les cardiologues en particulier se servirent de leurs cinq sens pour examiner leurs malades, ce qu'on nomme l'examen clinique ou physique :

- la vue pour évaluer la coloration de la peau (existence d'une cyanose ?), chercher la présence d'œdèmes[5] ;
- le toucher (palpation du pouls, de la région cardiaque, du foie) ;

---

[1] Dyspnée : terme issu du grec *"dus"* signifiant "difficulté" et *"pnein"* signifiant "respirer". Respiration difficile et pénible. Ce symptôme est en général d'origine cardiaque ou pulmonaire.

[2] Sédation : apaisement (d'une douleur).

[3] Cyanose : coloration bleutée des téguments (peau et muqueuses), due à un défaut d'oxygénation de l'hémoglobine du sang capillaire.

[4] Lipothymie : terme issu du grec *"leipein"* signifiant "manquer" et *"thumos"* signifiant "âme". Malaise passager caractérisé par une impression angoissante d'évanouissement imminent avec pâleur, sueurs, vue trouble.

[5] Œdèmes : les œdèmes cardiaques sont typiquement prédominants dans les régions déclives (pieds, chevilles chez un patient debout), bilatéraux, symétriques, blancs, mous, indolores. Ils sont dus à la rétention hydrosaline et sont caractéristiques de l'insuffisance cardiaque droite ou globale.

- l'ouïe (auscultation immédiate, en posant l'oreille directement sur le thorax, percussion thoracique) ;

- l'odorat (odeur de l'haleine, des selles) ;

- et même le goût (celui des urines !).

Cet examen physique s'est surtout imposé au XVIIIe siècle, siècle cartésien qui produira un grand nombre de savants dans toutes les disciplines scientifiques. En médecine, ce siècle des Lumières est remarquable par le développement des sciences fondamentales et l'essor de l'expérimentation. L'évolution se fera vers l'éclosion d'une médecine scientifique et non plus empirique. Grâce à la méthode anatomo-clinique, les médecins cherchent les causes des maladies lors des autopsies. Ils centrent leur intérêt sur l'organe atteint et tentent de définir des signes sémiologiques pour établir un diagnostic du vivant du patient. Cette méthode anatomo-clinique se développe sous l'influence de l'École de Paris[1], au cours de la période postrévolutionnaire et au début du XIXe siècle. Cette École de Santé est à l'origine d'une "médecine clinique", hospitalière, aboutissant à un savoir médical fondamentalement transformé. Ce sera la naissance d'une médecine moderne.

C'est au cours de ce même XVIIIe siècle que sont créés les premiers instruments médicaux qui permettront d'aider les sens du cardiologue.

La mesure du pouls et son histoire

Prendre le pouls, mesurer les pulsations cardiaques, est un geste d'une grande banalité et d'une totale simplicité. Il peut être réalisé par quiconque, qu'il soit médecin ou non, chacun étant capable par lui-même d'évaluer ce paramètre clinique. On nomme "sphygmologie"[2] l'étude du pouls.

---

[1] École de Paris : par décret du 14 frimaire an III (04 décembre 1794) est créée, sous l'égide d'Antoine-François Fourcroy (1755-1809), la nouvelle École de Santé de Paris. En 1795, Jean-Nicolas Corvisart (1755-1821) y obtient la chaire de Clinique Médicale interne, et fonde l'École de Clinique Médicale. Sous l'impulsion de Corvisart, cette École de Paris, qui rayonnera au XIXe siècle, devient rapidement l'une des plus réputées d'Europe. Elle privilégie l'enseignement au lit du malade et met à l'honneur la méthode anatomo-clinique. Corvisart insiste, auprès de ses étudiants, sur l'importance de l'observation et de l'expérience : « Le coup d'œil du médecin l'emporte toujours sur la plus vaste érudition [...] La médecine des symptômes, peu à peu, entrera en régression pour se dissiper devant celle des organes, du foyer, de ses causes, devant la clinique tout entière ordonnée à l'anatomie pathologique [...] Ouvrez les cadavres : vous verrez aussitôt disparaître l'obscurité que la seule observation n'avait pu dissiper... » Cette École de Paris participera à l'évolution vers la médecine contemporaine. Corvisart contribuera à former toute une génération de médecins dont certains deviendront célèbres : François-Xavier Bichat (1771-1802), René Laennec (1781-1826), Guillaume Dupuytren (1777-1835), François Broussais (1772-1838), Jean-Baptiste Bouillaud (1796-1881)…

[2] Sphygmologie : ce terme est issu du grec *"sphugmos"* signifiant "pouls" et *"logos"* signifiant "discours".

Mesure du pouls radial

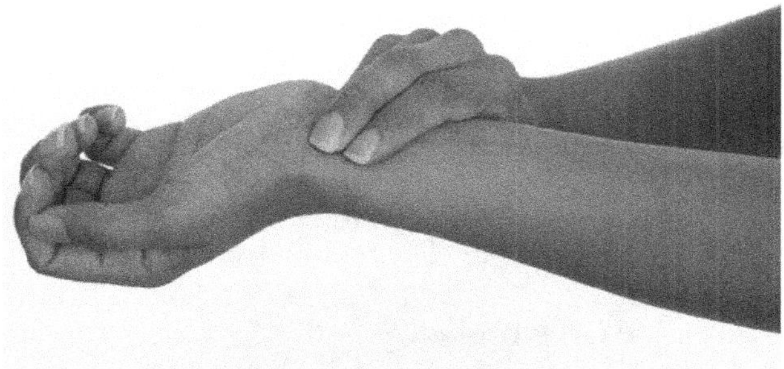

Le pouls est le soulèvement perçu par le doigt qui palpe une artère superficielle. En prenant le pouls, on perçoit le flux sanguin éjecté par le ventricule gauche du cœur. Le plus souvent, le pouls se palpe au niveau de l'artère radiale (en plaçant deux doigts à la base du pouce, entre le tendon du pouce et le bord de l'os du poignet).

On peut palper les artères et donc prendre le pouls à d'autres endroits que l'artère radiale (artères carotides au niveau du cou, artère fémorale au pli de l'aine, artère tibiale postérieure au niveau du pied...)

La mesure du pouls permet d'évaluer le rythme cardiaque, et, à l'aide d'une montre, fournit la fréquence cardiaque, c'est-à-dire le nombre de pulsations cardiaques par minute. La fréquence cardiaque normale est d'environ 70 battements par minute, avec de grandes variations individuelles.

L'étude du pouls depuis l'Antiquité

Selon le *Papyrus Ebers*, les médecins égyptiens palpaient le pouls, car il est le témoin du cœur qui « parle dans les *metou*[1] de tout le corps ». Ils faisaient donc une relation entre le cœur et le pouls, et pouvaient en tirer certains éléments pathologiques et pronostiques.

La médecine chinoise accordait une grande importance à la sphygmologie. L'Empereur Hoamti, très féru de cette discipline, aurait écrit plusieurs traités sur le pouls, vers 2500 avant J.-C. Un des ouvrages qui nous est parvenu est celui de Wang-Chou-Ho (265-289 apr. J.-C.), intitulé le *Mo-King (Traité des pouls)*[2]. Le pouls est étudié au niveau de l'artère radiale, tel que pratiqué aujourd'hui, et fournit des indications sur le diagnostic de la maladie, son pronostic et même son traitement. Selon ce traité, le patient a un pouls normal lorsqu'il bat quatre ou cinq fois entre deux respirations du médecin.

Il semble que la médecine d'Hippocrate ne pratiquait pas l'examen du pouls. Par contre, Hérophile de Chalcédoine (vers 330-vers 260 av. J.-C.) constate que les

[1] *Metou* : ce terme, dans l'Égypte ancienne, désigne les vaisseaux sanguins et tous les conduits en général (artères, veines, mais aussi tendons et nerfs).

[2] *Mo-King (Traité des pouls) :* cet ouvrage a été traduit en 1652 grâce à un missionnaire jésuite, le Père Boym, puis publié en latin en 1682 par Andreas Cleyer, sous le titre de *Specimen medicinae Sinicae (Spécimen de médecine chinoise)*.

mouvements du cœur et le pouls sont synchrones. Il formule l'hypothèse que le cœur est à l'origine des pulsations artérielles. Il rédige un *Manuel du pouls* dans lequel il analyse qualitativement différents types de pouls, selon leur force, leur fréquence, leur rythme. Il utilise vraisemblablement une clepsydre (ou horloge à eau) pour évaluer cette fréquence.

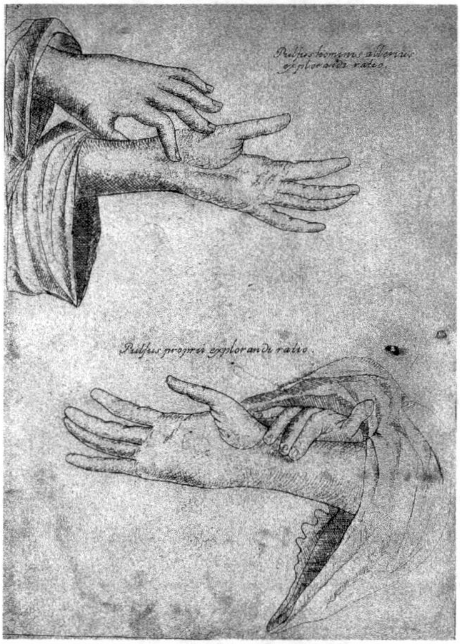

"Prise du pouls" : planche tirée du Mo-King *(Traité des pouls) de Wang Chou-Ho, publié par Andreas Cleyer, sous le titre de* Specimen medicinae Sinicae - *1682*

Rufus d'Éphèse (vers 80-vers 150), médecin grec, utilise l'examen du pouls dans le diagnostic des maladies. Dans son *Traité sur le pouls,* il note que cet élément varie en effet selon l'âge, le sexe et l'état de santé du patient.

C'est surtout Claude Galien (vers 130-201 ap. J.-C.) qui fait du pouls un outil essentiel, que le médecin doit parfaitement maîtriser. Dans son traité *De pulsibus ad tirones (Sur le pouls à l'usage des débutants)*, il détaille les différents facteurs qui influencent le pouls (douleur, peur, grossesse, climat, sommeil, exercice physique…), ainsi que les caractéristiques de celui-ci en cas de maladie. Galien utilise un vocabulaire très riche pour distinguer toutes sortes de pouls : celui-ci peut être *altus, brevis, convulsus, gracilis, languidus, dicrotus, inequalis, mollis, rarus, vehemens,... (grand, court, convulsif, ténu, faible, dicrote, inégal, doux, rare, violent…).* Les médecins actuels seraient bien incapables de qualifier ce paramètre clinique de manière aussi subtile ! Galien impose la mesure du pouls au poignet, et ses préceptes domineront la pratique clinique occidentale pendant seize siècles.

Avicenne (980-1037) s'intéressera également au pouls. Dans son *Canon*, il consacre plusieurs chapitres à cet examen et à ses descriptions. Le pouls reflète l'état général du patient, et indique sa "force vitale". Il précise : « On palpe le pouls au poignet, car à cet endroit les artères sont en ligne droite ». Son ouvrage, traduit en latin par Gérard de Crémone entre 1150 et 1187, aura une grande influence sur la médecine occidentale. Avicenne se targuait de pouvoir prédire le sexe du fœtus grâce à l'examen du pouls d'une femme enceinte.

En 1540, le médecin polonais Joseph Struthius (1510-1568) fait publier un important ouvrage sur le pouls, intitulé *Ars sphygmica seu pulsuum doctrina (L'art de la sphygmologie ou l'enseignement du pouls).* On y trouve la première représentation graphique du pouls, sous la forme de notes de musique. Mais surtout, la sphygmologie selon Galien y est simplifiée et clarifiée, Struthius ne retenant que cinq types de pouls (grand ou petit, rapide ou lent, fréquent ou peu fréquent, fort ou faible, mou ou dur).

Comment mesurer la fréquence cardiaque ?

Le grand astronome allemand Johannes Kepler (1571-1630) estime le premier que la fréquence cardiaque est d'environ un battement par seconde. Au début du XVIIe siècle, le physicien et astronome Galilée (1564-1642) invente un appareil qui inspirera Sanctorius (1561-1636). Ce médecin italien, à l'origine de nombreuses inventions, est le premier à évaluer certains paramètres médicaux en utilisant des mesures quantitatives. Il parvient à adapter l'appareil de Galilée et crée le *"pulsilogium"*[1], destiné à l'étude du pouls.

Toutefois, le progrès décisif viendra de la montre portable. En 1707, le médecin anglais Sir John Floyer (1649-1734), avec l'aide de l'horloger londonien Samuel Watson, invente la *"pulse watch" (montre-pulsomètre).* Cette montre, en fonctionnant pendant exactement une minute, permet de compter les pulsations. Floyer devient ainsi le premier médecin à étudier le pouls dans sa pratique quotidienne.

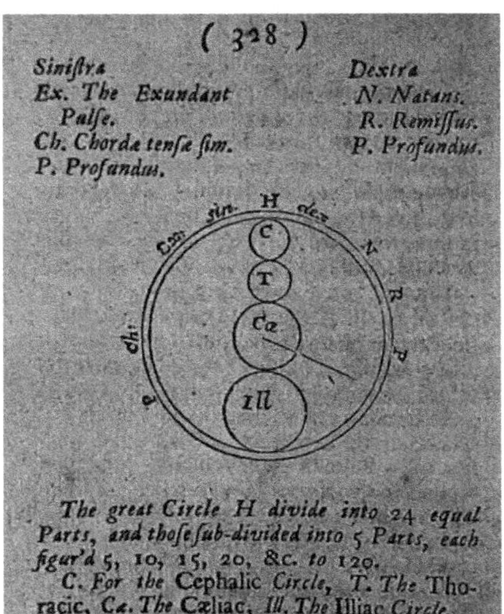

La "pulse watch" (montre-pulsomètre)" de Sir John Floyer - 1707

[1] *Pulsilogium :* sorte de pendule utilisé pour mesurer le pouls. Il était constitué d'une balle de plomb suspendue à une corde. Son oscillation était synchronisée avec le pouls. En faisant varier la longueur de la corde selon le pouls, il était possible de lire la fréquence cardiaque sur une règle graduée.

Les médecins européens feront preuve d'un intérêt renouvelé pour la sphygmologie au cours du XVIIIe siècle. Le pouls est alors souvent représenté grâce à des notations musicales[1].

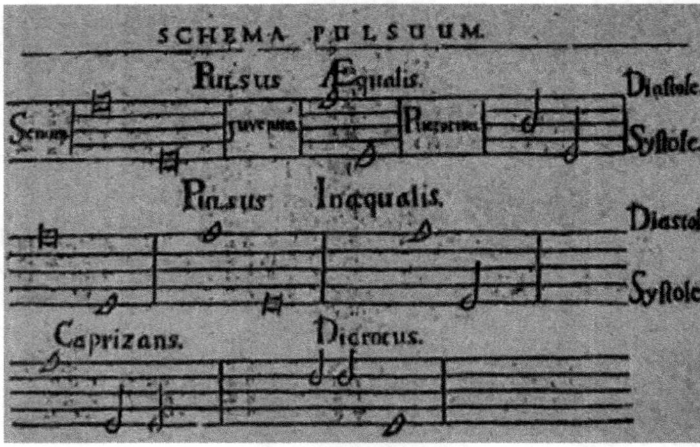

Diagramme de pouls
utilisé par le médecin allemand Michael Bernhard Valentini (1657-1729)

Mais c'est seulement à partir de la deuxième moitié du XIXe siècle que, grâce à l'usage répandu de la montre portable, la pratique de compter les battements cardiaques se propage en Grande-Bretagne puis dans l'Europe tout entière. Les Irlandais William Stokes (1804-1878) et Robert James Graves (1797-1853) participent activement à la diffusion de cette méthode.

La seconde moitié du XIXe siècle voit aussi l'essor des physiologistes qui vont explorer le système cardiovasculaire de toutes les façons possibles. Ils font preuve d'un esprit inventif, créant des appareils servant, en particulier, à enregistrer le pouls.

Parmi ceux-ci, citons le sphygmographe[2] d'Étienne-Jules Marey (1830-1904), présenté à la Société de Biologie en 1860. Il s'inspire des appareils de Karl von Vierordt (1818-1864) et de Carl Friedrich Wilhelm Ludwig (1816-1895), mais sous une version très améliorée. Petit et portatif, il utilise la méthode graphique, si chère à Marey, permettant d'enregistrer sur une bande de papier noirci à la fumée les oscillations du pouls radial transmises par le stylet.

En 1892, le cardiologue écossais Sir James Mackenzie (1853-1925) met lui-même au point un instrument lui permettant d'enregistrer simultanément les pouls artériel et veineux, appareil qu'il améliore en 1906, avec l'aide d'un horloger du Lancashire,

---

[1] En 1747, le médecin François-Nicolas Marquet (1687-1759) publie la *Nouvelle méthode facile et curieuse pour apprendre par les notes de musique à connaître le pouls de l'homme et les différents changements qui lui arrivent.*

[2] Sphygmographe : terme issu du grec terme *"sphugmos"* signifiant pulsation et *"graphein"* signifiant "écrire". Instrument mécanique permettant de mesurer et de représenter graphiquement le pouls.

Sebastien Shaw. Cet instrument, nommé "polygraphe clinique de Mackenzie"[1], est décrit dans son ouvrage publié en 1902 et intitulé *The Study of the Pulse (L'étude du pouls).*

Avec ce nouvel instrument, et surtout suite à la découverte de l'électrocardiographie au tout début du XXe siècle, l'étude du pouls disparaît de la pratique quotidienne et l'examen clinique n'attache plus guère d'importance à ce paramètre.

La découverte de la percussion thoracique

La percussion thoracique est une technique d'examen qui analyse le son produit par la percussion du thorax du patient. En cardiologie, cette pratique n'apporte que peu d'éléments sur l'examen du cœur, alors qu'elle est encore utile en pneumologie.

Cette technique a été inventée en 1754 par le médecin autrichien Josef Leopold Auenbrugger (1722-1809). Doté d'une excellente oreille musicale, il étudie les changements de tonalité dans certaines affections des poumons ou du cœur, par rapport à un état normal, lors de la percussion de ces organes. Il met au point cette technique nouvelle, et confronte ses observations aux constatations effectuées lors des autopsies. La légende rapporte que cette idée lui serait venue après avoir observé son père, brasseur, frappant ses tonneaux d'un maillet pour juger de leur contenu. Il constate que la percussion[2] d'un thorax normal donne un son « tel qu'il a coutume d'être sur les tambours, quand ils sont couverts d'un drap, ou d'un autre tissu, fait de laine grossière. » En 1761, Auenbrugger fait publier en latin son ouvrage décrivant la technique de la percussion : *Inventum novum ex percussione thoracis humani ut signo abstrusos interni pectoris morbos detegendi (Nouvelle invention pour détecter les signes des maladies cachées de la poitrine par la percussion du thorax chez l'homme).* Parmi les observations rapportées dans son ouvrage, Auenbrugger décrit deux cas de pathologies cardiaques diagnostiquées par sa méthode : un épanchement péricardique et une dilatation importante du cœur, révélés par une matité notée à la percussion. Sa publication ne suscitera cependant que peu d'attention. Une première traduction en français en 1770, par Michel de Rozière de la Chassagne, ne lui apportera pas davantage de notoriété.

Jean-Nicolas Corvisart (1755-1821) découvre ce livre à la fin des années 1780. C'est grâce à lui que la technique de la percussion thoracique connaît enfin la notoriété. En 1808, il traduit en français le traité d'Auenbrugger et le publie avec ses propres commentaires, sous le titre *Nouvelle méthode pour reconnaître les maladies internes*

---

[1] Polygraphe clinique de Mackenzie : instrument servant autrefois à enregistrer simultanément les tracés des pouls vasculaires (radial, veineux et artériel), grâce à un stylet inscrivant les courbes sur un tambour rotatif de papier fumé, puis, après amélioration de l'appareil, utilisant de l'encre. Cet appareil est l'ancêtre du détecteur de mensonge.

[2] La percussion immédiate consiste à frapper directement avec l'extrémité des doigts recourbés la zone que l'on veut explorer. La percussion médiate se pratique en interposant un doigt de l'autre main entre la surface cutanée de la zone à examiner et le doigt qui percute. Cette technique fournit des renseignements sur l'état des parties sous-jacentes. Les sons sont déterminés selon trois critères : l'intensité, la tonalité et le timbre. Lorsque l'organe est plein (en cas d'épanchement liquidien par exemple), on distingue essentiellement des sons mats (intensité faible, timbre assourdi), tandis que lorsqu'il est creux (collections gazeuses) la percussion thoracique donne des sons tympaniques (à timbre plus aigu).

de la poitrine par la percussion de cette cavité. Il est aujourd'hui établi que la technique inventée par Auenbrugger[1] était enseignée et pratiquée en Europe, avant même la traduction de Corvisart. Ce dernier a cependant le mérite d'avoir popularisé et généralisé cette pratique.

Une tentative d'amélioration de la technique de la percussion sera proposée par Pierre-Adolphe Piorry (1794-1879). Peu après l'invention du stéthoscope par Laennec en 1816, ce médecin français cherche lui aussi à obtenir la gloire en créant un instrument d'aide au diagnostic médical. En 1826, il invente la percussion "médiate" au moyen d'un "plessimètre". Il s'agit d'une plaque d'ivoire interposée entre la peau et le doigt percutant, censée améliorer les sons. Après des années à défendre sa méthode de percussion, il finira par reconnaître la valeur bien supérieure de l'auscultation, et l'intérêt d'associer ces deux techniques.

Par la suite, le médecin austro-hongrois Joseph Skoda (1805-1881) affinera et simplifiera la nomenclature proposée par l'École de médecine de Paris. Il critique en effet les descriptions très imagées des médecins français. Il leur substitue une classification selon quatre catégories en fonction de la présence d'air ou de liquide (plein/vide, sonore/mat, tympanique/non tympanique, haut/profond). Son livre, publié en 1839, *Abhandlung über Perkussion und Auskultation (Traité sur la percussion et l'auscultation)* rencontrera un énorme succès.

Aujourd'hui, la percussion thoracique n'a plus grand intérêt en cardiologie, du fait de son imprécision. Cette technique a été largement supplantée par l'auscultation, puis par les examens complémentaires, tels que la radiologie ou l'échographie cardiaque.

L'histoire de l'auscultation cardiaque

L'auscultation[2] complète et couronne tout examen clinique, après l'inspection, la palpation, et la percussion, qui suivent le temps de l'interrogatoire du patient.

Cette méthode d'examen faisait probablement partie de la pratique médicale des Égyptiens, comme le suggère le papyrus *Ebers* : « ...l'oreille entend ce qui est au-dessous... ». Les bruits internes du corps humain vont intéresser aussi Hippocrate[3] (460-377 av. J.-C.), Aulus Cornelius Celsus[4] (francisé en Celse) (25 av. J.-C.- 50 ap. J.-C.), Ambroise Paré (1510-1590) et Giovanni Battista Morgagni (1682-1771). Ils utilisent alors l'auscultation immédiate, l'oreille directement appliquée sur le thorax du patient, mais aucun d'eux ne peut en tirer des enseignements pour aider au diagnostic des maladies.

Le grand scientifique anglais du XVIIe siècle, Robert Hooke (1635-1703), imagine qu'un jour on pourra écouter la machinerie du corps humain. En 1705, en visionnaire, il

---

[1] Le 12 novembre 1783, Auenbrugger est anobli pour ses contributions à la médecine par l'empereur Joseph II. Son nom complet devient alors Joseph Leopold Auenbrugger, Edler von Auenbrugg.

[2] Auscultation : terme issu du latin *"auscultare"* signifiant "écouter". Mode d'exploration clinique qui consiste à écouter les bruits provenant de l'intérieur de l'organisme, soit en appliquant directement l'oreille sur la partie à explorer (auscultation immédiate), soit en interposant un stéthoscope entre l'oreille et le malade (auscultation médiate).

[3] Hippocrate : il conseillait à ses élèves de se servir de leur ouïe, en collant directement leur oreille sur le thorax du malade.

[4] Aulus Cornelius Celsus : dans son ouvrage *De Arte medica (De l'art de la médecine)*, il recommande « d'ausculter le thorax pour y entendre le bruissement ou sifflement... »

déclare : « Peut-être pourrions-nous aussi découvrir les mouvements et les actions internes du corps grâce aux sons qu'ils émettent, comme on peut entendre, dans une horloge, le cognement du contrepoids, le tour des rouages, les coups du marteau, le grincement des dents et beaucoup d'autres bruits encore. Sait-on jamais ! » Il confirme qu'il a déjà pu « entendre distinctement les battements d'un cœur humain et les mouvements de l'air dans les intestins et les petits vaisseaux », mais il est nécessaire que « leur mouvement puisse être amplifié », pour que ces sons deviennent perceptibles.

La découverte du stéthoscope

C'est en septembre 1816 que René Laennec[1] (1781-1826) invente le "stéthoscope" (du grec *stêthos* "poitrine", et *skopein* "observer"), bouleversant ainsi l'examen clinique et faisant faire un bond prodigieux à la médecine.

L'idée de cette invention lui était venue devant le spectacle d'enfants qui jouaient à s'écouter à distance dans la cour du Louvre, de part et d'autre d'une longue poutre. L'un d'eux grattait l'extrémité de la poutre avec une épingle, tandis qu'un autre en recueillait le son, l'oreille collée à l'autre extrémité.

Alors qu'il consulte une jeune femme dont l'embonpoint gêne la percussion, Laennec se souvient de cette scène et du phénomène acoustique utilisé alors par les enfants. Il ne peut en effet poser directement son oreille sur la poitrine de sa patiente, par respect pour sa pudeur. Il s'empare alors d'un cahier de papier et en forme un rouleau serré. Posant l'extrémité de ce rouleau sur la poitrine de la patiente, et appliquant l'oreille à l'autre bout, il est surpris d'entendre les battements cardiaques d'une façon nette et distincte.

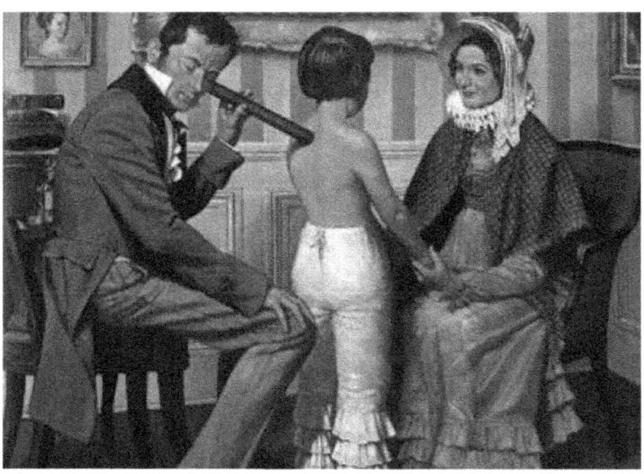

Laennec et le stéthoscope - Peinture de Robert A. Thorn - vers 1960 - Collection of Michigan Medicine, University of Michigan

[1] René-Théophile-Hyacinthe Laennec : d'origine bretonne, le jeune Laennec commence des études de médecine à Nantes et les poursuit à Paris, en 1800. C'est un élève assidu de Jean-Nicolas Corvisart (1755-1821). Il a pour collègue et ami Gaspard Laurent Bayle (1774-1816). Il suit aussi les cours de Guillaume Dupuytren (1777-1835) et de Marie François Xavier Bichat (1771-1802), et obtient son doctorat en 1804. En 1816, l'année de l'invention du stéthoscope, Laennec est nommé Chef de Service à l'Hôpital Necker. Il pratique la méthode de percussion, selon les préceptes de son maître Corvisart. Il utilise également "l'auscultation immédiate", posant directement son oreille sur le thorax des patients.

Le principe du stéthoscope était né. Très vite, Laennec améliore l'instrument : initialement un simple rouleau de papier, le stéthoscope est ensuite fabriqué en bois de cèdre ou d'ébène. Le premier modèle est un cylindre mesurant environ 25 cm de long et 3 cm de diamètre. Il est rapidement perfectionné, sous la forme de cylindres démontables, creusés d'un canal central, présentant une extrémité inférieure évasée en forme d'entonnoir.

La découverte du stéthoscope par Laennec (relatée dans l'introduction de son ouvrage* De l'auscultation médiate*)

« Je fus consulté en 1816, pour une jeune personne qui présentait des symptômes généraux de maladie du cœur, chez laquelle l'application de la main et la percussion donnaient peu de résultat à raison de son embonpoint. L'âge et le sexe de la malade m'interdisant l'espèce d'examen dont je viens de parler (l'auscultation immédiate)*, je vins à me rappeler un phénomène d'acoustique fort connu : si l'on applique l'oreille à l'extrémité d'une poutre, on entend très distinctement un coup d'épingle donné à l'autre bout. J'imaginai que l'on pouvait peut-être tirer parti, dans le cas dont il s'agissait, de cette propriété des corps.*

Je pris un cahier de papier, j'en formai un rouleau fortement serré dont j'appliquai une extrémité sur la région précordiale, et posant l'oreille à l'autre bout, je fus aussi surpris que satisfait d'entendre les battements du cœur d'une manière beaucoup plus nette et plus distincte que je ne l'avais jamais fait par l'application immédiate de l'oreille.

Je présumais dès lors que ce moyen pouvait devenir une méthode utile et applicable non seulement à l'étude des battements du cœur, mais encore à celle de tous les mouvements qui peuvent produire des bruits dans les cavités de la poitrine, et, par conséquent, à l'exploration de la respiration, de la voix, du râle et peut-être même de la fluctuation d'un liquide épanché dans les plèvres ou le péricarde. Dans cette conviction, je commençai sur le champ à l'hôpital Necker une suite d'observations que je n'ai pas interrompues depuis. J'ai obtenu pour résultats des signes nouveaux, sûrs, saillants, pour la plupart faciles à saisir et propres à rendre le diagnostic de presque toutes les maladies des poumons, des plèvres et du cœur, plus certain et plus circonstancié peut-être que les diagnostics chirurgicaux établis à l'aide de la sonde ou de l'introduction du doigt. »

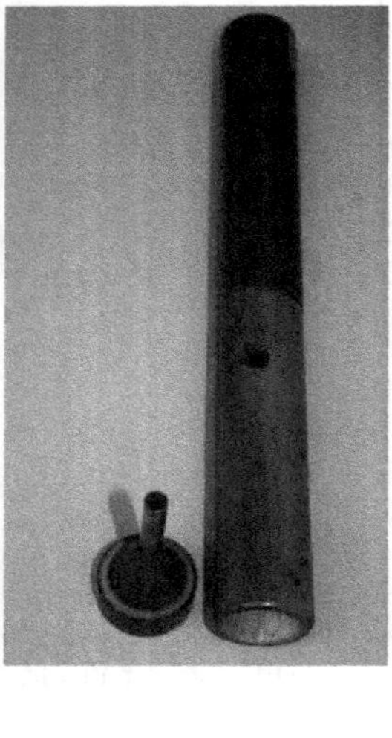

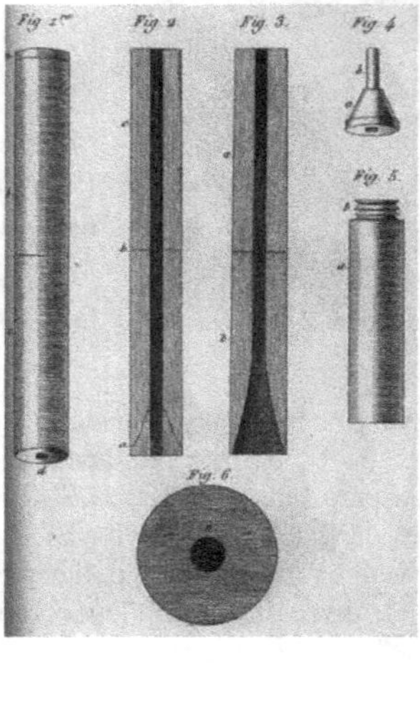

Stéthoscope en bois, de Laennec (Académie de médecine) - Schémas du stéthoscope (planche 1, tome 1 de De l'auscultation médiate *- René Laennec - 1819)*

Laennec est ainsi l'initiateur de l'auscultation "médiate". Cette technique a le double intérêt de préserver la pudeur des patientes (en gardant une certaine distance de leur poitrine) et d'intensifier les sons issus du thorax. Cet amplificateur acoustique sera nommé par Laennec lui-même le "cylindre", puis le "pectoriloque", enfin le "stéthoscope". L'auscultation représente donc une nouvelle démarche diagnostique. Elle permet d'analyser les bruits corporels internes, en particulier pour les maladies respiratoires et cardiaques.

Pendant les deux années suivantes, à partir de l'auscultation de 3000 patients, Laennec s'emploie à décrire une riche séméiologie pulmonaire, lui permettant de diagnostiquer, du vivant du patient, pleurésies, pneumonies, emphysème, pneumothorax... Ses études sur le cœur sont moins fouillées. Cependant, il identifie les souffles (qu'il nomme "bruits de soufflet"[1]) et décrit avec soin les bruits du cœur sans toutefois les attribuer correctement aux fermetures des valves. Appliquant avec rigueur la méthode anatomo-clinique, il compare ses observations aux pathologies découvertes lors des autopsies. Il présente le résultat de ses travaux le 29 juin 1818, à l'Académie Royale des Sciences[2].

L'année suivante, est publié l'ouvrage qui apportera la gloire à Laennec : *De l'auscultation médiate, ou Traité du diagnostic des maladies des poumons et du cœur, fondé principalement sur ce nouveau moyen d'exploration.* Dans le même temps, son dernier modèle de stéthoscope est disponible à la vente.

L'accueil de cette technique d'examen révolutionnaire est mitigé. Certains détracteurs, dans le milieu médical, raillent et critiquent Laennec et son invention. François Broussais (1772-1838), grand ponte de la Faculté, n'est pas le dernier à l'attaquer perfidement : « Ce petit Laennec tranche du devin en racontant des tas d'histoires avec son cylindre », et le traite de « cadavérique investigateur ». Inversement, François-René de Chateaubriand, patient de Laennec, fait son éloge : « Au moyen d'un tube appliqué aux parties extérieures du corps, notre savant compatriote breton, le docteur Laennec, est parvenu à reconnaître par la nature du bruit de la respiration, la nature des affections du cœur et de la poitrine. Cette belle et grande découverte fera époque dans l'histoire de l'art ».

À l'Hôpital Necker puis à La Charité, Laennec enseigne sa technique à de nombreux élèves. La traduction de son ouvrage en anglais, en 1821, par Sir John Forbes (1781-1861), permet une diffusion rapide de cette nouvelle méthode d'examen en Grande-Bretagne. L'utilisation du stéthoscope s'étend ensuite à toute l'Europe, avant d'atteindre les États-Unis en 1823. Laennec acquiert alors une réputation internationale et est élu membre de l'Académie de Médecine en 1823. Une seconde édition de son ouvrage paraît en 1826, l'année de sa mort. Il s'éteint à l'âge de 45 ans, vaincu par la

---

[1] Laennec est un bon musicien. Il joue, entre autres instruments, de la flûte. Son oreille musicale l'aide à retranscrire sur des partitions les sons perçus à l'auscultation : « J'étudiais le chant : il roulait sur trois notes formant à peu près l'intervalle d'une tierce majeure ; la note la plus aigüe était fausse et un peu trop basse, mais pas assez pour pouvoir être marquée d'un bémol. Sous le rapport de la valeur ou durée, ces notes étaient assez égales entre elles [...] ».

[2] Sa présentation s'intitule : *"Mémoire sur l'auscultation à l'aide de divers instruments d'acoustique, employés comme moyen d'exploration dans les maladies des viscères thoraciques, et particulièrement dans la phtisie pulmonaire."*

tuberculose pulmonaire, le mal du siècle. Il laisse en héritage à son neveu son stéthoscope, instrument qui deviendra le symbole de la profession médicale.

Le stéthoscope après Laennec

L'histoire du stéthoscope et de l'auscultation cardiaque ne s'arrête pas là, bien sûr. Cet instrument va évoluer, se transformer, s'améliorer au cours des deux siècles suivants.

Son usage, d'abord hospitalier, s'étend rapidement à la pratique de ville. Des centaines d'exemplaires du livre de Laennec sont vendus dans toute l'Europe, accompagnés du fameux stéthoscope. Son usage se répand aussi dans les hôpitaux militaires anglais, sous l'influence du chirurgien militaire écossais Sir James McGrigor (1771-1858). Très vite, de nombreux médecins vont expérimenter et proposer diverses formes, divers matériaux pour créer l'outil le plus performant.

L'utilisation de cet instrument si novateur s'étend à l'écoute des bruits du cœur du fœtus, par François-Isaac Mayor (1779-1854) en 1818, puis Jacques-Alexandre Le Jumeau de Kergaradec (1787-1877) en 1822.

Les premiers progrès significatifs concernant la conception du stéthoscope datent de 1828. Pierre-Adolphe Piorry (1794-1879), qui le juge trop encombrant, réduit sa taille en l'affinant et en l'allégeant. Son instrument se limite à un tube en bois en forme de trompette avec un écouteur en ivoire.

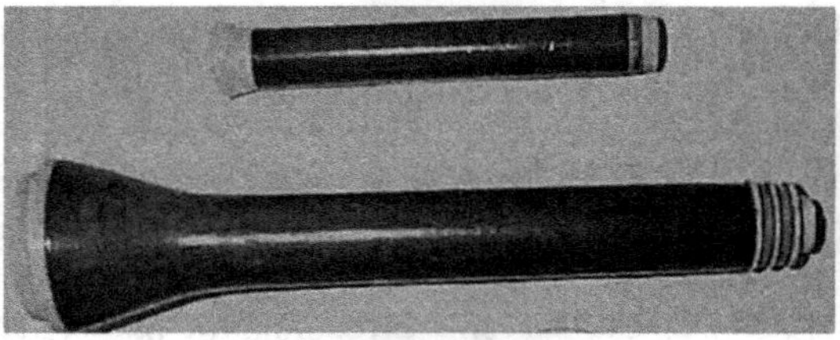

Stéthoscope de Piorry

Peu après, plusieurs médecins tentent de le rendre flexible, sous forme de pièces de bois articulées. Déjà en 1835, Piorry met au point un stéthoscope flexible. Mais il faudra attendre 1849 pour obtenir un caoutchouc satisfaisant, grâce à l'invention de la vulcanisation par Charles Goodyear.

Puis naît l'idée d'un stéthoscope bi-auriculaire. L'auscultation utilisant les deux oreilles a l'intérêt d'éliminer les bruits environnants pour se concentrer sur les seuls bruits internes du patient. Le premier à imaginer ce type d'instrument est Nicolas Commins. Son modèle schématisé est constitué de deux tubes rigides articulés par des rotules et date de 1826.

En 1851, Nathan B. Marsh (1817-1862), médecin à Cincinnati (Ohio) met au point un appareil bi-auriculaire à tube souple en caoutchouc. Ce modèle est breveté puis présenté à la Grande Exposition de Londres. Mais, du fait de sa fragilité, il sera abandonné.

L'année suivante, George Philip Cammann (1804-1863), de New York, invente le premier stéthoscope bi-auriculaire réellement utilisable. Sa publication date de 1855, sous le titre *"Self-adjusting stethoscope of Dr Cammann" ("Stéthoscope auto-ajustable du Dr Cammann").* Pour son invention, il s'est inspiré de l'appareil de Marsh. Son tube est également souple, les deux branches métalliques du stéthoscope sont reliées grâce à une bande élastique (permettant son ajustement automatique aux oreilles), sa cloche est en ébène et ses embouts auriculaires en ivoire. Cammann ne dépose pas de brevet, souhaitant que son modèle soit librement accessible à tous les médecins.

Austin Flint (1812-1886), bénéficiant d'un immense prestige dans la communauté médicale américaine, est d'abord réticent face à ce nouvel instrument. Il sera ensuite un acteur majeur de la popularisation du stéthoscope bi-auriculaire de Cammann aux États-Unis, tandis qu'en Europe on utilisera encore le stéthoscope mono-auriculaire jusqu'à la Seconde Guerre mondiale.

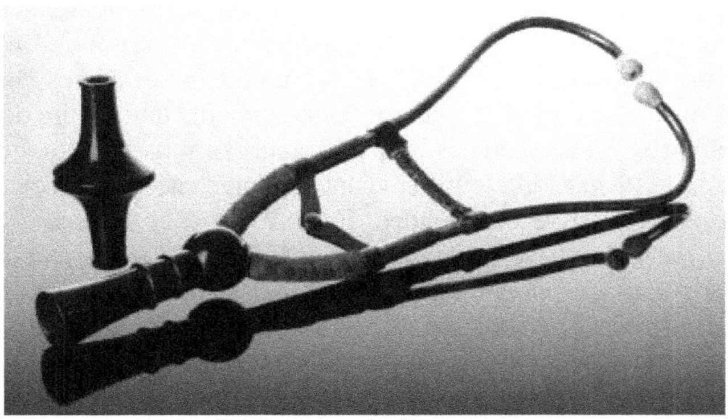

Stéthoscope de Cammann

De nombreuses améliorations verront ensuite le jour : pavillon en cloche, forme adaptée à l'enfant, stéthoscope multiple pour la formation des étudiants, ajout d'un amplificateur... En 1901, est inventé le diaphragme vibrant placé sur le pavillon du stéthoscope. Cette innovation est due à l'ingénieur de Boston Robert C.M. Bowles. Toutefois, le modèle de Cammann, peu modifié, sera utilisé pendant environ un siècle.

Le stéthoscope utilisé de nos jours date de 1961. David Littmann (1906-1981), cardiologue et professeur à la *Harvard Medical School*, fait breveter un nouvel appareil. Il le présente dans son article *"An approach to the ideal stethoscope" ("Une approche du stéthoscope idéal").* Cet appareil est léger, flexible, au double pavillon réversible, et révolutionnaire grâce à ses performances acoustiques nettement améliorées. Littmann crée la société *Cardiosonics* qui sera reprise par la société *3M* en 1967. Des millions de stéthoscopes de ce type seront vendus dans le monde entier.

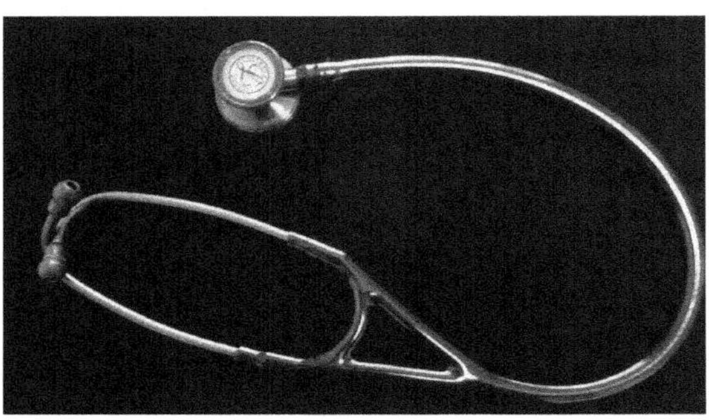

Un stéthoscope Littmann

Ces dernières décennies ont apporté encore quelques améliorations : un modèle de stéthoscope électronique a été développé. Il a l'intérêt de filtrer les sons parasites et d'amplifier les signaux acoustiques.

Une nouvelle sémiologie, celle de l'auscultation cardiaque

Parallèlement aux progrès techniques réalisés sur l'instrument du stéthoscope, la sémiologie fournie par l'auscultation s'enrichit rapidement grâce à des médecins novateurs et précurseurs. Ceux-ci s'emparent avec ferveur de ce nouveau et révolutionnaire moyen d'examiner les malades.

D'immenses avancées vont ainsi marquer le XIXe siècle, concernant la sémiologie de l'auscultation cardiaque. Ces découvertes proviendront essentiellement de médecins français, anglais et américains, dont un grand nombre ont suivi l'enseignement de Laennec, tels que Thomas Hodgkin (1798-1866), ou Charles James Blasius Williams (1805-1889). Ces figures illustres de la médecine, ardents défenseurs de l'auscultation, contribueront à la compréhension des bruits du cœur normal et pathologique.

William Stokes (1804-1878), jeune étudiant à l'Université de médecine d'Édimbourg, est un admirateur de l'œuvre de Laennec. En 1825, âgé de 21 ans, il fait publier *An Introduction to the Use of the Stethoscope, with its application to the Diagnosis of Thoracic Viscera (Une introduction à l'utilisation du stéthoscope, avec son application au diagnostic des viscères thoraciques).* C'est le premier traité en langue anglaise sur le stéthoscope.

Deux médecins sont à l'origine de l'explication des bruits normaux du cœur. L'écossais James Hope (1801-1841), après sa formation parisienne à La Charité, publie en 1831 son ouvrage *Diseases of the heart and great vessels (Maladies du cœur et des gros vaisseaux)*. Suite à des expérimentations animales, il détermine que le deuxième bruit cardiaque correspond à la fermeture des valves sigmoïdes (aortiques et pulmonaires). Il décrit aussi de façon remarquable les anomalies auscultatoires que l'on rencontre dans l'insuffisance et la sténose mitrales. Le français Joseph Rouanet (1797-1865) précise en 1832 que le premier bruit du cœur survient lors de la fermeture des valves atrio-ventriculaires (mitrales et tricuspides). Il s'oppose à l'opinion largement respectée du physiologiste François Magendie (1783-1855) qui soutenait que les bruits du cœur sont produits par les mouvements de cet organe contre la paroi thoracique.

Dominic Corrigan (1802-1880), de Dublin, jouera un rôle décisif à la compréhension des signes stéthascoustiques des valvulopathies et particulièrement de l'insuffisance aortique. Dans son article majeur, publié en 1832 et intitulé *"On Permanent Patency of the Mouth of the Aorta or Inadequacy of the Aortic Valves" ("De l'ouverture permanente de l'orifice aortique ou insuffisance des valves aortiques"),* Corrigan analyse cliniquement, de façon précise et claire, onze cas d'insuffisance aortique[1]. Dans ce

---

[1] Bien que l'insuffisance aortique ait déjà été antérieurement plusieurs fois décrite, en particulier par le médecin et anatomiste français Raymond Vieussens, c'est Dominic Corrigan qui recevra d'Armand Trousseau la priorité historique de la reconnaissance clinique de cette valvulopathie, lui conférant alors le nom de "maladie de Corrigan", malgré la contestation de son collègue londonien James Hope qui en revendiquait aussi la paternité.

même article, Corrigan décrit ce pouls si particulier observé dans l'insuffisance aortique, qui sera nommé "pouls de Corrigan"[1].

Les souffles cardiaques

Les souffles cardiaques sont des bruits du cœur anormaux, qui s'ajoutent aux bruits du cœur physiologiques (B1 et B2). Ils sont produits par des turbulences du flux sanguin au travers d'une valve ou d'une cloison intra-cardiaque. L'auscultation permet leur analyse fine, aidant au diagnostic de nombreuses cardiopathies.

- *On détermine leur chronologie par rapport aux bruits normaux du cœur.*

- Souffles systoliques : entre B1 (1er bruit du cœur) et B2 (2e bruit du cœur) (survenant pendant la systole). Les souffles systoliques d'éjection sont provoqués par l'expulsion du sang dans le sens normal du courant sanguin à travers un orifice trop étroit. Les souffles systoliques de régurgitation sont provoqués par l'expulsion du sang dans une direction différente du sens normal du courant sanguin. (exemples : souffle d'éjection de sténose aortique ; souffle de régurgitation d'insuffisance mitrale)

- Souffles diastoliques : entre B2 et B1 (survenant pendant la diastole) - (exemple : souffle de régurgitation d'insuffisance aortique)

- Souffles systolo-diastoliques : perçus en continu - (exemple : souffle du canal artériel persistant)

- *On détermine leur siège, en fonction de l'endroit où est posé le stéthoscope et où l'intensité est la plus forte. On parle de "foyer". Les quatre principaux foyers d'auscultation sont :*

- le foyer mitral : à la pointe du cœur

- le foyer tricuspide : au niveau de l'appendice xyphoïde (extrémité inférieure du sternum)

- le foyer aortique : au niveau du 2e espace intercostal, à droite du sternum

- le foyer pulmonaire : au niveau du 2e espace intercostal, à gauche du sternum

- *On évalue leur intensité, sur une échelle de 1 à 6 (de très faible à très intense)*
- *On décrit leur timbre : râpeux, musical...*
- *On évalue les bruits du cœur qui peuvent être diminués, ou abolis, ou augmentés, ou dédoublés.*
- *On cherche des irradiations. (exemple : le souffle systolique d'insuffisance mitrale irradie classiquement vers l'aisselle gauche)*
- *On distingue les souffles organiques, liés à une lésion anatomique, des souffles "anorganiques" ou "fonctionnels", sans anomalie cardiaque (fréquents et bénins chez l'enfant).*

Parmi les bruits du cœur pathologiques, la découverte du bruit de "galop"[2] est attribuée à Jean-Baptiste Bouillaud (1796-1881). Il décrit cette anomalie auscultatoire en 1841.

---

[1] Pouls de Corrigan : signe caractérisant une grande insuffisance aortique. Il s'agit d'un pouls ample, bondissant, suivi d'une dépression marquée, et témoignant d'une hyperpulsatilité artérielle visible au niveau des carotides. Ce pouls abrupt et ample ressemble au relâchement brutal d'un ressort qui aurait été préalablement compressé. Ce signe séméiologique avait en fait déjà été mis en évidence en 1715 par Raymond Vieussens.

Au milieu du XIXe siècle, le médecin et physiologiste Étienne-Jules Marey (1830-1904) se passionne pour la physiologie cardiovasculaire. C'est un bricoleur de génie qui invente et conçoit toutes sortes d'appareils enregistreurs, dont les données sont visibles et préservées grâce à la "méthode graphique"[1]. En 1859, il rencontre Jean-Baptiste-Auguste Chauveau (1827-1917), un vétérinaire qui avait étudié les mouvements et les bruits du cœur des chevaux. C'est le début d'une collaboration qui donnera lieu à de remarquables publications scientifiques, et d'une profonde amitié qui ne faiblira jamais. Grâce à des sondes intracardiaques introduites sur un cheval, Marey et Chauveau décryptent et enregistrent toutes les phases du mouvement cardiaque et obtiennent des courbes de pression dans les oreillettes, les ventricules, l'aorte et l'artère fémorale : il s'agit du premier cathétérisme cardiaque[2]. Sont alors décrites la chronologie des mouvements valvulaires, la contraction synchrone des deux ventricules[3]. Ils établissent que la pulsation cardiaque correspond à la contraction ventriculaire, et démontrent qu'un souffle apparaît lorsqu'un fluide circulant dans un conduit élastique franchit une zone rétrécie pour arriver dans une zone plus large.

L'américain Austin Flint (1812-1886), malgré ses réticences initiales vis-à-vis de cette nouvelle technique d'examen, devient un fervent défenseur de l'auscultation cardiaque, au point qu'il sera surnommé "le Laennec américain". En 1859, il écrit et publie le premier ouvrage américain traitant des maladies cardiaques. Cet ouvrage s'attache à décrire de façon détaillée les souffles cardiaques et les anomalies auscultatoires, et s'intitule *A Practical Treatise on the Diagnosis, Pathology, and Treatment of Diseases of the Heart (Un traité pratique sur le diagnostic, l'anatomo-pathologie et le traitement des maladies du cœur).* C'est en 1862 que Flint décrit, dans son livre *On Cardiac Murmurs (À propos des souffles cardiaques),* le signe auscultatoire qui sera nommé "roulement de Flint"[4].

Paul-Louis Duroziez (1826-1897), élève de Bouillaud, s'est rendu célèbre par sa description des caractéristiques auscultatoires du rétrécissement mitral, que l'on

---

[2] Galop : troisième bruit du cœur pathologique (nommé "B3" ou "B4"), sourd, perçu au cours de la diastole, en faveur d'une insuffisance ventriculaire gauche. Pierre-Carle Potain (1825-1901), élève de Bouillaud, en fera une description remarquable en 1876.

[1] Méthode graphique : cette méthode permet un langage scientifique universel en visualisant et en conservant la trace du phénomène étudié, pour une analyse qualitative et quantitative ultérieure. L'intérêt passionné de Marey pour la méthode graphique est lié à son désir ardent de faire de la physiologie une science exacte.

[2] Cathétérisme cardiaque : méthode d'exploration invasive (nécessitant un passage à travers le revêtement cutané) qui consiste à introduire un cathéter (une sonde) dans une artère ou une veine périphérique en direction des cavités cardiaques ou des artères pulmonaires ou coronaires. Cette technique permet en particulier de mesurer les pressions dans les cavités cardiaques, le débit cardiaque, d'injecter un produit de contraste…

[3] Ces expériences donneront lieu à des publications, entre 1861 et 1864. L'une d'elles, intitulée *"Appareils et expériences cardiographiques"* paraîtra en 1863 dans les *"Mémoires de l'Académie impériale de Médecine".*

[4] Roulement de Flint : ce signe auscultatoire est un souffle perçu à la pointe du cœur, en fin de diastole, accompagnant les insuffisances aortiques importantes. Il est dû au rétrécissement mitral fonctionnel lié au jet de régurgitation aortique sur la valve mitrale.

nommera "triade de Duroziez"[1]. Elle figure dans sa publication de 1862, intitulée *"Essai sur les maladies du cœur. Du rythme pathognomonique[2] du rétrécissement mitral"*.

La seconde moitié du XIXe siècle verra les dernières descriptions sémiologiques de l'auscultation cardiaque. Le cardiologue français Louis Gallavardin (1875-1957) s'intéresse aux souffles anorganiques qu'il étudie en détail. Ces souffles anorganiques ont pris le nom de "souffles de Still" suite à leur découverte en 1909 par le pédiatre anglais George Frederic Still (1868-1941). En 1888, l'écossais Graham Steel (1851-1942) décrit et rapporte à la *Manchester Medical Society*, le souffle d'insuffisance pulmonaire qui sera nommé par William Osler, en 1898, "souffle de Graham Steel".

L'anomalie auscultatoire, nommée "click"[3] ou claquement valvulaire, a été étudiée en 1913 par Gallavardin qui l'attribue, par erreur, à des adhérences pleuro-péricardiques. En 1925, c'est encore Gallavardin qui décrit, avec le Docteur Ravault, une particularité auscultatoire, chez les patients ayant un rétrécissement aortique, sous la forme d'un souffle pouvant irradier vers la région mitrale, lequel prendra le nom de "signe de Gallavardin".

En 1933, le cardiologue américain Samuel Levine (1891-1966) crée l'échelle qui va de 1 à 6, utilisée pour noter l'intensité d'un souffle au stéthoscope, et nommée *"Levine Scale"*.

L'analyse des souffles et des bruits anormaux cardiaques nécessite un examen minutieux et une grande concentration. Il était tentant d'essayer de retranscrire ce que l'oreille de l'examinateur entendait. Pour cela, on a inventé la technique de la phonocardiographie[4].

Le premier à enregistrer les bruits du cœur avec succès, en 1907, est Willem Einthoven, l'inventeur de l'électrocardiographie.

Le cardiologue anglais Aubrey Leatham (1920-2012) améliore la méthode graphique de la phonocardiographie grâce à des instruments très sophistiqués. Il peut ainsi reproduire très précisément bruits et souffles cardiaques, en les corrélant avec le pouls

---

[1] Triade de Duroziez : triade sémiologique d'auscultation à la pointe du cœur, caractéristique du rétrécissement mitral, et associant renforcement présystolique du roulement diastolique suivi de l'éclat du premier bruit, claquement d'ouverture de la mitrale (dédoublement du deuxième bruit) et roulement diastolique.

[2] Pathognomonique : signe spécifique d'une maladie. Ce type de signe ne se rencontre que dans une maladie bien définie et suffit à lui seul à la caractériser et à en poser le diagnostic.

[3] Les clicks ou claquements valvulaires sont des bruits secs, brefs, tels que ceux perçus dans le prolapsus mitral (maladie de Barlow). En cas de prolapsus mitral, une ou les deux valves mitrales sont refoulées dans l'atrium gauche au cours de la systole. Cette anomalie peut être responsable d'une insuffisance mitrale. Son mécanisme a été étudié par le cardiologue sud-africain John Barlow (1924-2008), dans sa publication dont le titre est : *"The Significance of Late Systolic Murmurs and Mid-Late Systolic Clicks" ("Signification des souffles télésystoliques et des clicks mésosystoliques")*, et datant de 1963. Ces anomalies auscultatoires avaient déjà été mentionnées dans la littérature médicale depuis 1887, mais sans que le lien avec la valve mitrale ait été fait.

[4] Phonocardiographie : enregistrement graphique des bruits du cœur. Les signaux sonores sont enregistrés sur un tracé nommé phonocardiogramme.

et l'électrocardiogramme du patient. Leatham a poussé le plus loin possible, et de façon scientifique, l'approche de l'auscultation cardiaque. Les résultats de ses recherches ont fait l'objet d'une publication dans le *Lancet* en 1958, intitulée *"Auscultation of the heart" ("Auscultation du cœur"),* et sont une référence internationale dans ce domaine.

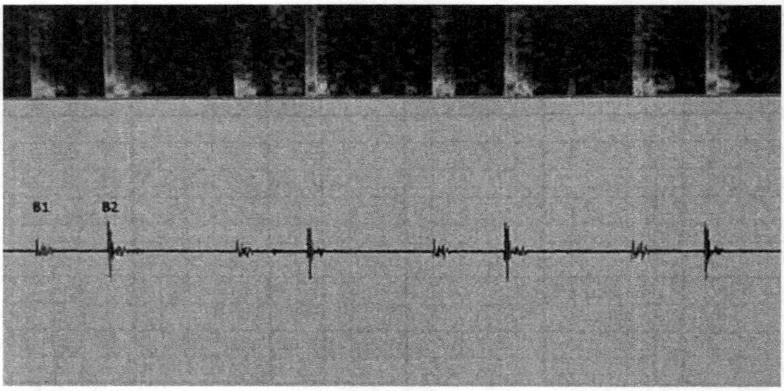

Phonocardiogramme des bruits du cœur normaux (enregistrement de "B1" et "B2")

Plus rien n'est à découvrir désormais, pour ce qui est de l'auscultation cardiaque. La technique de la phonocardiographie n'est plus utilisée de nos jours, largement supplantée par l'échocardiographie. Son seul intérêt reste pédagogique, afin de visualiser les anomalies auscultatoires et d'en faire un support d'enseignement pour les étudiants en médecine.

CHAPITRE 6
Les applications de l'électricité, à visée diagnostique

L'électrocardiographie

L'invention de l'électrocardiographie en 1901 par Willem Einthoven (1860-1927) a suivi de peu la découverte des rayons X en 1895 par Wilhelm Röntgen (1845-1923). Cette technique nouvelle a engendré une véritable révolution dans le domaine de la cardiologie. Le diagnostic, qui reposait jusqu'à la fin du XIXe siècle sur l'examen clinique du patient, a pu dès lors être affiné et même effectué de toutes pièces grâce à des appareils et des outils technologiques.

Un électrocardiogramme est une représentation graphique de l'activité électrique du cœur, celle-ci étant détectée et recueillie sur la surface du corps au moyen d'un appareil, l'électrocardiographe. Cette activité électrique correspond au cumul des potentiels d'action générés par des millions de cardiomyocytes. La méthode graphique permet d'enregistrer ces courants électriques cardiaques pour une étude immédiate ou différée. Ces phénomènes électriques sont le résultat de phénomènes chimiques (transferts d'ions) et aboutissent à la contraction cardiaque.

Mais avant d'inventer ce génial appareil, encore fallait-il concevoir puis prouver l'origine électrique du battement cardiaque.

L'observation des effets de l'électricité sur les tissus animaux et la découverte de l'"électricité animale"

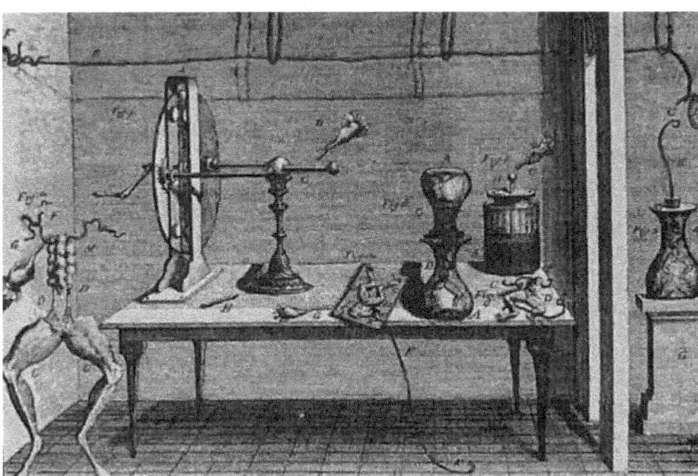

Le laboratoire de Galvani en 1791 (seuls les membres inférieurs de la grenouille ont été conservés, reliés par les nerfs cruraux à la moelle épinière)

Au XVIIIe siècle, plusieurs médecins italiens expérimentent l'effet d'impulsions électriques sur les nerfs et les muscles de la grenouille : Leopold Caldani[1] (1725-1813) en 1756, Aloysio Luigi Galvani[2] (1737-1798) en 1786. Ce dernier démontre l'existence de phénomènes électriques précédant la contraction musculaire, ce qu'il nomme "électricité animale".

L'invention et la mise au point d'instruments suffisamment sensibles pour détecter les faibles courants électriques du cœur

Le mathématicien et physicien italien Carlo Matteucci (1811-1868) s'intéresse aux expérimentations de Galvani. En 1842, grâce au galvanomètre de Nobili[3], il est le premier à détecter et enregistrer dans les muscles striés (entre l'intérieur de la cellule et le milieu extra-cellulaire), un courant électrique, ce qu'on nomme "potentiel électrique".

En 1849, le physiologiste allemand Emil du Bois-Reymond (1818-1896) améliore le galvanomètre de Nobili, le rendant plus sensible, et le nomme "rhéotome". Il est ainsi le premier à décrire, sous le nom de "fluctuation négative", le "potentiel d'action" qui accompagne chaque contraction musculaire. Il est considéré comme l'un des fondateurs de l'électrophysiologie.

Albert von Kölliker (1817-1905) et son collègue Heinrich Müller (1820-1864) reprennent, en 1856, l'expérience de Matteuci en l'appliquant cette fois sur un cœur de grenouille. Ils montrent ainsi qu'un courant électrique accompagne chaque battement cardiaque.

C'est un autre physiologiste allemand, Julius Bernstein (1839-1917), disciple de Du Bois-Reymond, qui va définir avec exactitude le concept de potentiel d'action. En 1868, il met au point un "rhéotome différentiel". Cet instrument lui permet de déterminer avec une grande précision l'amplitude et la vitesse de propagation de l'activité électrique, au niveau des nerfs et des muscles de la grenouille. C'est encore Bernstein qui, en 1902, proposera sa "théorie membranaire" pour expliquer cette fameuse "électricité animale". Selon cette théorie (qui s'avèrera exacte), les concentrations d'ions potassium sont différentes, de part et d'autre de la membrane cellulaire. Suite à une excitation de la cellule, la perméabilité membranaire est transitoirement modifiée. Le déplacement de ces ions potassium à travers cette membrane peut alors créer un champ électrique. Bernstein utilise les termes de "dépolarisation" et de "repolarisation", toujours utilisés aujourd'hui. Le potentiel d'action correspond au changement transitoire du potentiel membranaire et est défini par un potentiel électrique qui entraîne une action.

---

[1] Leopold Caldani : grâce à des expériences sur la grenouille, Caldani a montré que les muscles (et le cœur également) se contractent sous l'effet de l'application d'une excitation électrique.

[2] Sa publication date de 1791 et s'intitule *"De viribus electricitatis in motu musculari commentarius" ("Commentaire sur les forces électriques dans le mouvement musculaire").* Galvani a également montré plus tard que la stimulation électrique du cœur d'une grenouille entraîne une contraction de celui-ci. Galvani a donné son nom au "galvanomètre" qui est un instrument utilisé pour mesurer et enregistrer des courants électriques.

[3] Leopoldo Nobili (1784-1835) est un physicien italien, inventeur, entre autres instruments, d'un galvanomètre sensible. Carlo Matteucci fut l'élève de Nobili.

Qu'est-ce que le potentiel d'action ?

Une cellule telle que le cardiomyocyte (cellule musculaire du cœur) présente une différence de potentiel électrique entre l'intérieur de la cellule et l'extérieur (le milieu extracellulaire) : on nomme cela "potentiel membranaire". On dit que la cellule est "polarisée". Le potentiel membranaire est dû à une répartition différente des ions de part et d'autre de la membrane cellulaire. Les principaux ions en question sont : le sodium, le potassium et le calcium.

Lorsque la cellule est au repos, on parle de "potentiel de repos".

Le "potentiel d'action" est la modification brutale, rapide et transitoire du potentiel de repos d'une cellule excitable, telle que le cardiomyocyte. On parle alors de "dépolarisation". Le potentiel d'action se déclenche suite à une excitation (courant électrique dépolarisant venant d'une cellule voisine). Il peut aussi se déclencher spontanément en cas de cellules myocardiques douées d'automatisme, telles que celles constituant le tissu nodal ou cardionecteur. Les conséquences d'un potentiel d'action sont une propagation de l'influx électrique aux cellules excitables voisines (le cardiomyocyte est une cellule excitable car elle a la capacité de répondre à un stimulus en générant un courant électrique) et une contraction de la cellule myocardique, car elle a la capacité de se contracter comme toute cellule musculaire. Le retour au potentiel de repos se nomme "repolarisation". Dépolarisation et repolarisation sont la conséquence des transferts d'ions de part et d'autre de la membrane cellulaire.

Les potentiels d'action des cardiomyocytes ne sont pas tous identiques :

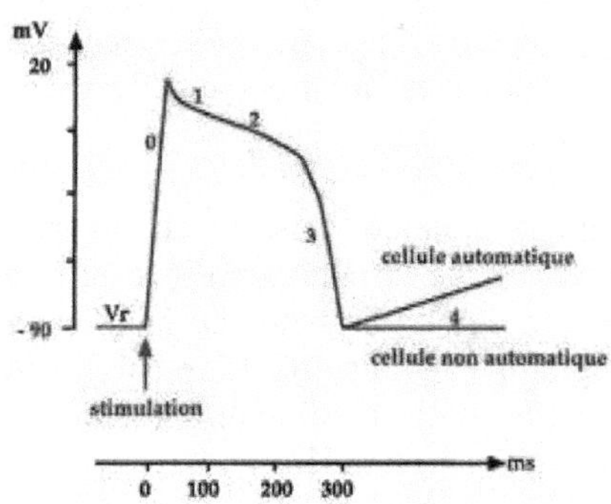

Schéma du potentiel d'action d'une cellule automatique et d'une cellule non automatique

La contraction cardiaque (et donc le battement cardiaque) est le résultat des millions de potentiels d'action générés par des millions de cardiomyocytes.

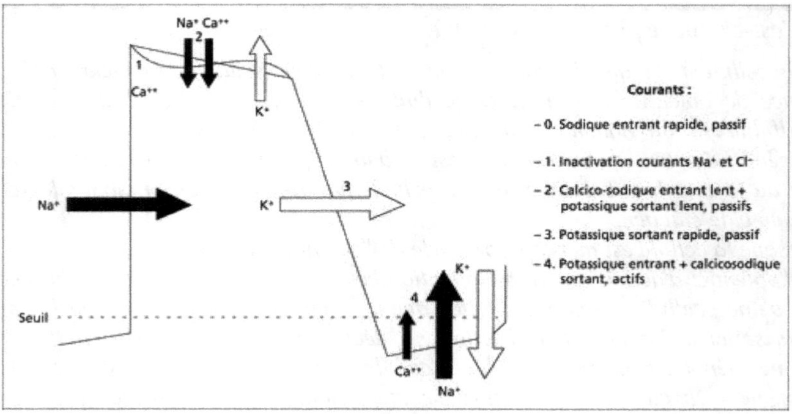

Exemple de potentiel d'action d'une cellule myocardique type cellule de Purkinje. La courbe représente les variations de la différence de potentiel, sous l'influence des mouvements ioniques : la phase 0 est la phase de dépolarisation rapide ; les phases 1, 2 et 3 sont les phases de repolarisation ; la phase 4 est la phase de dépolarisation diastolique spontanée, responsable de l'automatisme.

À l'aide d'un nouvel instrument, l'électromètre capillaire[1], le français Étienne-Jules Marey (1830-1904) en 1875, puis les physiologistes britanniques John Burdon-Sanderson (1828-1905) et Frederick Page en 1878 enregistrent l'activité électrique du cœur de tortue et de grenouille, et montrent qu'elle présente deux types d'ondes (appelées plus tard QRS et T).

C'est en 1887 que, pour la première fois, est enregistré le potentiel d'action d'un cœur humain intact. L'inventeur de la méthode est le physiologiste Augustus Désiré Waller (1856-1922), dans son laboratoire situé au *St. Mary's Hospital* de Londres. Il utilise pour cela l'électromètre capillaire de Lippmann ainsi qu'un jouet : un train électrique ! Il s'agit du premier électrocardiogramme enregistré à la surface du corps humain. Waller le réalise sur un technicien de son laboratoire, du nom de Thomas Goswell, après avoir fixé deux électrodes à l'avant et à l'arrière de la poitrine. Waller démontre ainsi que les modifications des courants électriques générés par un cœur humain peuvent être recueillies sur la surface de la peau (et pas seulement au niveau du muscle cardiaque directement)[2].

---

[1] Électromètre capillaire : instrument inventé en 1872 par le physicien franco-luxembourgeois Gabriel Lippmann (1845-1921). C'est un tube de verre à colonne de mercure et d'acide sulfurique. Le ménisque situé à l'interface des deux liquides se déplace selon les variations du potentiel électrique. Ces déplacements sont observés grâce à un microscope horizontal. Il permet de mesurer de très faibles tensions. Sa sensibilité est de l'ordre du dix-millième de volt. Les travaux de Lippmann ont porté sur de multiples domaines. Il a reçu le prix Nobel de Physique en 1908 pour avoir inventé une méthode de reproduction des couleurs en photographie.

[2] « Si une paire d'électrodes (en zinc recouvertes de peau de chamois et humidifiées avec de la saumure) sont attachées à l'avant et à l'arrière de la poitrine et connectées à un électromètre capillaire de Lippmann, le mercure contenu dans ce dernier se déplacera légèrement mais brusquement à chaque

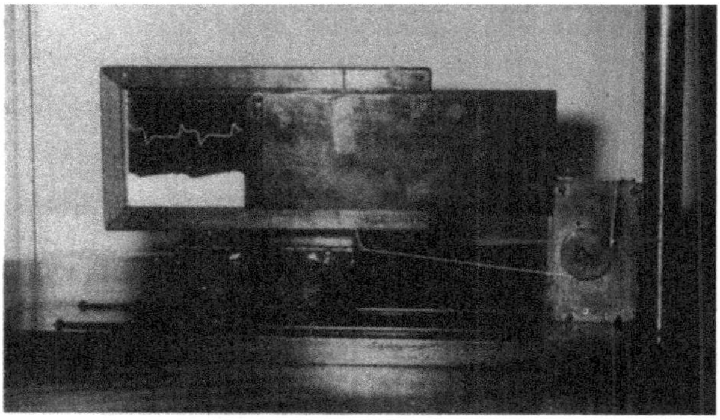

Le premier électrocardiogramme humain, enregistré par Augustus Désiré Waller en 1887 (le train électrique se déplace lentement, permettant d'enregistrer l'activité électrique cardiaque en temps réel)

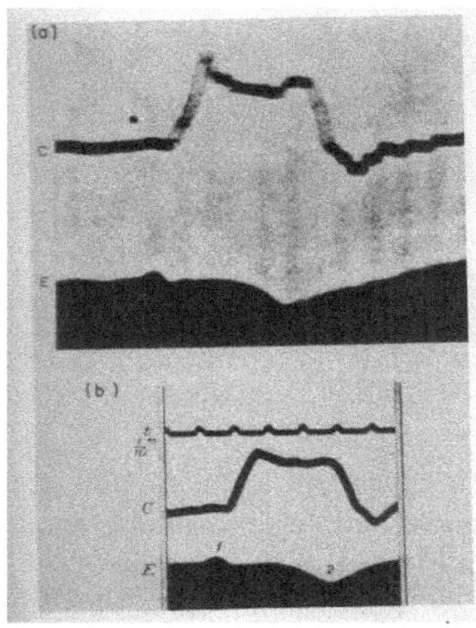

Premier enregistrement du potentiel d'action cardiaque chez l'homme : sur la figure du haut, premier électrocardiogramme humain obtenu par Waller avec l'électromètre. Sur la figure du bas, reproduction faite par Waller du tracé précédent sur lequel il rajoute la courbe de temps. (Journal of Physiology, 1887)

C'est Waller qui crée le terme de "cardiographe" puis d'électrocardiogramme (ECG). On constate cependant que ce premier tracé électrocardiographique est bien différent de nos tracés actuels. Il ne comporte que deux déflexions (correspondant à la dépolarisation puis la repolarisation ventriculaires), l'onde P n'est pas visible, son amplitude est faible et il est difficilement analysable.

Dès l'année suivante, Waller enregistre ses électrocardiogrammes en plaçant les extrémités du sujet utilisé pour ses expériences dans des bocaux de solution saline. En 1889, lors du Premier Congrès International de Physiologie à Bâle, Willem Einthoven (1860-1927) assiste à une démonstration de Waller enregistrant les ondes électriques

---

battement du cœur. Si les mouvements de la colonne de mercure sont photographiés sur une plaque mobile [...], un enregistrement est obtenu. » (Waller - 1887).

cardiaques. Lors de ses conférences, ce dernier utilise son propre chien "Jimmy". Ses pattes sont plongées dans des récipients emplis d'eau salée (faisant office d'électrodes), et il participe docilement et placidement aux expériences de son maître.

Particulièrement intéressé par cette démonstration, Einthoven va consacrer tout son temps et ses travaux de recherche à comprendre l'activité électrique cardiaque. Pour cela, il utilise l'électromètre capillaire auquel il apportera de notables améliorations au cours des années suivantes.

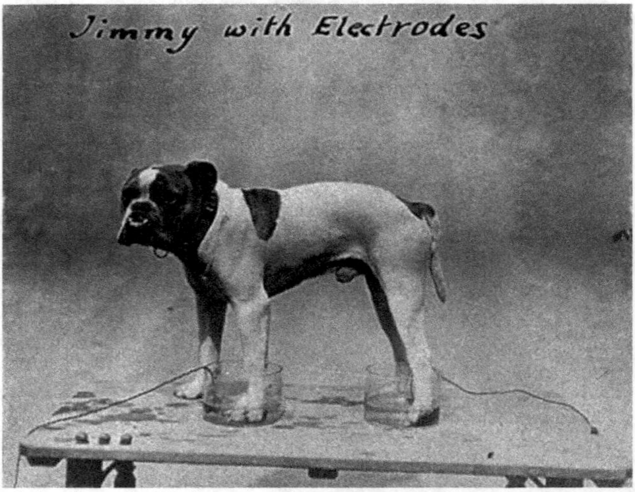

"Jimmy", le chien de Waller, dont les pattes sont plongées dans l'eau salée

Toutefois, Waller est sceptique quant à l'intérêt clinique de son propre instrument. Il déclare ainsi : « Je ne pense pas que l'électrocardiographie soit susceptible de trouver une utilisation très étendue à l'hôpital. Elle peut tout au plus être d'une utilité rare et occasionnelle pour permettre l'enregistrement d'une anomalie rare de l'action cardiaque. » De son côté, Einthoven est rapidement convaincu des potentialités fantastiques de cette nouvelle technique.

En 1891, les physiologistes britanniques William Bayliss (1860-1924) et Ernest Starling (1866-1927) de *l'University College* de Londres améliorent l'électromètre capillaire. Ils enregistrent ainsi un électrocardiogramme comportant les trois déflexions du battement cardiaque (qui seront nommées plus tard P, QRS et T).

Le 11 avril 1892, à son tour, Willem Einthoven[1] enregistre son premier électrocardiogramme, en utilisant une version améliorée de l'électromètre capillaire de

---

[1] Willem Einthoven naît en 1860 à Semarang, sur l'île de Java (alors Indes Orientales Néerlandaises, aujourd'hui Indonésie). Ses ancêtres juifs avaient émigré d'Espagne en raison de l'Inquisition espagnole au XVe siècle, pour se réfugier en Hollande. Suivant les traces de son père, médecin militaire, dont la mort prématurée fera rentrer la famille aux Pays-Bas, Willem s'inscrit en médecine à l'Université d'Utrecht (Pays-Bas). Il obtient son doctorat en 1885. Dès l'année suivante, il est nommé Directeur du Laboratoire de Physiologie et reçoit la chaire de Physiologie de l'Université de Leyde qu'il gardera jusqu'à sa mort en 1927. Ses premières publications en 1892 traitent de ses recherches sur les mécanismes de l'asthme. L'optique est également pour lui un objet d'expérimentations. Einthoven commence à s'intéresser aux phénomènes électriques cardiaques et s'emploie à analyser les travaux

Lippmann. Il emploie le terme d'"électrocardiogramme", pour la première fois en 1893, lors d'une réunion de la *Dutch Medical Association*. Il reconnaîtra plus tard la paternité de ce nouveau terme à Waller.

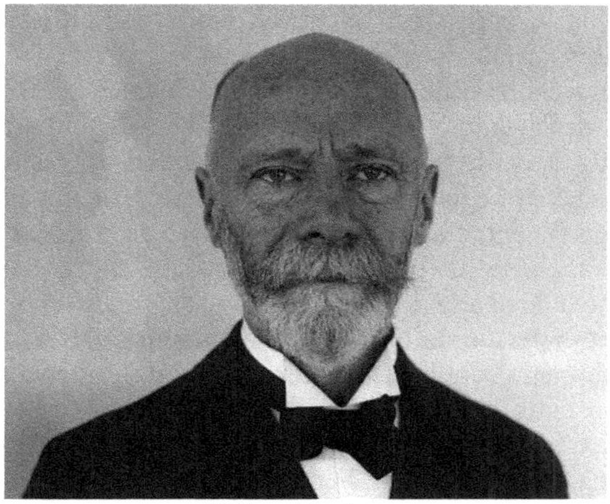

Willem Einthoven

C'est en 1895 qu'Einthoven désigne les cinq éléments du tracé électrocardiographique à l'aide des lettres P, Q, R, S, T, correspondant aux cinq déflexions visibles sur le tracé. Le choix de ces lettres, prises dans la seconde moitié de l'alphabet, est lié à une convention mathématique établie par Descartes. La première publication d'Einthoven utilisant le terme d'électrocardiogramme date de 1900[1].

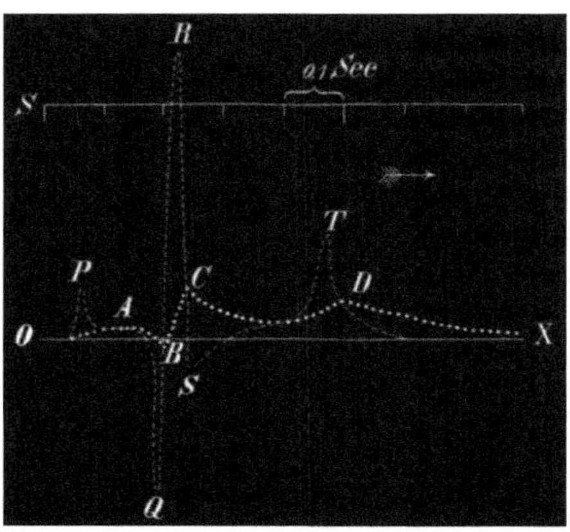

Les ondes P, Q, R, S, T enregistrées et nommées en 1895

du physiologiste londonien Augustus Désiré Waller. Il apporte d'importantes améliorations à l'électromètre capillaire. Ses recherches aboutiront à la mise au point du galvanomètre à corde, en 1901. Ses travaux sur l'électrocardiographie et l'invention de son galvanomètre à corde lui vaudront le prix Nobel de Physiologie ou Médecine en 1924, reçu trois ans avant sa mort. En 2008, Willem Einthoven est reconnu comme étant l'un des plus grands inventeurs au monde et fut intronisé, à titre posthume, au *National Inventors Hall of Fame*.

[1] L'article est intitulé *"Uber das normale menschliche Elektrokardiogramm und über die capillar-elektrometrische Untersuchung einiger Herzkranken" ("À propos de l'électrocardiogramme humain normal et de l'examen capillaro-électrométrique de certains patients cardiaques").*

L'invention du galvanomètre à corde d'Einthoven et ses premières applications cliniques

Après avoir travaillé pendant sept ans sur l'électromètre capillaire, et malgré les améliorations qu'il lui a apportées, Einthoven prend conscience des limites de cet instrument. C'est alors qu'il décide de concevoir une nouvelle machine.

En 1901, Einthoven modifie le galvanomètre inventé en 1897 par l'ingénieur français et pionnier de l'aviation Clément Ader[1] (1841-1925) : il met ainsi au point son propre galvanomètre à corde adapté à l'enregistrement de l'activité électrique cardiaque. Il s'agit d'une énorme machine de 270 kilos, nécessitant cinq personnes pour la faire fonctionner. Le patient, quant à lui, est assis, les deux mains et un pied plongés dans des seaux d'eau salée. Ce galvanomètre, ancêtre de l'électrocardiographe, est constitué d'un filament de quartz recouvert d'argent, suspendu entre des aimants, tandis que l'enregistrement s'effectue sur du papier photographique. Cet instrument, bien plus sensible que l'électromètre capillaire, permet de mesurer des courants électriques très faibles, tels que ceux émis lors des battements cardiaques.

En 1902, Einthoven publie le premier tracé électrocardiographique enregistré grâce à son nouvel appareil, le galvanomètre à corde[2].

À quoi correspondent les différentes lettres du battement cardiaque enregistré sur l'ECG ?

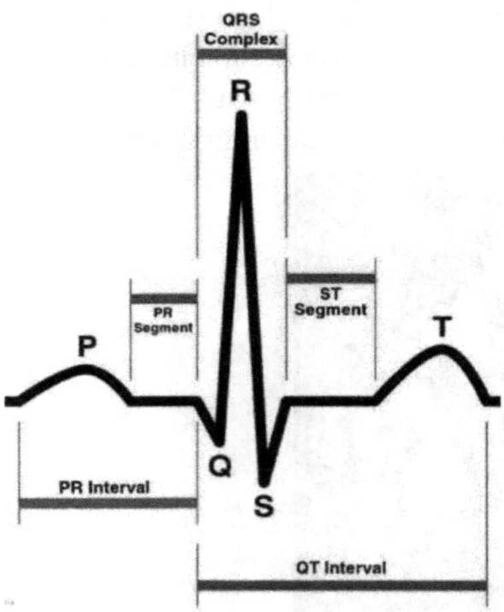

- l'onde P : correspond à la dépolarisation atriale (début de la systole atriale)

- le segment PR (ou PQ) : correspond à la traversée du nœud atrio-ventriculaire et du faisceau de His

- le complexe QRS : correspond à la dépolarisation ventriculaire (début de la systole ventriculaire)

---

[1] Clément Ader avait mis au point un système d'amplification pour détecter les signaux en code Morse transmis le long des lignes télégraphiques sous-marines. Il n'avait pas prévu de l'utiliser comme galvanomètre.

[2] Son article s'intitule : *"Galvanometrische registratie van het menschelijk electrocardiogram" ("Enregistrement galvanométrique de l'électrocardiogramme humain").*

- le segment ST et l'onde T : correspondent à la repolarisation ventriculaire
- l'intervalle QT : correspond à l'ensemble de la dépolarisation et de la repolarisation ventriculaire (systole ventriculaire)
- la ligne de base (de la fin de l'onde T au début du cycle suivant) : correspond au repos électrique (diastole ventriculaire).

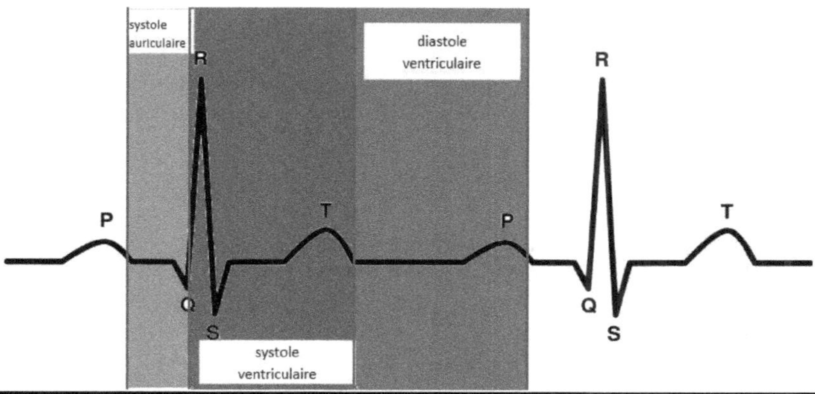

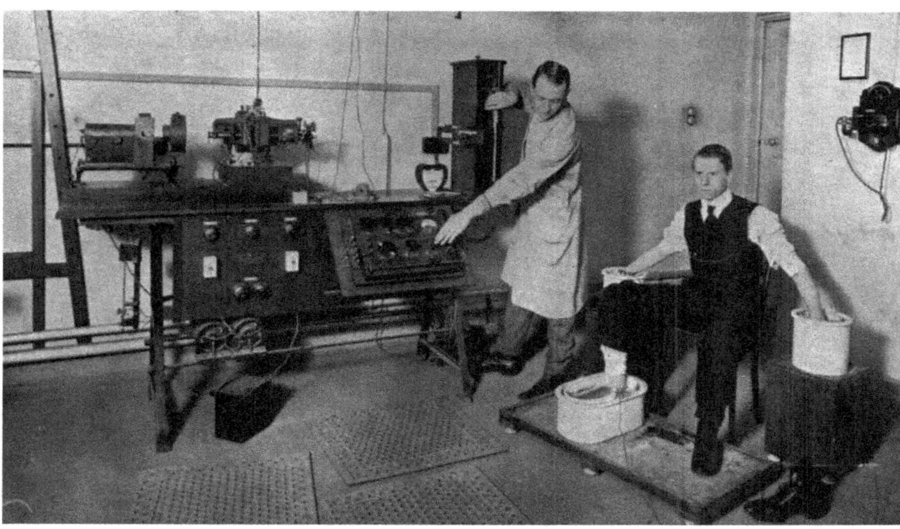

Galvanomètre à corde d'Einthoven

C'est aussi en 1902 qu'Einthoven décrit les dérivations frontales bipolaires de l'électrocardiogramme (DI, DII, DIII) qui porteront son nom, les "dérivations standard d'Einthoven".

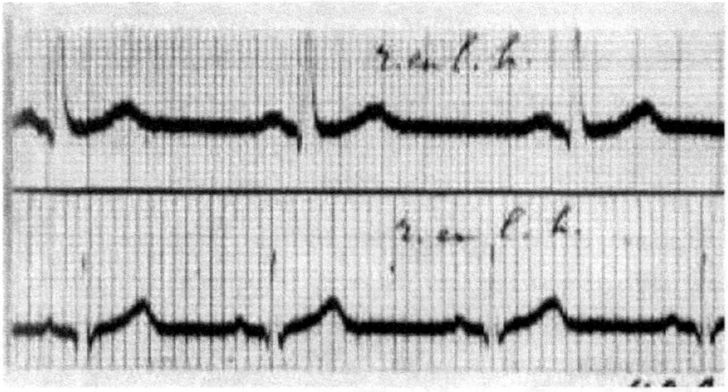

Le premier ECG enregistré par le galvanomètre à corde d'Einthoven

Einthoven décide de commercialiser son appareil avec la *Cambridge Scientific Instruments Company* de Londres, dont le directeur est Horace Darwin (1851-1928), le plus jeune fils de Sir Charles Darwin. Les premiers appareils sont livrés en 1908, et la diffusion de la technique date des années 1920.

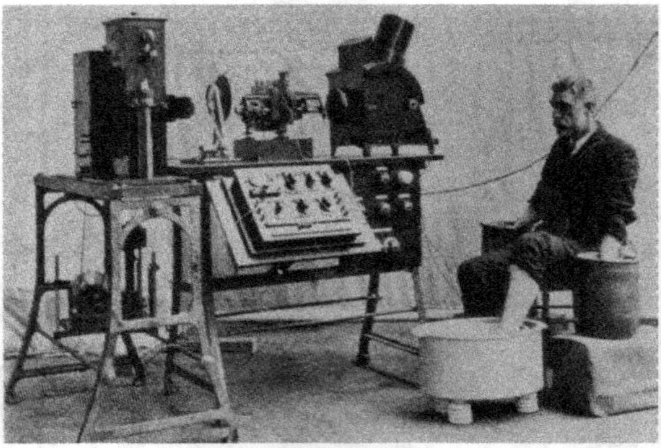

Premier modèle d'électrocardiographe produit par Cambridge Scientific Instruments Company of London

Le 22 mars 1905, Einthoven parvient à transmettre des électrocardiogrammes depuis l'hôpital vers son laboratoire distant d'un kilomètre et demi, par câble téléphonique, réalisant ainsi le premier acte de "télémédecine", le tout premier "télécardiogramme". Einthoven enregistre alors de nombreux tracés d'individus normaux et les compare à ceux de patients porteurs de pathologies cardiaques, permettant les premières classifications d'électrocardiogrammes pathologiques. Il identifie et publie en 1906 les caractéristiques électrocardiographiques de l'hypertrophie auriculaire[1] et ventriculaire[2], des extrasystoles ventriculaires, du

[1] Hypertrophie auriculaire (ou atriale) : une dilatation de l'oreillette (ou atrium) gauche et/ou droite se manifeste à l'ECG par des modifications caractéristiques de l'onde P.

[2] Hypertrophie ventriculaire : une hypertrophie ventriculaire droite et/ou gauche est la résultante d'une augmentation de la masse du ventricule correspondant, soit par augmentation de l'épaisseur du

bigéminisme ventriculaire[1]... Einthoven prouve ainsi que non seulement il a inventé un appareil de mesure tout à fait performant, mais que celui-ci a gagné une place de choix comme outil de diagnostic clinique.

Si une grande partie du corps médical reste sceptique quant à l'intérêt médical de la machine d'Einthoven, certains médecins vont s'enthousiasmer en imaginant les secrets que pourrait révéler le galvanomètre à corde sur l'organe cardiaque. Parmi ceux-ci, Thomas Lewis (1881-1945), alors âgé de 27 ans, fera figure de pionnier pour les applications cliniques de l'électrocardiographie. S'intéressant déjà aux troubles du rythme cardiaque, il rend visite à Einthoven, inaugurant ainsi le début d'une relation professionnelle emplie d'un respect mutuel. Dès 1908, il fait équiper de l'appareil d'Einthoven son propre laboratoire, situé dans les sous-sols de *l'University College Hospital* de Londres. Lewis devient ainsi l'un des premiers médecins, en Europe, à utiliser l'électrocardiographie sur des patients.

En 1912, lors d'une communication à la *Chelsea Clinical Society*, Willem Einthoven décrit le "triangle d'Einthoven", triangle équilatéral formé par les dérivations standard DI, DII et DIII. Dès lors, sa réputation devient internationale et de nombreux médecins viennent se former à Leyde.

En Europe, les premiers appareils sont mis en service à Londres, mais aussi à l'*Université d'Édimbourg* par Edward Albert Schafer (1850-1935). En Amérique, l'appareil d'Einthoven, acquis par Alfred Einstein Cohn (1879–1957), fait son entrée aux USA à *l'Hôpital du Mont Sinai* de New York.

Triangle d'Einthoven

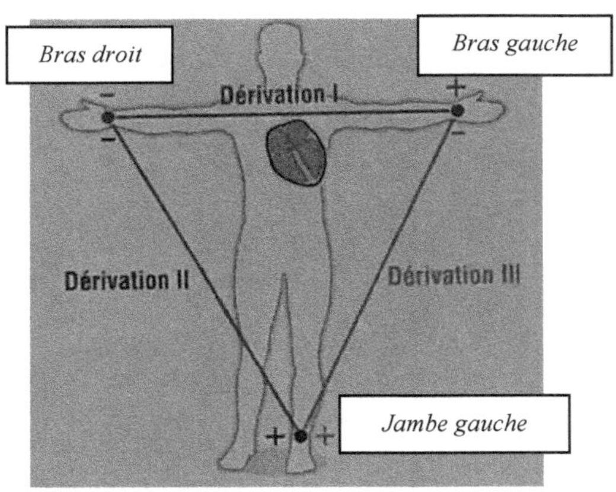

myocarde, soit par augmentation de son diamètre. Les anomalies électrocardiographiques portent surtout sur le complexe QRS.

[1] Bigéminisme ventriculaire : cette anomalie rythmique se manifeste par des extrasystoles ventriculaires (battements cardiaques prématurés, dont l'origine siège au niveau du myocarde ventriculaire) survenant après chaque pulsation normale (une extrasystole après chaque systole normale).

Les dérivations DI, DII et DIII (ou dérivations standard ou d'Einthoven) sont bipolaires car elles enregistrent la différence de potentiel électrique entre deux électrodes :

- DI : correspond à la dérivation entre le bras droit et le bras gauche et explore le cœur selon un axe à 0°.

- DII : correspond à la dérivation entre le bras droit et la jambe gauche et explore le cœur selon un axe à + 60°.

- DIII : correspond à la dérivation entre le bras gauche et la jambe gauche et explore le cœur selon un axe à + 120°.

Ces trois dérivations définissent le triangle d'Einthoven. C'est un triangle équilatéral au centre duquel le cœur est situé schématiquement. Elles permettent le calcul de l'axe électrique du cœur selon un plan frontal. On peut calculer la valeur d'une dérivation à partir de la valeur de deux d'entre elles, selon la formule : DIII = DII-DI.

Du galvanomètre à corde à l'électrocardiographe actuel

Rapidement, des améliorations techniques sont apportées au premier modèle de galvanomètre à corde. Elles vont porter à la fois sur le matériel lui-même mais aussi sur la méthode d'enregistrement et la précision de celui-ci.

En 1911 est commercialisée la première génération d'électrocardiographes, dont le poids s'est réduit à 150 kg. Ils comportent alors seulement trois dérivations standard qui analysent les courants électriques cardiaques sur le plan frontal (les dérivations d'Einthoven nommées DI, DII et DIII).

La deuxième génération d'électrocardiographes est fabriquée à partir de 1922. Plusieurs sociétés commercialisent ce type d'appareils dont la boîte photographique comporte un film en rouleau.

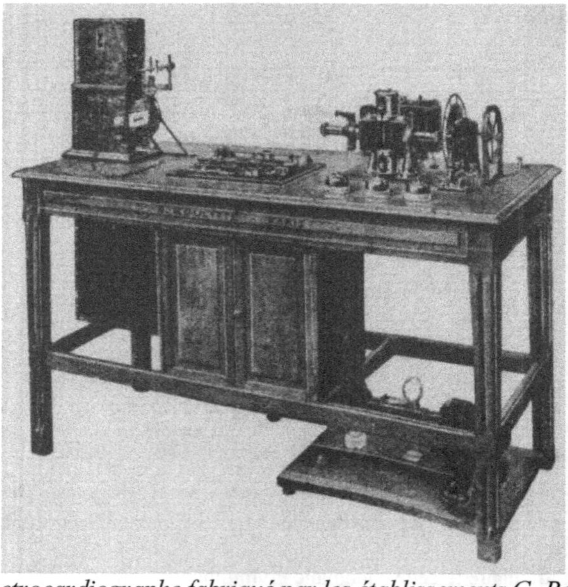

Un électrocardiographe fabriqué par les établissements G. Boulitte, au lendemain de la Première Guerre mondiale

Le galvanomètre à corde diminue de taille et de poids (45 kg) et devient transportable sur un petit chariot dès 1925. Puis il devient portable, ne pesant plus que 25 kg en 1928, et fonctionnant sur une batterie automobile de 6 volts.

Des améliorations sont réalisées aussi au niveau des électrodes qui, de récipients emplis d'eau salée, deviennent, en 1934, des plaques métalliques fixées aux membres du patient par des sangles.

En 1932, on s'affranchit du papier photographique avec la mise au point de l'électrocardiographe utilisant une plume et de l'encre, tandis qu'on commence à utiliser les tubes électroniques.

Avec Willem Einthoven et Thomas Lewis, Frank Wilson[1] (1890-1952) est le troisième architecte de l'électrocardiographie moderne. C'est lui, qui, à partir des années 1920, et prenant la suite des travaux de Lewis, sera à l'origine des plus grandes avancées dans ce domaine.

En 1934, Frank Wilson perfectionne la technique d'enregistrement électrocardiographique en ajoutant six électrodes unipolaires fixées directement sur la paroi thoracique grâce à des ventouses (nommées V1 à V6). Elles permettent une analyse de l'activité électrique du cœur selon un axe horizontal, transversal à celui-ci. Associées aux trois dérivations standard d'Einthoven, ces électrodes précordiales permettent une représentation tridimensionnelle de la propagation de l'onde de dépolarisation. C'est un immense progrès, autorisant l'analyse fine des infarctus du myocarde et des blocs de branche.

Les dérivations précordiales

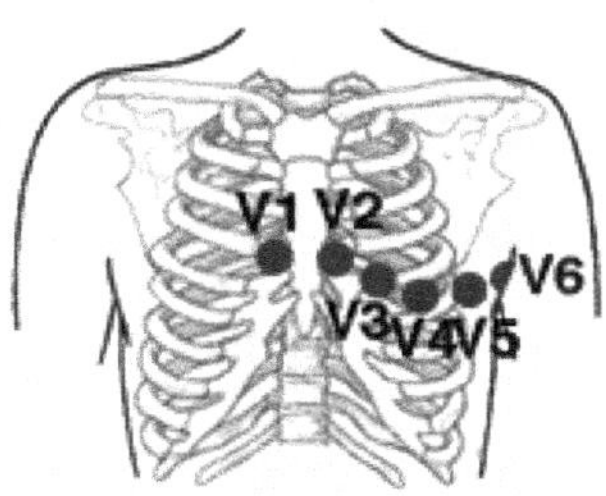

[1] Frank Norman Wilson : ce cardiologue américain, diplômé en 1913, obtient un poste d'assistant au Département de Médecine à l'Hôpital d'Ann Arbor (Michigan), service qui acquiert l'un des tout premiers galvanomètres à corde des USA. Wilson est chargé de l'assemblage et de l'utilisation de cet appareil, et, à partir de là, sa carrière sera entièrement consacrée à l'électrocardiographie. Au cours de la Première Guerre mondiale, il sert dans l'*US Army Medical Corps*. Il est alors envoyé à Colchester en Angleterre, assigné au *British Military Heart Hospital*, où il rencontre le grand expert en électrocardiographie, Thomas Lewis. Une profonde amitié naîtra entre ces deux cardiologues. Les deux amis passent leur temps libre à photographier des oiseaux, leur passion commune. En 1921, Wilson retourne à Ann Arbor comme professeur associé dans le Service de Cardiologie, où il fera toute sa carrière. Ses études en électrocardiographie portent sur les arythmies cardiaques, l'infarctus du myocarde, l'hypertrophie ventriculaire, les anomalies de l'onde T et les blocs de branche. Il décrit ainsi, en 1926, les ondes Q pathologiques de l'infarctus du myocarde. Une grande part de son activité est vouée à l'enseignement de l'électrocardiographie à des médecins venus du monde entier. Son équipement électrocardiographique d'origine est exposé au *Museum of American History* de la *Smithsonian Institution* (Washington).

*Les dérivations précordiales (ou dérivations de Wilson) sont au nombre de 6. Elles explorent l'activité électrique du cœur selon un axe horizontal, transversal au cœur. Elles sont unipolaires. Elles se nomment de V1 à V6. Leurs positions standard ont été définies en 1938 par l'*American Heart Association *et* The British Cardiac Society.

Ces dérivations renseignent sur l'activité électrique :

- pour V1 et V2 : du septum et du ventricule droit

- pour V3 et V4 : de l'apex (la pointe) du cœur

- pour V5 et V6 : de la paroi latérale du ventricule gauche.

Le dernier perfectionnement de la technique d'enregistrement date de 1942. Il est apporté par Emanuel Goldberger (1913-1994). Ce cardiologue américain complète les trois dérivations standard d'Einthoven par les trois dérivations unipolaires amplifiées des membres (nommées aVR, aVL, aVF). Goldberger obtient ainsi les 12 dérivations qui constituent l'enregistrement standardisé de l'électrocardiogramme, toujours en vigueur aujourd'hui.

Les dérivations amplifiées de Goldberger

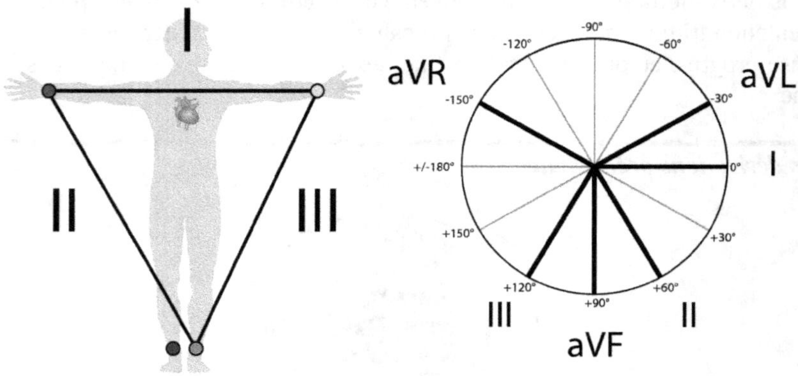

Les dérivations de Goldberger sont unipolaires. Elles sont calculées à partir des dérivations d'Einthoven et permettent d'examiner l'activité électrique du cœur, comme ces dernières, également dans le plan frontal. Elles forment un deuxième triangle (aVR, aVL et aVF) :

- aVR (pour "right") : explore le cœur selon un axe à - 150°.

- aVL (pour "left") : explore le cœur selon un axe à - 30°.

- aVF (pour "foot") : explore le cœur selon un axe à + 90°.

Les 6 dérivations frontales (d'Einthoven et de Goldberger) (représentées sur le schéma de droite) permettent ainsi de calculer aisément l'axe électrique du cœur. Le calcul de cet axe renseigne sur la "force électrique" produite par les cardiomyocytes des ventricules droit et gauche : il s'agit du vecteur électrique moyen. Chez l'adulte normal, cet axe se situe entre +30° et +60°.

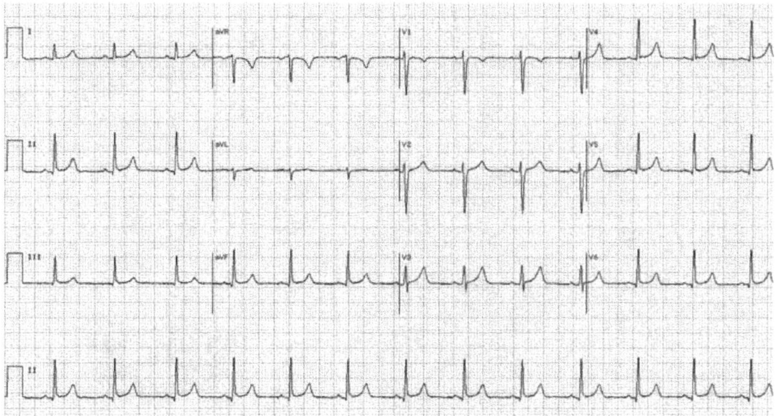

Tracé d'un électrocardiogramme normal, enregistré sur un appareil actuel, avec 12 dérivations simultanées (3 lignes supérieures) et dérivation DII sur 10 secondes (ligne inférieure). La vitesse de défilement du papier millimétré est de 25 mm/sec. L'étalonnage (1 cm = 1 millivolt) est représenté sur la partie gauche du tracé

Lors du premier congrès international de cardiologie à Paris, en 1950, l'ingénieur suédois Rune Elmquist (1906-1996) présente la première imprimante à jet d'encre qu'il a conçue. Il nomme sa machine "mingograph" et assure qu'elle présente un grand intérêt pour l'enregistrement d'électrocardiogrammes.

À partir des années 1950, l'électrocardiographe fonctionne sur secteur et utilise, pour l'inscription graphique, plume chauffante et papier thermosensible.

La vitesse de défilement du papier millimétré est normalisée (le plus souvent 25 mm/sec.). L'appareil permet d'enregistrer une piste (donc une dérivation), puis 3 pistes simultanément, puis 6 et même 12 pistes (donc les 12 dérivations en même temps).

En 1965, on introduit des transistors dans l'électrocardiographe qui ne pèse plus que 3 kg en moyenne. Il peut fonctionner sur batterie.

Par la suite, les principaux progrès sont liés à l'avènement du micro-ordinateur. Les transistors sont remplacés par des circuits intégrés. Les signaux sont numérisés. L'électrocardiographe en format portable est directement connecté à un micro-ordinateur. L'enregistrement peut se faire sur papier de format A4, puis être imprimé, stocké sur disque dur. L'informatique autorise des calculs automatiques de durée et d'amplitude des différentes ondes et complexes enregistrés, des axes, de la fréquence cardiaque. Des logiciels d'interprétation apportent une aide au diagnostic. L'interprétation finale du tracé reste, toutefois, toujours sous l'entière responsabilité du médecin qui valide ou non le diagnostic proposé par la machine.

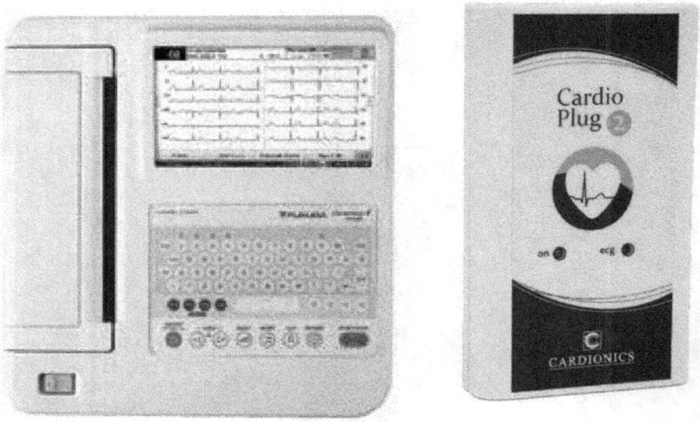

De nombreux fabricants commercialisent des électrocardiographes très performants : ici des appareils de marque Fukuda et Cardionics

La toute dernière évolution, celle du XXIe siècle, est celle de la montre "connectée" (*"Apple smart watch"*) qui permet d'enregistrer un électrocardiogramme et de détecter un rythme cardiaque irrégulier évocateur de fibrillation atriale.

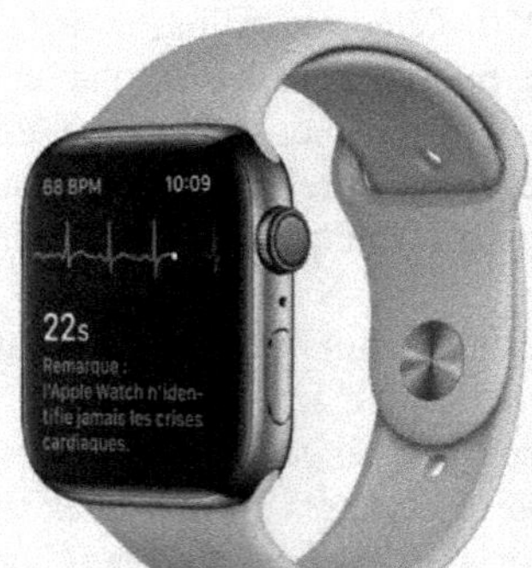

"Apple smart watch"

Quelles sont les informations apportées par l'électrocardiogramme ?

Si de nombreux médecins restèrent dubitatifs et réticents face aux perspectives promises par l'appareil d'Einthoven, Thomas Lewis, le premier, réalisa très vite quelles applications cliniques il pouvait en tirer et sut exploiter les informations fournies par les premiers ECGs.

Nulle question, dans cet ouvrage, de détailler la longue liste des troubles du rythme, de la conduction et autres anomalies électrocardiographiques, répertoriés en cardiologie. Nous nous contenterons de mettre en exergue les pathologies les plus significatives, et dont les découvreurs furent des figures marquantes dans le domaine de l'électrocardiographie.

James Mackenzie[1] (1853-1925) fut un précurseur pour l'étude des troubles du rythme cardiaque. Il rencontre Thomas Lewis en 1908 et le lance sur l'étude des arythmies cardiaques grâce à l'électrocardiographe d'Einthoven. Cet appareil ne reçoit pourtant guère la sympathie de Mackenzie qui doute que l'électricité puisse résoudre leurs problèmes diagnostiques. À l'inverse, Lewis comprend aussitôt toutes les potentialités de ce nouvel outil, dont il s'empare avec enthousiasme. C'est ainsi qu'il enregistre pour la première fois, sur un tracé ECG, des extrasystoles atriales[2].

La fibrillation atriale :

En 1906, Willem Einthoven publie le premier enregistrement ECG sur l'homme d'une fibrillation atriale.

Les irrégularités chaotiques du pouls, caractéristiques de ce trouble du rythme, avaient déjà été constatées du temps de l'Égypte et de la Grèce anciennes. L'association entre pouls irrégulier et sténose mitrale fut effectuée par Jean-Baptiste de Sénac (1693-1770), puis plus tard en 1827 par le médecin irlandais Robert Adams (1791-1875).

Sir Thomas Lewis[3], le père de l'électrocardiographie moderne, se passionne à son tour pour ce trouble du rythme. Il constate, sur l'ECG des patients atteints de fibrilla-

---

[1] Sir James Mackenzie : dès 1890, ce cardiologue écossais observe extrasystoles atriales et ventriculaires, qu'il commence à enregistrer sur l'instrument qu'il met lui-même au point, son "polygraphe clinique". Ayant acquis une grande expertise en cardiologie, Mackenzie partage ses observations avec le grand professeur de l'Université d'Oxford, William Osler, qui lui rendra visite en 1905 à Burnley en 1905, ainsi qu'avec le néerlandais Karel Wenckebach et l'écossais Sir Arthur Keith. En 1907, à l'âge de 54 ans, Mackenzie s'installe à Londres. Grâce à son polygraphe, il étudie particulièrement les arythmies cardiaques, et décrit les résultats de ses recherches dans son livre *Diseases of the Heart*, publié en 1908. C'est à cette époque qu'il propose l'utilisation de la digitaline pour traiter certains troubles du rythme. En 1913, Mackenzie prend en charge le Département de Cardiologie du *London Hospital*. En 1915, il est nommé *Fellow of the Royal Society* et anobli par le roi George V. Après plus d'un siècle de développements techniques, le polygraphe est aujourd'hui utilisé comme détecteur de mensonge.

[2] Extrasystole atriale : battement cardiaque prématuré, dont l'origine siège au niveau de l'oreillette gauche ou droite.

[3] Sir Thomas Lewis : originaire du Pays de Galles, Thomas Lewis, alors Directeur du Laboratoire au sein de *l'University College Hospital* de Londres, fait équiper son laboratoire d'un électrocardiographe dès 1908, suite à sa rencontre avec James Mackenzie. Il devient ainsi l'un des premiers médecins, en Europe, à utiliser l'électrocardiographie sur des patients. Outre ses découvertes dans le domaine des arythmies cardiaques, il détermine, en 1914, un indice d'hypertrophie ventriculaire gauche qui prendra le nom d'"indice de Lewis". Il est alors considéré comme le plus éminent cardiologue du Royaume-Uni. Au cours de la Première Guerre mondiale, Lewis est en charge, au *British Military Heart Hospital*, basé d'abord à Hampstead puis à Colchester, de la direction de l'équipe médicale, qui comporte plusieurs médecins américains tels que Samuel Levine engagé volontairement. Après la guerre, Lewis est nommé Chef du Département de Cardiologie de l'*University College Hospital*. Il est en relation étroite avec des cardiologues américains tels que Paul Dudley White. En fin de carrière, Lewis s'intéresse aux pathologies vasculaires et à la maladie coronarienne. Il publie, en 1932, *Diseases of the Heart,* qui deviendra un traité de référence. Considéré comme le "père de l'électrophysiologie cardiaque clinique", Sir Thomas Lewis est élevé au rang de *Commander of the*

tion atriale, que l'onde P est remplacée par des trémulations de la ligne isoélectrique. Cet aspect témoigne qu'il n'existe plus de contraction harmonieuse des oreillettes. Celle-ci est remplacée par des contractions anarchiques du tissu atrial qui "fibrille". En 1911, Lewis publie le résultat de ses travaux dans son livre *The mechanism of the heart beat with especial reference to its clinical pathology.* Cet ouvrage décrit les caractéristiques de nombreuses arythmies, et est dédié à Willem Einthoven. Rapidement, Lewis fait éditer *Clinical Electrocardiography,* premier livre à traiter de l'électrocardiographie. En écrivant, en 1912, la phrase suivante, il avait largement saisi l'immense potentiel de cette technique nouvelle : « Le moment est proche, sinon déjà arrivé, où un examen du cœur sera incomplet si cette nouvelle méthode est négligée. »

La fibrillation atriale

Anciennement nommée fibrillation auriculaire, la fibrillation atriale est la plus fréquente des anomalies du rythme cardiaque.

Il s'agit d'une trémulation désordonnée des fibres musculaires des cavités atriales. Celles-ci perdent alors leur capacité à se contracter de façon harmonieuse : elles se contractent de façon désynchronisée et "fibrillent".

La disparition de la systole atriale a plusieurs conséquences :

- l'activité atriale parvient de manière irrégulière au nœud atrio-ventriculaire qui ne transmet aux ventricules qu'une petite partie des influx atriaux, de manière anarchique. Ceci explique le pouls irrégulier et l'aspect de l'ECG : disparition de l'onde P, trémulations de la ligne de base, arythmie complète (les battements cardiaques sont espacés à des intervalles tous différents les uns des autres).

- l'hémodynamique cardiaque peut s'en trouver altérée, avec un risque de développement d'une insuffisance cardiaque.

- la stase du sang dans les cavités atriales favorise la formation de caillots sanguins qui peuvent migrer dans la grande circulation et provoquer, en particulier, des accidents vasculaires cérébraux.

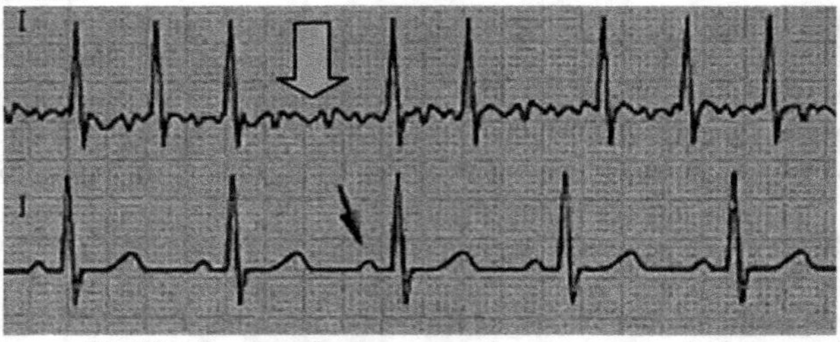

Ligne supérieure : fibrillation atriale. Les complexes ventriculaires ont des intervalles tous différents : c'est une arythmie complète ; l'onde P a disparu et est remplacée par des trémulations de la ligne de base (Flèche grise)
Ligne inférieure : rythme normal sinusal. Les complexes ventriculaires sont tous équidistants et l'onde P est présente (Flèche noire)

Les causes de ce trouble du rythme cardiaque sont multiples. Citons en particulier les valvulopathies mitrales, l'hypertension artérielle, l'insuffisance cardiaque, l'infarctus du

---

Order of the British Empire, et intronisé *Chevalier* en 1921 par le roi George V. Le *détroit de Lewis*, en Antarctique, a été nommé ainsi en son honneur.

myocarde, la post-chirurgie cardiaque, l'hyperthyroïdie... Plus l'âge avance, plus le risque grandit de voir se développer une fibrillation atriale.

Il existe des formes paroxystiques (cédant spontanément), persistantes (durant plusieurs jours de suite) et même permanentes.

Le traitement repose sur :

- des médicaments anti-arythmiques pour ralentir la fréquence cardiaque ou pour restaurer le rythme sinusal normal,

- des médicaments anti-coagulants pour prévenir le risque d'accidents thrombo-emboliques,

- éventuellement une ablation par radio-fréquence (isolement électrique des foyers d'activation, en général au niveau des veines pulmonaires).

La fibrillation ventriculaire :

Bien que le *papyrus Ebers* semble avoir fait la relation entre des trémulations cardiaques et une mort proche, il faut attendre le XIXe siècle et le chirurgien britannique d'origine danoise John Eric Erichsen (1818-1896) pour constater qu'une ligature coronaire entraîne une activité ventriculaire désordonnée et irrégulière.

Le premier épisode de fibrillation ventriculaire, induit par un stimulus électrique, est enregistré en 1849 par Mauritius Hoffa, l'étudiant de Carl Ludwig (1816-1895) sur l'appareil que ce dernier a inventé, le "kymographe".

Quant au terme lui-même, il est créé en 1874 par le physiologiste français Alfred Vulpian (1826-1887).

En 1887, John Alexander MacWilliam (1857-1937) montre qu'une fibrillation ventriculaire peut être stoppée grâce à des chocs électriques transmis au cœur par des électrodes et qu'elle est la cause principale de mort subite.

Cependant, le premier enregistrement ECG chez l'homme d'une fibrillation ventriculaire date de 1912 et est réalisé par Augustus Hoffman.

Il existe d'autres troubles du rythme ventriculaire (les extrasystoles et les tachycardies ventriculaires, les torsades de pointes...) de pronostic variable.

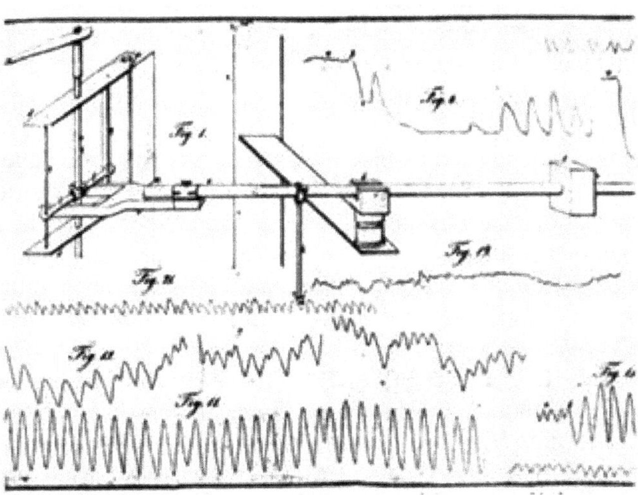

Première documentation graphique d'une fibrillation ventriculaire - 1849 (Hoffa et Ludwig)

La fibrillation ventriculaire

La fibrillation ventriculaire est le trouble du rythme cardiaque le plus grave. Elle se caractérise par une activité anarchique des fibres musculaires des ventricules qui se mettent à "fibriller".

Elle a pour conséquence une perte de la systole ventriculaire et donc une inefficacité mécanique (perte de la contraction coordonnée et harmonieuse des ventricules). Le cœur n'est plus capable de pomper le sang vers l'aorte : il y a donc arrêt cardio-circulatoire. Le patient perd connaissance car le cerveau n'est plus irrigué, et, en l'absence d'une réanimation immédiate, le décès est inéluctable à très court terme.

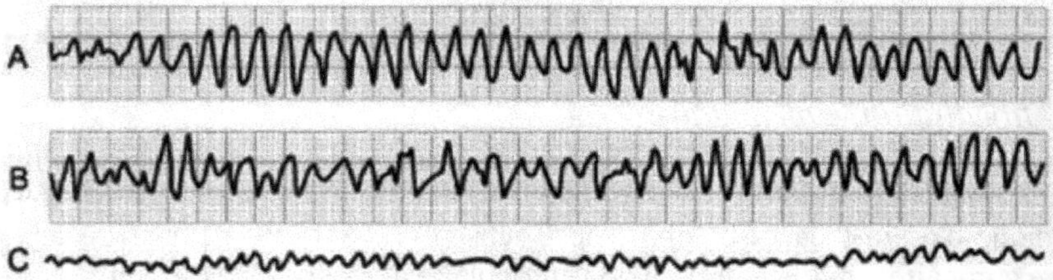

L'ECG montre une activité ventriculaire rapide, irrégulière et totalement désorganisée.

Les troubles de la conduction cardiaque :

L'électrocardiogramme joue un rôle primordial dans l'étude des troubles de la conduction. Ces anomalies sont liées à un dysfonctionnement des voies de conduction cardiaque (qu'on nomme également tissu nodal ou système cardionecteur). L'onde d'excitation, qui, normalement, prend naissance dans le nœud sinusal pour se propager harmonieusement jusqu'au réseau de Purkinje et aboutir à la contraction cardiaque, peut être ralentie ou même interrompue. Ces anomalies prennent le nom de "blocs".

Ces blocs peuvent siéger entre les oreillettes et les ventricules : ce sont des blocs atrio-ventriculaires (de premier, deuxième ou de troisième degré selon leur gravité). Ils peuvent aussi siéger au niveau ventriculaire, sur l'une ou l'autre branche (droite ou gauche) du faisceau de His : ce sont des blocs de branche. La lésion peut aussi atteindre une seule hémi-branche (antérieure ou postérieure) de la branche gauche du faisceau de His : ce sont des blocs fasciculaires. Ces différents types de blocs peuvent s'associer. Et il existe d'autres types de blocs, plus rares.

La première découverte de ce phénomène de bloc revient à un physiologiste italien, Luigi Luciani (1840-1919). C'est dans le laboratoire de Carl Ludwig à Leipzig que Luciani réalise des expérimentations sur des cœurs isolés de grenouilles. À l'aide de ligatures effectuées au niveau des oreillettes, il met en évidence et enregistre graphiquement un rythme cardiaque périodique. La publication paraît en 1873, sous le titre *"Eine periodische Funktion des isolierten Froschherzens" ("Une fonction périodique du cœur isolé de grenouille")*.

En 1889, le jeune néerlandais Karel Wenckebach (1864-1940) effectue lui aussi des expérimentations sur le cœur de grenouille à l'Université d'Utrecht, dans le laboratoire du physiologiste allemand Theodor Wilhelm Engelmann (1843-1909). Il s'intéresse passionnément aux anomalies du rythme cardiaque. En 1898, lors d'une consultation, Wenckebach examine une femme de 40 ans présentant un pouls irrégulier : il note que des pauses surviennent régulièrement tous les trois ou quatre battements et enregistre cette anomalie de rythme sur un sphygmographe. Il s'en réfère à son mentor, Engelmann, qui lui fournit des enregistrements antérieurs de cœurs de grenouilles, au niveau atrial et ventriculaire. Wenckebach effectue une analyse mathématique soigneuse, à partir des tracés du pouls de la patiente et de ceux de grenouilles. Il en déduit que ce phénomène de battements cardiaques irréguliers est lié à un bloc partiel de la conduction atrioventriculaire : il est dû à un ralentissement progressif (et donc un allongement, sur 3 ou 4 battements cardiaques) de la conduction jusqu'à un blocage, puis le phénomène se reproduit de manière identique. La publication date de 1899, donc trois ans avant l'introduction de l'électrocardiographie par Willem Einthoven, et s'intitule *"Zur Analyse des unregelmässigen Pulses" ("À propos de l'analyse d'un pouls irrégulier").*

Ce bloc atrio-ventriculaire du second degré sera plus tard nommé "phénomène de Wenckebach", puis reclassifié en 1924 par Woldemar Mobitz en bloc de type Mobitz I. Dans cette publication, Wenckebach attribue cette découverte à Luigi Luciani, qui avait décrit en 1873 ce rythme cardiaque périodique, et nomme lui-même ce phénomène "périodes de Luciani".

Celui-ci sera enregistré pour la première fois sur un électrocardiogramme par Einthoven en 1906. Ce type de bloc se caractérise à l'ECG par un allongement progressif de l'intervalle PR, jusqu'à la survenue d'une onde P bloquée (non suivie d'un complexe QRS, donc non suivie d'un battement cardiaque), puis un cycle identique recommence.

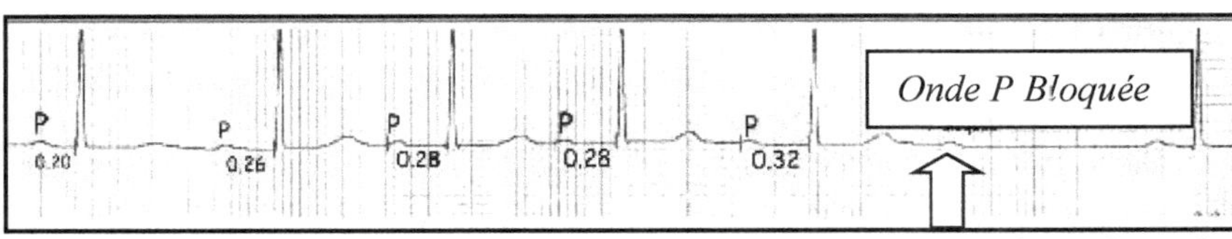

Périodes de Luciani-Wenckebach témoignant d'un bloc atrioventriculaire du 2e degré (type Möbitz I) - l'intervalle PR s'allonge progressivement jusqu'à une onde P bloquée, non suivie de complexe QRS

En 1905, John Hay (1873-1959), un médecin anglais, examine un patient de 65 ans présentant un pouls lent depuis plusieurs années. À l'aide d'un kymographe, il enregistre des pauses cardiaques. Il est le premier à démontrer l'existence du bloc atrioventriculaire du 2e degré (type Mobitz II).

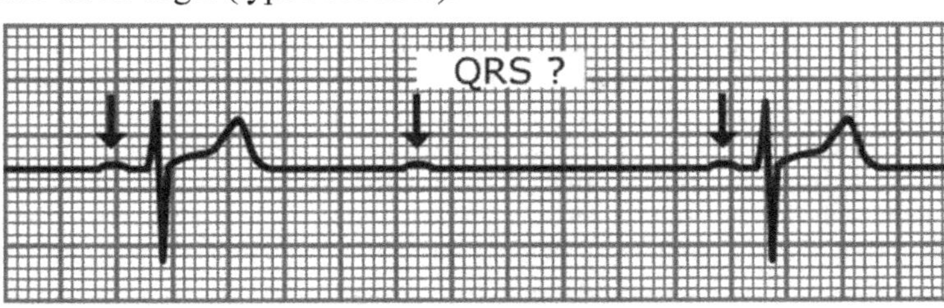

Bloc atrioventriculaire du 2e degré (type Mobitz II) - une fois sur deux, l'onde P n'est pas suivie de complexe QRS ; il n'y a pas d'allongement progressif de l'intervalle PR (à l'inverse des périodes de Luciani-Wenckebach)

C'est un médecin russo-allemand, Woldemar Mobitz (1899-1951) qui déterminera la classification des blocs du deuxième degré : le type Mobitz I correspond au bloc atrio-ventriculaire décrit par Wenckebach, tandis que le type Mobitz II est celui décrit par Hay.

Il est important de les distinguer en raison de leur pronostic différent : à l'inverse du bloc de type Mobitz I relativement bénin, le bloc de type II, plus rare, évolue vers un bloc atrioventriculaire complet et nécessite le plus souvent la pose d'un pacemaker.

Le physiologiste anglais Alfred Lewis Galabin (1843-1913) est le premier à avoir décrit, en 1873, le bloc atrioventriculaire du troisième degré chez l'homme. Le patient en question était un soldat de l'armée britannique de 34 ans. Il souffrait de vertiges et de syncopes. Son pouls était très lent, d'environ 25-30 battements par minute. Grâce à un instrument de type apex-cardiogramme, Galabin constate que l'activité des oreillettes est totalement dissociée de celle des ventricules. Cet asynchronisme est dû à une lésion interrompant totalement la transmission électrique entre oreillettes et ventricules. Cette découverte a lieu bien avant l'invention du galvanomètre à corde. En 1906, Einthoven enregistre et publie le premier ECG d'un bloc atrioventriculaire complet créé expérimentalement sur un chien.

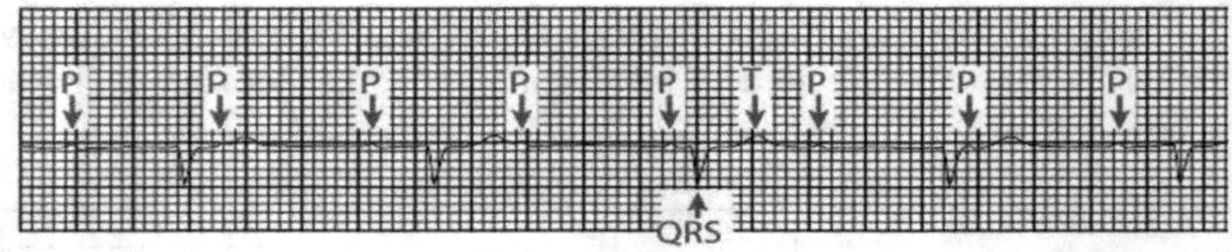

Bloc atrioventriculaire du 3e degré (ou bloc complet) - la dissociation est complète entre les oreillettes qui battent à leur propre rythme (intervalles P-P équidistants) et les ventricules qui battent à un rythme plus lent (dit "d'échappement") (complexes QRS équidistants), sans aucune relation entre les ondes P et les complexes QRS

Ce type de bloc, au pronostic sévère, peut se manifester par des syncopes d'Adams-Stokes[1] et nécessite la mise en place d'un stimulateur cardiaque artificiel.

---

[1] Syncope d'Adams-Stokes : perte de connaissance brutale, de durée brève, avec chute soudaine, provoquée par une pause cardiaque ou une bradycardie extrême (ici liée à un bloc atrioventriculaire complet). Ce terme a été donné en l'honneur de deux médecins irlandais : Robert Adams (1791-1875) et William Stokes (1804-1878). En 1827, Adams décrit le cas basé sur l'observation clinique d'un patient de 68 ans, chez lequel sont associés des symptômes cérébraux, à type de malaises et convulsions, sur une période de sept ans, et un pouls lent à environ 30 battements par minute, le patient décédant au cours d'une de ces crises. Plusieurs décennies plus tard, en 1854, William Stokes confirme ce syndrome, caractérisé par des syncopes, un pouls lent et parfois des crises convulsives ou des vertiges incontrôlables. Les premières descriptions de ce syndrome datent en fait de 1717. Le médecin slovène Marcus Gerbezius (1658-1718) avait rapporté deux cas de patients dont la symptomatologie était similaire (pouls extrêmement lent, syncopes, vertiges et crises d'épilepsie). Ce syndrome est aussi, parfois, nommé "syndrome de Morgagni-Adams-Stokes", en référence aux observations de l'anatomiste italien Giovanni Battista Morgagni (1682-1771). Celui-ci avait publié, en 1761, son œuvre majeure *De Sedibus et Causis Morborum per Anatomen Indagatis (Recherches anatomiques sur le siège et les causes des maladies).* Dans la deuxième section de son ouvrage, portant sur les maladies du thorax, Morgagni décrivait le cas d'un patient de 64 ans, marchand à Padoue, chez qui il avait constaté un pouls rare et extrêmement lent, à 22 battements par minute, associé à deux crises épileptiques, le patient décédant quinze mois après le début des symptômes.

En 1920, Frank Wilson (1890-1952) considère que les troubles du rythme cardiaque ont livré presque tous leurs secrets, grâce aux études approfondies permises par l'électrocardiographe. Il décide alors de se pencher sur l'étude des anomalies de la forme du complexe QRS. Il décrit en 1933 le type le plus habituel de bloc de branche droit, qui sera nommé "bloc de branche droit type Wilson". Et, en 1941, il formule la première définition du bloc de branche gauche.

Ces blocs de branche témoignent d'une lésion au niveau d'une branche du faisceau de His. Dans cette situation, la transmission électrique s'effectue dans le ventricule droit puis dans le ventricule gauche (en cas de bloc de branche gauche), au lieu de se faire de façon simultanée dans les deux ventricules. Ce retard de dépolarisation se manifeste à l'ECG par des complexes QRS élargis.

L'électrocardiogramme fournit de multiples renseignements dans d'autres pathologies cardiaques. Il apporte des informations considérables dans l'insuffisance coronarienne, en particulier en cas d'infarctus du myocarde (diagnostic, étendue des lésions myocardiques, territoire concerné, lésions associées...), mais aussi dans l'angine de poitrine. Il aide aussi au diagnostic de l'embolie pulmonaire, de certaines cardiopathies congénitales, des hypertrophies ventriculaires et auriculaires droites et gauches...

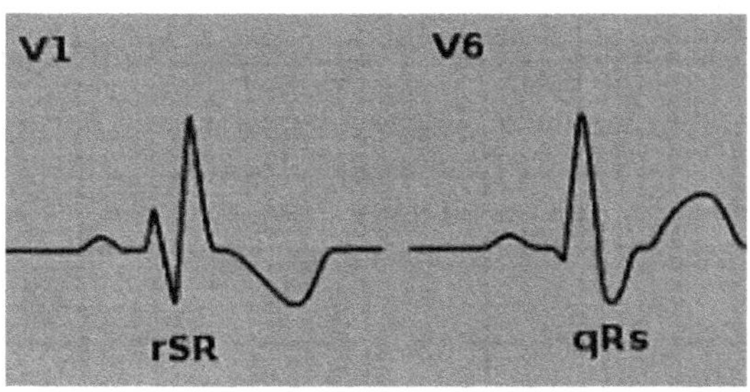

Bloc de branche droit complet - les complexes QRS sont élargis car le ventricule gauche est dépolarisé en premier, puis le ventricule droit avec un décalage dans le temps, en raison d'une interruption (ici complète) de la conduction sur la branche droite du faisceau de His

Des découvertes sur l'ECG ont encore eu lieu dans la seconde moitié du XXe siècle, avec la mise en évidence de nouvelles entités pathologiques liées à des anomalies génétiques, souvent mortelles (syndrome de Brugada[1], syndromes du QT long[2], dysplasie arythmogène du ventricule droit[3]).

Malgré ces précédentes observations, c'est Robert Adams qui, le premier, sut attribuer les symptômes cérébraux à la pathologie cardiaque.

1 Syndrome de Brugada : ce syndrome a été découvert en 1991 par deux frères cardiologues espagnols, Pedro (1952-) et Josep (1958-) Brugada. Il s'agit d'une maladie génétique rare associant des caractéristiques électrocardiographiques et un risque élevé d'arythmie ventriculaire pouvant entraîner syncope et mort subite. Des mutations génétiques sont responsables d'anomalies au niveau des canaux ioniques.

2 Syndromes du QT long : ils se caractérisent par un allongement anormal de l'intervalle QT à l'ECG (témoin d'une repolarisation anormale des ventricules). Le risque lié à cette anomalie est celui de voir

En inventant le galvanomètre à corde, Willem Einthoven a permis à la cardiologie de réaliser des progrès prodigieux, et d'en faire une spécialité médicale moderne, plus technologique. Sir Thomas Lewis et Frank Wilson, en particulier, ont suivi sa lancée en exploitant les données cliniques fournies par ce nouvel instrument. Ces trois hommes ont été les pionniers d'une nouvelle discipline médicale, l'électrocardiographie. Cette science permet de comprendre les processus les plus intimes qui s'effectuent au sein de la cellule myocardique, comme d'aider au diagnostic de nombreuses cardiopathies.

L'appareil lui-même, l'électrocardiographe, a largement diffusé dans la communauté médicale, utilisé quotidiennement par de nombreux médecins, et pas seulement cardiologues. Cette large diffusion a été facilitée par un coût modéré de l'équipement.

L'électrocardiogramme est un examen complémentaire simple, non invasif, indolore, pouvant être reproduit sur un même patient aussi souvent que nécessaire car sans effet secondaire (à l'inverse des rayons X). Une consultation de cardiologie ne se conçoit pas sans l'enregistrement d'un ECG, tant il peut fournir de renseignements : aide au diagnostic, intérêt pronostique, aide à une décision thérapeutique telle que la mise en route d'un traitement médicamenteux… Son faible coût et sa facilité d'emploi expliquent que cet examen soit largement pratiqué dans les études épidémiologiques, les essais pharmaceutiques ou en examen de dépistage. Les logiciels d'interprétation qui existent aujourd'hui sont performants et permettent de déterminer sans risque d'erreur qu'un ECG est normal. Ils sont donc très utiles lorsqu'on examine de larges populations.

Cependant, en pratique clinique, le cardiologue se trouve souvent confronté à des électrocardiogrammes complexes, pour lesquels l'informatique est incapable de fournir une interprétation correcte. Dans ce domaine, la compétence et l'intelligence humaines restent donc pour l'instant non égalées par l'ordinateur.

Les autres applications de l'électricité

Les explorations du cœur grâce à l'électricité ne se limiteront pas à l'électrocardiogramme. La découverte de l'activité électrique du muscle cardiaque sera le point de départ de multiples développements technologiques permettant des investigations de plus en plus précises et sophistiquées.

---

survenir des troubles du rythme ventriculaire graves, voire mortels. La cause peut être génétique ("canalopathie" : affection génétique due à une mutation sur l'un des gènes intervenant dans le fonctionnement des canaux ioniques). Ce syndrome a été identifié pour la première fois en 1957 par les Norvégiens Anton Jervell (1901-1987) et Fred Lange-Nielsen (1919-1989). L'anomalie peut aussi être acquise, les causes pouvant être médicamenteuses (certains médicaments peuvent allonger l'intervalle QT), ioniques (perte sévère de potassium)…

[3] Dysplasie arythmogène du ventricule droit : cette maladie a été décrite pour la première fois en 1982 par les cardiologues français Guy Fontaine (1936-2018) et Robert Frank (1943-). Il s'agit d'une cardiomyopathie (maladie du muscle cardiaque) du ventricule droit d'origine génétique. Elle se révèle en général par des anomalies à l'ECG, des arythmies ventriculaires graves, et est une cause majeure de mort subite du sujet jeune.

L'électrode œsophagienne et la contribution d'un avaleur de sabres

En 1906, le docteur Max Cremer (1865-1935) enregistre en Allemagne le premier ECG œsophagien. Pour obtenir ce résultat, il a fait passer une électrode à l'intérieur de l'œsophage d'un avaleur de sabres professionnel, pour la placer, sous contrôle radioscopique, en regard de l'oreillette gauche.

L'intérêt de cette technique est d'améliorer la qualité du signal électrique en raison de la proximité anatomique entre la face postérieure de l'oreillette gauche et l'œsophage. Elle s'est surtout développée dans les années 1970 pour enregistrer l'activité atriale gauche et pour permettre une stimulation atriale, utile dans certains troubles du rythme. Elle est peu utilisée de nos jours en raison de l'essor des techniques ablatives.

La même année, Cremer enregistre également le premier ECG fœtal sur la surface abdominale d'une femme enceinte.

L'électrocardiogramme d'effort

À l'époque de l'invention de l'électrocardiogramme, celui-ci est toujours enregistré sur un patient immobile, couché (ou assis) et au repos. Dans les années 1916-1919, certains médecins suggèrent d'évaluer l'aptitude cardiaque à l'effort au moyen d'enregistrements électriques réalisés au cours d'exercices physiques (course sur place ou flexions de jambes : tests de Lian et de Martinet).

En 1929, le cardiologue américain Arthur M. Master (1895-1973) et la physiologiste britannique Enid Tribe Oppenheimer évaluent le comportement du cœur lors d'un effort standardisé. Dans leur publication, un électrocardiogramme est enregistré au cours d'un effort codifié intitulé *"two-step exercise test"* : il s'agit de faire monter et descendre au patient deux marches en une minute trente, selon un nombre de passages sur ces deux marches déterminé en fonction de l'âge, du sexe et du poids, chez des sujets normaux. Fréquence cardiaque et pression artérielle sont mesurées pour évaluer la fonction cardiaque lors de l'exercice.

Deux ans plus tard, Charles Christian Wolferth (1887-1965) et Francis Clark Wood (1901-1990), de Philadelphie, utilisent, pour la première fois, un test à l'effort dans le but de provoquer des crises d'angine de poitrine. Ils comparent les modifications de l'ECG chez le sujet normal avec celles de patients angineux, mais récusent cette technique, la considérant comme trop dangereuse.

Master publiera sur ce nouveau moyen d'investigation cardiaque jusque dans les années 1970. Il prouvera l'intérêt d'un test à l'effort pour dépister une insuffisance coronarienne. En effet, les besoins en oxygène du cœur augmentent lors d'un effort, et un exercice physique permet de démasquer cette pathologie, l'ECG de repos pouvant souvent être normal chez des patients angineux. Dans son article daté de 1942, Master conclut que son test d'effort est simple et efficace pour évaluer la capacité de la circulation coronaire chez les patients. Grâce à ce test à l'effort, non invasif, Master démontre que la mise en évidence d'une ischémie myocardique est fréquente chez des sujets asymptomatiques : on la nomme "ischémie myocardique silencieuse". En 1964, Master montre également l'importance de cet examen pour détecter certains troubles du rythme absents au repos, et déclenchés à l'effort.

Le test à l'effort sera développé et amélioré par Astrand et Bruce, grâce à l'invention de la bicyclette ergométrique et du tapis roulant. Per-Olof Astrand (1922-2015) est un physiologiste suédois. En 1954, il développe l'*"Astrand-Ryhming Cycle Ergometer Test"*, en collaboration avec sa future femme, Irma Ryhming (1927-2016). Ce test est basé sur une grande étude réalisée sur 242 hommes et femmes de 40 à 50 ans, pédalant sur une bicyclette ergométrique. Les résultats seront confirmés par une seconde étude en 1958, réalisée sur 81 employés des brasseries de Stockholm. Cette épreuve d'effort, destinée aux sportifs, vise à estimer la capacité aérobie[1]. Ce test permet aussi de déceler une insuffisance coronarienne avant même que celle-ci ne s'exprime cliniquement. Astrand détermine ainsi les critères de l'électrocardiogramme d'effort normal ou pathologique.

En 1949, Robert Arthur Bruce (1916-2004), cardiologue et physiologiste à l'*University of Rochester*, publie, en collaboration avec Paul Yu (1915-1991) arrivé de Chine, un protocole sur tapis roulant à un seul palier, analysant minute après minute les changements dans les fonctions respiratoire et cardiaque chez le sujet normal. En 1950, Bruce s'installe à Seattle où il poursuit ses recherches sur le test d'effort. En 1963, il publie la description du "protocole de Bruce". Ce test d'effort est composé d'une succession de paliers de trois minutes, avec une augmentation progressive de la pente et de la vitesse d'un tapis roulant sur lequel marche puis court le patient. La charge de travail est donc progressive. Ce test d'effort permet de détecter des signes en faveur d'une maladie coronarienne.

Comment est réalisé un test d'effort ?

Le protocole de Bruce est toujours utilisé actuellement au cours de l'ECG d'effort. Le principe du test (ou de l'épreuve) d'effort est de mesurer l'activité électrique du cœur lors d'une activité physique soutenue, de plus en plus intense. Cet examen augmente le travail cardiaque et donc la consommation en oxygène du myocarde. Pendant l'effort, en cas d'ischémie myocardique, l'artère sténosée ne permet plus un apport suffisant d'oxygène au territoire du cœur concerné. Cette ischémie myocardique se traduit alors par des anomalies de l'ECG puis par une douleur d'angine de poitrine.

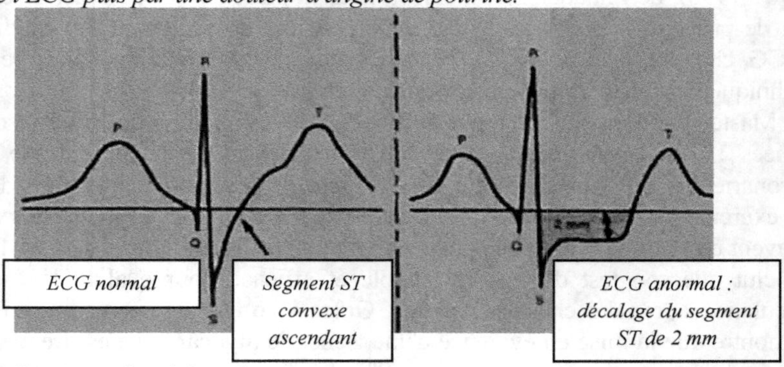

Le test d'effort est indiqué dans les cas suivants :
- suspicion de maladie coronarienne

[1] Capacité aérobie : quantité maximale d'oxygène consommée par l'organisme par unité de temps. Elle varie en fonction de l'âge, du sexe, de l'entraînement physique et de l'alimentation.

- suivi d'un patient coronarien (en particulier après un infarctus du myocarde)
- évaluation de certains troubles du rythme
- évaluation de certaines valvulopathies
- contrôle avant le début ou la reprise du sport (âge supérieur à 40 ans)

Ce test est réalisé en milieu hospitalier ou en clinique, par un cardiologue, assisté d'une infirmière. Il s'effectue sur tapis roulant ou bicyclette ergométrique, après avoir éliminé toutes les contre-indications. Pendant tout l'examen, on surveille en continu l'ECG mais aussi la pression artérielle et la fréquence cardiaque. Le test est stoppé lorsqu'est atteinte la fréquence cardiaque maximale définie en fonction de l'âge du patient ; ou en cas d'épuisement du patient ; ou en cas de survenue de l'un des critères d'arrêt : modification significative du segment ST, trouble du rythme sévère, hypo ou hypertension, douleur angineuse.

L'ECG d'effort peut être complété par un examen d'imagerie : échographie de stress ou scintigraphie au Thallium.

Cet examen peut aussi servir à évaluer la capacité aérobie en mesurant les gaz rejetés lors de la respiration (on pose alors un masque sur le visage, et on dose les gaz présents dans le sang par prélèvements sanguins).

Un problème est constaté lors de l'ECG d'effort : c'est celui des perturbations électriques importantes dues aux mouvements musculaires des membres. En 1966, Mason R.E. et Likar I. proposent un placement alternatif des électrodes : au lieu du placement conventionnel au niveau des poignets et des chevilles, les électrodes sont positionnées sur le tronc, près des clavicules et des crêtes iliaques.

En 1971, Bruce crée une base de données sur plus de dix mille sujets vivant à Seattle et suivis pendant dix ans : ce *Seattle Heart Watch Program* utilise son protocole et permet de fournir des valeurs standard basées sur l'âge, le sexe et l'activité habituelle des patients. Dans son service, il met aussi en place un laboratoire d'informatique et conçoit une méthode pour quantifier les segments QRS et ST sur l'électrocardiogramme pendant l'effort.

Robert Bruce est ainsi considéré comme le "père de la cardiologie d'effort" grâce à son protocole simple, rapide et reproductible, qui est l'une des méthodes les plus largement utilisées pour le diagnostic des cardiopathies ischémiques.

Le Holter

Le terme médical éponyme de "Holter" vient de son inventeur, Norman Jefferis Holter[1] (1914-1983). Cet enregistrement électrocardiographique de longue durée,

---

[1] Norman Jefferis Holter : après des études en Californie, où il obtient une maîtrise en chimie et une autre en physique, "Jeff" Holter est nommé Physicien en Chef de la *United States Navy* pendant la Seconde Guerre mondiale. Il étudie le comportement des vagues, contribuant ainsi aux futures opérations amphibies. En 1946, il dirige, pour le gouvernement, une équipe d'océanographes dans le cadre des premiers essais nucléaires sur l'atoll de Bikini, afin d'étudier l'effet des explosions sur les vagues et les profondeurs marines. La *Holter Research Foundation* se qualifie pour recevoir des radio-isotopes de la Commission de l'énergie atomique et, en 1951, elle œuvre à introduire la médecine nucléaire dans le Montana. Cette spécialité consiste en l'utilisation de matériaux radioactifs ("isotopes") pour le diagnostic et le traitement de certaines maladies. En 1954, Holter fonde la Société de Médecine nucléaire. En juillet 1964, il est nommé professeur titulaire de géophysique et de

ambulatoire (communément appelé "Holter monitoring" ou "enregistrement Holter") est tellement entré dans l'usage quotidien du cardiologue que le mot a souvent perdu sa majuscule pour en faire un nom commun. Holter et ses associés sont à l'origine de l'une des plus grandes réalisations technologiques de la cardiologie moderne.

L'histoire de cette invention débute dans les années 1940. Norman Holter, surnommé "Jeff" n'est pas médecin : c'est un biophysicien américain originaire du Montana. Après la Seconde Guerre mondiale, il fonde, en 1947, dans sa ville natale d'Helena, la *Holter Research Foundation*, et installe son premier laboratoire à l'arrière de la quincaillerie familiale.

Holter travaille alors avec Joseph Anthony Gengerelli (1905-2000) pour développer un système de télémétrie[1]. Ils étudiaient déjà en 1939 l'électricité animale en stimulant des nerfs de grenouilles. En 1949, ils enregistrent, par télémétrie, l'électroencéphalogramme d'un rat. Le but de Holter est de diffuser par radio les phénomènes électrophysiologiques enregistrés chez un homme en activité, ce qu'il énonce ainsi : « diffuser par radio les phénomènes électrophysiologiques les plus évidents qui se produisent chez les humains afin qu'ils puissent être libres de faire autre chose que de s'allonger tranquillement sur un canapé ».

Les deux collègues tentent tout d'abord d'enregistrer en continu l'activité électrique cérébrale d'un homme pendant ses activités quotidiennes. Pour cela, ils placent des électrodes sur la tête d'un garçon pédalant sur une bicyclette. Ils enregistrent en effet des données encéphalographiques, mais le résultat est décevant car le signal électrique cérébral est de faible amplitude. Holter a alors l'idée géniale de permuter la position des électrodes de la tête vers la région cardiaque, obtenant un signal de bien meilleure qualité.

La visite de l'éminent cardiologue, de renommée mondiale, Paul Dudley White (1886-1973), finit de le convaincre de se focaliser sur l'enregistrement de l'activité électrique cardiaque. C'est White qui, le premier, réalise l'importance des travaux de Holter : « Vous *[Holter]* continuez à travailler là-dessus parce que cela aboutira à un excellent appareil qui pourra sauver des vies ». De plus, White persuade Holter que les maladies cardiaques représentent le principal problème de santé publique : ses recherches doivent donc s'orienter vers le domaine de la cardiologie.

C'est ainsi que Holter met au point, en 1949, un premier prototype d'appareil de télémétrie cardiaque mobile. Il est composé d'un émetteur radio et de batteries : Holter le nomme *"electrocardiocorder"*, permettant de diffuser des "radioélectrocardiogrammes". Il le teste sur lui-même, portant sur son dos tout l'équipement d'un poids d'environ 38 kilos, tout en pédalant sur un vélo stationnaire. Son idée est de permettre un enregistrement de l'électrocardiogramme en continu, chez un patient ambulatoire, l'autorisant à pratiquer ses activités quotidiennes. Il imagine alors un futur au cours

---

physique planétaire à l'Université de Californie à San Diego. Norman "Jeff" Holter a mené une carrière riche et éclectique en raison de ses multiples centres d'intérêt : développement de l'électrocardiographie ambulatoire, promotion de la médecine nucléaire, passion pour la musique et la photographie. En reconnaissance de ses contributions à la technologie médicale, il a reçu en 1979 le prix *Laufman-Greatbatch* de la Fondation de l'Association pour l'avancement de l'instrumentation médicale.

[1] Télémétrie : surveillance et enregistrement à distance de phénomènes électrophysiologiques.

duquel un ECG pourrait être enregistré au cours d'activités physiques extrêmes, telles que du ski ou du parachutisme.

En 1952, après des recherches en collaboration avec le physicien Wilford Ray Glasscock (1925-1998), Holter abandonne l'idée de télémétrie. Il supprime l'émetteur. La transmission radio est remplacée par un magnétophone à bande magnétique enregistrant le signal électrocardiographique. Grâce à l'arrivée du transistor, l'équipement se miniaturise. Le poids de l'appareil se réduit, ne pesant plus qu'environ un kilo. La durée d'enregistrement s'allonge progressivement passant de six heures à une douzaine d'heures dans les années 1960.

À l'obstacle purement technologique s'ajoute la difficulté d'analyser une quantité si volumineuse de données enregistrées (le cœur bat environ 100 000 fois en 24 heures, soit autant de battements à analyser !). Le problème est résolu en 1957 par la méthode *AVSEP (Audio-Visual Superimposed ECG Presentation).* Ce procédé permet une lecture rapide de la bande magnétique, à une vitesse 60 fois supérieure à la vitesse d'enregistrement (une heure d'enregistrement peut être lue en une minute). Holter imagine de superposer les complexes électrocardiographiques enregistrés les uns sur les autres. Les signaux sont présentés à la fois visuellement sur un oscilloscope et de façon audible grâce à un haut-parleur. Une variation de fréquence cardiaque ou une anomalie du rythme modifie le signal acoustique : un bourdonnement doux correspond à un rythme sinusal, tandis que des sons saccadés témoignent d'extrasystoles. En cas d'anomalie, l'opérateur peut revenir à la vitesse normale du tracé pour analyser le trouble du rythme.

La première publication d'une étude utilisant cette méthode d'électrocardiographie ambulatoire de longue durée date de 1954. Des milliers d'autres articles, avec cette technologie, suivront.

En 1961, Holter s'adjoint les compétences d'Eliot Corday (1913-1999), chef du service de cardiologie au *Cedars-Sinai Medical Center* de Los Angeles. Au cours de cette même année, Holter, pour la première fois, enregistre des anomalies électrocardiographiques en lien avec des crises d'angor. Il avait équipé de son appareil un ami chirurgien qui se plaignait de vagues épigastralgies. Pendant l'enregistrement, le chirurgien meurt brutalement. Corday, sollicité pour interpréter les tracés, constate des anomalies du segment ST (sous-décalages) et de l'onde T, évocatrices d'insuffisance coronarienne, de même que des épisodes de tachycardie ventriculaire. Holter fait ainsi la preuve que son appareil peut, non seulement enregistrer des troubles du rythme cardiaque, mais aussi des anomalies de la repolarisation (segment ST et onde T) permettant de dépister une insuffisance coronarienne.

Ce même Eliot Corday publiera en 1965 un article[1] retentissant, montrant que l'enregistrement Holter permet de résoudre des problèmes diagnostiques cardiaques et

[1] L'article s'intitule *"Detection of phantom arrhythmias and evanescent electrocardiographic abnormalities" ("Détection des arythmies fantômes et des anomalies électrocardiographiques évanescentes").* Il porte sur 286 patients présentant des symptômes cardiaques ou neurologiques de diagnostic indéterminé. Corday compare les données fournies par un ECG conventionnel à celles enregistrées sur un Holter d'une durée de 10 heures. Alors que l'ECG n'apporte aucune explication aux symptômes décrits par les patients en raison de sa faible durée d'enregistrement, le Holter permet d'enregistrer des anomalies fugaces de rythme (telles qu'un épisode de fibrillation atriale paroxystique) ou de la

neurologiques. Cette publication plaidera largement en faveur de cette nouvelle technologie.

En 1963, Holter s'associe à Bruce Eugene Del Mar (1913-2014), ingénieur dans l'aérospatiale et fondateur de la société *Del Mar Avionics Corporation* (basée à Los Angeles puis, à partir de 1975, à Irvine, Californie). C'est le début d'une collaboration fructueuse entre ces deux scientifiques, qui durera vingt ans. Holter cède les droits exclusifs de son brevet, obtenu en 1965, à cette société qu'il charge de fabriquer et de commercialiser son appareil enregistreur.

Stimulés par l'énergie et le sens de l'innovation de Del Mar, les ingénieurs de *Del Mar Avionics* poursuivent les améliorations du dispositif, et aboutissent, en 1968, à la mise au point d'un "minimoniteur Holter", de la taille d'un paquet de cigarettes. Connu sous le nom de *"Holter Monitor Test"*, c'est un appareil portable permettant de surveiller en continu l'activité cardiaque pendant 24 heures. Les signaux électriques du cœur sont transmis au moyen d'électrodes fixées à la poitrine, et enregistrés sur le moniteur. Les données du rythme cardiaque sont ensuite analysées.

La production commerciale de ce petit appareil commence rapidement. Grâce à ses derniers perfectionnements, ce dispositif est largement diffusé dans la communauté médicale. On estime alors que ce nouvel équipement représente un marché international de plusieurs centaines de millions de dollars. La société *Del Mar Avionics* fabriquera l'appareil pendant quarante ans.

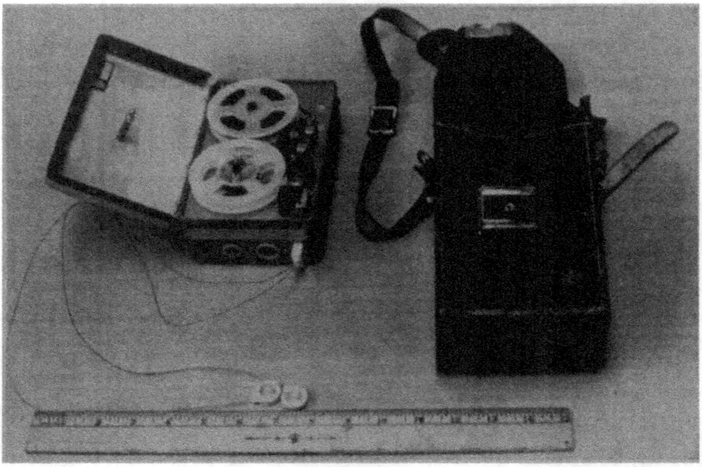

L'unité Holter Electrocardiocorder est dotée d'un magnétophone fonctionnant sur batterie, d'un étui de transport et d'électrodes de couplage - 1965

Pionnier dans le domaine de l'électrocardiographie ambulatoire, Norman "Jeff" Holter a créé un dispositif non invasif, largement utilisé dans le monde entier. Cet appareil portable, capable de collecter et de stocker de grandes quantités de données, a révolutionné les connaissances en rythmologie. Holter a fait don des droits de son

---

repolarisation, témoignant d'un épisode transitoire d'ischémie myocardique (par exemple au cours d'un exercice physique).

invention à la médecine. Il a laissé son nom à son appareil, mais aussi à un barrage et un lac à Helena (Montana).

Au cours des décennies suivantes, cette nouvelle technologie a poursuivi son évolution : microprocesseurs, puces électroniques, cartes à mémoire solide, traitement du signal passant de l'analogique au numérique, logiciels d'analyse sophistiqués... Tous ces progrès ont permis une miniaturisation poussée du boîtier, des capacités de stockage impressionnantes, une analyse des données plus facile et plus rapide.

La technologie innovante de Holter a également ouvert la voie au développement d'autres dispositifs cardiaques, tels que des stimulateurs artificiels et des défibrillateurs cardiaques implantables.

Comment est réalisé un enregistrement Holter ?

Alors qu'un ECG est le reflet de l'activité électrique cardiaque pendant seulement quelques secondes, un enregistrement Holter dure en général 24 heures, soit 24 heures de battements cardiaques enregistrés et stockés.

Conduite de l'examen :

Cet examen non invasif et indolore nécessite deux rendez-vous : un pour la pose de l'appareil et un pour son retrait. Des électrodes sont posées sur la poitrine nue du patient. Elles sont reliées par des câbles fins et souples au boîtier qui enregistre les battements cardiaques. Ce boîtier est de petite taille, portable, et autorise le patient à mener une vie normale. Il permet d'enregistrer le plus souvent 2 dérivations, mais certains appareils peuvent enregistrer les 12 dérivations d'un ECG simultanément.

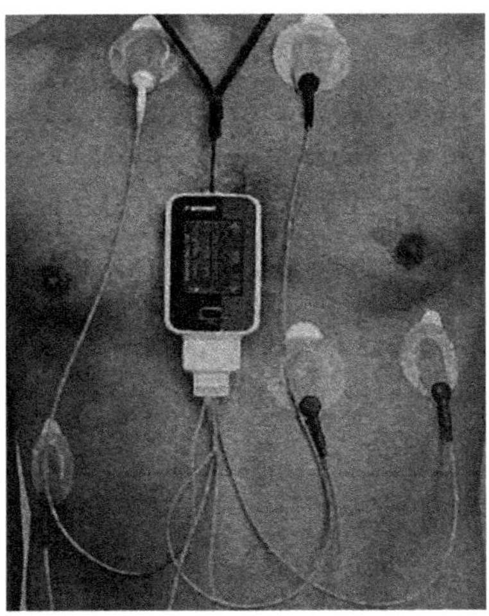

On demande au patient de noter sur un carnet ses éventuels symptômes et leur heure de survenue (ou d'appuyer sur un bouton du moniteur Holter pendant le symptôme) afin de les corréler aux anomalies détectées pendant l'enregistrement. L'analyse est réalisée par ordinateur grâce à un logiciel d'interprétation. Celui-ci permet la visualisation du tracé. Une analyse semi-automatique est réalisée. L'opérateur classifie les anomalies qui sont ensuite comptabilisées. Il peut enregistrer des bribes du tracé ECG à la vitesse habituelle de 25 mm/s en insistant sur les anomalies détectées.

Analyse des résultats :

Cette analyse fournit les données suivantes :

- fréquence cardiaque maximale et minimale ; existence de bradycardie, de tachycardie, de pauses ; nombre et type d'extrasystoles ; diagrammes correspondants.

- enregistrement d'un trouble du rythme paroxystique (ex : tachycardie ventriculaire ; épisode de fibrillation atriale, parfois mis en évidence au décours d'un accident vasculaire cérébral...)

- analyse du segment ST (pour dépister une ischémie myocardique)

Le but de cet examen est de détecter des anomalies électrocardiographiques pouvant expliquer certains symptômes cardiaques ou neurologiques : troubles du rythme cardiaque transitoires ou paroxystiques, troubles de la conduction cardiaque, troubles de la repolarisation (en relation avec des palpitations, des douleurs thoraciques, des malaises ou des syncopes). Il permet aussi d'évaluer l'efficacité et la tolérance d'un traitement anti-arythmique.

Les autres modalités d'enregistrement et les autres types d'appareils :

L'enregistrement peut durer 48 heures, et jusqu'à 72 heures. Il peut même durer plusieurs semaines en changeant régulièrement les électrodes posées sur la poitrine du patient.

Si l'événement ou le symptôme est de survenue rare, il est possible de poser un Holter implantable : cet enregistreur d'événements est implanté sous la peau, après anesthésie locale, et peut fonctionner pendant environ un an.

Exploration électrophysiologique endocavitaire

Une exploration électrophysiologique est un examen invasif qui explore l'activité électrique du cœur au moyen de sondes introduites dans les cavités cardiaques. Il s'agit donc d'un électrocardiogramme intracardiaque.

Cet examen complexe a vu le jour en 1945. Son invention est due à deux grands cardiologues français : Jean Lenègre-Thourin[1] (1904-1972) et son interne Pierre Maurice (1916-2005), à l'Hôpital Lariboisière de Paris. Pour la première fois au monde, Maurice enregistre et analyse les potentiels électriques directement au niveau des cavités cardiaques d'un être humain. Pour cela, il a introduit dans le ventricule droit une sonde, dont l'extrémité porte une électrode, reliée à un électrocardiographe à dérivations multiples. Cette technique est dérivée de la procédure de cathétérisme cardiaque inventée par Werner Forssmann (1904-1979).

---

[1] Jean Lenègre-Thourin : après de brillantes études de médecine à Paris, il choisit la spécialité de cardiologie sous l'influence de son maître Charles Laubry (1872-1960). Il est pionnier dans le domaine du cathétérisme du cœur droit en 1943, puis dans celui de l'exploration électrique endocavitaire en 1945, avec son interne Pierre Maurice. Jean Lenègre prend la direction du service de cardiologie de l'Hôpital Boucicaut en 1949 et y fonde son école. En 1952, il obtient la chaire de Médecine Expérimentale à la Faculté de Médecine de Paris, puis est nommé, en 1965, professeur de Clinique Cardiologique. Ses travaux sur l'étude du système de conduction cardiaque lui font décrire, en 1964, l'affection dégénérative touchant les branches du faisceau de His qui sera nommée "maladie de Lenègre". En 1969, Jean Lenègre est élu membre de l'Académie de Médecine. Il décède en 1972 à l'Hôpital Boucicaut dans l'unité de soins intensifs de son propre service.

Parmi ceux qui sont à l'origine de grandes avancées sur la connaissance du fonctionnement le plus intime du muscle cardiaque, il faut citer Demetrio Sodi-Pallares[1] (1913-2003). Ce cardiologue mexicain développe la technique d'exploration endocavitaire en étudiant soigneusement la chronologie du signal électrique chez le sujet normal et sa propagation dans divers états pathologiques.

Après Lenègre et Maurice, d'autres cardiologues français feront progresser les techniques d'exploration endocavitaire, et, par conséquent, les connaissances dans l'étude des troubles du rythme cardiaque. En 1957, Paul Puech[2] (1925-2018) réalise, pour la première fois, l'enregistrement électrique du faisceau de His. Le signal électrique de cette structure est de faible intensité et donc invisible sur un électrocardiogramme de surface. L'intérêt de recueillir et d'enregistrer le potentiel hissien par voie endocavitaire est de préciser la topographie exacte d'un bloc atrioventriculaire. Ce type de bloc peut siéger en amont du tronc du faisceau de His, au niveau du tronc, ou en dessous. Un allongement de l'intervalle entre le potentiel hissien et le potentiel ventriculaire signe la nature intra ou infra-hissienne du bloc et témoigne de sa gravité.

En 1969, l'américain Benjamin J. Scherlag (1932-) fait figure de pionnier en développant, d'abord sur l'animal puis chez l'homme, une méthode permettant d'enregistrer très facilement le potentiel hissien. Il introduit, sous anesthésie locale, par ponction veineuse, un cathéter-électrode qui enregistre l'activité électrique intracardiaque au niveau du faisceau de His, ou d'autres structures du tissu cardionecteur. Il peut également, grâce à un autre cathéter, stimuler diverses structures cardiaques. Cette méthode novatrice sera le point de départ de l'électrophysiologie clinique, sous-spécialité de la cardiologie.

De nombreuses équipes, dans le monde entier, s'emparent de la technique de Scherlag. L'exploration électrophysiologique endocavitaire se développe. Les années 1970-1980 verront foisonner les études utilisant cette méthode, indispensable pour établir certains diagnostics, mais aussi dans un but thérapeutique.

L'École française s'illustrera particulièrement dans ce nouveau domaine de la rythmologie, notamment grâce à Philippe Coumel (1935-2004) de l'Hôpital Lariboisière, faisant suite à Robert Slama (1929-2009).

---

[1] Demetrio Sodi Pallares : ce cardiologue est né à Mexico au sein d'une famille originaire de Florence en Italie, dont l'ancêtre, Carlos Sodi, immigra au Mexique au XIXe siècle. Il se forme en cardiologie auprès de son mentor, le professeur Ignacio Chavez Sanchez (1897-1979). En 1941, grâce à une bourse, il part aux États-Unis étudier l'électrocardiographie auprès des grands spécialistes de cette discipline : Carl J. Wiggers (1883-1963) (Cleveland, Ohio) et Frank N. Wilson (1890-1952) (Ann Arbor, Michigan). De retour à Mexico, il poursuivra une carrière glorieuse dans ce domaine, en prenant, en 1944, la direction du service d'électrocardiographie de *l'Instituto National de Cardiologia* du Mexique, occupant ce poste jusqu'en 1975. Grâce à Demetrio Sodi Pallares, l'École mexicaine d'électrocardiographie a brillé internationalement pendant trois décennies.

[2] Paul Puech : après son internat, ce cardiologue français poursuit sa formation à Mexico de 1952 à 1954. C'est dans le service du professeur Demetrio Sodi Pallares (1913-2003) qu'il s'initie à l'électrocardiographie. Il mènera sa carrière à Montpellier, comme chef du service de cardiologie à l'Hôpital Saint-Eloi et professeur à la faculté. Ce brillant cardiologue sera président de la Société française de Cardiologie et de la Fédération internationale de Cardiologie. Spécialisé en rythmologie, il a publié plusieurs ouvrages de référence dans ce domaine.

Parallèlement à ces équipes françaises, l'École hollandaise possède également ses grandes figures en électrophysiologie. À la fin des années 1960, Dirk Dürrer (1918-1984) démarre un projet pour documenter l'activation électrique du cœur humain normal. Sur des patients en état de mort cérébrale, et à l'aide d'aiguilles-électrodes endomyocardiques positionnées en de multiples points des oreillettes et des ventricules, il obtient, pour la première fois, la cartographie complète de cette activation cardiaque, laquelle sera publiée en 1970. Cette technique de cartographie (*"mapping"*) sera ensuite utilisée sur des cœurs pathologiques, d'abord à thorax ouvert, puis par cathétérisme, permettant de localiser précisément le point d'origine d'une tachycardie atriale ou ventriculaire ou le circuit de réentrée[1] d'un syndrome de Wolff-Parkinson-White.

Un autre Hollandais, Hein Wellens[2] (1935-2020), participe à ces recherches et étudie les arythmies cardiaques à l'Hôpital Universitaire d'Amsterdam en plaçant des sondes intracardiaques. Il utilise la technique du *"mapping"* pour localiser les sites d'origine des arythmies, et les stimulations électriques programmées pour expliciter leur mécanisme. Considéré comme l'un des pères fondateurs de l'électrophysiologie cardiaque, et connu sous le nom de "géant de Maastricht", Hein Wellens a fondamentalement changé la compréhension et l'approche des arythmies cardiaques.

L'apport de l'informatique sera crucial dans le domaine de l'électrophysiologie. Des logiciels de traitement spécifiques fournissent aujourd'hui des images de cartographie 3D. Ils traduisent en couleurs l'analyse des signaux électriques enregistrés. De nouveaux cathéters de diagnostic comportent de multiples microélectrodes et sont bien tolérés par le patient. Les progrès ont été spectaculaires dans cette nouvelle discipline

---

[1] Réentrée : phénomène expliquant certains troubles du rythme cardiaque. Ce mécanisme est responsable d'un rythme circulaire auto-entretenu, se répétant régulièrement et rapidement, et à l'origine de certains cas de flutter atrial ou de tachycardies supraventriculaires (telles que les tachycardies paroxystiques du syndrome de Wolff-Parkinson-White) ou ventriculaires. Ce concept de réentrée a été conçu et défini par Dirk Dürrer.

[2] Henrick Joan Jost Wellens, connu sous le nom de "Hein" Wellens : il étudie la médecine à l'Université de Leyde (Pays-Bas), puis s'oriente vers la cardiologie au *Wilhelmina Gasthuis Hospital* de l'Université d'Amsterdam. En plaçant des sondes intracardiaques, il explore les syndromes de Wolff-Parkinson-White, les flutters atriaux, et introduit le concept de réentrée. Il montre qu'il est possible d'induire et de stopper ce type de tachycardies au moyen de stimulations électriques prématurées et programmées. En 1971, Wellens publie le premier livre au monde décrivant les explorations électrophysiologiques de patients présentant une tachycardie, intitulé *Electrical Stimulation of the Heart in the Study and Treatment of Tachycardias.* L'année suivante, il montre que les tachycardies ventriculaires peuvent également, de façon reproductible, être déclenchées et arrêtées par des stimulations prématurées et programmées. Cette technique d'exploration électrophysiologique permet aussi d'étudier l'effet des médicaments antiarythmiques sur le mécanisme des tachycardies et, plus tard, de les traiter définitivement par ablation. En 1973, Hein Wellens est nommé professeur de Cardiologie à l'Université d'Amsterdam, puis, en 1977, professeur et titulaire de la chaire du Département de Cardiologie de l'*Academic Hospital of the new Maastricht University (University of Limburg School of Medicine).* Il crée là un centre de pointe en rythmologie, l'un des plus réputés au monde, attirant et formant plus de 150 cardiologues du monde entier. Remarquable enseignant et scientifique exigeant, Wellens n'hésite pas à analyser lui-même, et à faire analyser par ses étudiants, des centaines de mètres d'enregistrements électrocardiographiques de surface et intracardiaques, en mesurant chaque intervalle, battement par battement. Sensibilisé par les morts subites cardiaques, Hein Wellens met en place un programme d'installation de défibrillateurs automatiques dans les lieux publics.

qu'est l'électrophysiologie clinique. Des arythmies complexes peuvent ainsi être décryptées dans toutes les cavités cardiaques.

L'exploration électrophysiologique est devenue rapidement un examen clé pour le diagnostic de troubles du rythme ou de la conduction. Cette procédure est très utilisée aussi pour guider les traitements pharmacologiques. Elle a abouti par la suite aux méthodes thérapeutiques révolutionnaires pour les arythmies (fulguration endocavitaire, méthodes ablatives…).

L'exploration électrophysiologique endocavitaire

C'est un examen invasif qui consiste à introduire par voie veineuse fémorale (sous anesthésie locale) des sondes jusqu'aux cavités cardiaques, sous contrôle scopique. Il sert à explorer l'activité électrique du cœur. C'est un examen complexe, nécessitant une pratique expérimentée.

Cet examen est indiqué dans un but diagnostique, grâce aux cartographies et aux stimulations programmées, afin de caractériser certaines tachycardies et de localiser les foyers d'hyperexcitabilité. Il est nécessaire pour déterminer le siège précis d'un bloc atrioventriculaire, grâce à l'enregistrement du potentiel du faisceau de His. Il est indispensable avant certains gestes thérapeutiques, tels qu'une ablation, ou une pose de stimulateur cardiaque.

CHAPITRE 7
Les autres moyens d'exploration du cœur

Le cathétérisme cardiaque

Le cathétérisme cardiaque consiste à introduire une sonde (un "cathéter") jusqu'aux cavités cardiaques au travers de gros vaisseaux pour réaliser diverses mesures et divers actes techniques. Cette procédure médicale a eu des répercussions immenses sur la connaissance de nombreuses pathologies cardiaques, leur physiopathologie, et, plus tard, sur les traitements de celles-ci. Elle a donné naissance, entre autres, à la coronarographie, à l'électrophysiologie clinique, à l'angioplastie transluminale, et a permis la compréhension des cardiopathies congénitales.

Bien que le révérend anglais Stephen Hales (1677-1761) avait réalisé et publié en 1733 son expérience au cours de laquelle il avait introduit un tube de cuivre dans l'artère crurale d'une jument, pour mesurer sa pression artérielle, il n'avait pas atteint les cavités cardiaques.

Plus d'un siècle après, en 1844, le physiologiste français Claude Bernard (1813-1878) insère pour la première fois un cathéter jusqu'au cœur d'un cheval vivant. Cette expérience, menée de concert avec François Magendie (1783-1855), avait pour but de mesurer la température du sang dans les cavités droites et gauches du cœur : « Ensemble, nous poursuivîmes en ce temps des expériences sur la température du sang dans les cavités du cœur. Voici comment j'opérai. Sur l'animal vivant et debout, j'exposai l'artère carotide et la veine jugulaire, et par chacune de ces voies j'introduisis un long thermomètre dans le cœur. » Trois ans plus tard, Claude Bernard insère un tube de verre jusque dans le ventricule droit d'un chien. Des mesures de pression sont réalisées au moyen de l'instrument de Jean-Léonard-Marie Poiseuille (1797-1869), son "hémodynamomètre". Claude Bernard et François Magendie sont donc les véritables initiateurs du cathétérisme cardiaque (terme créé par Claude Bernard lui-même), mais les résultats de ces travaux ne seront publiés qu'en 1876.

Entretemps, un jeune vétérinaire français, Jean-Baptiste Auguste Chauveau (1827-1917), enseignant à l'École Vétérinaire de Lyon, s'intéresse à la physiologie cardiaque. Associé au cardiologue Jean Faivre, il réalise, entre 1855 et 1857, des expériences sur le cheval, après ouverture de sa cage thoracique, pour observer les mouvements du cœur[1]. Une nouvelle fois, le cheval est choisi comme animal d'expérimentation en raison de la taille de son cœur et d'un rythme cardiaque lent (35 à 40 battements/min).

Un autre français, Étienne-Jules Marey[2] (1830-1904), médecin et physiologiste brillant et inventif, se passionne aussi pour la physiologie cardiovasculaire et met au

[1] Ces observations donneront lieu à une publication datée de 1856, intitulée *"Nouvelles recherches expérimentales sur les mouvements et les bruits normaux du cœur"*.

[2] Étienne-Jules Marey : en 1859, il obtient son doctorat en médecine avec une thèse intitulée *Recherches sur la circulation du sang à l'état sain et dans les maladies.* Cette thèse est très remarquée, en particulier par le célèbre professeur de physiologie néerlandais Franciscus Cornelis Donders.

point divers instruments enregistreurs dont les données sont visibles et préservées grâce à la "méthode graphique" qui lui est si chère.

La rencontre de ces deux esprits curieux et talentueux, favorisée par Claude Bernard et le physiologiste hollandais Franciscus Cornelis Donders (1818-1889), se fera en 1859 à l'École vétérinaire d'Alfort. Très vite, Marey et Chauveau mettent au point les instruments qui leur permettent d'analyser et d'enregistrer le cycle cardiaque[1]. Sur un cheval, ils procèdent à un cathétérisme en insérant par la veine jugulaire des sondes souples à ballonnet, dans l'oreillette et le ventricule droits. Ils utilisent aussi une sonde métallique rigide, munie d'un ballonnet élastique à son extrémité, introduite par l'artère carotide jusqu'au ventricule gauche. Ces sondes sont reliées à des "tambours de Marey" dont la membrane élastique se déforme sous l'effet de la pression. Les phénomènes physiques enregistrés sont inscrits sur un cylindre rotatif recouvert de papier.

En 1861, grâce à cette technique du cathétérisme, Marey et Chauveau décryptent et enregistrent toutes les phases du mouvement cardiaque (dont la chronologie des mouvements valvulaires et la contraction synchrone des deux ventricules) et obtiennent des courbes de pression dans les oreillettes, les ventricules, l'aorte et l'artère fémorale : il s'agit des premiers vrais travaux utilisant le cathétérisme cardiaque[2]. Ces deux scientifiques vérifient par ailleurs l'innocuité de la procédure de cathétérisme, car le cheval ayant fait l'objet de l'expérimentation trottera et broutera quelques heures plus tard[3].

Un autre vétérinaire va améliorer la méthode d'exploration du système cardiovasculaire, toujours sur le cheval. Il s'agit de Louis Desliens (1879-1975) qui invente le cathétérisme percutané en 1916. La sonde est introduite au travers de la peau au moyen d'un système aiguille-trocard. Cette méthode ne nécessite pas d'abord chirurgical du vaisseau à cathétériser. En 1935, Desliens publie les résultats de ses explorations hémodynamiques et insiste sur l'innocuité de sa procédure utilisant la ponction

---

[1] À cette époque sévissait la "querelle du cœur". La question était de déterminer si le choc de pointe (impulsion ressentie à la palpation de la région précordiale lors de la contraction de la pointe du cœur) se produisait lors de la systole ou lors de la diastole cardiaque. Joseph-Honoré Simon Beau (1806-1865), en particulier, pensait que le cœur bat quand il se relâche et soutenait que le choc de pointe est associé à la dilatation ventriculaire. La controverse fut féroce entre Beau et Jean-Baptiste Bouillaud (1796-1881) qui soutenait le contraire. L'Académie de Médecine était alors le théâtre d'échanges passionnés, qui s'achevèrent grâce à la démonstration incontestable de Chauveau et Marey, confirmant la simultanéité de la contraction ventriculaire et du choc précordial. Cette démonstration eut lieu le 7 octobre 1861 et le 6 janvier 1862 : pour la première fois la preuve était faite que « la systole de l'oreillette débute et même finit longtemps avant le choc ventriculaire » et que « la systole du ventricule commence exactement au début du choc et finit avec lui. »

[2] Les expérimentations de Chauveau et Marey donneront lieu, en 1863, à des publications remarquables : *Physiologie médicale de la circulation du sang sur l'étude graphique des mouvements du cœur et du pouls artériel avec application aux maladies de l'appareil circulatoire*, ouvrage qui pose les bases de l'hémodynamique moderne, et *Appareils et expériences cardiographiques. Démonstration nouvelle du mécanisme des mouvements du cœur par l'emploi des instruments enregistreurs à indications continues* (Mémoires de l'Académie Royale de Médecine).

[3] Une note en bas de page précise : « La présence de cet appareil dans le cœur droit est d'une innocuité si parfaite, qu'on ne peut se défendre d'un certain sentiment de surprise lorsque l'on constate cette innocuité pour la première fois. L'animal n'est nullement troublé : il marche, court, boit, mange comme de coutume ». (Mémoires de l'Académie Royale de Médecine)

artérielle, technique utilisable en ambulatoire, ainsi que des sondes souples parfois flottantes.

Il faudra encore attendre sept décennies après les travaux de Marey et Chauveau pour que la procédure du cathétérisme cardiaque soit tentée sur l'homme, et cela grâce à l'audace de Werner Forssmann (1904-1979).

En 1929, ce jeune médecin allemand est résident en chirurgie à l'Hôpital d'Eberswalde, au nord de Berlin. Il avait eu entre les mains l'ouvrage de Chauveau et Marey où figurait le schéma d'une sonde introduite jusqu'au cœur par la veine jugulaire d'un cheval. Forssmann est fasciné par cette procédure. Pourquoi ne pas tenter la même expérience sur l'être humain, d'autant que les auteurs garantissaient sa parfaite innocuité ? « Mais pour quoi faire ? » demandent ses collègues interloqués. « Pour voir et administrer directement des drogues dans le cœur ou dans un autre organe » répond Forssmann, déçu par leur réaction.

Forssmann réussit une première tentative sur un cadavre : il parvient à introduire une sonde urinaire, à partir d'une veine du bras jusqu'à l'oreillette droite. Il décide alors de réaliser ce premier cathétérisme humain sur lui-même, malgré l'interdiction de son chef de service. L'expérience se réalisera au cours de l'été 1929, avec l'aide d'une infirmière du service, Gerda Ditzen, qui accepte de se prêter au jeu. Elle s'était en effet proposée pour être elle-même le sujet d'expérimentation. Trompant l'infirmière, Forssmann réalise sur lui-même une anesthésie locale sur une veine de l'avant-bras, y introduit le trocard et pousse le cathéter sur une trentaine de centimètres. Il demande alors à l'infirmière de le conduire en salle de radiologie, le cathéter dans le bras. Il se place derrière un écran de radioscopie, tandis que l'infirmière lui tient un miroir pour lui permettre de suivre la progression de la sonde qu'il pousse jusqu'à l'oreillette droite. Un cliché est pris à cet instant, preuve irréfutable de la réussite de l'expérience, cliché que Forssmann montrera le lendemain à son chef de service réprobateur. Toute l'opération s'est déroulée sans aucune gêne ni douleur[1].

Peu de temps après, Forssmann apprend que son expérience de cathétérisme cardiaque n'était pas la première : en 1912, un autre médecin allemand, Fritz Bleichröder (1875-1938), s'était déjà prêté à la même auto-expérimentation : vu la longueur de la sonde introduite dans la veine, il avait probablement atteint son cœur, mais n'avait pas eu la présence d'esprit de réaliser un cliché radiologique à titre de preuve. Le collègue de Bleichröder, Ernst Unger (1875-1938), sera à l'origine d'une controverse avec Forssmann, considérant que la premier cathétérisme humain avait été réalisé par Bleichröder et non Forssmann.

[1] Sa publication paraît le 5 novembre 1929, sous le titre de *"Uber die Sondierung des rechten Herzens" ("À propos de l'exploration du cœur droit").*

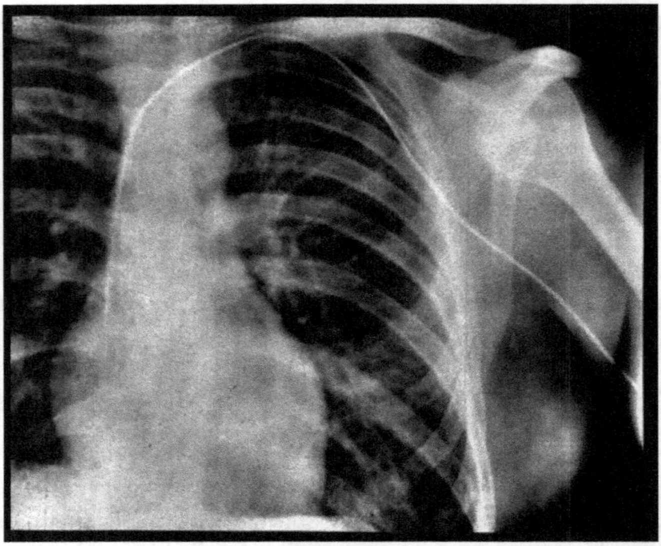

Le cliché radiologique de Forssmann en 1929

Le reste de la carrière médicale de Forssmann ne sera guère brillant, en partie en raison de l'indifférence, ou du scepticisme du corps médical vis-à-vis de sa publication. Le grand chirurgien allemand Ferdinand Sauerbruch (1875-1951) condamnera son auto-expérimentation en déclarant : « Ce genre de travail vous qualifie pour travailler dans un cirque, non dans une clinique réputée », avant de le licencier sans préavis de son nouveau poste à la clinique de La Charité de Berlin qu'il venait d'intégrer. En 1932, Forssmann adhère au parti nazi. L'année suivante, il démarre une carrière d'urologue. Pendant la Seconde Guerre mondiale, il est recruté comme chirurgien militaire dans l'armée allemande, puis il est fait prisonnier. À sa libération, et après toutes ces années, il avait perdu l'espoir que sa procédure de cathétérisme pût avoir un avenir. D'où son immense surprise en apprenant qu'un laboratoire de cathétérisme fonctionnait dans le service de pédiatrie à Bâle.

En 1956, Werner Forssmann reçoit le prix Nobel de médecine ou de physiologie, conjointement à André Frédéric Cournand et Dickinson W. Richards pour le développement de la technique du cathétérisme cardiaque. Après cet immense honneur, il terminera sa carrière comme chef du service chirurgical de *l'Evangelisches Krankenhaus* de Düsseldorf.

En 1930, soit quelques mois seulement après le premier cathétérisme cardiaque documenté de Forssmann, Otto Klein[1] (1891-1968) publie, pour la première fois au

---

[1] Otto Klein : ce médecin est né à Pilsen, en Bohême (Empire austro-hongrois). Il étudie la médecine à l'Université allemande de Prague (aujourd'hui l'Université Charles de Prague) et obtient son doctorat en 1915. Il commence sa carrière médicale en 1919 à la Clinique médicale de l'Hôpital universitaire de Prague. Au moment de ses travaux sur le cathétérisme droit en 1930, Klein a le grade de *"Privat-Dozent"*, équivalent d'un professeur agrégé aujourd'hui, sous la direction du professeur Wilhelm Nonnenbruch. Il devient professeur titulaire en 1933 à l'Université Karl Ferdinand de Prague. Mais l'arrivée au pouvoir des nationaux-socialistes l'oblige à démissionner de sa chaire en 1938, en raison

monde, les résultats de l'utilisation de la procédure décrite par Forssmann sur des patients atteints de maladies pulmonaires. Il réalise, avec succès, 11 cathétérismes du cœur droit, avec introduction de la sonde dans l'oreillette et le ventricule droits[1]. Et, de plus, il mesure le débit cardiaque de ces patients, selon le principe de Fick[2].

Malheureusement, Klein n'est pas autorisé à poursuivre ses études par le professeur Wilhelm Nonnenbruch[3] (1887-1955), chef du Département médical à l'Université Charles de Prague. Klein se rend à Boston, pour présenter sa méthode et les résultats de ses travaux sur le cathétérisme, mais il ne parvient pas à convaincre les médecins américains des potentialités fantastiques de cette procédure. Ce pionnier du cathétérisme restera méconnu et jamais récompensé par la communauté scientifique. Il avait pourtant précédé d'une douzaine d'années les travaux de Cournand et Richards, bientôt honorés du prix Nobel pour cette méthode révolutionnaire.

Peu après son doctorat en médecine, le physiologiste français André Frédéric Cournand[4] (1895-1988) se voit offrir l'opportunité de mener des recherches dans le service de Dickinson Woodruff Richards[5] (1895-1973), à l'Hôpital Bellevue de New

---

de sa religion juive. En 1939, les nazis prennent le contrôle total de la Tchécoslovaquie. Klein est contraint de s'enfuir en Argentine. Il achève sa carrière médicale à Buenos Aires, à l'Hôpital Durand. Après sa retraite, il réalise des études sur le compositeur de musique Johannes Brahms. En 1964, il retourne à Prague pour participer au Congrès européen de Cardiologie, au cours duquel on lui rend enfin l'hommage qu'il méritait. C'est dans la ville de Buenos Aires qu'il décède en 1968.

[1] Sa publication date de 1930 et s'intitule *"Zur Bestimmung des zirkulatorischen Minutenvolumens beim Menschen nach dem Fickschen Prinzip. (Gewinnung des gemischten venösen Blutes mittels Herzsondierung)". ("Détermination du volume minute circulatoire chez l'homme selon le principe de Fick (obtention du sang veineux mixte par sondage cardiaque").*

[2] Principe (ou méthode) de Fick : en 1870, le médecin et physiologiste allemand Adolf Eugen Fick (1829-1901) publie cette méthode de calcul du débit cardiaque (= volume de sang fourni par le cœur par unité de temps). Elle consiste à mesurer cette valeur à partir de la différence artério-veineuse en oxygène et de la consommation d'oxygène (chiffres obtenus à partir de prélèvements sanguins).

[3] Wilhelm Nonnenbruch : ce médecin interniste allemand était professeur à l'Université Charles de Prague depuis 1928, lorsque Otto Klein réalisa ses travaux sur le cathétérisme cardiaque. Nazi convaincu, il était membre des SS et réalisa probablement lui-même des expériences médicales sur des prisonniers.

[4] André Frédéric Cournand : né à Paris, il commence ses études de médecine en 1914, vite interrompues par son service dans l'armée française lors de la Première Guerre mondiale, pour lequel il recevra la Croix de Guerre. Puis il reprend ses études et soutient sa thèse de doctorat en 1930. Désireux de poursuivre ses études aux USA, il obtient un poste de résident à l'Hôpital Bellevue de New York, avant d'intégrer le service de Dickinson W. Richards en 1932, dans ce même hôpital. C'est dans ce service qu'il développera la technique du cathétérisme cardiaque, en tant que directeur du laboratoire d'explorations cardio-respiratoires. Il deviendra citoyen américain en 1941. Il est nommé maître de conférences (en 1934), puis (en 1951) professeur de médecine au *College of Physicians and Surgeons* de l'Université Columbia de New York. Le prix Nobel de physiologie ou médecine lui est décerné en 1956, ainsi qu'à son mentor et ami, Dickinson W. Richards, et au chirurgien allemand Werner Forssmann, « pour leurs découvertes relatives au cathétérisme du cœur et aux modifications pathologiques qui se produisent dans l'appareil circulatoire ». André Frédéric Cournand décède à l'âge de 92 ans dans le comté de Berkshire (Massachusetts).

[5] Dickinson Woodruff Richards ("Dick") : il naît la même année qu'André Cournand, dans le New Jersey. Richards démarre ses études de médecine en 1919 et obtient son doctorat en 1923. Il passe une année à Londres, en 1927, dans le service de Henry Hallett Dale (1875-1968), où il se forme à la physiologie expérimentale. De retour à New York, il commence sa carrière, qu'il poursuivra jusqu'à sa

York, sur la physiologie de la respiration. Cournand s'installe alors aux États-Unis. Au cours de leurs recherches, Richards et Cournand ont connaissance des travaux de Forssmann qui était alors prisonnier de guerre. Ils s'y intéressent et décident d'utiliser sa méthode de cathétérisme cardiaque pour l'appliquer à leurs propres études. Dès 1936, ils avaient en effet réalisé que le seul moyen d'obtenir des échantillons de sang veineux adéquats, pour appliquer de manière fiable le principe de Fick, était d'introduire un cathéter dans les cavités droites.

C'est en 1941 que Cournand perfectionne la procédure décrite par Forssmann[1] : la progression du cathéter de la veine du coude jusqu'à l'oreillette droite du cœur est suivie grâce aux rayons X. Le cathétérisme est utilisé pour mesurer la pression sanguine et pour prélever des échantillons de sang dans les différentes cavités cardiaques. Le sang ainsi prélevé est analysé pour étudier sa teneur en oxygène (encore nommée "oxymétrie").

Toutes ces mesures apportent des renseignements extraordinaires sur la fonction cardio-pulmonaire du sujet sain et pathologique. Le débit cardiaque peut être évalué par la méthode de Fick. La procédure de cathétérisme cardiaque de Cournand et Richards prouve son innocuité et se répand largement dans le monde, d'autant qu'ils utilisent des sondes maniables, à double lumière, permettant l'exploration de deux cavités simultanément, pour mesurer débits et pressions. En 1945, sensibilisé par son expérience militaire, Cournand réalise une grande étude sur le choc traumatique, si répandu en période de guerre, à partir de plusieurs centaines de cathétérismes. Puis cette procédure prouve son utilité dans le domaine des cardiopathies congénitales. En 1947, Cournand s'associe à la cardiologue pédiatrique, Janet Baldwin, et au chirurgien Aaron Himmelstein pour explorer, en période préopératoire, les malformations congénitales du cœur et des gros vaisseaux. Cournand et Richards sont considérés comme des pionniers dans le domaine du cathétérisme cardiaque, pour avoir perfectionné et développé cette procédure, et avoir prouvé son intérêt immense dans le diagnostic et l'exploration des cardiopathies acquises ou congénitales.

Pendant que le cathétérisme du cœur droit se développe aux États-Unis, avec Cournand et Richards, de l'autre côté de l'Atlantique, une autre équipe, dans un Paris occupé, travaille sur le même sujet. Intéressé par le cathétérisme veineux, Jean Lenègre-Thourin (1904-1972), agrégé de Médecine générale, incite son interne, Pierre Maurice (1916-2005), à entreprendre des recherches dans ce domaine. C'est en mars 1943 que Maurice introduit, pour la première fois, une sonde dans la veine du bras d'un

---

retraite, au *Presbyterian Medical Center* et à l'Hôpital Bellevue de New York. Sa collaboration avec André Cournand démarre en 1932, et durera 30 ans. Ils développent, ensemble, le cathétérisme cardiaque, afin d'améliorer les mesures des gaz du sang, en particulier le CO2, car nécessaires à l'estimation du débit cardiaque. À la fin de la guerre, en 1945, il devient chef de la première division médicale de l'Université Columbia à l'Hôpital Bellevue ; en même temps, il est promu professeur de médecine à temps plein au *College of Physicians and Surgeons*. Ses recherches sur le cathétérisme cardiaque lui ont permis d'explorer la fonction cardiaque (débit cardiaque, pressions de remplissage et d'éjection…) et d'évaluer les effets des médicaments destinés au traitement des cardiopathies. En 1956, il reçoit le prix Nobel de physiologie ou médecine, partagé avec André Frédéric Cournand et Werner Forssmann.

[1] Cette publication, datée de 1941, s'intitule *"Catheterization of the right auricle in man" ("Cathétérisme de l'oreillette droite chez l'homme").*

sujet au cœur normal. Cette procédure innovante est réalisée au moyen d'un matériel de fortune : une sonde urétérale et un manomètre rudimentaire. Sous contrôle scopique, la sonde parvient au contact de la pointe du ventricule droit et la pression s'affiche sur le manomètre. Grâce à cette méthode, on peut enfin explorer de façon simple et directe la circulation pulmonaire chez l'homme[1]. Les premières études hémodynamiques de la "petite circulation" font découvrir à Lenègre l'hypertension artérielle pulmonaire[2], à laquelle il consacrera vingt années d'études et de recherches.

En raison de la période de guerre, Lenègre et Maurice ignorent alors tout des travaux sur le cathétérisme cardiaque menés par André Frédéric Cournand. C'est ce dernier qui recevra le prix Nobel de Médecine en 1956. Plus tard, Lenègre et Maurice[3] préciseront les valeurs des pressions physiologiques systolique, diastolique, moyenne, dans l'oreillette et le ventricule droits et dans l'artère pulmonaire. Ils réaliseront également le calcul du débit cardiaque selon le principe de Fick et l'identification des shunts[4].

Le cathétérisme cardiaque par voie veineuse venait de prendre son essor et allait donner lieu à de multiples techniques dérivées : injection par la sonde de produits de contraste ou de médicaments, angiocardiographie…

Le cathétérisme du cœur gauche, par voie artérielle, sera plus long à se développer. Les tentatives seront nombreuses et parfois dangereuses. Après un premier essai, en 1949, de franchissement des valvules aortiques, par voie rétrograde, pour pénétrer dans le ventricule gauche, c'est surtout, la technique de Seldinger[5] (1921-1998) qui sera le

---

[1] L'article initial, signé de Jean Lenègre et Pierre Maurice, date de 1944 et s'intitule : " Premières recherches sur la pression ventriculaire droite.". Il est publié dans une revue médicale française, et ne reçoit pas l'audience internationale qu'il aurait méritée. En 1946, Pierre Maurice soutient sa thèse, dont le titre est : "La pression ventriculaire droite chez l'homme normal et atteint de cardiopathies", portant sur une série de 271 malades. Historiquement, la première mesure de la pression artérielle pulmonaire et de la pression capillaire fut réalisée par Carl Ludwig (1816-1895), avec son élève Johannes von Dries, à l'aide d'un kymographe, et en insérant une sonde dans l'artère pulmonaire gauche.

[2] Hypertension artérielle pulmonaire : affection caractérisée par une augmentation de la pression dans le réseau artériel pulmonaire. De nombreuses causes peuvent en être responsables. Elle entraîne une surcharge du ventricule droit évoluant vers une insuffisance ventriculaire droite.

[3] Grâce à une étude sur 1200 malades, Pierre Maurice, au moyen du cathétérisme du cœur droit, distingue nettement l'insuffisance ventriculaire gauche (élévation des pressions dans la petite circulation) de la droite (élévation des pressions dans l'oreillette droite et les veines périphériques). Ces différences hémodynamiques expliquent les symptômes et les signes cliniques, caractéristiques de ces deux entités pathologiques.

[4] Shunt : communication anormale de deux parties de l'appareil cardiovasculaire où règnent des pressions différentes, comme en cas de cardiopathies congénitales. Le sang passe à travers cette communication dans un sens variable : "shunt droite-gauche" en cas de passage du sang noir (non oxygéné) vers le territoire du sang rouge (oxygéné) ; "shunt gauche-droite" dans le cas inverse.

[5] Sven Ivar Seldinger : ce radiologue du *Karolinska Hospital* de Stockholm invente le procédé permettant de mettre en place des cathéters par voie percutanée, capables d'atteindre n'importe quelle artère de l'organisme. Il utilise initialement une corde de piano pour rigidifier le cathéter trop souple pour être poussé au travers de la peau et de la paroi du vaisseau, avant de concevoir le guide métallique utilisé par la suite. C'est en avril 1952 que Seldinger imagine le procédé du début à la fin, après avoir eu, ainsi qu'il le dit, *« a sudden attack of commun sense » (« une soudaine crise de bon sens ») : « needle in, guide-wire in through the needle, needle out, catheter in over the guide-wire,*

point de départ d'immenses avancées en cardiologie. En 1952, ce radiologue suédois met au point sa procédure révolutionnaire : après ponction de l'artère fémorale, il utilise un guide métallique flexible pour introduire le cathéter jusqu'au cœur gauche, par voie rétrograde. Très vite, cette technique autorisera toutes sortes d'opacifications telles que les coronarographies, mais aussi les angioplasties, les poses de stents…

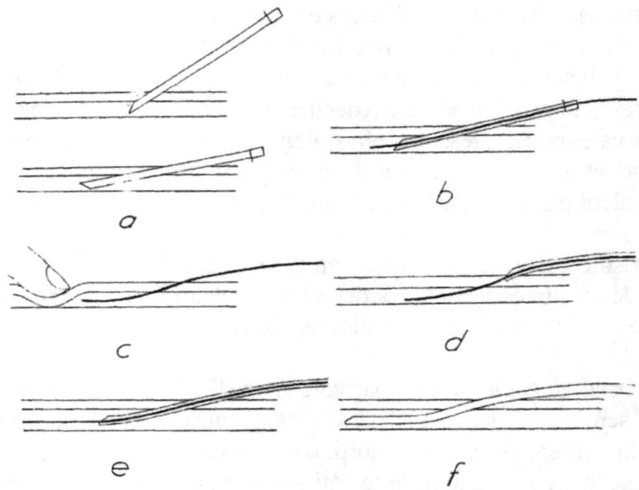

Technique de Seldinger (1953) : (a) aiguille dans l'artère, (b) guide introduit dans l'aiguille, (c) aiguille retirée, (d,e) cathéter enfilé sur le guide et introduit dans l'artère, (f) guide retiré

La technique du chirurgien Donald Nixon Ross (1922-2014), en 1959, consiste à utiliser la voie transseptale[1]. Les pressions peuvent ainsi être mesurées, et des échantillons de sang pour doser l'oxymétrie peuvent être prélevés dans l'oreillette et le ventricule gauches. On peut aussi injecter des produits de contraste permettant d'opacifier les cavités cardiaques gauches et obtenir une ventriculographie. Après une période de déclin, cette procédure transseptale est aujourd'hui surtout utilisée en cardiologie interventionnelle, sous contrôle échographique.

Les derniers grands progrès dans le domaine du cathétérisme cardiaque sont dus à deux médecins américains, Jeremy Swan[2] (1922-2005) et William Ganz[3] (1919-2009).

---

guide-wire out. » (« *aiguille dedans, guide dedans à travers l'aiguille, aiguille dehors, cathéter dedans par-dessus le guide, guide dehors.* »).

[1] Voie transseptale : cette technique consiste à introduire un cathéter dans l'oreillette droite, par voie veineuse. On enfile une aiguille à travers le cathéter, aiguille qui va percer le septum atrial au niveau de la fosse ovale (dépression située sur la face droite du septum interatrial), sous contrôle fluoroscopique. Le cathéter pénètre ainsi dans l'oreillette gauche, puis dans le ventricule gauche. Cette procédure, qui commence comme un cathétérisme du cœur droit, a l'avantage de permettre l'accès aux quatre cavités du cœur par une seule veine.

[2] Harold James Charles Swan, dit "Jeremy" : d'origine irlandaise, ce médecin formé à Dublin migre aux USA en 1951, recruté par Earl Howard Wood (1912-2009), un des leaders en physiologie cardiaque à la *Mayo Clinic* de Rochester (Minnesota). Il devient citoyen américain en 1956, et nommé

En 1967, alors que Swan voit passer des voiliers à la plage de Santa Monica, il a l'idée d'adapter une "voile" sur un cathéter souple afin de le transporter par le courant sanguin. Le lendemain, il transmet cette idée à Ganz qui va la conceptualiser.

À cette époque, les cathétérismes cardiaques s'effectuent avec difficulté au moyen de cathéters rigides, non dénués de risques. Rapidement, Swan et Ganz imaginent utiliser un ballonnet, pouvant ensuite être dégonflé une fois positionné. La publication *princeps* paraît en 1970, et ce dispositif prendra le nom de "sonde de Swan-Ganz"[1].

Ce cathéter, qui peut être posé au lit du malade, va révolutionner la manière d'appréhender et de traiter les patients en unités de soins intensifs : leur profil hémodynamique peut être surveillé en continu, qu'ils soient insuffisants cardiaques, victimes d'infarctus du myocarde, ou en état critique pour des pathologies non-cardiaques. Ce dispositif sera développé et fabriqué par les *Laboratoires Edwards*, et des millions d'exemplaires seront vendus dans le monde. Malgré les renseignements immenses fournis par la sonde de Swan-Ganz, son utilisation se raréfie à partir des années 2000, en raison de l'essor d'autres techniques moins invasives.

Comment et pourquoi un cathétérisme cardiaque ?

Technique :

Le principe général est l'introduction d'une sonde (le cathéter) dans un vaisseau sanguin pour la pousser jusqu'aux cavités cardiaques. Le cathétérisme droit permet d'atteindre les cavités cardiaques droites (et l'artère pulmonaire) en passant par une veine.

---

au poste de Directeur du Laboratoire de Cathétérisme Cardiaque au *St. Mary's Hospital* de la *Mayo Clinic*. En 1965, Jeremy Swan est nommé Chef de la Cardiologie au *Cedars of Lebanon Hospital* (actuellement *Cedars-Sinai Medical Center*) à Los Angeles (Californie), où il passera 22 ans. Il est aussi professeur de Cardiologie à l'*University of California Los Angeles.* William Ganz devient l'un de ses collaborateurs.

[3] Vilem Ganz, dit "William" : né d'une famille pauvre dans l'actuelle Slovaquie, William Ganz entreprend ses études de médecine à la Faculté de Médecine de l'Université Charles à Prague (Tchécoslovaquie) en 1937. En 1939, les nazis occupent la Tchécoslovaquie, et les étudiants doivent retourner dans leur région d'origine. La Faculté de Médecine doit fermer, et Ganz, en tant que juif, est envoyé dans un camp de travail en Hongrie. En 1944, sur le point d'être déporté à Auschwitz, il parvient à s'échapper et à se cacher pour rejoindre Budapest (Hongrie). À la fin de la Seconde Guerre mondiale, en 1947, il obtient son doctorat en médecine à l'Université Charles, puis se spécialise en cardiologie. Ganz démarre sa carrière à l'*Institute for Circulatory Disorders* à Prague (Tchécoslovaquie), alors sous régime communiste, et élabore, avec Arnost Fronek (1923-2020), des cathéters vasculaires. En 1966, on l'autorise, lui et sa famille, à prendre des vacances en Italie. Arrivés à Vienne (Autriche), ils parviennent à obtenir un visa pour les USA afin d'échapper au communisme qui les avait tant déçus. William Ganz rejoint le département de cardiologie au *Cedars-Sinai Medical Center* (Los Angeles, Californie) où il fera toute sa carrière professionnelle. En 1982, Ganz collabore avec Prediman Shah, nouveau Directeur de la Cardiologie au *Cedars-Sinai Medical Center*, pour conduire les premiers essais chez l'homme, afin de dissoudre, par traitement enzymatique, les caillots présents dans les artères coronaires à la phase aiguë de l'infarctus du myocarde. William Ganz aura ainsi un rôle déterminant dans le développement de la thrombolyse.

[1] Sonde de Swan-Ganz : sous asepsie chirurgicale et après anesthésie locale, le cathéter de Swan-Ganz est introduit selon la technique de Seldinger au niveau d'une veine de gros calibre. Le cathéter est poussé jusqu'à l'oreillette droite, puis le ventricule droit. Le ballonnet est guidé par le flux sanguin jusqu'à l'artère pulmonaire, et l'obstrue, permettant la mesure de la pression capillaire pulmonaire bloquée (laquelle indique une valeur approximative de la pression auriculaire gauche). De nombreuses informations sont fournies : mesures des pressions, du débit cardiaque par thermodilution…

Le cathétérisme gauche permet d'accéder aux cavités gauches du cœur en introduisant la sonde, généralement via une artère par voie rétrograde ("technique de Seldinger") (plus rarement via une veine par voie transseptale). Cette procédure est réalisée sous anesthésie locale et sous asepsie chirurgicale, et contrôlée par scopie, la sonde étant radio-opaque.

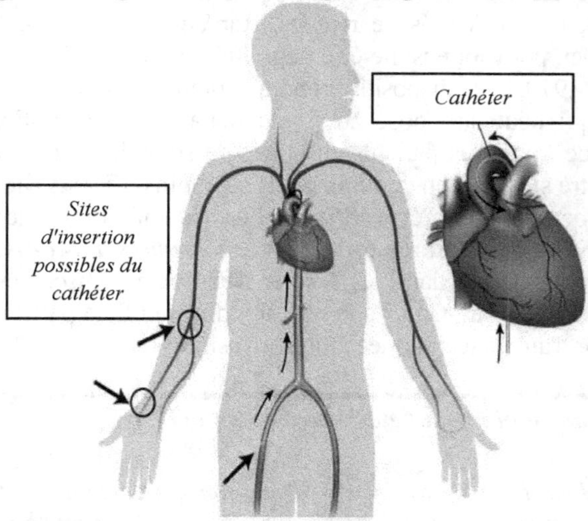

<u>Renseignements fournis par un cathétérisme cardiaque :</u>
- mesure des pressions dans les cavités cardiaques et les gros vaisseaux
- mesure du débit cardiaque (par la méthode de thermodilution)
- mesure de l'oxymétrie (taux de saturation en oxygène du sang) en prélevant des échantillons de sang
- détection et quantification d'un shunt intra-cardiaque
- injection de produits de contraste pour opacification des cavités cardiaques et des vaisseaux (étude morphologique et cinétique).

Cet examen est utile pour le diagnostic et l'évaluation de nombreuses pathologies cardiaques et en pré-chirurgie cardiaque : cardiopathies congénitales, cardiopathies ischémiques, valvulopathies, hypertension artérielle pulmonaire...

Les examens d'imagerie en cardiologie

Voir fonctionner un cœur humain vivant sans avoir à ouvrir le corps ! Tel était le rêve inaccessible de tous les médecins, au cours des siècles qui nous ont précédés. Le XXe siècle verra ce rêve se réaliser. Des cardiologues, mais aussi des radiologues, des physiciens, des ingénieurs seront les pionniers de la cardiologie moderne, celle de la technologie aidant au diagnostic, à l'évaluation du pronostic des cardiopathies, imaginant et mettant en œuvre des traitements futuristes.

Divers types de moyens physiques et technologiques seront utilisés : les rayons X, les ultrasons, les isotopes… sans oublier l'informatique, qui semble pouvoir pousser jusqu'à l'infini les capacités d'imagerie, apportant la finesse du détail et la représentation en trois dimensions de l'organe cardiaque, sa visualisation non seulement dans son anatomie mais aussi dans sa fonction.

Les rayons X : photographier l'invisible

En 1895, Wilhelm Conrad Röntgen (1845-1923) est professeur de physique à l'Université de Würzburg en Allemagne. C'est dans son laboratoire, le 8 novembre 1895, qu'il découvre, de manière inattendue, les rayons X, et qu'il réalise les premières "photographies de l'invisible".

Quelques jours après sa découverte, le 22 décembre 1895, il invite sa femme, Anna Bertha, à placer sa main entre le tube de Crookes[1] et la plaque photographique : après 25 minutes de pose, il obtient le premier cliché radiographique du corps humain, celui de la main de sa femme où l'alliance est bien visible. Pour la première fois dans l'histoire de l'humanité, il est possible de voir l'intérieur d'un corps vivant, sans l'ouvrir chirurgicalement.

Les rayons X sont ainsi nommés par Röntgen en raison de son ignorance de leur nature : « Afin d'être bref, j'utiliserai le terme "rayons", et pour les distinguer d'autres du même nom, je les appellerai "rayons X" ». Ils possèdent la propriété de traverser la matière, surtout lorsqu'elle est peu dense et peu épaisse. Ces rayons sont donc arrêtés par les os et les dents, mais traversent la chair.

Très vite, le 28 décembre 1895, Röntgen publie son extraordinaire découverte dans un article intitulé : *"Über eine neue Art von Strahlen." ("À propos d'une nouvelle sorte de rayons").* Cette découverte lui vaudra de recevoir le prix Nobel de physique en 1901. Le 23 janvier 1896, Röntgen présente ses travaux à la Société de Physique Médicale de Würzburg. Pendant son exposé, il réalise une radiographie de la main du célèbre anatomiste suisse Rudolph Albert von Kölliker (1817-1905), présent à cette conférence. Celui-ci propose de nommer ce nouveau rayonnement "rayons Röntgen", mais Röntgen refuse cette dénomination. Il laissera toutefois son nom à l'unité de mesure servant à quantifier l'exposition aux rayonnements ionisants, le "röntgen".

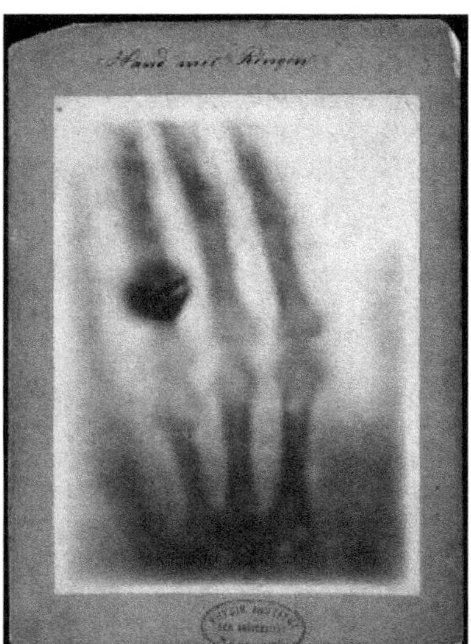

Radiographie de la main d'Anna Bertha Ludwig Röntgen, prise le 22 décembre 1895 par Wilhelm Röntgen

[1] Tube de Crookes : c'est l'un des premiers tubes à décharges électriques, inventé par le physicien britannique William Crookes (1832-1919).

La nouvelle de cette découverte se répand de façon fulgurante dans le monde scientifique. À Paris, Paul Oudin (1851-1923) et Toussaint Barthélémy (1850-1906), médecins passionnés par la physique, s'emparent de cette technologie et réalisent la première radiographie française dès janvier 1896. Celle-ci est présentée à l'Académie des Sciences, le 20 janvier, par le mathématicien Henri Poincaré (1854-1912).

Si certains médecins accueillent cette découverte avec scepticisme, la plupart sont enthousiasmés par les potentialités immenses de cette nouvelle technologie. Études et publications scientifiques se multiplient à l'échelle internationale, avec, pour première application médicale, la dentisterie.

À Vienne en Autriche, la première visualisation par rayons X de vaisseaux sanguins chez l'homme est réalisée dès le 17 janvier 1896 : Eduard Haschek (1875-1947) et Otto Lindenthal (1871-1922) injectent un produit à base de carbonate de calcium dans une main amputée, permettant d'obtenir le cliché du lit vasculaire de celle-ci.

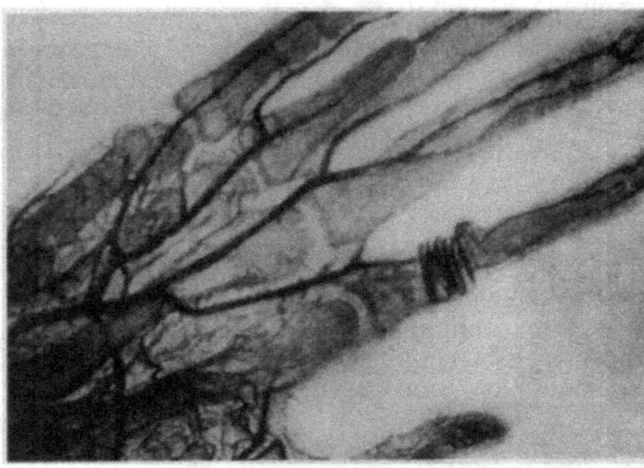

La première radiographie de vaisseaux sanguins sur une main amputée, par Eduard Haschek et Otto Lindenthal - le 17 janvier 1896

La fondation de la "radiologie"

En France, Antoine Louis Gustave Béclère[1] (1856-1939) est l'un de ceux qui réalisent immédiatement la valeur des rayons X dans le domaine médical. Dès le

[1] Antoine Louis Gustave Béclère : fils d'un médecin parisien, Antoine Béclère est nommé médecin des hôpitaux en 1893. Ce pédiatre s'intéresse à la lutte contre les maladies infectieuses, à l'immunothérapie et à la vaccination. Paul Oudin et Toussaint Barthélémy, ses collègues d'internat, sont les premiers médecins français à avoir réalisé des radiographies, dès janvier 1896. Ils organisent, dans le cabinet du docteur Oudin, des démonstrations de radioscopie, auxquelles ils invitent leurs collègues et amis. C'est à l'occasion de l'une de ces démonstrations que Béclère se passionne pour cette technologie qui remplira sa vie professionnelle. En 1897, Béclère est nommé chef du service de médecine générale de l'Hôpital Tenon à Paris. C'est là qu'il fait installer le premier laboratoire de radiologie. Les difficultés techniques sont nombreuses, surtout celles liées à l'absence de raccordement de l'hôpital à un réseau de distribution électrique. Béclère se trouvera en face du même problème à l'Hôpital Saint-Antoine où il est titularisé chef de service en 1899. Il doit faire preuve d'une grande débrouillardise pour faire fonctionner, au sein de l'hôpital, son petit laboratoire de radioscopie. Considéré comme le "père de la radiologie française", Antoine Béclère a œuvré pour promouvoir la radiologie au niveau

5 février 1896, en se basant sur la toute première radiographie thoracique, réalisée par ses amis Barthélémy et Oudin, Béclère présente une communication scientifique intitulée *"Application de la méthode Roentgen à l'examen d'un anévrysme de la crosse aortique."*

Au cours de l'été 1896, Béclère est invité à assister à une démonstration de radioscopie organisée par les docteurs Barthélémy et Oudin. C'est la vieille servante de son ami Oudin qui sert de sujet. Béclère est totalement fasciné par ce que révèle l'écran de radioscopie : il s'émerveille de voir le cœur battre et les poumons se gonfler à chaque inspiration. Il constate aussi la présence d'une opacité anormale sur un poumon de cette vieille femme qui se plaint de cracher du sang : Béclère pose immédiatement le diagnostic de tuberculose pulmonaire. Pour lui, cette nouvelle technique est une révélation : « Cette voie me parut le chemin de la Terre promise, je m'y engageai. »

Fort de ses succès diagnostiques, Béclère devient un ardent défenseur de la "radiologie", terme créé par lui-même. Dès l'année suivante, il met en place, sur ses propres deniers, une installation radioscopique dans son service de médecine générale de l'Hôpital Tenon à Paris. Il y instaure alors le dépistage systématique de la tuberculose, après avoir déclaré : « L'utilité de la radioscopie dans le dépistage précoce de la tuberculose est un fait acquis. » Conscient de l'importance de la radiologie, il organise l'enseignement de cette nouvelle discipline à l'Hôpital Tenon. En 1898, il quitte Tenon pour créer, à l'Hôpital Saint-Antoine, le premier centre français de radiologie.

C'est aussi à cette époque qu'on commence à découvrir la nocivité des rayons X, qui sont des radiations ionisantes : radiodermite[1], observée et rapportée par Oudin et Barthélémy, avec parfois des ulcérations (Béclère en a souffert et a dû être amputé de deux doigts de la main gauche), mais également cancers, leucémies... d'où les premières mesures de radioprotection.

Puis c'est la Première Guerre mondiale. L'apport crucial de la radiographie pour le diagnostic des fractures osseuses, si fréquentes sur le champ de bataille, ou pour localiser les éclats d'obus, va aider à son développement à une grande échelle. En août 1914, le ministère de la Guerre charge Antoine Béclère et la célèbre physicienne Marie Curie (1867-1934), secondée par sa fille Irène, de mettre en place un service de radiologie ambulatoire. Ils forment des manipulateurs et créent des unités mobiles, les "Petites Curies", pour se rendre au cœur des combats.

C'est en 1921 que Marie Curie écrit à propos de la radiologie : « C'est une méthode d'observation merveilleuse, en vérité, que celle qui nous a permis, pour la première fois, d'explorer, sans le secours de la chirurgie, l'intérieur du corps humain. La chance inespérée de cet examen direct nous a été apportée par la découverte des rayons X que nous devons à M. Röntgen et qui a eu lieu en 1895. »

---

national et international. En confrontant images radiographiques et données cliniques et anatomo-pathologiques, Béclère crée une sémiologie radiologique qu'il rapporte dans ses nombreuses publications. Il est élu président de l'Académie de médecine en 1928 et préside le 3e Congrès International de Radiologie en 1931, tenu à Paris. L'Hôpital Antoine-Béclère de Clamart porte le nom de ce pionnier de la radiologie.

[1] Radiodermite : lésion cutanée ou muqueuse provoquée par les rayons X. Cela se manifeste par une rougeur de la peau, avec parfois œdème, vésicules, évoluant vers des ulcérations (radionécrose). Il existe un risque de transformation en cancer.

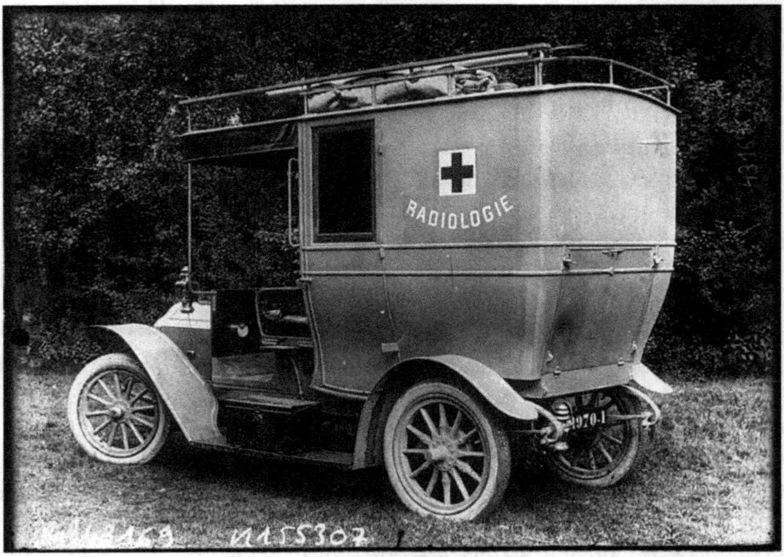

Voiture radiologique type Massiot

Les progrès techniques de cette nouvelle discipline médicale seront rapides. Des ingénieurs, des industriels, des physiciens participent à cette évolution. Grâce à la fluoroscopie ou radioscopie, on diminue les quantités administrées de rayons X, et cette technique est moins coûteuse car elle n'utilise pas de support photographique. Les temps de pose (qui étaient souvent supérieurs à 20 minutes) se réduisent. On commence à utiliser des produits radio-opaques pour explorer les organes creux (œsophage, estomac, intestin…). Les plaques photographiques en verre sont remplacées par des films. L'évolution se fait donc vers une plus grande rapidité d'examen, une meilleure qualité de résultats, et une nette réduction des coûts.

Quel est l'intérêt de la radiographie classique en cardiologie ?

En cardiologie, une radiographie du thorax de face et de profil renseigne sur plusieurs éléments anatomiques : la forme et la taille du cœur, le contour des principaux vaisseaux sanguins (aorte, artères pulmonaires), l'existence de calcifications artérielles ou péricardiques ; l'état des poumons (vascularisation pulmonaire) et de la plèvre (recherche d'anomalies en faveur d'une insuffisance cardiaque). Ces informations restent toutefois très succinctes. L'échographie cardiaque a largement supplanté la radiographie pour déterminer avec précision l'anatomie du cœur.

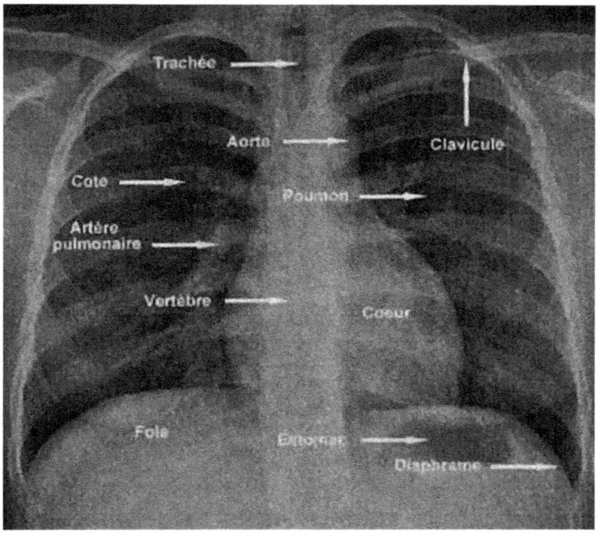

La tomographie ou le corps humain découpé "en tranches"

En 1917, le jeune médecin français André Bocage (1892-1953) réfléchit aux inconvénients de la radiographie, discipline à laquelle il vient d'être formé. En effet, la radiographie superpose les ombres de tous les organes traversés par les rayons X. Bocage attendra la fin de la Première Guerre mondiale pour déposer le brevet de son invention, la tomographie[1] ou radiographie en coupes : c'est une « technique qui donne des images du corps humain en tranches minces ». Le brevet, déposé en 1921, est publié l'année suivante, sous l'intitulé *"Procédé et dispositifs de radiographie sur plaque en mouvement"*. Les images sont plus précises et peuvent révéler des lésions non visibles sur des clichés classiques.

Il faut attendre les années 1930 pour que les premiers prototypes soient construits : le premier est conçu par un Italien, Alessandro Vallebonna (1899-1987). Peu après, le radiologue néerlandais Bernard George Ziedses des Plantes (1902-1993) obtient pour la première fois des radiographies du corps humain "en tranches" d'une qualité correcte.

La qualité des images s'améliore surtout à partir de 1945. L'idée, initiée par la tomographie, de réaliser des radiographies en coupes sera le point de départ du scanner. Cette nouvelle technique apparaîtra dans les années 1960 et supplantera la tomographie.

Le scanner, triomphe des physiciens

Allan MacLeod Cormack (1924-1998) est un physicien sud-africain. Il débute ses activités de recherche à Cape Town, puis rejoint la *Tufts University* dans le

[1] Tomographie : terme issu du grec *"tomê"*, signifiant "coupe".

Massachusetts où il fera l'essentiel de sa carrière scientifique. Il devient citoyen américain en 1966.

C'est à l'université de Cape Town qu'il commence à s'intéresser, en 1956, à l'imagerie radiographique des tissus mous. Les radiographies conventionnelles à rayons X ne permettent pas de distinguer ces tissus mous. Cormack détermine que les rayons X pénètrent différemment les diverses couches tissulaires du corps humain en fonction de leur densité. Il démontre aussi que, si les faisceaux de rayons X traversent ces tissus sous différents angles, les informations fournies sont beaucoup plus nombreuses. Il parvient enfin à décrire le modèle mathématique de l'absorption des rayons X par des tissus inhomogènes. Ses deux publications, en 1963 et 1964, compilant ses résultats de recherche, ne susciteront cependant que peu d'intérêt.

Comment les Beatles ont contribué (sans le savoir) à l'invention du scanner

C'est l'ingénieur britannique Godfrey Newbold Hounsfield[1] (1919-2004) qui trouvera une application pratique aux travaux de MacLeod Cormack. Quatre ans après les publications de ce dernier, mais ignorant ses travaux, Hounsfield entreprend ses propres recherches sur la tomographie. Il travaille alors au laboratoire central de recherche d'E.M.I[2] *(Electronic and Music Industries).* À cette époque, cette société engrange des dividendes énormes des Beatles, groupe musical qu'elle produit. L'argent coule à flots. La firme E.M.I. autorise, par conséquent, Hounsfield à poursuivre ses recherches comme il l'entend. Celui-ci commence une étude sur la tomographie et décide d'utiliser l'informatique et les premiers ordinateurs qui permettent d'effectuer des calculs complexes. Il met ainsi au point le premier tomodensitomètre[3] : ce

---

[1] Sir Godfrey Newbold Hounsfield : dès son enfance, ce bricoleur de génie manifeste un goût immodéré pour la mécanique électrique et multiplie les expériences dans la ferme de son père, tout en s'intéressant à la physique et aux mathématiques. En 1951, Hounsfield rejoint le groupe industriel E.M.I. Il participe, à partir de 1958, à la mise au point du premier ordinateur géant, l'*Emidec 1100*, construit en Grande-Bretagne. En 1967, après avoir été transféré au laboratoire central de recherche d'E.M.I., Hounsfield, au cours d'une promenade, a une idée lumineuse : si l'on prend en photo un objet de tous les côtés, il devrait être possible d'en créer une image en trois dimensions. Il emprunte alors une tête de vache à l'abattoir du quartier pour tester son idée. Il réalise toute une série de radiographies selon différents angles de vue et les traite informatiquement. Il constate qu'il est possible de fusionner des centaines de clichés radiographiques pour en faire une image unique : il découvre alors l'image claire et nette de l'intérieur du crâne de la vache. Hounsfield construit son premier scanner dont le brevet est demandé en 1968. Ce chercheur hors norme, car n'ayant reçu aucun diplôme universitaire, a pourtant été récompensé par le prix Nobel de physiologie ou médecine en 1979, et anobli en 1981.

[2] E.M.I. : en 1931, cette firme fabrique des disques 78 tours et vend des gramophones, tandis que son département électrique est de taille modeste. En 1962, EMI signe avec le groupe des Beatles. Cette firme possède les fameux studios d'enregistrement d'Abbey Road. Grâce au groupe anglais et à ses succès phénoménaux, EMI gagnera des millions de dollars.

[3] Tomodensitomètre : appareil utilisant le procédé de tomodensitométrie (TDM en abrégé) (CT pour *Computed Tomography* en anglais) ou tomographie assistée par ordinateur. Ce "scanner" consiste à faire tourner, autour du corps du sujet à examiner, une source de rayons X, ainsi que des détecteurs électroniques situés à l'opposé, les signaux recueillis étant analysés par ordinateur. Le déplacement du lit dans l'anneau, où se trouve le sujet à examiner, permet l'acquisition de coupes axiales successives. Les millions de données acquises pendant l'examen sont traités par l'ordinateur. Les différences d'absorption des rayons X par les tissus sont traduites en différents niveaux de gris. Cette technique

prototype, construit en 1968, combine un tube à rayons X mobile et un ordinateur qui analyse les signaux recueillis. Le premier scanner est implanté en 1972 à l'*Atkinson Morley's Hospital*, à Wimbledon, spécialisé en neurochirurgie. Le nom de son inventeur a été donné à l'unité Hounsfield[1].

En 1979, Allan MacLeod Cormack et Godfrey Newbold Hounsfield reçoivent le prix Nobel de physiologie ou médecine « pour le développement de la tomographie assistée par ordinateur ». Cette nouvelle technologie représente une véritable révolution dans l'imagerie médicale : le corps médical découvre, avec enthousiasme, des images de tissus (notamment le tissu cérébral) qui ne pouvaient être fournies par la radiographie classique.

Le scanner en cardiologie

En raison de la lenteur des premiers appareils, la tomodensitométrie se limite d'abord à l'étude du cerveau, organe immobile. Pendant des décennies, le cœur ne se prêtera guère à ce type d'examen, étant un organe en permanence battant et donc mobile.

Les rapides progrès en informatique vont accroître la puissance de calcul. L'invention du mode hélicoïdal (déplacement continu du patient sur la table d'examen pendant la rotation de la source de rayons X) va permettre une vitesse d'acquisition accrue. Les plans de coupes sont multipliés (scanners multibarrettes). Des images nettes du cœur sont alors obtenues à partir des années 2000.

Outre l'étude des valves cardiaques et du muscle lui-même, l'intérêt principal de cette technique d'imagerie est l'analyse des artères coronaires, ce qu'on nomme "coroscanner". Cet examen non invasif est aujourd'hui un examen de routine, d'une grande fiabilité pour le diagnostic d'une maladie coronarienne. Cet examen permet de calculer le "score calcique"[2] et, après injection d'un produit de contraste par voie veineuse, de visualiser les artères coronaires et d'éventuelles sténoses rétrécissant celles-ci.

---

permet de reproduire une image des tissus en coupes transversales, en particulier des tissus mous. Sa première utilisation sera la détection de tumeurs cérébrales.

[1] Unité Hounsfield : mesure quantitative de la radiodensité, utilisée dans l'analyse des images fournies par le scanner. Son symbole est "HU". Cette mesure s'étend de -1000 HU (densité de l'air) à +1000 HU (densité de l'os), en passant par 0 HU (densité de l'eau).

[2] Score calcique : celui-ci est calculé au cours d'un coroscanner, à partir d'une image sans injection. Il consiste à dépister l'existence de petits dépôts athéromateux calcifiés sur les artères coronaires et à chiffrer leur étendue. Un score calcique égal à zéro est de bon pronostic, tandis qu'un score calcique élevé (supérieur à 400) peut signifier un risque d'accident coronarien.

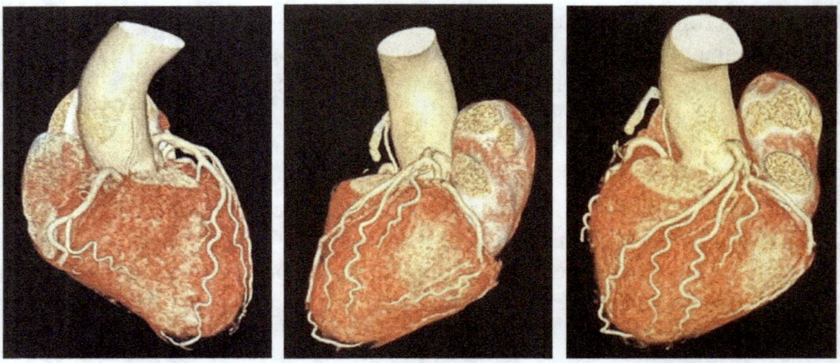

Clichés de coroscanner visualisant les artères coronaires

L'imagerie par résonance magnétique (IRM) : placer le corps dans un aimant

Le principe de ce nouveau type d'imagerie repose sur le phénomène de résonance magnétique nucléaire (RMN). Trois physiciens seront à l'origine de la découverte de la RMN : Isidor Isaac Rabi[1], Felix Bloch[2] et Edward Mills Purcell[3], tous trois récompensés par un prix Nobel de physique pour leurs travaux qui serviront de base au développement de l'IRM.

En 1938, Isidor Isaac Rabi (1898-1988), chercheur et physicien américain d'origine austro-hongroise, découvre les propriétés des noyaux des atomes d'hydrogène placés dans un champ magnétique : lorsqu'ils sont soumis à un rayonnement

[1] Isidor Isaac Rabi : il naît en Galicie (Empire austro-hongrois) au sein d'une famille juive très modeste qui immigre aux États-Unis un an après sa naissance. Après des études à New York, il obtient son doctorat en physique en 1927. Ses recherches sur les protons et la résonance magnétique commencent en 1930 et lui vaudront le prix Nobel de Physique en 1944. Il travaille sur le développement du radar et de la bombe atomique à Los Alamos (c'est un ancien étudiant de Robert Oppenheimer [1904-1967]). Après la Deuxième Guerre mondiale, il devient conseiller scientifique auprès du président Dwight D. Eisenhower. Ses recherches l'amèneront à contribuer aux inventions du laser et de l'horloge atomique. Il est un des fondateurs du CERN (Conseil Européen pour la Recherche Nucléaire ou Laboratoire européen pour la physique des particules).

[2] Felix Bloch : né dans une famille juive en Suisse, il entreprend des études d'ingénierie puis de physique à Zurich. Il obtient son doctorat en 1928 à l'Université de Leipzig. En 1933, il quitte l'Allemagne pour les USA et travaille à l'Université de Stanford. Il est naturalisé américain en 1939. Il travaillera lui aussi à Los Alamos sur le développement de la bombe atomique, avant de démissionner et de rejoindre le projet du radar. C'est après la Deuxième Guerre mondiale qu'il commence ses recherches sur la résonance magnétique nucléaire, pour lesquelles il recevra le prix Nobel de physique en 1952, conjointement avec Edward Mills Purcell. En 1954, il sera le premier directeur du CERN.

[3] Edward Mills Purcell : cet américain, né dans l'Illinois, obtient son doctorat de physique en 1938, à l'Université de Harvard. Il démarre sa carrière de chercheur dans cette université, avant de rejoindre le MIT *(Massachusetts Institute of Technology*) en 1940. Ses travaux portent d'abord sur le radar à micro-ondes puis, en 1945, il découvre la résonance magnétique nucléaire. Il reçoit le prix Nobel de physique en 1952, conjointement avec Felix Bloch. Il est aussi à l'origine de découvertes dans le domaine de l'astronomie. Il sera conseiller scientifique auprès des présidents Dwight D. Eisenhower, John F. Kenndey et Lyndon B. Johnson.

électromagnétique, ils absorbent l'énergie du rayonnement, puis la libèrent quand on arrête cette onde (relaxation). Il recevra le prix Nobel de physique en 1944 pour cette découverte.

Les recherches dans ce domaine se poursuivent avec la découverte de la résonance magnétique nucléaire en 1946. De façon indépendante, aux USA, les physiciens Felix Bloch (1905-1983) et Edward Mills Purcell (1912-1997) décrivent le "moment magnétique" des protons et étudient leur comportement dans un champ magnétique.

Le passage de la théorie à la pratique, donc l'application de la RMN à l'imagerie médicale, est dû au médecin et mathématicien Raymond Vahan Damadian[1] (1936-2022). Dès 1969, ce scientifique visionnaire invente la première machine d'imagerie utilisant ce procédé de RMN. Son idée originale est d'utiliser un aimant de forte intensité pour explorer le corps humain[2] : « Ils ont dit que j'étais fou. J'ai réalisé des présentations au sujet de cette idée saugrenue consistant à loger le corps humain dans un aimant ». Manquant de financement, Damadian, avec l'aide de deux étudiants, fabrique de ses propres mains certaines pièces de cette machine, qu'il nomme *"indomitable" ("indomptable").* Il prouve que la RMN permet de détecter des tumeurs cancéreuses à un stade précoce[3]. En effet, le temps de relaxation des tissus cancéreux est plus long que celui des tissus sains. Le 3 juillet 1977, Damadian obtient la première image par RMN d'un corps humain vivant. Malgré son invention capitale en médecine, Damadian ne sera pas couronné par le jury du prix Nobel, en raison de ses idées "créationnistes".

Ce prix Nobel de physiologie ou médecine sera attribué en 2003 à deux autres scientifiques, Paul Laterbur (1929-2007) et Peter Mansfield (1933-2017), pour l'invention de l'IRM. Le premier est un chimiste américain, le second un physicien britannique. En 1973, simultanément mais de façon indépendante, ils parviennent à créer des images d'objets en "coupes virtuelles". Le premier objet étudié par IRM est un poivron. Le premier examen de tissus humains date de 1975 : il est réalisé par l'équipe de Mansfield, sur le doigt d'un de ses collègues. Cinq heures seront nécessaires pour produire cette image !

Très rapidement, cette technologie progresse, grâce aux avancées de l'informatique et aux perfectionnements de l'appareillage. Les images obtenues par IRM gagnent en rapidité et en résolution. Si les premiers examens se limitent à l'étude du cerveau, dès les années 1980, on peut obtenir des explorations du corps entier. Aujourd'hui, cet examen non invasif fournit des images d'une grande précision. C'est un outil particulièrement performant, permettant une visualisation détaillée des organes et des

---

[1] Raymond Vahan Damadian : cet américain né à New York a des origines arméniennes. Il entreprend des études de mathématiques en 1956, puis de médecine à l'*Albert Einstein College of Medicine* de New York à partir de 1960. Bien que non récompensé par le prix Nobel pour ses travaux sur l'IRM, il sera honoré aux USA en étant intronisé au *National Inventors Hall of Fame*. Sa machine, l'*"indomitable"* est exposée à la *Smithsonian Institution* à Washington DC.

[2] Le patient est placé dans un puissant aimant, ce qui provoque l'orientation de tous les protons dans l'axe du champ magnétique. Des ondes de radiofréquence sont émises, puis on recueille les réactions des protons à ces ondes.

[3] Sa publication date de 1971 et paraît dans la revue *Science* sous le titre : *"Tumor Detection by Nuclear Magnetic Resonance".*

structures du corps humain, sans exposer le patient aux rayons X. L'IRM a aussi l'avantage de procurer des images chez tous les patients, indépendamment de leur morphologie, contrairement à l'échocardiographie avec laquelle l'évaluation du cœur n'est pas satisfaisante chez environ 10 % des patients, la pénétration des ultrasons pouvant être gênée par l'interposition de l'air pulmonaire.

L'IRM en cardiologie

En cardiologie, l'IRM fournit des informations sur l'anatomie du cœur et sur son fonctionnement. L'examen standard permet de visualiser le médiastin et les gros vaisseaux, pour dépister anévrysmes ou dissections aortiques. En synchronisant cet examen avec l'électrocardiogramme, le cœur est analysé de façon précise : volume des cavités, épaisseur de la paroi myocardique (diagnostic des cardiomyopathies), état des valves, évaluation morphologique des cardiopathies congénitales, recherche de tumeurs ou de caillots intracavitaires…

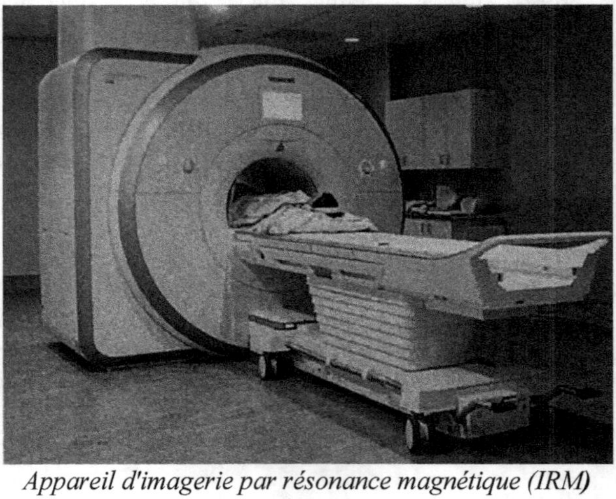

Appareil d'imagerie par résonance magnétique (IRM)

L'IRM, après injection d'un produit de contraste (au gadolinium), permet d'analyser la perfusion cardiaque et d'évaluer de façon fiable la fraction d'éjection. On obtient des informations en trois dimensions sur la taille d'un infarctus et sa localisation exacte. L'angio-IRM visualise les principaux vaisseaux du thorax et de l'abdomen, à la recherche d'anévrysmes ou de sténoses.

La scintigraphie myocardique : la radioactivité appliquée à l'imagerie cardiaque

La scintigraphie myocardique permet de visualiser la façon dont se fixe un traceur radioactif sur le muscle cardiaque. Cet examen d'imagerie sert à évaluer la fonction du myocarde, en appréciant sa perfusion : le cœur est-il irrigué de manière satisfaisante par les artères coronaires ? L'imagerie par scintigraphie est un des domaines d'application de la médecine nucléaire.

L'histoire de cette spécialité médicale, qui sera reconnue en 1971, démarre en 1934 par la découverte de la radioactivité artificielle[1] par Frédéric (1900-1958) et Irène (1897-1956) Joliot-Curie[2]. Ces deux chercheurs comprennent très vite l'usage qui peut en être fait pour la médecine : il sera désormais possible de fabriquer des marqueurs radioactifs pour tous les composants de la chimie et, ainsi, d'explorer les fonctions du corps humain. Ils recevront le prix Nobel de chimie en 1935 pour cette découverte.

Les premières applications médicales des radio-isotopes sont d'ordre thérapeutique. L'imagerie en médecine nucléaire apparaîtra plus tard et verra le jour dans les années 1950. Il faudra, pour cela, inventer la caméra à scintillations ou "gamma-caméra"[3]. Celle-ci est mise au point en 1957, à Berkeley en Californie, par l'ingénieur électricien et biophysicien américain Hal Oscar Anger (1920-2005). Cette caméra détecte les rayonnements gamma émis par les éléments radioactifs, introduits dans le corps humain, et qui se fixent préférentiellement sur tel ou tel organe selon son métabolisme. Puis une image est créée, montrant la répartition de ces rayonnements radioactifs dans l'organisme.

Le principe reste identique avec les appareillages actuels, mais les images sont de plus en plus précises grâce aux perfectionnements des gamma-caméras, en partie liés aux immenses progrès informatiques. À l'opposé des appareils d'imagerie (rayons X, IRM) qui fournissent des informations sur l'anatomie de l'organe étudié, l'imagerie nucléaire permet d'évaluer sa fonction.

Radioactivité artificielle : cette technique permet de rendre radioactif un élément chimique qui ne l'est pas initialement. Les isotopes radioactifs produits artificiellement sont donc créés en laboratoire. En 1934, Frédéric et Irène Joliot-Curie fabriquent un atome radioactif qui n'existait pas dans la nature. Ils ont utilisé un compteur Geiger-Müller (inventé en 1928) pour détecter les rayonnements ionisants. Ils prouvent ainsi que la radioactivité est une propriété générale de la matière.

Frédéric et Irène Joliot-Curie : à l'âge de 18 ans, au début de la Première Guerre mondiale, Irène, fille aînée de Pierre (1859-1906) et Marie Sklodowska (1867-1934) Curie, aide sa mère à mettre en place un service de radiologie ambulatoire dans les hôpitaux de campagne. Elle obtient sa licence en sciences physiques en 1920, et Frédéric son diplôme d'ingénieur en physique en 1923. Il devient assistant de Marie Curie à l'Institut du radium à Paris. Frédéric et Irène se marient en 1926, et commencent, deux ans plus tard, à publier en commun à partir de leurs recherches sur les noyaux atomiques. Ils reçoivent en 1935 tous les deux le prix Nobel de chimie pour la découverte de la radioactivité artificielle. Après la Deuxième Guerre mondiale, pendant laquelle Frédéric est traqué par la Gestapo en raison de ses activités de résistant, il est nommé directeur du CNRS, tandis qu'Irène dirige le Laboratoire Curie de l'Institut du radium. Frédéric devient le premier haut-commissaire à l'énergie atomique, nommé par le général de Gaulle, et participe à la mise au point de la première pile atomique française. En 1950, Frédéric, ardent militant pour la paix mondiale, lance "l'appel de Stockholm" préconisant d'interdire l'utilisation militaire de l'énergie atomique. Irène décèdera d'une leucémie, consécutive à ses travaux, à l'âge de 59 ans.

Avant l'invention de la gamma-caméra, le premier "scintigraphe" (terme donné en raison du cristal scintillant qui transforme l'énergie des photons gamma en lumière) permet, dès 1954, d'explorer la thyroïde : le patient ingère de l'iode radioactif (iode 131) qui se fixe sur la thyroïde. Un compteur Geiger-Müller est utilisé pour étudier la répartition de la radioactivité. Les rayons gamma sont ensuite convertis en images. Ces premières images étaient cependant très rudimentaires.

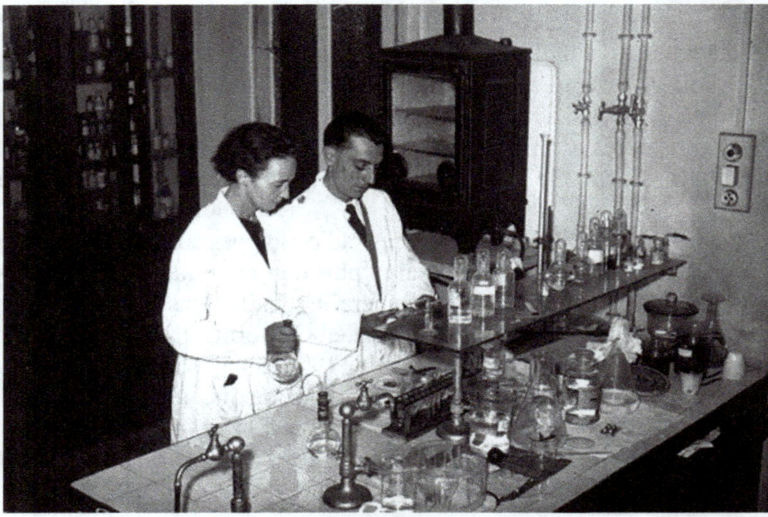

Irène et Frédéric Joliot-Curie dans leur laboratoire en 1935

Dans le cas de l'organe cardiaque, on utilise un isotope radioactif du thallium ou d technétium. Ce produit est injecté dans une veine, en petite quantité. Il a la propriété c se fixer sur le myocarde, lorsqu'il est correctement perfusé. La gamma-caméra a l capacité de détecter des défauts de fixation sur le muscle cardiaque, témoins d'ur ischémie. La scintigraphie myocardique est couplée à une épreuve d'effort : l'exame est donc constitué de deux parties espacées de plusieurs heures, avec des images l'effort et des clichés au repos. L'épreuve d'effort, en cas d'incapacité physique c patient, peut être remplacée par une stimulation médicamenteuse mimant l'effort.

La scintigraphie myocardique est donc un excellent examen non invasif permetta d'explorer la maladie coronaire. Lorsqu'une artère coronaire est sténosée, le flu sanguin arrivant au muscle cardiaque devient insuffisant en cas d'effort : scintigraphie montre alors un défect dans le territoire du cœur qui souffre en raison c l'ischémie (l'hypofixation constatée à l'effort est transitoire et se corrige ensuite a repos). Lorsque l'artère coronaire est totalement obstruée, on parle alors de nécrose c d'infarctus du myocarde : le défaut de fixation correspondant au territoire nécrosé e permanent et n'est pas corrigé au repos.

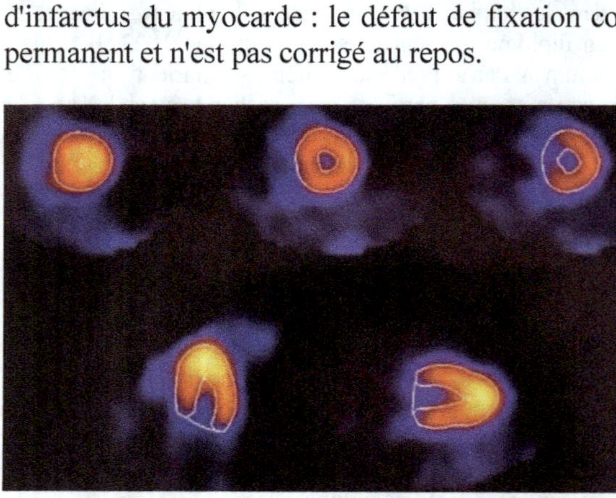

Clichés d'une scintigraphie myocardique

L'imagerie des artères coronaires : la coronarographie

C'est à la suite d'une erreur de manipulation que fut réalisée, en 1958, la première ›ronarographie[1] par Frank Mason Sones (1918-1985). Cet examen d'imagerie, ›ngiographie coronarienne, allie la technique des rayons X et celle du cathétérisme.

Les premières opacifications artérielles, que l'on nomme "angiographies", datent ›s années 1920 et ont été réalisées sur le cerveau. C'est un neurologue portugais, Egas ›oniz[2] (1874-1955) qui, le premier, injecte une substance radio-opaque dans la ›rculation sanguine pour obtenir des images radiographiques des artères du cerveau. Il ›et au point cette technique révolutionnaire en 1927 dans le but de visualiser les ›meurs intracérébrales. Il commence par déterminer quel produit radio-opaque est le ›lus adéquat pour une injection intra-artérielle : il opte pour une solution d'iodure de ›dium. Après ponction percutanée de l'artère carotide interne, le produit se répand ›ans la circulation cérébrale. Les artères du cerveau sont visualisées grâce aux rayons .. Moniz écrit alors : « Nous avons pris une nouvelle route dans l'espoir d'obtenir la ›isibilité du cerveau par l'opacité de ses vaisseaux et surtout de ses artères. » Il nomme ›tte procédure "encéphalographie artérielle" : « Elle peut nous fournir des éléments ›our la localisation des tumeurs. » Elle est présentée le 7 juillet 1927 au congrès de la ›ociété Neurologique, à Paris, suscitant l'intérêt des plus grands neurologues de ›époque. Moniz recevra en 1949 le prix Nobel de physiologie ou médecine, non pas ›our la découverte de son formidable outil diagnostique, mais pour le développement ›e la leucotomie[3] : ce traitement de certaines affections psychiatriques est aujourd'hui ›iscrédité voire interdit.

Jusqu'aux années 1970, avec l'introduction du scanner cérébral en pratique quotidienne, la technique de l'angiographie ou de l'artériographie cérébrale restera le seul ›oyen d'obtenir des images des artères cérébrales et, par conséquent, de visualiser ›urs anomalies.

Coronarographie : radiographie des artères coronaires après injection d'un liquide opaque aux rayons X.

Egas Moniz (Egas Moniz Antonio Caetano de Abreu Freire) : après des études de médecine à Université de Coimbra (Portugal), Moniz choisit la spécialité de neurologie. Puis il poursuit sa ›rmation à Paris et à Bordeaux, auprès de médecins français renommés, tels que Joseph Babinski 1857-1932), Joseph Dejerine (1849-1917), Pierre Marie (1853-1940) et Jean-Athanase Sicard (1872-929). Puis il retourne au Portugal, devenant professeur de l'Université de Coimbra en 1902. En 1911, obtient la chaire du département de neurologie de l'Université de Lisbonne, poste qu'il gardera ›squ'à sa retraite en 1945. Également homme politique, Moniz occupera divers postes du gouvernement portugais.

Leucotomie : également nommée lobotomie, cette opération chirurgicale du cerveau consiste à ›ectionner la substance blanche d'un lobe cérébral, interrompant certains circuits neuronaux. Cette ›echnique a été utilisée pour traiter des maladies psychiatriques, telles que la schizophrénie, l'épilepsie. .e neurologue portugais Egas Moniz (1874-1955) recevra le prix Nobel de physiologie ou médecine ›our le développement de cette procédure en 1949 (conjointement avec le Suisse Walter Rudolf Hess 1881-1973]). Dans les années 1950, elle est progressivement abandonnée, puis interdite dans certains ›ays, suite à l'arrivée des premiers médicaments neuroleptiques.

Les premières radiographies, visualisant l'organe cardiaque grâce à un prod radio-opaque, sont réalisées en 1931. Cet examen, nommé "angiocardiographie"[1], e effectué par une équipe de La Havane (par les docteurs Castellanos, Pereiras et Lope: L'injection du produit de contraste se fait par voie veineuse. Cette méthode est d'abo appliquée chez l'enfant pour diagnostiquer et faire le bilan des cardiopathies cong nitales, avant d'être utilisée deux ans plus tard chez l'adulte. Ces médecins cubai réaliseront des centaines d'examens de ce type avant de passer le relais à une aut équipe, suédoise, menée par Gunnar Jönsson au *Karolinska Institutet*. En France, c'e le cardiologue Marcel Mouquin (1891-1964) qui, le premier, introduit l'angiocardi graphie dès 1941.

Il restait encore à visualiser les cavités cardiaques gauches, puis, plus précisémer les artères coronaires. L'abord du cœur gauche restait complexe et diverses méthod furent proposées, parfois dangereuses. En 1945, S. Radner suggère de ponctionn l'aorte ascendante à travers le sternum pour injecter le produit de contraste : il réus ainsi la première coronarographie non sélective chez l'homme. C'est l'invention, e 1952, par le radiologue suédois Sven Ivar Seldinger (1921-1998), de sa technique[2] c cathétérisme par ponction de l'artère fémorale, qui sera le point de départ de coronarographie telle qu'elle est pratiquée aujourd'hui.

Cependant, bien que la méthode de Seldinger permît de cathétériser les cavit gauches du cœur, les clichés radiographiques restaient d'une qualité trop médiocre po bien visualiser les artères coronaires : on n'imaginait pas alors pouvoir introduire, sa risque pour le patient, l'extrémité d'un cathéter à l'origine de ces artères, pour injecter produit radio-opaque. Cette technique, que l'on nomme "cathétérisme sélectif", se donc l'étape suivante qu'il faudra oser pratiquer. Le produit de contraste sera ain injecté "sélectivement" dans les artères coronaires, permettant ainsi de bien l visualiser.

C'est donc "accidentellement" que Frank Mason Sones[3] réalise la toute premiè coronarographie. Le 30 octobre 1958, après dissection de l'artère brachiale, Sone

---

[1] Angiocardiographie : terme issu du grec : *"angeion"* signifiant "vaisseau", *"kardia"* signifiant "cœu et *"graphein"* signifiant "inscrire". Enregistrement, à une cadence rapide, d'une série de radiographi des cavités du cœur et des gros vaisseaux de la base, après injection d'une substance opaque au rayons X dans les veines ou directement dans les cavités cardiaques droites, à l'aide d'une sond introduite par voie veineuse.

[2] Technique de Seldinger : méthode de cathétérisme cardiaque gauche par voie rétrograde, permetta l'introduction d'un cathéter dans une artère par voie percutanée. Elle utilise un trocard avec mandr (aiguille de Désilet-Hoffmann), un guide souple et un cathéter, et facilite la pratique de l'angiographie

[3] Frank Mason Sones, Jr : ce cardiologue américain obtient son doctorat en médecine en 1943 d l'*University of Maryland School of Medicine*. Après la Seconde Guerre mondiale où il sert dans Pacifique, il rejoint l'*Henry Ford Hospital* à Detroit, où il apprend les techniques de cathétérism cardiaque chez l'enfant et le nourrisson. En 1950, Sones commence à exercer à la *Cleveland Clini Foundation* comme directeur du département de cardiologie pédiatrique et du nouveau Laboratoir Cardiaque. Son travail évolue vers les cathétérismes droits et gauches chez les adultes atteints d valvulopathies. Après la mise au point de sa technique de coronarographie en 1958, Sones lui appor des améliorations. Il utilise des enregistrements vidéo et l'amplification des images. En 1962, il réalis la première cinéangiographie coronaire sélective (enregistrement cinématographique des image radiologiques des vaisseaux coronaires opacifiés par un produit de contraste). Ces progrès technique

assisté de Earl K. Shirey (1924-2022), doit injecter du produit de contraste dans l'aorte d'un patient de 26 ans atteint de cardiopathie rhumatismale, pour visualiser une fuite de sa valve aortique. Il s'aperçoit que la pointe du cathéter s'est, par inadvertance, introduite dans l'ostium de l'artère coronaire droite. Avant qu'il n'ait le temps de réagir, son assistant a injecté le produit de contraste dans l'artère. L'affaire tourne au drame lorsque Sones constate une asystolie[1] chez le patient, qu'il parvient heureusement à corriger. Malgré ces péripéties, un cliché de la coronaire droite a été pris : c'est la première image d'une coronarographie.

Grâce à cette expérience, Sones réalise qu'il est possible d'injecter directement dans les artères coronaires de petites quantités de produit de contraste, permettant ainsi de fournir, pour la première fois, des images de qualité de ces artères du cœur.

Sones peut être considéré comme le véritable fondateur de l'opacification des artères coronaires, alors que l'on pensait à cette époque que leur visualisation était impossible sans risquer la vie du patient. L'année suivante, en 1959, Sones rapporte son expérience sur les cinquante premiers patients, lors des sessions scientifiques de l'*American Heart Association.* En 1962, soit quatre ans plus tard, il publie la description de sa technique de coronarographie sélective par voie humérale droite, sur 1020 patients, et démontre son utilité pour le diagnostic de la maladie coronarienne. Cette technique simple et rapide, qui prend le nom de "technique de Sones", se répandra rapidement partout dans le monde.

Mais surtout, Sones va initier, avec sa procédure novatrice, de multiples et rapides développements de celle-ci au cours des années 1960 : en 1962, H.J. Rickets et H.L. Abrams mettent au point la coronarographie sélective en utilisant la voie fémorale percutanée.

Le radiologue Melvin Judkins[2] (1922-1985) privilégie aussi cet abord fémoral percutané qui devient la procédure standard : en 1967, il utilise la technique de Seldinger dans le cadre de la coronarographie. La même année, ce même Judkins, mais aussi Kurt Amplatz[3] (1924-2019) et Martial Bourassa[4] (1931-2020), inventent des

---

permettront à son collègue, René Favaloro (1923-2000), de réaliser le premier pontage aorto-coronaire au monde, en 1967, à la *Cleveland Clinic*. Sones termine sa carrière en étant le directeur du *Cleveland Clinic Department of Cardiovascular Disease.*

[1] Asystolie : forme d'arrêt cardiaque avec cessation de l'activité des ventricules.

[2] Melvin Judkins : il étudie la médecine en Californie, obtenant son diplôme en 1947. Il s'oriente tardivement vers la radiologie, spécialité qu'il étudie auprès de Charles Dotter (1920-1985) connu pour être un précurseur dans le domaine de la radiologie interventionnelle. C'est là que Judkins se perfectionne en techniques et en outils pour la radiologie vasculaire. En 1964, Dotter et Judkins utilisent avec succès, pour la première fois au monde, la technique de la dilatation transluminale percutanée pour des artères périphériques sténosées. Puis Judkins entre à la *Cleveland Clinic* (Ohio) : Frank Mason Sones le forme à sa technique de coronarographie par dissection de l'artère radiale. En 1966, Judkins obtient les postes de directeur de la Radiologie cardiovasculaire à l'*Oregon Medical School* (Portland) et de professeur de Radiologie à la *Medical School*. C'est là qu'il introduit la technique de la coronarographie sélective percutanée par voie transfémorale, qui prendra le nom de "technique de Bourassa et Judkins". Cette technique, publiée en 1967, permet d'éviter une anesthésie générale et de réduire l'exposition aux rayons X. Judkins crée également une sonde préformée, le "cathéter Judkins", qui sera commercialisée, à partir de 1968, par *Cordis Corporation* (Miami). Melvin Judkins est considéré comme un pionnier dans le domaine de la coronarographie.

[3] Kurt Amplatz : ce radiologue autrichien est également l'inventeur extraordinaire de plusieurs dispositifs médicaux, tels que des patchs, permettant la fermeture de communications inter-atriales,

sondes préformées, spécialisées pour l'anatomie des coronaires, faciles à manipuler, permettant ainsi un cathétérisme rapide de ces artères.

À la fin des années 1960, la coronarographie est devenue l'examen de référence dans la pathologie coronaire, car elle permet d'établir un diagnostic précis des lésions athéromateuses. Elle ouvre ainsi la voie à la chirurgie coronaire.

Les autres avancées significatives seront l'angiographie coronarienne quantitative, apparue dans les années 1970. Elle permet de mesurer précisément, automatiquement et de manière objective, le degré de sténose des artères coronaires, de faciliter les décisions thérapeutiques et d'évaluer le résultat de ces traitements. Citons également l'utilisation de la voie radiale par Lucien Campeau (1927-2010) de l'Institut de cardiologie de Montréal (Canada) en 1989, remplaçant le plus souvent la voie fémorale percutanée, les progrès dans la technologie de l'imagerie par rayons X aboutissant à la reconstruction tridimensionnelle des artères coronaires…

Aujourd'hui, et malgré les immenses progrès en imagerie non-invasive, la coronarographie reste l'examen le plus fiable pour évaluer avec précision le degré de sténose des artères coronaires. Elle est pratiquée généralement (sauf cas d'urgence) après divers examens complémentaires non-invasifs, dans un but diagnostique, mais aussi pronostique pour faire un bilan approfondi des lésions athéromateuses. La coronarographie précède souvent un geste thérapeutique de revascularisation, qui peut être soit immédiat lorsqu'on pose l'indication d'une angioplastie[1] (réalisée dans la foulée de l'examen), soit réalisé ultérieurement lorsqu'un pontage coronarien est indiqué.

Comment et pourquoi une coronarographie ?

Technique :

La coronarographie est un examen invasif qui nécessite l'introduction d'un cathéter dans une artère pour injecter un produit de contraste, opaque aux rayons X. Cet examen permet de visualiser l'ensemble des coronaires. Après anesthésie locale, on met en place le

---

introduits par cathétérisme percutané, évitant ainsi une chirurgie à cœur ouvert. Expatrié aux États-Unis en 1952, il effectue toute sa carrière professionnelle à *l'University of Minnesota*. En 1995, il crée sa propre société, *AGA Medical*, produisant ses inventions. Il est considéré comme un pionnier de la "radiologie interventionnelle".

[4] Martial Bourassa : ce cardiologue canadien effectue toute sa carrière à l'Institut de Cardiologie de Montréal. Il est nommé professeur titulaire à la Faculté de Médecine de Montréal en 1976 et y enseignera jusqu'en 2010. Martial Bourassa participe à la création du Centre de Recherche de l'Institut de Cardiologie de Montréal, qu'il dirige, permettant un développement notable de la recherche fondamentale et de la recherche clinique au sein de cet Institut. Celui-ci devient alors un centre de cardiologie réputé sur le plan international. Martial Bourassa est considéré comme l'un des pionniers de la cardiologie au Québec. Son nom est attaché à l'invention d'un cathéter utilisé dans les coronarographies, le "cathéter Bourassa".

[1] Angioplastie : on parle ici d'angioplastie transluminale percutanée. Ce procédé permet de dilater une artère (coronaire) rétrécie par une plaque d'athérome ou une malformation. Sous contrôle radioscopique une sonde à ballonnet est introduite par voie percutanée dans la lumière de l'artère et poussée jusqu'au niveau de la sténose. Le ballonnet, gonflé dans la zone sténosée, écrase la plaque d'athérome malléable et rétablit un calibre artériel suffisant. Cette procédure est généralement suivie de la pose d'une endoprothèse ("stent").

cathéter (ou désilet) au niveau de l'artère radiale ou, plus rarement, de l'artère fémorale. On y introduit les sondes (longs et fins tuyaux) que l'on pousse jusqu'à les positionner à l'ostium (l'origine) des deux artères du cœur : la coronaire droite et la coronaire gauche. Puis le produit radio-opaque à base d'iode est injecté. Une troisième sonde est utilisée pour une injection dans le ventricule gauche (ventriculographie). Cette procédure est réalisée en salle de radiologie et sous asepsie chirurgicale, par un "coronarographiste" ou "cardiologue interventionnel", et contrôlée par scopie, la sonde étant radio-opaque. Une caméra tourne autour du patient pour filmer les artères coronaires sous différents angles. Les images sont enregistrées numériquement.

<u>Renseignements fournis par la coronarographie :</u>

Cette angiographie des artères coronaires permet de visualiser l'ensemble du réseau artériel coronarien. On peut ainsi déceler :

- des anomalies anatomiques des artères coronaires (parfois congénitales)

- surtout des rétrécissements (ou sténoses) secondaires à des plaques d'athérosclérose : on peut ainsi préciser le siège de ces sténoses, leur nombre, leur degré et donc la sévérité de la maladie coronarienne.

- une diminution de la contractilité du ventricule gauche, grâce au calcul de la fraction d'éjection pendant la ventriculographie.

<u>Dans quels cas réaliser une coronarographie ?</u>

L'indication de réaliser cet examen invasif (qui n'est donc pas dénué de risque) est posée par le cardiologue. Il est pratiqué, après divers examens non invasifs, en cas de suspicion de maladie coronarienne. Une coronarographie peut être effectuée en urgence dans le but de réaliser un geste de revascularisation immédiat (par exemple en cas de syndrome coronaire aigu).

Le risque de complications graves s'est réduit (inférieur à 1 pour 100 examens) (mortalité inférieure à 0,8 pour 1000 examens) grâce aux progrès technologiques et à l'expérience des coronarographistes (ou cardiologues interventionnels).

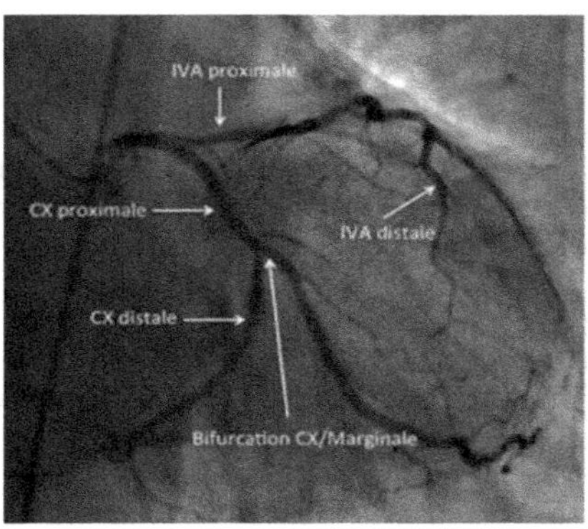

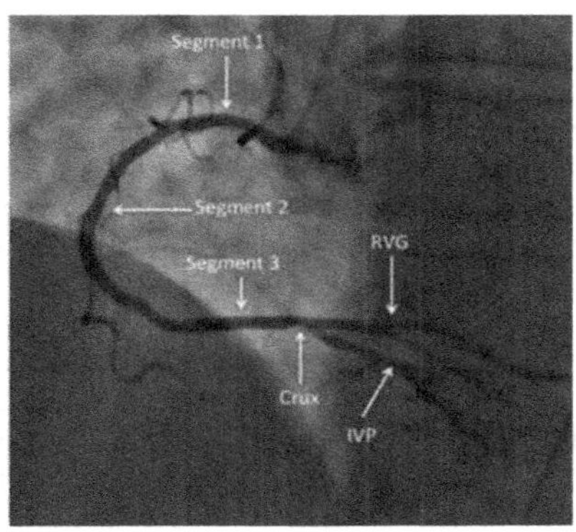

Figure de gauche : Projection de la coronaire gauche (Cx : artère circonflexe ; IVA : artère interventriculaire antérieure)

Figure de droite : Projection de la coronaire droite (IVP : artère interventriculaire postérieure ; RVG : artère rétroventriculaire gauche)

Les ultrasons appliqués à la cardiologie

L'histoire de l'échocardiographie[1], ou exploration du cœur au moyen des ultrasons[2] commence il y a environ 70 ans. Cet outil diagnostique en cardiologie, qui dérive de l'invention du SONAR, a été aussi révolutionnaire que l'électrocardiogramme. Il est devenu essentiel au cardiologue, en raison de sa fiabilité, de son caractère non invasif de son faible coût, au point que cet acte est désormais une procédure de routine pratiquée facilement dans les cabinets privés comme à l'hôpital. Cette technique d'imagerie médicale apporte des informations cruciales sur la morphologie du cœu mais aussi sur sa fonction. Elle a été et est toujours le fruit d'une collaboration étroite e permanente entre cliniciens, physiciens et ingénieurs.

Si le biologiste italien Lazzaro Spallanzani (1729-1799) soupçonna le premie l'existence des ultrasons à partir de ses travaux sur les chauves-souris en 1794, c'est le scientifique anglais Francis Galton (1822-1911) qui révèle leur réalité en 1883, prè d'un siècle plus tard.

En 1880, les physiciens français Pierre Curie (1859-1906) et son frère Jacque (1855-1941) découvrent la piézoélectricité[3]. Cette découverte sera essentielle pou mettre au point le premier SONAR au début du XXe siècle.

Détecter icebergs et U-boot : l'invention du SONAR

Le 15 avril 1912, le paquebot transatlantique *Titanic* coule au large de Terre Neuve, entraînant la mort d'environ 1500 personnes qui se trouvaient à bord. Le *Titanic* venait de percuter un iceberg, lors de son voyage inaugural de Southampton à New York. Cette catastrophe maritime suscitera un immense traumatisme dan l'opinion publique mondiale.

Deux ans après, débute la Première Guerre mondiale. L'armée allemande positionne ses U-boot (premiers sous-marins de combat) autour de la Grande-Bretagne

---

[1] Échocardiographie : terme issu du grec *"êkhô"* signifiant "son, bruit répercuté", *"kardia"* signifiant "cœur" et *"graphein"* signifiant "écrire". Technique d'exploration du cœur utilisant les échos produit par des ultrasons se réfléchissant sur une structure cardiaque. Son principe est le suivant : le vibrations d'un cristal piézoélectrique créent un faisceau d'ondes sonores à haute fréquence qui son transmises dans le thorax. Lorsque ces ondes rencontrent une structure cardiaque, par exemple une valve, une partie des ultrasons est réfléchie, créant un écho. Le cristal reçoit l'écho. Le temp nécessaire pour que l'écho revienne au cristal correspond à la distance entre cette structure et la source d'émission (donc le cristal). Le terme d'"échocardiographie" a été employé pour la première fois en 1966 par Bernard ("Bernie") Segal (1930-2021) de Philadelphie.

[2] Ultrasons : les ultrasons sont des ondes de même nature que les ondes sonores, mais leur gamme de fréquences (supérieure à 20 000 Hz) est trop élevée pour être perçue par l'oreille humaine. Il s'agit donc de vibrations qui se propagent au travers de supports fluides, à des vitesses différentes selon le milieu traversé. Certains animaux, comme les chiens, peuvent les percevoir, d'autres, tels que le chauves-souris, sont aussi capables d'en émettre, leur permettant de se déplacer dans l'obscurité (phénomène d'écholocalisation).

[3] Piézoélectricité : terme issu du grec *"piezein"* signifiant "presser". C'est la propriété que possèdent certains matériaux (tels que le quartz) de se polariser électriquement sous l'action d'une contrainte mécanique, et réciproquement de se déformer lorsqu'on leur applique un champ électrique. Ainsi, sou l'effet d'un potentiel électrique, un cristal peut se contracter puis se dilater en produisant des vibration sonores.

pour assurer le blocus. Dès octobre 1914, les U-boot attaquent les convois maritimes alliés, dans le but d'affamer le peuple anglais. Ils couleront des milliers de navires.

Suite à ces deux événements (naufrage du *Titanic* et contexte de la guerre), les scientifiques se lancent à la recherche de techniques pour détecter les obstacles sous-marins, tels que des icebergs et des sous-marins. Ce sera l'invention du SONAR (acronyme issu de l'anglais *SOund and NAvigation Ranging*). Son principe est simple : des ultrasons (ondes peu absorbées par l'eau) sont émis et se déplacent dans la mer ; lorsqu'ils rencontrent un obstacle, ils sont réfléchis sur ce corps solide, renvoyés vers l'émetteur en produisant un écho[1]. Cet écho est amplifié avant d'être perçu sous forme audible par un opérateur. Il est possible de calculer la distance qui sépare l'émetteur de l'obstacle à partir du laps de temps entre l'émission de l'onde et la réception de l'écho, et de la vitesse de l'ultrason dans l'eau de mer (1500 m/s).

Si l'idée paraît simple, l'obstacle majeur est qu'on ne sait pas encore produire ces ultrasons. À partir des travaux de Lewis Nixon[2] (1861-1940), qui imagina le premier le procédé du SONAR, le physicien français, Paul Langevin[3] (1872-1946), crée le premier générateur d'ultrasons. En 1915, il est sollicité par Paul Painlevé, ministre de l'instruction et des inventions, pour orienter ses recherches vers la détection des sous-marins au moyen d'ondes acoustiques.

Avec l'ingénieur Constantin Chilowski[4] (1880-1958), Langevin met au point l'ASDIC *(Anti-Submarine Detection Investigation Committee)*, l'ancêtre du SONAR. Ils déposent un premier brevet en 1916. Puis Langevin décide d'utiliser la propriété de piézoélectricité du quartz pour construire un émetteur-récepteur d'ondes ultrasonores. Il est mis au point en 1917 et désigné sous le nom de "triplet Langevin".

Son invention arrive trop tard pour contribuer notablement à l'effort de guerre. Cependant, l'ASDIC jouera un rôle important au cours de la Deuxième Guerre mondiale, pendant la bataille de l'Atlantique de 1939 à 1945, pour détecter les U-boot allemands. Ce sont les Américains qui imposeront le terme de SONAR à la place d'ASDIC, terme utilisé jusqu'alors par les Britanniques. Cette nouvelle technologie intéresse aussi les industriels qui souhaitent détecter les défauts de fabrication dans des

---

[1] Écho : ce terme vient de la nymphe *Écho* dans la mythologie grecque. Cette nymphe des montagnes aida Zeus à tromper sa femme Héra. Celle-ci, pleine de jalousie et de colère, condamna *Écho* à ne plus pouvoir parler, sauf pour répéter les derniers mots qu'elle avait entendus : « Tu auras toujours le dernier mot, mais jamais tu ne parleras la première ». Tombée amoureuse de Narcisse, *Écho* fut incapable de lui faire part de ses sentiments et mourut de chagrin. Elle a donné son nom au phénomène acoustique : l'écho (réflexion du son par un obstacle qui le répercute et le répète).

[2] Lewis Nixon : cet architecte naval américain a conçu les premiers cuirassés et supervisé la construction des premiers submersibles américains.

[3] Paul Langevin : ayant obtenu le doctorat en sciences physiques en 1902, Paul Langevin devient professeur titulaire au Collège de France en 1909, sur une chaire de Physique Générale et Expérimentale. En 1925, il est nommé directeur de l'École Municipale de Physique et Chimie Industrielle de la ville de Paris, poste qu'il conservera jusqu'à sa mort. Outre son invention du SONAR, ses travaux portent sur le magnétisme et le mouvement brownien. Passionné par la théorie de la relativité d'Albert Einstein (1879-1955), il l'enseigne dans ses cours au Collège de France en 1910. C'est un ami de la famille Curie. Paul Langevin fut également un militant politique actif, membre du Parti communiste français à partir de 1944.

[4] Constantin Chilowski : ce scientifique français d'origine russe est un élève des frères Pierre et Jacques Curie.

pièces métalliques (carrosseries de voitures ou d'avions, coques de bateaux) ou des fissures dans les blindages de chars : ils participeront à l'amélioration des procédés.

Premiers diagnostics médicaux par les ultrasons

En 1937, un neurologue autrichien, Karl Theo Dussik[1] (1908-1968) a l'idée d'utiliser les ultrasons en tant qu'outil diagnostique. Il cherche en effet à mettre en évidence des tumeurs intracrâniennes par ce moyen. Il présente cette idée dans une publication datée de 1941 : *"Über die Möglichkeit hochfrequente mechanische Schwingungen als diagnostisches Hilfsmittel zu ververten" ("À propos de la possibilité d'utiliser des vibrations mécaniques à haute fréquence comme aide au diagnostic").* En 1947, il crée, avec son frère Friedrich, un premier prototype, et publie les premières images par ultrasons des ventricules du cerveau, la tête du patient étant immergée dans l'eau. Ces images sont cependant très rudimentaires, en raison de la réflexion des ondes ultrasonores sur les structures osseuses du crâne. Dussik nomme cette nouvelle technologie "hyperphonographie" et devient ainsi le premier médecin à utiliser les ultrasons comme méthode de diagnostic chez l'homme.

À la fin des années 1940, un autre médecin allemand, contemporain de Dussik, imagine aussi d'employer les ultrasons dans un but diagnostique. C'est dans son laboratoire de physiologie, à l'Université d'Erlangen, que Wolf-Dieter Keidel[2] (1917-2011) cherche à utiliser les ultrasons pour établir des mesures du cœur. Lors du Premier Congrès sur les Ultrasons en Médecine, tenu en Allemagne à Erlangen en 1948, Keidel dévoile le premier "échocardiogramme", tandis que Dussik présente son "hyperphonogramme" du cerveau. Puis il publie, en 1950, "l'ombre acoustique du cœur", article dans lequel il étudie les modifications de volume du cœur en fonction du cycle cardiaque. Les résultats de ses recherches sont cependant accueillis avec scepticisme par la communauté médicale. De plus, les images sont de piètre qualité et les problèmes techniques à résoudre sont immenses. Tous ces obstacles feront abandonner leurs travaux sur l'échographie diagnostique à Dussik et Keidel.

Et le monde médical oubliera ce type de recherche jusqu'aux années 1950.

Il faut donc attendre l'année 1951 pour que la première application médicale des ultrasons à visée diagnostique voie réellement le jour. Le médecin américain d'origine anglaise John Wild (1914-2009) en sera l'auteur. Chirurgien à Londres pendant la Deuxième Guerre mondiale, il voit de nombreux blessés souffrant de graves dommages intestinaux suite à des explosions de bombes. C'est aux USA où il a émigré en 1946 qu'il envisage d'utiliser les ultrasons pour évaluer les lésions intestinales. Il commence à travailler en 1951 avec John Reid (1926-), un ingénieur électricien. Ensemble, ils construisent le premier "échographe" à 15 MHz, qui permet à Wild de

---

[1] Karl Theo Dussik : né à Vienne en Autriche, il est diplômé en médecine en 1931 de l'Université de Vienne. Il se spécialise en psychiatrie et neurologie. Il émigre aux USA en 1951. Il est considéré comme le "père du diagnostic par ultrasons".

[2] Wolf-Dieter Keidel : après ses études de médecine, il est nommé en 1947 assistant principal à l'Institut de Physiologie de l'*Université Friedrich-Alexander* d'Erlangen (Allemagne). Il devient professeur adjoint en 1956, puis reçoit la chaire de Physiologie de cette même université en 1961. De 1964 à 1986, date de sa retraite, il est le directeur de l'Institut de Physiologie et de Biocybernétique.

diagnostiquer des cancers du sein par un procédé ultrasonique non invasif. Les premiers résultats sont publiés dans le *Lancet* en mars 1951.

Rapidement, des avancées majeures suivent : Douglas Howry (1920-1969), de Denver, fournit en 1952 des images de qualité des tissus mous, mais son système nécessite l'immersion de la zone étudiée. L'obstétricien anglais d'origine écossaise Ian Donald (1910-1987) met la technologie de l'échographie au service de la gynécologie. En 1958, il publie dans le *Lancet* un article majeur : *"Investigation of abdominal masses by pulsed ultrasound" ("Investigation des tumeurs abdominales par les ultrasons pulsés")*. On y voit les premières images échographiques d'un fœtus en deux dimensions.

La naissance de l'échocardiographie

En 1953, le cardiologue suédois Inge Gudmar Edler[1] (1911-2001) exerce à l'Hôpital Universitaire de Lund (Suède). Il est responsable de l'évaluation préopératoire des valvulopathies mitrales qui bénéficient, à cette époque, de la commissurotomie à cœur fermé[2], premier balbutiement de la chirurgie valvulaire.

À cette époque, Edler ne dispose guère, outre son stéthoscope, que de la radiologie et du cathétérisme cardiaque, pour évaluer l'état d'une valve mitrale. Il ressent fortement le besoin d'une nouvelle méthode de diagnostic non invasive pour diagnostiquer et évaluer sténoses et insuffisances mitrales.

Face à ce problème, Edler, en quête de l'aide d'un physicien, est mis en relation avec Carl Hellmuth Hertz[3] (1920-1990), le fils du célèbre prix Nobel Gustav Hertz. Carl est diplômé de physique nucléaire de l'Université de Lund. Après un premier contact avec Hertz, Edler lui suggère d'utiliser une technologie inspirée du RADAR[4].

---

[1] Inge Gudmar Edler : ayant obtenu son diplôme de médecin en 1943 à l'Université de Lund (Suède), Edler rejoint le Département de Médecine Interne à l'Hôpital Général de Malmö. S'intéressant à la cardiologie, il est nommé, en 1948, directeur du Laboratoire des cathétérismes cardiaques. À partir de 1950, il est nommé à la tête du Département de Médecine Interne et directeur du Laboratoire Cardiovasculaire de l'Hôpital Universitaire de Lund. C'est à cette époque qu'il réalise ses premiers essais d'échographie cardiaque.

[2] Commissurotomie à cœur fermé : cette opération (l'une des premières opérations cardiaques) consiste à dilater l'orifice mitral (en général par l'introduction du doigt de l'opérateur) en cas de sténose mitrale. La première opération réussie de ce type est due au chirurgien américain Charles Philamore Bailey (1910-1993) et date de 1948.

[3] Carl Hellmuth Hertz : né à Berlin, Carl Hertz est issu d'une célèbre famille de physiciens allemands. Son père, Gustav Hertz (1887-1975), a reçu le prix Nobel de physique en 1925 ; son grand-oncle Heinrich Hertz (1857-1894) a donné son nom à l'unité de fréquence, le hertz. Pendant la Deuxième Guerre mondiale, à 19 ans, Carl est enrôlé dans l'armée allemande. Il est fait prisonnier en 1943 et passe trois années dans un camp de prisonniers de guerre aux USA. Après sa libération, en 1946, il parvient à trouver un emploi en Suède, au Département de Physique de l'Université de Lund. C'est à cette époque qu'il fait la connaissance de Inge Gudmar Edler et qu'ils entreprennent leurs travaux sur l'échographie cardiaque. Hertz est nommé professeur de physique en 1961 dans le Département des Mesures Électriques à l'Université de Lund où il terminera sa carrière. Découragé par les maigres aides qu'il reçoit, Carl Hertz quittera le domaine de recherche de l'imagerie par ultrasons et portera ses travaux vers le développement des imprimantes à jet d'encre.

[4] RADAR : acronyme issu de l'anglais *RAdio Detection And Ranging*. Ce système utilise les ondes électromagnétiques pour détecter la présence d'un obstacle (avion, bateau...), et déterminer sa position

Hertz n'approuve pas cette idée et pense plutôt que les ultrasons pourraient être la solution au problème d'Edler. Une remarquable collaboration démarre alors entre ce jeune physicien diplômé et le cardiologue de 42 ans, dotés pourtant de caractères fort différents. Ils vont trouver une aide décisive auprès du directeur du siège de l'entreprise *Siemens* à Erlangen (Allemagne), dont Gustav Hertz, le père de Carl, avait dirigé l'un des laboratoires de recherche avant la Deuxième Guerre mondiale. Ce directeur accepte de louer à Carl, pour une année, l'appareil que celui-ci convoite : il s'agit d'un "réflectoscope" à ultrasons, que Carl modifiera pour enregistrer les échos ultrasonores grâce à un procédé photographique.

En mai 1953, Edler et Hertz testent l'appareil sur eux-mêmes, et en constatent l'innocuité. Surtout, ils voient avec fascination s'inscrire sur l'écran de l'oscilloscope des échos synchrones aux battements cardiaques. Ce sont des signaux en mode A[1]. Les images sont grossières et ne fournissent que peu d'informations, mais c'est une étape capitale pour cette nouvelle technique. Très vite, ils inventent le mode TM[2] qui permet de visualiser les mouvements cardiaques sous forme de courbes. Le 23 octobre 1953 dans le Département de Médecine Interne de l'Université de Lund (Suède), Edler place le capteur à ultrasons sur le thorax d'un patient. Hertz est à ses côtés : le premier tracé échographique d'un cœur humain en mode TM[3] est enregistré avec succès.

Edler parvient ensuite à visualiser et enregistrer la forme caractéristique du feuillet antérieur de la valve mitrale en mouvement. En 1956, grâce aux ultrasons, Edler est en mesure, non seulement de distinguer une sténose d'une insuffisance mitrale, mais aussi de déterminer le degré de sténose. Il sera aussi capable de diagnostiquer un épanchement péricardique, et même un cas de myxome de l'oreillette.

Edler et Hertz effectueront aussi une tentative d'échographie transœsophagienne au moyen d'un transducteur spécialement conçu pour être introduit dans l'œsophage, mais elle n'aboutira pas. Il faudra attendre encore deux décennies pour voir réussir cette nouvelle procédure d'échocardiographie.

Edler et Hertz créent le terme de "cardiographie par ultrasons". Une nouvelle ère s'ouvre dans le diagnostic non invasif des maladies cardiaques : c'est la naissance de l'échocardiographie.

Pour leur découverte de l'échocardiographie, Edler et Hertz recevront en 1977 le prestigieux Prix *Albert-Lasker*[4] pour la recherche médicale clinique. Inge Edler sera par ailleurs élu cardiologue suédois le plus éminent du XXe siècle.

---

ainsi que sa vitesse. Les ondes envoyées par l'émetteur sont réfléchies sur la cible et les signaux de retour (écho-radar) sont reçus et analysés par le récepteur.

[1] Mode A ou mode Amplitude : chaque structure rencontrée par le faisceau d'ultrasons engendre une déflexion verticale, dont la position est proportionnelle à la distance entre la sonde et cette structure. Ce mode échographique fut historiquement le premier.

[2] Mode TM ou mode *time-motion (temps-mouvement) :* ce mode explore sur une même ligne la position des structures cardiaques traversées par les ultrasons, et leur variation en fonction du temps et donc du cycle cardiaque. Les échos des structures immobiles apparaissent sous forme de lignes droites, tandis que ceux provenant de structures mobiles varient selon le mouvement de ces structures.

[3] La première publication d'Edler et Hertz a lieu en 1954 et s'intitule : *"The use of ultrasonic reflectoscope for the continuous recording of the movements of heart walls" ("L'utilisation du réflectoscope à ultrasons pour l'enregistrement continu des mouvements des parois cardiaques").*

[4] Prix *Albert-Lasker* : ce prix honorifique est considéré comme étant l'équivalent américain du prix Nobel de médecine. Il a été accordé à Inge Gudmar Edler et Carl Hellmuth Hertz en 1977 « pour avoir

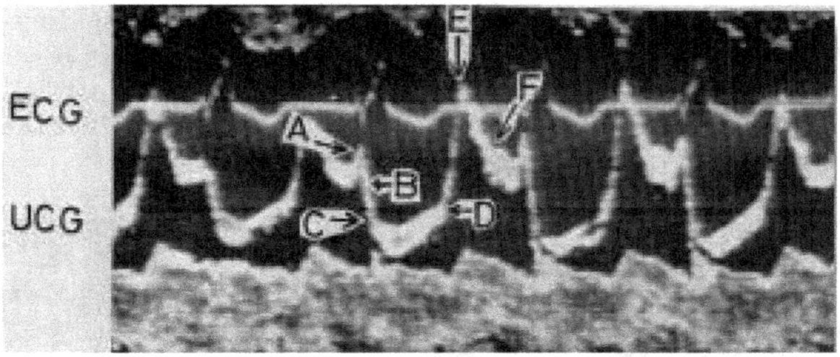

Tracé en mode TM visualisant le mouvement caractéristique du feuillet antérieur de la valve mitrale (fin des années 1950) - par Edler et Hertz (les deux pics sont notés "E" et "A")

Les travaux d'Edler et Hertz poussent d'autres scientifiques à développer les techniques d'imagerie par ultrasons, dans différents autres domaines (en neurologie, gynécologie et obstétrique). Par contre, les cardiologues (certains parmi les plus éminents) ne trouvent guère d'intérêt à ce nouvel outil diagnostique.

Nullement découragé, Edler poursuit ses recherches en imagerie par ultrasons. Des médecins allemands sont incités à apprendre sa technique à l'Université de Lund. Parmi ceux-ci Sven Effert (1922-2000) va s'intéresser aux ultrasons pour détecter des lésions valvulaires mitrales et aortiques. Ce cardiologue allemand donnera une impulsion décisive au développement de l'échocardiographie au plan international.

Tandis que les Japonais et les Chinois réalisent leurs propres expérimentations, l'américain Harvey Feigenbaum (1933-) s'enthousiasme pour cette méthode innovante et prend la direction des recherches dans ce domaine. Il se dit en effet « frustré par [...] les inexactitudes fournies par les techniques de cathétérisme pour mesurer débit cardiaque, volumes et pressions ». Collaborant à partir de 1968 avec le cardiologue Harold Dodge (1925-1999) de l'Université de Washington, Feigenbaum, grâce aux ultrasons, parvient à mesurer l'épaisseur de la paroi du ventricule gauche, les dimensions des cavités cardiaques, à explorer les lésions valvulaires... Ce cardiologue consacrera toute sa vie professionnelle à cette nouvelle technique d'imagerie médicale. Il écrit, en 1972, le premier ouvrage sur ce sujet (réédité et mis à jour de nombreuses fois), et forme des centaines de confrères à la technique de l'échocardiographie. Étant à l'origine de la diffusion de cette nouvelle discipline médicale dans le monde entier, Feigenbaum est considéré comme le "père de l'échocardiographie moderne".

C'est dans les années 1970 qu'apparaît l'échocardiographie bidimensionnelle[1], sous l'impulsion de Feigenbaum. Grâce à des perfectionnements considérables apportés par

---

été pionniers dans l'application clinique des ultrasons comme outils non invasifs dans le diagnostic médical d'anomalies cardiaques, invention probablement la plus importante depuis l'électrocardiographe ».

[1] Il s'agit du mode B (comme Brillance) : l'écho réfléchi est représenté par un point dont la brillance est proportionnelle à l'intensité de la réflexion (et non par une déflexion verticale comme dans le mode A). Plusieurs sources d'ultrasons placées côte à côte permettent d'obtenir une coupe bidimensionnelle plane.

les ingénieurs de diverses sociétés qui se lancent dans ce type d'imagerie, des transducteurs, comportant plusieurs cristaux piézoélectriques animés par un moteur, permettent de visualiser la totalité de l'organe cardiaque. Les premières images fournies par cette technique datent en fait de 1967 et sont dues à Hertz et au suédois Arne Åsberg.

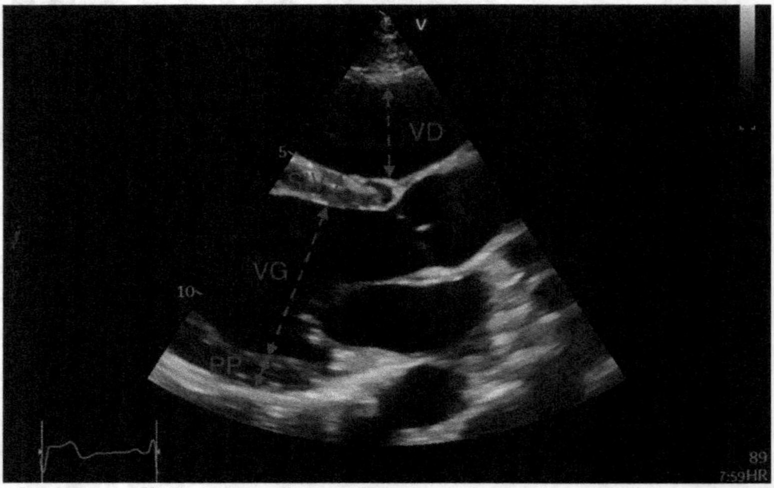

Coupe bidimensionnelle parasternale gauche grand axe en diastole. VD : ventricule droit ; VG : ventricule gauche ; SIV : Septum InterVentriculaire ; PP : Paroi Postérieure

La découverte de l'effet Doppler

L'étape suivante sera l'effet Doppler appliqué à la cardiologie et couplé à l'échocardiographie. Le 25 mai 1842, le mathématicien et physicien autrichien Christian Doppler[1] (1803-1853) présente à l'Académie Royale des Sciences de Bohème le phénomène qu'il vient de découvrir : "l'effet Doppler"[2]. Cette découverte donne lieu, l'année suivante, à sa publication la plus célèbre, intitulée : *"Uber das farbige Licht der Dopplelsterne und einiger anderer Gestirne des Himmels" ("Sur la lumière colorée des étoiles doubles et d'autres étoiles du ciel")*. Doppler découvre que cette lumière vire au bleu lorsque l'étoile se rapproche de la Terre et au rouge

---

[1] Christian Doppler : né à Salzbourg (Autriche), il commence à étudier les mathématiques et la physique, en 1822, à l'Institut Polytechnique de Vienne. S'intéressant particulièrement à l'astronomie et aux mathématiques, il complète sa formation à l'Université de Vienne. En 1841, il obtient à Prague la chaire de Mathématiques Élémentaires et de Géométrie. Puis il revient à Vienne, en 1849, enseigner la physique expérimentale à l'École Polytechnique. L'année suivante, Doppler fonde l'Institut de Physique Expérimentale de l'Université de Vienne, dont il devient le premier directeur, et est nommé professeur par l'Empereur Franz Joseph Ier. Atteint de la tuberculose, il décède à Venise, en 1852. Il a donné son nom à l'examen Doppler (permettant d'étudier le flux du sang dans les vaisseaux et le cœur), terme devenu quasiment un nom commun.

[2] Effet Doppler : ce phénomène physique se manifeste par exemple, pour les ondes sonores, dans la perception de la sirène d'un véhicule d'urgence. Le son est différent selon que l'on se trouve à l'intérieur du véhicule, ou à l'extérieur : dans ce cas, le son est plus aigu lorsque le véhicule se rapproche de l'observateur et plus grave lorsqu'il s'en éloigne.

lorsqu'elle s'en éloigne. Il en conclut qu'en raison de ce phénomène physique, la fréquence observée d'une onde dépend de la vitesse relative de la source et de l'observateur. Ce phénomène physique, découvert par Doppler pour les ondes lumineuses, sera confirmé aussi pour les ondes sonores en 1845 par le scientifique Christoph Buys Ballot[1] (1817-1890).

Plus d'un siècle plus tard, cet effet Doppler est utilisé pour étudier l'écoulement du sang au travers des valves cardiaques et des vaisseaux sanguins. Ces travaux sont dus essentiellement au physicien japonais Shigeo Satomura (1919-1960), de l'Université d'Osaka. C'est en 1955, tandis qu'il étudie l'utilisation des ultrasons dans la recherche industrielle, qu'il est encouragé à orienter ses recherches vers les diagnostics médicaux. Il collabore avec des cardiologues de l'Hôpital Universitaire d'Osaka et avec un neuropsychiatre, Ziro Kaneko[2] (1915-1997), et met au point un appareil permettant de mesurer la vélocité des flux sanguins vasculaires par effet Doppler. Il prouve ainsi que les signaux peuvent être obtenus à partir de la surface de la peau, donc de manière non invasive. Des articles sont publiés dans diverses revues médicales, décrivant l'étude du flux sanguin dans les artères périphériques au moyen des ultrasons.

Son appareil, nommé "rhéographe Doppler" est commercialisé en 1959. Juste avant son décès prématuré à l'âge de 41 ans, Satomura finalise une autre étude importante. Il met en application l'effet Doppler pour détecter et mesurer les flux sanguins au travers des valves cardiaques, en mode continu[3]. Il sera ensuite démontré que les signaux Doppler provenant du flux sanguin sont produits par les ondes réfléchies sur les globules rouges sanguins en mouvement.

En 1968, le cardiologue français Daniel Kalmanson (1927-1996) élabore, avec l'ingénieur Gérard Toutain, le premier appareil Doppler vasculaire directionnel, permettant ainsi de déterminer si le flux sanguin circule vers le transducteur ou s'il s'en éloigne. Puis il utilise l'effet Doppler pour les flux intracardiaques, et décrit, le premier, leurs caractéristiques au niveau des valves mitrales, tricuspides, aortiques et pulmonaires. Cet effet Doppler permet ainsi, en étudiant les flux sanguins intracardiaques, et en quantifiant leur vitesse, d'évaluer les lésions valvulaires sténosantes et régurgitantes. Il est aussi utilisé pour explorer le réseau artério-veineux et détecter phlébites, artériopathies des membres inférieurs, sténoses carotidiennes…

---

[1] Christoph Hendrick Buys Ballot : ce météorologue néerlandais a pu confirmer les équations de Christian Doppler sur la propagation des ondes sonores, en faisant jouer à un groupe de musiciens une note bien précise sur le train Utrecht-Amsterdam, puis en enregistrant la différence entre cette fréquence et celle perçue le long de la ligne par un observateur.

[2] Ziro Kaneko : en 1960, il écrit : « Les ondes ultrasonores sont transmises aux vaisseaux sanguins depuis la surface de la peau et, en démodulant et en amplifiant les ondes réfléchies produites par le flux turbulent dans la circulation sanguine, on obtient un bruit qui change d'intensité proportionnellement à la vitesse du flux sanguin. Il est ainsi possible de déterminer l'état de la circulation sanguine dans les artères et les veines et de juger de l'état des vaisseaux sanguins... ».

[3] Mode continu (Doppler à émission continue) : ce type de Doppler utilise une émission continue d'ultrasons grâce à une sonde à deux cristaux piézoélectriques séparés, l'un émetteur, l'autre récepteur. Il peut enregistrer la direction et la vitesse du flux sanguin, même à des vitesses élevées, mais il est incapable de localiser l'origine des signaux.

Une technologie qui s'améliore sans cesse

À partir des années 1960, les perfectionnements portant sur l'échocardiographie et le Doppler vont se multiplier et s'enchaîner à un rythme rapide :

- 1969 : mise au point d'un appareillage utilisant la technique du Doppler à émission pulsée[1], permettant de localiser précisément dans l'espace le site des mesures des vitesses sanguines ; découverte de l'échocardiographie de contraste[2], afin de détecter des shunts intra-cardiaques[3].
- 1970 : développement de l'échographie bidimensionnelle.
- 1971 : échocardiographie pédiatrique pour évaluer les cardiopathies congénitales, même les plus complexes.
- 1973 : couplage des mesures Doppler à l'imagerie bidimensionnelle.
- 1975 : début de l'échocardiographie transœsophagienne[4].
- 1978 : quantification des sténoses mitrales et aortiques, de l'insuffisance tricuspide et mesure de la pression ventriculaire droite.
- 1979 : échocardiographie de stress dans le but d'évaluer la fonction contractile du ventricule gauche lors d'un effort ou d'une stimulation pharmacologique du cœur (par la dobutamine en 1986).
- 1980 : début de l'échocardiographie fœtale pour le diagnostic intra-utérin des cardiopathies congénitales ; échocardiographie per-opératoire au cours des réparations et des remplacements valvulaires.
- 1982 : imagerie Doppler bidimensionnelle avec codage couleur en temps réel.
- 1993 : début de l'échocardiographie tridimensionnelle.

Toutes ces innovations ont pu se réaliser grâce à des progrès technologiques fulgurants, portant à la fois sur l'appareillage (la taille des échographes s'est largement réduite, la qualité des sondes et des images ne cesse de s'améliorer) et sur des ordinateurs de plus en plus performants, permettant, entre autres, la numérisation et le stockage des données.

Ce domaine de recherche est toujours en pleine évolution.

Qu'est-ce qu'un écho-Doppler cardiaque ? (examen transthoracique)

Principe :

C'est le principe du SONAR appliqué au corps humain, et, en particulier, à l'étude du cœur. Un faisceau d'ultrasons est généré par une sonde. Ces ultrasons se réfléchissent sur

---

[1] Doppler à émission pulsée : ce type de Doppler est constitué d'une sonde qui, alternativement, émet un faisceau d'ultrasons et reçoit le faisceau réfléchi. L'analyse Doppler est couplée à l'image échographique. Ce mode bénéficie de la résolution spatiale et permet ainsi d'analyser la vélocimétrie sanguine à une profondeur définie.

[2] Échocardiographie de contraste : cette technique permet d'améliorer la visualisation du cœur par l'injection de micro-bulles d'air.

[3] Shunts intra-cardiaques : communications anormales de deux parties de l'appareil cardiovasculaire où règnent des pressions différentes.

[4] Échocardiographie transœsophagienne : cet examen nécessite l'introduction par la bouche d'une sonde souple jusqu'à l'œsophage, car cet organe est en contact direct avec la paroi postérieure de l'oreillette gauche. On obtient ainsi des images du cœur d'une excellente qualité (absence d'interposition d'autres structures gênant la progression des ultrasons).

les structures qu'ils rencontrent. Cet écho revient vers le capteur et est analysé. La réflexion des ultrasons est différente selon la densité des structures rencontrées.

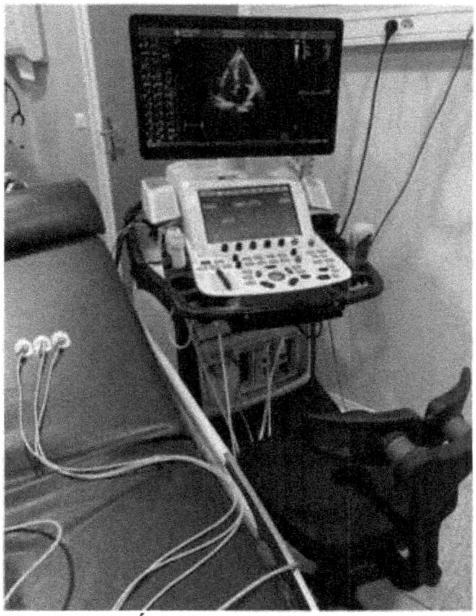

Échocardiographe

<u>Quel est l'appareillage ?</u>

Un échographe est constitué de plusieurs éléments :

- une sonde (ou transducteur) émet et réceptionne les ultrasons. L'onde se propage dans les tissus du corps humain à une vitesse de 1540 m/s. Les ondes réfléchies sur les structures cardiaques reviennent vers la sonde émettrice et génèrent des signaux électriques.

- un système informatique transforme le délai, entre l'émission de l'ultrason et la réception de l'écho, en images. Les échos apparaissent sous forme de points blancs, qui s'affichent sur l'écran, dans le plan de balayage de la sonde.

- une console de commande pour les différents réglages.

- un moniteur visualise les images échographiques.

- un système d'enregistrement et de stockage des données (de manière analogique : impression papier..., ou numérique) pour archiver les informations.

<u>Comment est conduit l'examen ?</u>

Un gel aqueux est appliqué sur le thorax pour permettre un contact adéquat entre la sonde et la peau. Le médecin échographiste pose la sonde sur le thorax du patient allongé sur le côté gauche ou sur le dos, et la déplace pour visualiser toutes les structures cardiaques souhaitées. Différents plans de coupe sont nécessaires (4 cavités, parasternale gauche grand axe, petit axe...). Pendant l'examen, plusieurs modes d'imagerie sont utilisés alternativement ou conjointement : B, TM, Doppler continu, pulsé, couleur...

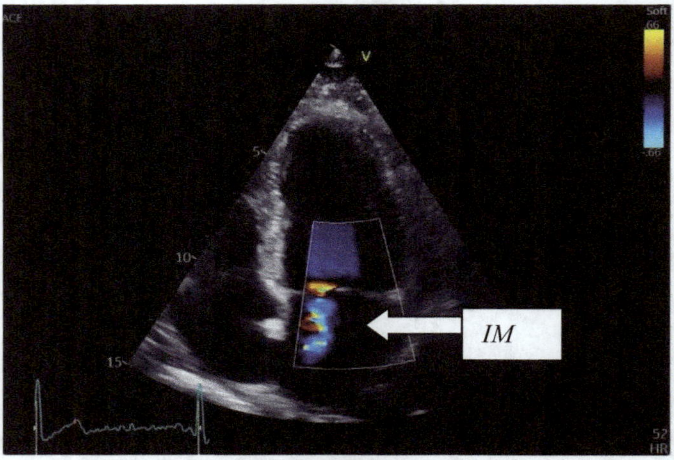

Insuffisance mitrale (IM) visualisée au Doppler couleur (reflux du sang du ventricule vers l'oreillette gauche)

<u>Quelles sont les informations fournies par l'écho-Doppler cardiaque ?</u>

Cet examen permet de visualiser le cœur de manière dynamique (parois, cavités, valves) et les gros vaisseaux proches du cœur (aorte, artères pulmonaires, veine cave inférieure...). De nombreuses mesures sont réalisées pendant l'examen (épaisseur des parois du cœur, mesures des cavités, des gros vaisseaux, fraction d'éjection...). Il permet d'analyser les mouvements des parois du cœur, les flux sanguins au travers des valves, avec mesures des vitesses de déplacement du sang.

Cet examen est réalisé pour diagnostiquer ou surveiller toutes sortes de pathologies cardiaques : valvulopathies, cardiopathies congénitales, maladies du muscle cardiaque ou du péricarde, insuffisance cardiaque, cardiopathies ischémiques ou hypertensives, post-chirurgie cardiaque (en particulier les prothèses valvulaires)...

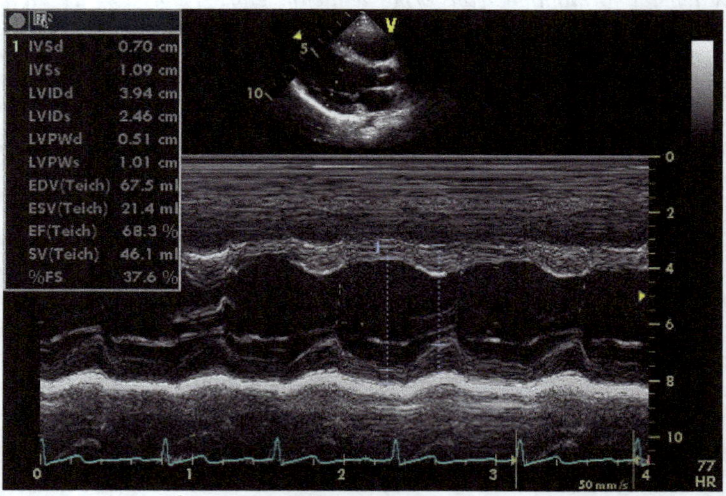

Échocardiogramme normal : image supérieure en mode bidimensionnel ; image inférieure en mode TM ; mesures affichées dans le cadre en haut à gauche

Avantages et inconvénients de l'échocardiographie :

Nombreux avantages :

- absence de contre-indication

- innocuité totale, examen indolore, pouvant être pratiqué à tout âge

- technique non invasive et non irradiante

- images en temps réel, avec lecture immédiate

- appareil mobile, examen réalisable au lit du patient (il existe aujourd'hui des appareils de très petite taille, portables)

Peu d'inconvénients :

- la qualité de l'examen est dépendante de la formation et de l'expérience du praticien examinateur.

- la qualité de l'image peut être mauvaise dans le cas de patients obèses ou trop maigres ou atteints d'une maladie pulmonaire (la pénétration des ultrasons peut être gênée par l'interposition de l'air pulmonaire). Cet inconvénient est supprimé en cas d'échographie transœsophagienne.

CHAPITRE 8
Histoire de la chirurgie cardiaque

Opérer un cœur, organe vital et toujours en mouvement : c'était du domaine de l'impossible, de l'impensable ! Le cœur humain était chirurgicalement "intouchable". L'éminent chirurgien de Vienne Theodor Billroth (1829-1894) ne déclarait-il pas en 1880 : « Le chirurgien qui tenterait de suturer une blessure du cœur perdrait le respect de ses collègues. »

Et pourtant, le 9 septembre 1896, Ludwig Rehn (1849-1930), le premier, ose ce qui semblait inconcevable, voire insensé : suturer avec succès une plaie du cœur. Le patient est un jeune homme de 22 ans, Wilhem Justus. La veille, il avait été agressé et blessé au thorax par un couteau. La plaie siégeant en regard du cœur, le pronostic était fatal. Le matin du 9 septembre, le jeune homme est encore en vie, bien que d'une grande pâleur, témoignant d'une perte sanguine notable. Rehn, alors chef du service de chirurgie à l'Hôpital de Francfort (Empire allemand), décide de tenter l'impossible : il ouvre le thorax puis le péricarde qu'il incise, laissant échapper une grande quantité de sang due à un hémopéricarde. Puis il constate une plaie du cœur d'un centimètre et demi, au niveau du ventricule droit, qu'il suture avec un fil de soie. Le saignement s'arrête. Le jeune patient survivra grâce à l'audace du chirurgien, et cet exploit fera le tour de l'Europe[1]. Rehn écrira suite à son acte chirurgical : « Cela prouve sans aucun doute la faisabilité de la réparation des sutures cardiaques ! J'espère que cela mènera à des recherches plus approfondies sur la chirurgie cardiaque. Cela pourrait sauver de nombreuses vies. »

La chirurgie cardiaque est née ce jour-là.

Par la suite, de remarquables chirurgiens feront preuve d'inventivité et de talent, pour imaginer des gestes, des techniques, des procédés, des matériaux, qui, avec l'aide d'ingénieurs, deviendront prothèses valvulaires, machines cœur-poumons et même cœurs artificiels. Ce sera une fascinante aventure, une quête constante de progrès.

---

[1] Aux États-Unis, la première réparation réussie d'une plaie cardiaque a lieu en 1902 à Montgomery (Alabama). Elle est réalisée par le docteur Luther Hill sur un garçon de 13 ans ayant reçu plusieurs coups de couteau à la poitrine. L'opération s'effectue sur la table de la cuisine d'une pauvre cabane, à la lueur de lampes à pétrole. Après anesthésie au chloroforme, le thorax puis le péricarde sont ouverts, dévoilant une plaie du ventricule gauche. Celle-ci est suturée, et le saignement cesse. Le patient se rétablit et survivra jusqu'à l'âge de 53 ans. Un funeste destin voudra qu'il soit à nouveau victime d'un coup de couteau atteignant le cœur. Mais cette fois la mort survient avant que le blessé puisse atteindre l'hôpital. Neuf ans auparavant, le 10 juillet 1893, le Docteur Daniel Hale Williams (1858-1931) un chirurgien afro-américain de Chicago, avait opéré avec succès un homme de 24 ans poignardé au cœur lors d'une bagarre. À l'ouverture du thorax, il constata une déchirure dans le péricarde et une plaie du ventricule droit qui cependant ne saignait pas. Seul le péricarde bénéficia de points de suture.

Ces découvertes sans lesquelles la chirurgie cardiaque n'aurait pu exister

Trois découvertes fondamentales ont été nécessaires à l'essor de la chirurgie cardiaque : l'anesthésie, l'antisepsie et la transfusion sanguine. Il faudra attendre le milieu du XIXe siècle pour que ces procédés commencent à être découverts et puissent se développer.

L'anesthésie : opérer sans douleur

Le 16 octobre 1846, la première démonstration publique d'anesthésie à l'éther a lieu au *Massachusetts General Hospital* de Boston. Devant une assemblée de médecins réunis dans un amphithéâtre, le jeune William Green Morton[1] (1819-1868) parvient à endormir un jeune homme de 20 ans après lui avoir fait inhaler des vapeurs d'éther. Celui qui va opérer est un chirurgien réputé, John Collins Warren (1778-1856). Le patient étant endormi, Warren peut procéder, en toute quiétude, sans les hurlements de douleur habituels, à l'ablation d'une tumeur superficielle au niveau du cou. À son réveil, le patient affirme qu'il n'a ressenti aucune douleur pendant l'opération. Le succès de cette expérience suscite l'enthousiasme de l'assistance.

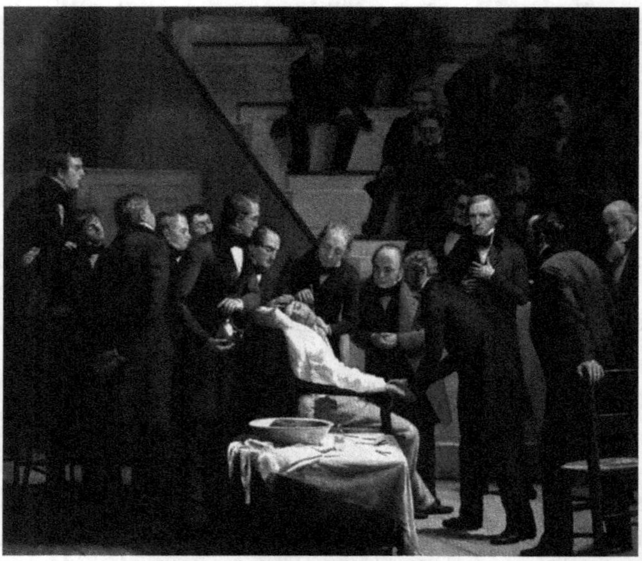

Première démonstration publique de l'anesthésie à l'éther par William Green Morton - Tableau de Robert Hinckley - 1892 - Bibl. Med. de Boston (Cambridge)

[1] William Thomas Green Morton : malgré sa réussite, il ne parviendra pas à faire breveter son produit anesthésiant. Il finira sa vie, à l'âge de 48 ans, ruiné par son combat judiciaire, consécutif à une controverse avec le docteur Charles Thomas Jackson (1805-1880) qui se targuait d'être le vrai découvreur des propriétés anesthésiantes de l'éther.

On venait d'assister à la naissance[1] de l'anesthésie[2] ! Du jour au lendemain, la chirurgie s'affranchissait de la douleur liée à l'acte opératoire. Avant l'anesthésie, seule la rapidité d'exécution du chirurgien permettait de limiter la douleur de l'opéré.

Par la suite, l'usage de l'endormissement chimique général à l'éther se répand aux États-Unis puis en Europe. Le chirurgien écossais Robert Liston (1794-1847) plaidait jusqu'alors pour des interventions chirurgicales les plus rapides possibles : « Ces opérations doivent être entreprises avec détermination et menées rapidement. » C'est Liston qui, le 21 décembre 1846, réalisera la première amputation sous anesthésie à l'éther.

Grâce à cette découverte de l'anesthésie, le chirurgien peut ralentir son acte, devenir plus précis dans ses gestes, et surtout s'aventurer dans des zones complexes, telles que le thorax. Ce sera le début de la chirurgie moderne.

Après l'éther, d'autres produits seront découverts : l'anesthésie par inhalation de chloroforme est proposée en novembre 1847 par l'obstétricien James Simpson[3] (1811-1870), au cours de l'accouchement.

L'antisepsie : le "traitement de Lister"

La découverte de l'antisepsie[4] et son usage en chirurgie sont dus essentiellement au chirurgien britannique Joseph Lister[5] (1827-1912). Ce professeur de chirurgie à

---

[1] En réalité, le véritable pionnier dans la technique d'anesthésie fut le dentiste américain Horace Wells (1815-1848). En décembre 1844, lors d'une fête foraine à Hartford (Connecticut) il assiste à une exhibition de l'"Académie du Gaz Hilarant". Les spectateurs qui participent à cette démonstration explosent d'un rire incontrôlé après avoir inhalé une bouffée de ce gaz. Sam, un ami de Wells, expérimente le gaz hilarant, mais se blesse en descendant de l'estrade. Wells s'étonne que son ami ne ressente aucune douleur malgré sa méchante blessure, et entrevoit l'intérêt de ce produit dans sa profession. Et si ce gaz (du protoxyde d'azote) pouvait supprimer la sensation de douleur ? Wells le teste sur lui-même lors d'une extraction dentaire et constate ne ressentir aucune douleur, puis l'utilise sur une quinzaine de patients, avec succès. Avec son ancien étudiant, William Green Morton (1819-1868), ils préparent une démonstration d'anesthésie qui aura lieu au *Massachusetts General Hospital*. Le chirurgien John Collins Warren (1778-1856), malgré ses doutes, accepte de se prêter à cette expérience. Celle-ci a lieu le 20 janvier 1845, mais c'est un échec : le patient opéré d'une extraction dentaire (et probablement insuffisamment anesthésié) se met à hurler. Wells est humilié et discrédité aux yeux de la communauté médicale. C'est son ancien élève, William Morton, qui bénéficiera, l'année suivante, de la primauté de la découverte de l'anesthésie. Wells ne parviendra pas à défendre son antériorité pour cette découverte. Profondément déprimé, il se suicide à l'âge de 33 ans.

[2] Anesthésie : terme issu du grec *"an"* (privatif) et *"aïsthêsis"* signifiant "sensibilité". Privation générale ou partielle de la faculté de sentir. Dans le cas présent, elle est provoquée volontairement par un médicament ou par le froid, avant une intervention chirurgicale.

[3] James Young Simpson : cet accoucheur écossais doit faire face à l'opposition des médecins et du clergé lorsqu'il décide d'utiliser les produits anesthésiants (éther et chloroforme) pour limiter les douleurs de l'accouchement, infraction à l'injonction biblique d'"enfanter dans la douleur". Il est cependant nommé médecin de la reine en 1847. Le chloroforme sera utilisé pour l'accouchement de la reine Victoria en 1853, donnant naissance à Leopold, son huitième enfant. La reine annoncera après l'accouchement : « Le docteur nous donna ce chloroforme béni, avec ses effets apaisants, tranquillisants et absolument délicieux. » Grâce à elle, ce procédé anesthésique est popularisé. Simpson recevra le titre de *Baronet* en 1866.

[4] Antisepsie : méthode qui consiste à combattre ou prévenir les maladies septiques ou infectieuses, en détruisant systématiquement les bactéries ou virus qui en sont la cause.

l'Université de Glasgow (Écosse) découvre, en 1865, la "théorie des germes" formulée par le bactériologiste français Louis Pasteur (1822-1895) : ce dernier venait de démontrer que la fermentation et la putréfaction sont provoquées par des micro-organismes dont la croissance n'est pas due à la génération spontanée. Les expériences de Pasteur montrèrent que ces micro-organismes provenaient de l'extérieur. Il était donc possible de les éliminer par la chaleur ou par l'action de produits chimiques. La théorie de Pasteur s'opposait à la "théorie des miasmes", largement acceptée jusqu'alors, qui affirmait que les maladies infectieuses se propageaient par l'air vicié.

Après avoir testé plusieurs substances, Lister choisit d'utiliser le phénol (ou acide carbolique), agent chimique employé pour nettoyer les égouts. Il imbibe de phénol les compresses de gaze qu'il applique sur les fractures ouvertes, se sert de ce produit pour désinfecter les instruments chirurgicaux[1] et les blouses médicales, et le pulvérise dans l'air pour purifier l'atmosphère de la salle d'opération : « …Mais quand il fut prouvé par les recherches de Pasteur que la septicité de l'atmosphère dépendait, non de l'oxygène ou d'un autre constituant gazeux, mais de microorganismes en suspension dans l'air […] il m'apparut que la décomposition dans un tissu lésé pouvait être empêchée sans exclure l'air, en y appliquant un pansement capable de détruire la vie des particules infectieuses que l'air transporte ».

Lister exhorte également les chirurgiens à se laver les mains avant toute intervention[2]. Ses premiers résultats sont publiés en 1867 dans le *Lancet*, sous le titre *"Du*

---

[5] Joseph Lister, Premier Baron Lister : ce chirurgien britannique est professeur de chirurgie à l'Université de Glasgow depuis 1860 lorsqu'il invente les méthodes d'antisepsie. Il est responsable du service des amputations de l'hôpital. Il constate alors que les fractures ouvertes sont responsables d'une mortalité effrayante, due essentiellement à la gangrène qui ravage le membre blessé. En 1867, il devient professeur au *King's College* de Londres. En 1871, il est appelé au château de Balmoral pour soigner la reine Victoria : elle présente un abcès de l'aisselle que Lister guérira grâce à une incision suivie d'un drainage par un tube caoutchouté imbibé de phénol. Il deviendra d'ailleurs le chirurgien extraordinaire de la reine Victoria. Elle l'élèvera au rang de *baronet* en 1883. En 1897, il accède à la pairie, en tant que *Baron Lister, of Lyme Regis* du comté de Dorset.

[1] En 1885, le chirurgien allemand Ernst Gustav Benjamin von Bergmann (1836-1907) introduit, à l'Université de Berlin, la stérilisation des instruments chirurgicaux par autoclave. Ce procédé utilise de la vapeur à haute pression à une température supérieure à 100 °C et se montrera plus efficace que l'antisepsie chimique. Von Bergmann sera rapidement suivi par un autre pionnier de l'asepsie chirurgicale, l'américain William Stuart Halsted (1852-1922). En 1889, le professeur Halsted est à l'origine de l'invention des gants de chirurgie en latex. Secrètement amoureux de sa belle instrumentiste de bloc opératoire, Miss Hampton, il constate que le phénol qui servait à désinfecter les mains avait occasionné une dermite sévère à cette infirmière. Il a alors l'idée de contacter Charles Goodyear, le chimiste inventeur du caoutchouc industriel. Celui-ci lui procure rapidement des gants en latex, des gants ultrafins, comme une seconde peau. Miss Hampton recevra rapidement la première paire de gants en latex de l'histoire de la chirurgie. Sa dermite guérira et, l'année suivante, William Halsted et Caroline Hampton se marieront. Ces gants de chirurgie, surnommés "les gants de l'amour" protègent à la fois le chirurgien et le patient opéré.

[2] L'asepsie par lavage des mains avait déjà été préconisée par Ignace-Philippe Semmelweis (1818-1865) dès 1847 à l'Hôpital Universitaire de Vienne. Cet obstétricien hongrois avait eu l'intuition que la contamination des femmes après un accouchement, causant souvent fièvre puerpérale et décès, se faisait par le biais des mains souillées des accoucheurs. Cette idée lui était venue suite au décès par septicémie d'un collègue qui s'était blessé au doigt au cours d'une autopsie effectuée peu avant sa mort. Semmelweis préconise alors le lavage des mains des médecins avec une solution d'hypochlorite de calcium. Cette méthode fera chuter drastiquement le nombre des décès causés par la fièvre

principe de l'asepsie dans la pratique de la chirurgie." C'est dans cette publication qu'il introduit le terme d'"asepsie"[1]. Il pourra ainsi démontrer, en 1869, que sa méthode aura permis de réduire le taux de mortalité opératoire de 60 à 15 %. Le français Just Lucas-Championnière (1843-1913) devient un ardent défenseur de l'antisepsie qu'il introduit en France. Louis Pasteur[2], de son côté, préconise l'asepsie dans l'environnement hospitalier, en recommandant aux chirurgiens le lavage des mains avant chaque opération, et la stérilisation des linges, pansements et instruments.

À partir de 1875, Lister va parcourir le monde pour promouvoir sa méthode. il est reçu triomphalement en Allemagne, puis à Boston et à New York. Il faudra encore attendre les années 1880 pour qu'elle soit adoptée par toute la communauté chirurgicale, sous le nom de "traitement de Lister". Quant à l'asepsie, elle devient la règle dans tous les hôpitaux du monde entier.

La transfusion sanguine

La transfusion sanguine, essentielle au développement de la chirurgie cardiaque, voit le jour au début du XXe siècle.

En 1900, le médecin autrichien Karl Landsteiner (1868-1943) identifie les groupes sanguins A, B, AB et O. Il démontre ainsi que les sangs humains ne sont pas tous semblables. Ces différences de groupes sanguins expliquent les graves accidents d'incompatibilité entre donneurs et receveurs qui survenaient alors si souvent. Landsteiner recevra le prix Nobel de physiologie ou médecine en 1930 pour cette découverte fondamentale. Dix ans plus tard, il découvrira aussi les groupes Rhésus[3].

Les champs de bataille de la Première Guerre mondiale se révèlent un terrain idéal d'expérimentation pour la transfusion sanguine. La transfusion directe de bras à bras est employée, mais le sang ne peut se conserver car il coagule très rapidement après son prélèvement. Le médecin belge Albert Hustin (1882-1967) découvre que le citrate de soude a un pouvoir anticoagulant et qu'il permet de conserver le sang pendant 4 jours : en mars 1914, Hustin est le premier à réaliser une transfusion sanguine avec du sang humain citraté. Grâce à sa découverte, il devient possible de conserver le sang et d'en faire des réserves.

---

puerpérale. Elle sera toutefois rejetée par ses collègues, refusant de croire à leur propre culpabilité dans ce processus fatal, et même ridiculisée par la communauté scientifique. Accusé de maladie mentale par ses collègues, Semmelweis est interné dans un asile psychiatrique et décèdera après avoir été battu à mort par ses gardiens.

[1] Asepsie : méthode qui consiste à prévenir les maladies septiques ou infectieuses en empêchant, par des moyens appropriés, l'introduction de microbes dans l'organisme.

[2] Louis Pasteur prononce ces mots à l'Académie des Sciences en 1878 : « Si j'avais l'honneur d'être chirurgien, pénétré comme je le suis des dangers auxquels exposent les germes des microbes répandus à la surface de tous les objets, particulièrement dans les hôpitaux, non seulement je ne me servirais que d'instruments d'une propreté parfaite, mais après avoir nettoyé mes mains avec le plus grand soin et les avoir soumis à un flambage rapide. [...] Je n'emploierais que de la charpie, des bandelettes et des éponges, préalablement exposées dans un air porté à la température de 130 à 150° ; je n'emploierais jamais qu'une eau qui aurait subi la température de 100 à 120°... »

[3] Groupes Rhésus : la mise en évidence du "facteur Rhésus" revient en réalité à son ancien assistant, Philip Levine (1900-1987), dès 1937.

Plus tard, en 1928, le médecin français d'origine russe Arnaud Tzanck (1886-1954) ouvre le premier centre de transfusion sanguine à l'Hôpital Saint-Antoine à Paris, sous le nom d'"Œuvre de la Transfusion Sanguine d'Urgence".

… et aussi Alexis Carrel : la suture vasculaire

Il faut enfin souligner le rôle majeur d'Alexis Carrel[1] (1873-1944), chirurgien lyonnais, qui sut créer et développer la technique de suture vasculaire, essentielle en chirurgie cardiaque et jusqu'alors non maîtrisée. C'est en 1902 qu'il fait paraître son article fondamental dans lequel il expose sa technique du surjet triangulaire : *"La technique opératoire des anastomoses vasculaires et la transplantation des viscères"*. Ses travaux seront reconnus et récompensés par le prix Nobel de physiologie ou médecine en 1912.

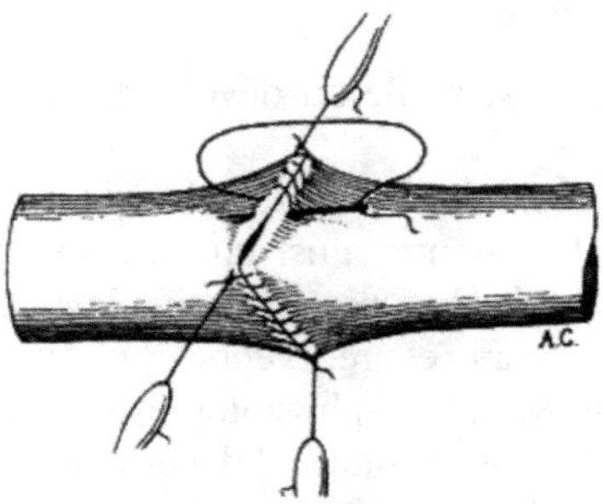

Dessin de la méthode de suture des vaisseaux sanguins réalisé par Alexis Carrel

Premiers pas : la chirurgie cardiaque "extra-cardiaque"

Avant d'oser toucher au noble et inquiétant organe cardiaque, certains chirurgiens commencent à opérer les structures qui entourent le cœur. Ces structures sont le péricarde et les gros vaisseaux qui débouchent du cœur ou qui y arrivent.

[1] Alexis Carrel : après avoir obtenu en 1893 son diplôme de médecin à l'Université de Lyon, il s'oriente vers la chirurgie. L'année suivante, le 24 juin 1894, le président Sadi Carnot est assassiné : un coup de couteau à l'abdomen par l'anarchiste Sante Caserio lui cause des lésions vasculaires hépatiques que les chirurgiens sont dans l'incapacité de réparer. Cet événement sera à l'origine du désir profond de Carrel de se consacrer au développement d'une technique de suture vasculaire. Après un début de carrière à Lyon, il part en 1904 pour le Canada, puis obtient un poste à Chicago aux États-Unis. C'est là qu'il réalise la première transplantation d'organe expérimentale sur l'animal, en 1905. Puis, ayant acquis une renommée considérable aux USA, Carrel se voit proposer en 1906 un poste prestigieux au *Rockefeller Institute* de New York, où il installe son laboratoire de chirurgie expérimentale. Il y travaillera pendant plus de 30 ans, ses recherches portant en particulier sur les cultures de tissus in vitro. Dans les années 1930, il collabore avec Charles Lindbergh, l'ingénieur ayant effectué la première traversée de l'Atlantique en avion. Ces deux scientifiques étudient les transplantations d'organes (rein et cœur) et tentent de développer une pompe destinée à remplacer temporairement la fonction cardiaque au cours d'une opération de chirurgie à cœur ouvert. La fin de vie d'Alexis Carrel et sa réputation de scientifique brillant et novateur seront ternies par son soutien au maréchal Pétain et par ses idées promouvant un eugénisme raciste.

La chirurgie du péricarde

Le premier à proposer un traitement chirurgical des épanchements péricardiques est un chirurgien espagnol, plus précisément catalan : Francisco Romero[1]. En 1801, il effectue une incision entre les 5e et 6e côtes sur un agriculteur de 35 ans, pour drainer un épanchement péricardique compressif : cette première péricardiotomie[2] est un succès. Le mémoire décrivant sa technique novatrice date de 1815 et est présenté à la Société de la Faculté de médecine de Paris. Son travail est accueilli avec scepticisme, la procédure décrite étant considérée comme trop agressive. Romero peut être considéré comme le premier chirurgien cardiaque, précédant de près d'un siècle la suture de Ludwig Rehn pour une plaie du cœur.

Neuf ans plus tard, en 1810, le chirurgien en chef de la Grande Armée napoléonienne Dominique-Jean Larrey (1766-1842) réalise à son tour des drainages péricardiques, pour des épanchements d'origine traumatique, parmi les soldats blessés sur le champ de bataille.

Si un épanchement péricardique peut se traiter par un drainage, ce n'est pas le cas de la péricardite constrictive, forme chronique de péricardite caractérisée par l'épaississement du sac péricardique. Le cœur se trouve alors enserré dans une gangue fibreuse, parfois calcifiée, gênant ses mouvements.

Les premières opérations sur cette forme de péricardite ont été réalisées par des chirurgiens allemands : en 1913, Ernst Ferdinand Sauerbruch (1875-1951) réalise une péricardectomie[3] partielle. La même année, Ludwig Rehn (1849-1930), puis en 1918 Viktor Schmieden (1874-1945) mettent au point et réussissent les premières péricardectomies totales dans cette pathologie.

La chirurgie des gros vaisseaux

L'artère pulmonaire

En 1908, Friedrich Trendelenburg (1844-1924), chirurgien en chef à l'Hôpital Universitaire de Leipzig (Allemagne), imagine une opération "de sauvetage" pour traiter les embolies pulmonaires. Il s'agit, en urgence, d'ouvrir l'artère pulmonaire pour

---

[1] Francisco Romero : si sa date de naissance n'est pas connue, on sait qu'il obtient son diplôme de médecin en 1796 à l'Université de Huesca (Espagne). Il sera nommé professeur de cette même université. Il utilisera sa technique de péricardiotomie sur 3 patients, dont 2 survivront. Le titre de son mémoire est suivi de la mention suivante : *« Novum posteritatis sanitatis condidi signum en 1801 » (« J'ai établi un nouveau repère médical pour la postérité dans l'année 1801 »)*, témoignant du fait que Romero était bien conscient du caractère novateur de sa technique chirurgicale. Il recommande, en post-opératoire, que le patient s'alimente avec du pain de blé imbibé de vin rouge et de sucre, du bouillon de perdrix, et de petites doses d'absinthe !

[2] Péricardiotomie : terme issu du mot grec *"tomê"* signifiant "section". Cette procédure consiste en une incision faite au péricarde dans le but d'évacuer une collection liquide présente entre les feuillets entourant le cœur.

[3] Péricardectomie : "décortication" du cœur ("comme on pèle une orange") dans le traitement de la péricardite chronique constrictive. Cette opération consiste dans la résection de la gangue péricardique qui gêne le fonctionnement du cœur.

en extraire les caillots qui obstruent cette artère vitale. Les premières tentatives de cette procédure, nommée "opération de Trendelenburg", sont des échecs. Cependant, cette opération sera effectuée avec succès, par l'étudiant de Trendelenburg, Martin Kirschner (1879-1942), pour la première fois en 1924.

Trois ans plus tard, en 1927, le chirurgien suédois Clarence Crafoord (1899-1984) réussit, sur deux patients, une embolectomie pulmonaire, selon la procédure de Trendelenburg qu'il avait acquise lors d'un voyage en Allemagne.

La persistance du canal artériel

Certains gros vaisseaux proches du cœur peuvent présenter des anomalies congénitales. Ainsi, la persistance du canal artériel est une cardiopathie congénitale qui, la première, bénéficiera d'une chirurgie réparatrice.

Le 26 août 1938, après s'être exercé sur des animaux et des cadavres, et poussé par le pédiatre John Perry Hubbard (1903-1990), Robert Gross[1] (1905-1988) réussit une première mondiale au *Children's Hospital* de Boston (Massachusetts) : il ligature un canal artériel persistant, diagnostiqué sur une petite fille de 7 ans, du nom de Lorraine Sweeney, qui retrouvera vite une vie normale. Cette procédure avait été proposée dès 1907 par John C. Munro (du *Boston City Hospital*) et réalisée sur cadavre. Robert Gross, après amélioration de sa technique opératoire, réalisera par la suite plus de 1500 opérations du même type.

En 1941, Clarence Crafoord[2] (1899-1984) opère son premier patient atteint d'un canal artériel persistant. Il est alors chirurgien en chef à l'Hôpital de Sabbatsberg (Stockholm, Suède).

---

[1] Robert Edward Gross : admirateur d'Harvey Cushing (1869-1939), le jeune Robert Gross entre à la *Medical School of Harvard University* (Boston, Massachusetts) où son idole Cushing enseigne alors. Il y obtient son doctorat en médecine en 1931. Ayant décidé de s'orienter vers la chirurgie, il commence à pratiquer la chirurgie pédiatrique en 1938 au *Children's Hospital* de Boston, sous la direction de William Edwards Ladd (1880-1967). C'est sans la permission de Ladd, parti en vacances en Europe, que Gross réalise sa "première" sur le canal artériel. Malgré le succès de Gross, Ladd ne lui pardonnera jamais cette incartade. Deux ans après la retraite de Ladd en 1945, Gross lui succède au poste de Chef du Service de Chirurgie Cardiovasculaire au *Children's Hospital* de Boston, poste qu'il tiendra jusqu'en 1972. Robert Gross est considéré comme l'un des plus grands pionniers en chirurgie cardiovasculaire et pédiatrique : outre ses opérations audacieuses et novatrices sur le canal artériel persistant et la coarctation aortique, il a conçu 45 types d'opérations différentes ! Il a publié des ouvrages majeurs sur la chirurgie pédiatrique. Dans les années 1980, après s'être retiré de la vie professionnelle, il a eu le plaisir de recevoir chez lui la visite de sa première patiente, Lorraine Sweeney, alors âgée de 58 ans. Il a été intronisé à l'*"American Pediatric Hall of Fame"* et a obtenu de nombreux prix et honneurs, tels que l'*Albert Lasker Award* qu'il est seul à avoir reçu deux fois : en 1954, prix partagé avec Alfred Blalock (1899-1964) et Helen Taussig (1898-1986), puis en 1959.

[2] Clarence Crafoord : sorti diplômé du *Karolinska Institutet* en 1919, il commence une carrière chirurgicale en 1922 près de Stockholm. En 1939, Crafoord est nommé chirurgien en chef à l'Hôpital de Sabbatsberg. Il est le premier à utiliser l'héparine pour la prévention des thromboses veineuses profondes (phlébites) et à développer la ventilation à pression positive dans la chirurgie thoracique. Lui et ses assistants Viking Björk (1918-2009) et Åke Senning (1915-2000) vont développer une machine cœur-poumon, leur permettant de réussir, en 1954, la première opération à cœur ouvert en Europe. En 1948, Crafoord est nommé professeur de Chirurgie Thoracique au *Karolinska Institutet* (Stockholm) puis, en 1957, chef du tout nouveau Département de Chirurgie Thoracique à l'Hôpital de

Qu'est-ce qu'un canal artériel persistant (ou "patent ductus arteriosus") ?

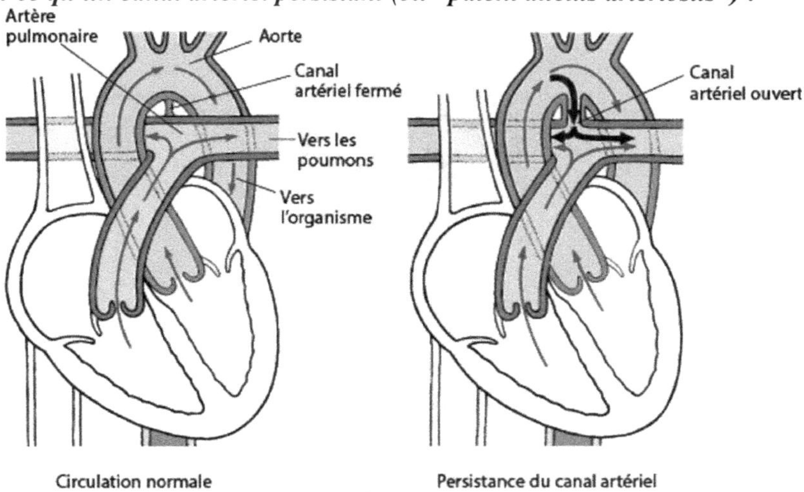

Schéma de la cardiopathie congénitale nommée "persistance du canal artériel"

Cette anomalie se caractérise par la non-fermeture du canal artériel. Le canal artériel est un petit vaisseau qui fait communiquer l'artère pulmonaire à l'aorte. Présent chez le fœtus, il se ferme, à l'état normal, peu après la naissance.

L'absence de fermeture du canal artériel après la naissance a pour conséquence que le flux sanguin qui passe dans l'aorte est en partie détourné vers les artères pulmonaires. Dans ce cas, l'afflux de sang dans les poumons entraîne une augmentation de la pression dans les vaisseaux sanguins pulmonaires (qui peuvent alors être endommagés), tandis que le reste du corps ne reçoit pas assez de sang oxygéné. On parle d'un "shunt gauche-droite". L'évolution se fait vers une insuffisance cardiaque et une mort précoce.

La présence d'un souffle cardiaque caractéristique fait évoquer le diagnostic, confirmé par l'échocardiographie.

La coarctation aortique

Le 19 octobre 1944, après s'être exercé sur des chiens, Crafoord réussit la première correction chirurgicale d'un rétrécissement de l'isthme de l'aorte, malformation congénitale nommée "coarctation aortique". Cette "opération de Crafoord" est réalisée, avec succès, sur un garçon de 12 ans, puis, quelques jours après, sur un fermier de 27 ans. Elle consiste à effectuer une résection de la sténose puis à suturer ensemble les deux extrémités de l'aorte. Prenant de vitesse Robert Gross (1905-1988) qui travaillait sur la même pathologie, Crafoord publie ses résultats en 1945 sur ses quatre premiers cas opérés. Cette technique chirurgicale transformera le pronostic de cette cardiopathie pour laquelle l'âge moyen de survie était jusqu'alors de trente ans.

Karolinska. Dans son service, en 1958, Åke Senning pose pour la première fois au monde un pacemaker interne, totalement implantable, sur l'homme.

Qu'est-ce qu'une coarctation aortique ?

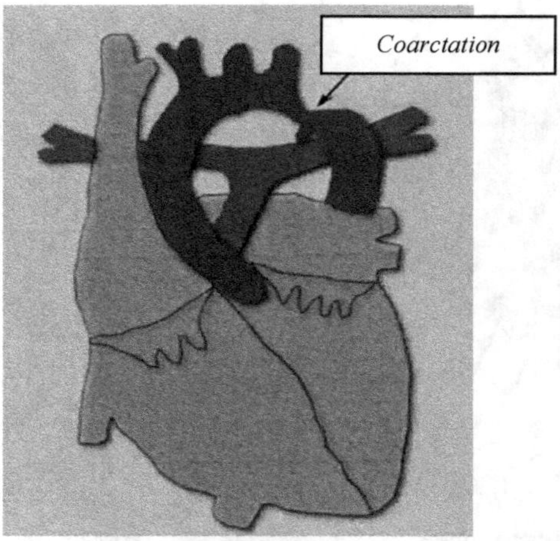

Schéma de la cardiopathie congénitale nommée "coarctation aortique"

Cette anomalie congénitale est caractérisée par un rétrécissement localisé de l'aorte, le plus souvent au niveau de sa partie proximale thoracique.

Elle a pour conséquences une surpression en amont de la sténose, avec augmentation du travail cardiaque et hypertrophie du ventricule gauche (et risque d'insuffisance cardiaque), et une baisse de pression en aval de la sténose, avec hypoperfusion de la partie inférieure du corps.

En juillet 1945, quelques mois après la première mondiale de Clarence Crafoord, Robert Gross, travaillant avec Charles Hufnagel (1916-1989), opère une fillette de 12 ans, présentant une coarctation aortique, au *Children's Hospital* de Boston : il s'agit de la première correction de coarctation aortique couronnée de succès, aux États-Unis. Mais Gross constate rapidement que, lorsque la zone rétrécie est trop longue, il est impossible de rétablir la continuité entre les deux segments de l'aorte. Il en vient ainsi à développer, en 1948, une procédure chirurgicale qui sera nommée "opération de Gross", au cours de laquelle est implanté un greffon intermédiaire, ce qui ouvrira la voie vers la chirurgie des anévrysmes aortiques.

Robert Gross et Clarence Crafoord furent des pionniers capables d'imaginer de nouvelles techniques et de les mettre en œuvre avec audace et talent. Ayant débuté sur la chirurgie des gros vaisseaux proches du cœur, ils vont naturellement poursuivre leurs travaux vers la chirurgie cardiaque, participant à son développement.

La tétralogie de Fallot : « faire rosir les bébés bleus »

À la même époque, toujours dans les années 1940, un autre chirurgien va lui aussi faire œuvre de pionnier en mettant au point une procédure chirurgicale révolutionnaire : Alfred Blalock, inspiré par Helen Taussig, fera « rosir les bébés bleus ». Cet exploit extraordinaire fera l'objet de films et de documentaires, tant il s'apparente à une épopée.

Tout commence en 1938. La cardiologue et pédiatre américaine Helen Taussig (1898-1986) est alors Médecin-Chef en Cardiologie Pédiatrique à l'Hôpital Johns Hopkins (Baltimore, Maryland), et dirige l'*Harriet Lane Home* (le centre de soins et de recherche pour les enfants au *Johns Hopkins*). Ses jeunes patients sont, pour la plupart, atteints de cardiopathies congénitales ou de cardites rhumatismales. C'est à cette époque qu'Helen Taussig fait la constatation que les petits patients, présentant une persistance du canal artériel associée à leur tétralogie de Fallot, supportent beaucoup mieux leur maladie. L'idée lui vient de créer chirurgicalement un shunt artificiel équivalent à un canal artériel. Elle décide de rencontrer le chirurgien de Boston, Robert Gross, qui, en 1938, avait, le premier, ligaturé avec succès un canal artériel persistant, pour lui faire part de son idée. Mais celui-ci refuse de suivre sa proposition, arguant qu'il « a suffisamment de difficulté à fermer un canal artériel, pour ne pas avoir à en créer un ! ». Ce refus de collaboration sera le plus grand regret de Gross.

Suite à cet échec de collaboration, Helen Taussig se tourne vers le chirurgien Alfred Blalock[1] (1899-1964), qui exerce aussi au *Johns Hopkins Hospital*, comme Chef du Département de Chirurgie. Les travaux de Blalock portent alors sur l'hypertension artérielle pulmonaire : il crée, sur l'animal, des courts-circuits entre l'artère sous-clavière gauche et l'artère pulmonaire. Helen Taussig réalise que ce type d'anastomose est l'équivalent d'un canal artériel persistant et qu'il pourrait soulager les enfants bleus en dérivant une partie du flux sanguin aortique vers les poumons.

Helen Taussig parvient à convaincre Blalock de tenter cette opération palliative dans la tétralogie de Fallot. Le but est d'augmenter le débit pulmonaire, et donc d'améliorer l'hématose (l'oxygénation du sang). Après deux ans d'expérimentations sur environ deux cents chiens, Blalock, avec son assistant afro-américain Vivien Thomas (1910-1985) et Helen Taussig, sont prêts pour une première tentative sur un enfant. Seront également présents dans le bloc opératoire William Müller (1919-2012) et Denton Cooley (1920-2016) : cette expérience fascinante décidera ce dernier à s'orienter vers la chirurgie cardiaque.

---

[1] Alfred Blalock : Alfred Blalock commence à étudier la médecine en 1918 à la *Johns Hopkins Medical School* (Baltimore, Maryland), et y reçoit son doctorat en 1922. Grand admirateur de William Halsted (1852-1922), il décide de se destiner à la chirurgie. En 1941, Blalock est nommé Chef du Département de Chirurgie au *Johns Hopkins Hospital,* et professeur de Chirurgie à la *Johns Hopkins University.* Avec son assistant Vivien Thomas, il développe une technique de shunt permettant de court-circuiter la coarctation de l'aorte. Suite au succès de l'"anastomose Blalock-Thomas-Taussig", il poursuivra ses opérations axées sur les cardiopathies congénitales et formera des dizaines de chirurgiens. Considéré comme le père de la chirurgie cardiaque moderne, il a reçu de multiples distinctions et prix, dont l'*Albert Lasker Award,* décerné en 1954 conjointement avec Helen Taussig pour « des contributions remarquables à la chirurgie et à la science cardiovasculaire ».

Qu'est-ce qu'une tétralogie de Fallot (ou syndrome des "bébés bleus") ?

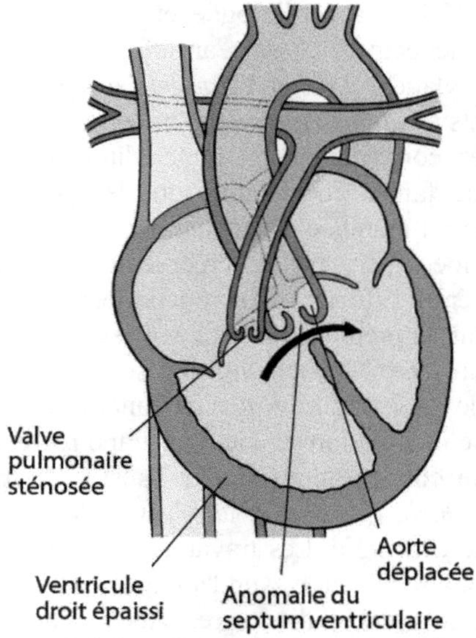

Schéma d'une tétralogie de Fallot

Cette malformation cardiaque congénitale porte le nom du médecin qui la décrivit pour la première fois : Arthur Fallot (1850-1911), anatomopathologiste français.

Elle associe 4 anomalies :

- communication interventriculaire ("trou" dans la cloison entre les deux ventricules),

- sténose de la valve pulmonaire,

- aorte positionnée "à cheval" sur la communication interventriculaire (on parle de "dextroposition" de l'aorte),

- et hypertrophie ventriculaire droite (épaississement anormal de la paroi du ventricule droit dû à l'obstacle à l'éjection créé par la sténose pulmonaire).

La conséquence de ces anomalies est le passage de sang, pauvre en oxygène, du ventricule droit directement vers le ventricule gauche. On parle de "shunt droite-gauche". Les organes vont donc recevoir un sang pauvre en oxygène (hypoxémie). Cela se traduit par une coloration bleutée de la peau de l'enfant (cyanose), d'où l'expression de "bébés bleus". C'est la plus fréquente des cardiopathies congénitales cyanogènes.

L'opération a lieu le 29 novembre 1944, sur une petite fille de 15 mois, Eileen Saxon, atteinte du syndrome du "bébé bleu", une tétralogie de Fallot, et dont la mort était inéluctable à court terme. Blalock crée une anastomose entre la sous-clavière gauche et l'artère pulmonaire correspondante. Malgré une chirurgie périlleuse, la cyanose disparaît immédiatement, et la petite fille au teint rose sort de l'hôpital deux mois plus tard. Ce type d'intervention sera réitéré sur deux autres enfants, avec succès, et la technique sera nommée "opération de Blalock-Taussig", aujourd'hui désignée sous le nom d'"opération de Blalock-Thomas-Taussig". La technique opératoire sera ensuite améliorée avec une anastomose entre la sous-clavière droite et l'artère pulmonaire correspondante.

Cette procédure chirurgicale aux résultats miraculeux, publiée en 1945, sera largement médiatisée. Des centaines d'enfants bleus, venus du monde entier, sont adressés à Alfred Blalock pour qu'il les opère. Cette méthode opératoire sera ensuite mondialement diffusée et permettra de soulager des milliers d'enfants atteints de tétralogies de Fallot.

En France, en 1947, le chirurgien François de Gaudart d'Allaines (1892-1974), après avoir vu opérer Blalock à Baltimore, et convaincu de l'intérêt de cette nouvelle technique, invite celui-ci dans son service de l'Hôpital Broussais. Blalock passera un mois à Paris, pour montrer sa façon de traiter les enfants bleus à Gaudart d'Allaines et à son assistant Charles Dubost (1914-1991). Impressionné par le talent du chirurgien de Baltimore, et encouragé par son mentor, Dubost décide alors de se consacrer à la chirurgie cardiaque.

Quant à Gaudart d'Allaines, il prend la décision d'implanter en France la chirurgie cardiaque et organise à Broussais un centre dédié à la recherche expérimentale dans cette nouvelle spécialité.

Cette procédure de Blalock-Thomas-Taussig sera modifiée à la fin des années 1970 sous la forme d'un tube de "Gore-Tex" interposé entre l'artère sous-clavière et l'artère pulmonaire.

Premières opérations du cœur lui-même : la chirurgie cardiaque "à cœur fermé"

Les premiers chirurgiens osant opérer le cœur lui-même seront le plus souvent confrontés à des lésions rhumatismales touchant les valves. Dans la première moitié du XXe siècle, la cardite rhumatismale est un véritable fléau, atteignant des sujets jeunes ou des enfants. Cette affection entraîne souvent des lésions sténosantes de rétrécissement mitral.

La commissurotomie mitrale

En 1923, Elliott Carr Cutler (1888-1947) réalise une première mondiale en chirurgie cardiaque. Ce chirurgien, exerçant au *Peter Bent Brigham Hospital* de Boston, opère avec succès une jeune fille de 12 ans atteinte d'une sténose mitrale rhumatismale sévère, au pronostic fatal à court terme. Cutler insère un valvulotome[1] à travers la pointe du ventricule gauche et l'utilise pour couper les cuspides de la valve sténosée. C'est la première "commissurotomie"[2] à cœur battant et à cœur "fermé".

---

[1] Valvulotome : instrument chirurgical utilisé pour réaliser une "valvulotomie", c'est-à-dire une opération consistant à sectionner les valvules cardiaques en cas de sténose serrée d'un orifice valvulaire cardiaque.

[2] Commissurotomie (ou valvulotomie) : intervention chirurgicale consistant à libérer les valves fusionnées au niveau de leurs commissures (points de jonction des valvules cardiaques). L'ouverture des commissures valvulaires se fait de façon manuelle (un doigt, introduit au travers d'une incision pratiquée dans l'oreillette gauche et glissé dans l'orifice mitral permet de décoller mécaniquement les commissures soudées) ou au moyen d'un instrument (dilatateur, valvulotome ou bistouri).

C'est donc une procédure "à l'aveugle", le chirurgien opérant sans exposer la lésion. La jeune patiente survivra 4 ans et demi avant de décéder d'une insuffisance mitrale sévère. Cutler renouvellera cette procédure à quatre reprises, mais ces quatre nouveaux patients décéderont tous rapidement après l'opération, amenant Cutler à abandonner ce type d'intervention.

Le 6 mai 1925, à l'Hôpital de Londres, Sir Henry Souttar (1875-1964) tente une opération sur une jeune fille de 19 ans, Lily Hine. Elle présente une maladie mitrale rhumatismale et souffre d'insuffisance cardiaque. Souttar s'était déjà exercé sur des cadavres et avait constaté qu'il était possible de séparer, avec le doigt, des valves mitrales fusionnées, et que la voie d'abord idéale était l'auricule gauche. Il considérait aussi que « le cœur se prête tout autant à un traitement chirurgical que n'importe quel autre organe ». Il réalise donc, pendant l'opération, une dilatation au doigt à travers l'auricule gauche. Cette commissurotomie à cœur fermé est un succès. Lily Hine survivra 5 ans, très soulagée de son affection cardiaque, avant de mourir d'une embolie cérébrale. Malgré ce succès et sa technique audacieuse et novatrice, Souttar ne sera jamais autorisé à renouveler son geste par ses collègues. Témoignant de son amertume, il écrira en 1961 : « ...les médecins ont déclaré que tout cela n'avait aucun sens et que l'opération était injustifiable. En fait, il ne sert à rien d'être en avance sur son temps ».

Il faudra attendre plus de vingt ans pour que la procédure révolutionnaire de Souttar, la commissurotomie à cœur fermé, soit à nouveau tentée, vingt années pendant lesquelles des milliers de jeunes patients auraient pu être sauvés !...

C'est en effet en 1948 que Souttar, alors âgé de 73 ans, apprend que sa procédure opératoire a été reprise aux États-Unis. Presque simultanément (le 10 juin 1948 pour l'un et le 16 juin 1948 pour le second), les Américains Charles Philamore Bailey (1910-1993) et Dwight Emary Harken (1910–1993) réitèrent l'exploit de Souttar.

Après plusieurs échecs, et malgré les critiques sévères de ses collègues, Charles Bailey, à l'*Episcopal Hospital* de Philadelphie, décide d'opérer une jeune femme de 24 ans présentant une sténose mitrale sévère. Il réalise avec succès une commissurotomie à cœur fermé, à l'aide d'un bistouri attaché à son index, instrument qu'il a conçu lui-même. Cet acte chirurgical transformera complètement le pronostic de la jeune patiente qui survivra 38 ans.

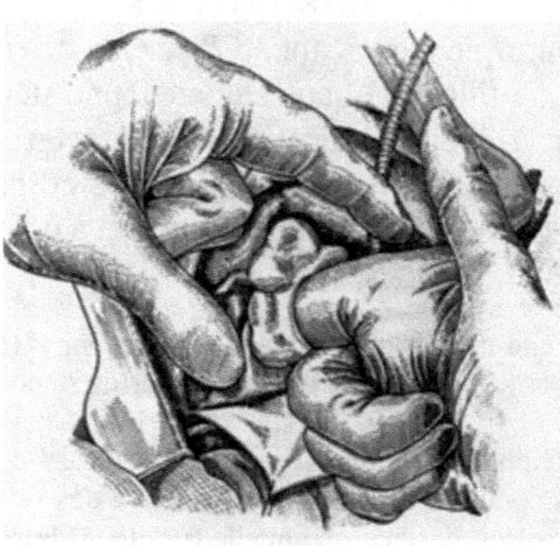

Commissurotomie réalisée par Bailey

Six jours plus tard, c'est au tour de Dwight Harken de réaliser une commissurotomie mitrale avec succès. Pendant la Deuxième Guerre mondiale, alors capitaine servant dans l'*U.S. Army Medical Corps* à Londres, Harken avait déjà réussi de multiples exploits en chirurgie cardiaque : il avait pu extraire de nombreux éclats d'obus intracardiaques et autour du cœur, sur plus de cent soldats blessés au combat. Largement exercé à manipuler l'organe cardiaque, il est désormais prêt à opérer sur la valve mitrale. Il fait alors partie de l'équipe d'Elliott Cutler à Boston. Après six échecs, cette commissurotomie est effectuée sur un patient de 27 ans souffrant d'une sténose mitrale sévère. Harken introduit un valvulotome, fourni par Cutler, à travers l'auricule gauche, ce qui lui permet de fracturer les valves fusionnées. Ce septième patient survivra.

Les commissurotomies aortiques et pulmonaires

Le principe de la commissurotomie avait déjà été appliqué aux valves pulmonaires, et même aortiques (dès 1912).

En effet, Théodore Tuffier (1857-1929), chirurgien français d'avant-garde, est le premier à opérer une valve aortique. Le 13 juillet 1912, il réalise une valvulotomie aortique, en séparant avec son index les valvules sténosées. Son patient, un jeune homme de 26 ans, sera toujours vivant après un suivi de 12 ans. Cet exploit restera cependant isolé et sans lendemain.

À Londres, Russell Brock[1] (1903-1980) crée en 1947 une unité de chirurgie thoracique au *Guy's Hospital.* C'est à cette époque que Brock et le célèbre cardiologue Maurice Campbell (1891-1973), Chef du Département de Cardiologie au *Guy's Hospital*, collaborent étroitement pour développer la chirurgie des cardiopathies rhumatismales et congénitales, et envisagent la possibilité d'opérer des sténoses mitrales et pulmonaires. Ils pensent alors qu'il est possible d'améliorer l'oxygénation des poumons des "bébés bleus" en traitant directement la sténose pulmonaire, comme alternative à l'anastomose de Blalock-Thomas-Taussig. Brock conçoit et fait fabriquer un valvulotome, afin d'élargir les valves pulmonaires anormalement resserrées. Le 16 février 1948, après une approche transventriculaire, Brock réussit à insérer sans effort son instrument dans l'artère pulmonaire d'une patiente de 18 ans. Sa publication de juin 1948 décrira son expérience et ses trois premiers succès sur des sténoses pulmonaires isolées, au moyen de cette nouvelle technique opératoire, nommée "opération de Brock"[2].

---

[1] Sir (puis Lord) Russell Brock (Baron Brock of Wimbledon) : ce chirurgien londonien est à l'origine de nombreuses innovations. Ayant reçu son doctorat en médecine en 1927, il décide de se consacrer à la chirurgie. À partir de 1936, Russell Brock pratique la chirurgie cardiaque au *Guy's Hospital* et au *Brompton Hospital* de Londres, où il exercera jusqu'en 1968. Dans les années 1952-1954, il démarre la chirurgie à cœur ouvert au *Guy's Hospital* avec Donald Ross (1922-2014). Un autre chirurgien réputé, Magdi Yacoub (1935-), bénéficiera aussi de l'enseignement de Brock, en 1962. Russell Brock, ce géant de la chirurgie cardiaque, vénéré par ses collègues et ses étudiants, recevra la distinction de *Chevalier* en 1954, puis la Pairie à vie en 1965.

[2] Opération de Brock : technique opératoire utilisée dans le rétrécissement pulmonaire, consistant à sectionner les valvules pulmonaires fusionnées à l'aide d'un valvulotome. Cette opération n'est plus pratiquée de nos jours.

Mais il apprend plus tard qu'un autre chirurgien, Thomas Holmes Sellors (1902 1987), qui travaille au *Middlesex Hospital* (Londres), l'a devancé de deux mois opérant de façon similaire, mais sans utiliser d'autre instrument qu'un bistouri pou séparer avec succès les valves de la sténose pulmonaire dans le cadre d'une tétralogi de Fallot[1].

Par la suite, Campbell et Brock tenteront de se lancer aussi dans la chirurgi mitrale. Prenant exemple sur les chirurgiens ayant déjà pratiqué une commissurotomi mitrale à cœur fermé, Brock se lance avec succès dans ce type d'opération, au doig puis à l'aide de son valvulotome, sur des sténoses mitrales rhumatismales. La premièr a lieu en septembre 1948, et sa publication, en 1950, signée aussi par Campbell rapporte six cas opérés avec succès. En 1952, Brock publie les cent premiers cas d commissurotomies mitrales "à l'aveugle", avec une mortalité de 13 %, tombant à 8 % pour les cinquante suivants.

Grâce à ces trois pionniers de la chirurgie cardiaque (Bailey, Harken et Brock), l procédure de commissurotomie mitrale à cœur fermé connaît une vogue considérable dans les années 1950, de nombreux autres chirurgiens vont opérer des centaines, puis des milliers de patients selon cette méthode, dilatant l'anneau mitral au doigt ou au moyen d'un instrument de type valvulotome. Par la suite, une avancée techniqu permettra de reproduire et de diffuser largement cette procédure : ce sera l'invention du dilatateur (transventriculaire, inséré à travers l'apex du ventricule gauche, ou introdui par l'oreillette gauche). Plusieurs modèles seront imaginés et conçus (dilatateurs d Tubbs, de Brock, de Dubost[2]…).

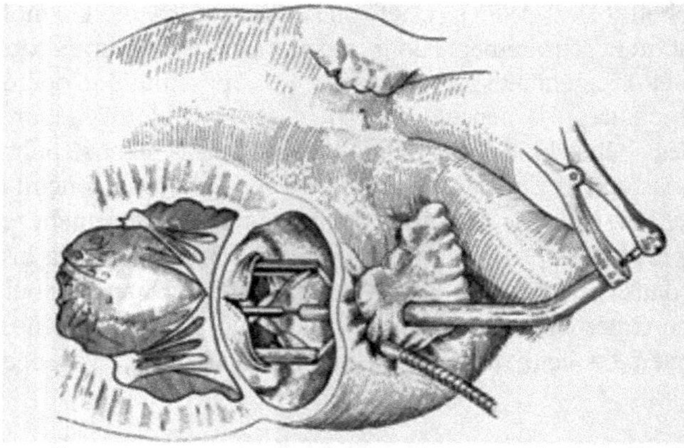

Commissurotomie mitrale avec dilatateur de Dubost (introduit par l'oreillette gauche) - 1953

---

[1] Cette première valvulotomie pulmonaire réussie date du 4 décembre 1947. Elle a été réalisée pa Thomas Holmes Sellors, au moyen d'un bistouri passé à travers le ventricule droit.

[2] Le dilatateur de Brock était inséré à travers l'apex du ventricule gauche et ses deux lames pouvaien s'écarter au maximum de 3.3 cm. Le dilatateur de Tubbs permettait de contrôler l'expansion (maximale de 4.5 cm) grâce à une vis. Le dilatateur de Dubost, conçu en 1953, présentait deux lame parallèles, pouvant s'introduire dans l'oreillette gauche, puis dans la valve mitrale.

Cette opération de commissurotomie à cœur fermé sauvera la vie de milliers de jeunes patients, dont la qualité de vie sera nettement améliorée. Le taux de mortalité périopératoire de cette procédure chirurgicale chutera rapidement, de 14 % à moins de 1 %.

La chirurgie cardiaque "à cœur ouvert"

La chirurgie cardiaque à cœur fermé, et donc "à l'aveugle", permettait de sauver des vies, mais ses limites étaient évidentes : jusqu'au début des années 1950, la plupart des opérations étaient extracardiaques, "palliatives", et ne permettaient pas de traiter des pathologies cardiaques complexes ni de les réparer de manière définitive. Pour ce faire, plusieurs conditions devaient être remplies :

- opérer sur un cœur "exsangue", vidé de son sang, afin de permettre une vision directe des lésions, d'où la nécessité de pouvoir clamper les gros vaisseaux proches du cœur.
- protéger le cœur (et le cerveau) d'une hypoxie, car, si l'oxygène n'arrive plus à cet organe, des lésions irréversibles peuvent survenir.

Une solution : l'"hibernation" !

Depuis des siècles, l'hibernation de certains animaux (tels que la marmotte) était connue pour permettre un ralentissement de toutes les fonctions générales du corps (respiration, alimentation, fréquence cardiaque…), avec un réveil sans lésion apparente plusieurs mois plus tard.

Dès 1946, l'idée d'utiliser l'hibernation, et donc l'hypothermie, dans le cadre de la chirurgie cardiaque, vient à l'esprit du chirurgien canadien Wilfred Bigelow[1] (1913-2005), afin de réduire les besoins en oxygène du cœur : « J'ai pris conscience que les chirurgiens ne seraient jamais en mesure de corriger ou de guérir les maladies cardiaques s'ils ne parvenaient pas à arrêter la circulation du sang dans le cœur, à l'ouvrir et à opérer dans un champ sans sang, sous vision directe. […] Une nuit, je me suis réveillé avec une solution simple […] refroidir tout le corps, réduire les besoins en oxygène, interrompre la circulation et ouvrir le cœur. »

En 1947, en tant que Directeur du Laboratoire Cardiovasculaire au *Banting Research Institute* (Toronto), Wilfred Bigelow commence alors à étudier les effets physiologiques de l'hypothermie générale, en particulier sur la fonction cardiaque. Il

---

[1] Wilfred Gordon "Bill" Bigelow : ce Canadien obtient son doctorat de médecine à l'Université de Toronto en 1938. Il poursuit sa formation au *Toronto General Hospital* jusqu'en 1941. Après la guerre, en 1946, Bigelow obtient une bourse de recherche, au *Johns Hopkins Medical School* (Baltimore, Maryland), et se forme en chirurgie cardiaque et vasculaire sous la direction de Richard Bing (1909-2010) et d'Alfred Blalock (1899-1964). En 1947, de retour à Toronto, il démarre ses expérimentations au *Banting Research Institute.* Il poursuit sa carrière à Toronto jusqu'à être nommé, en 1956, Chef du Département de Chirurgie Cardiovasculaire au *Toronto General Hospital.* Wilfred Bigelow participe aussi au développement du premier stimulateur cardiaque en 1951, en collaboration avec John Carter Callaghan (1923-2004) et l'ingénieur canadien John Alexander Hopps (1919-1998) du *National Research Council of Canada,* jetant ainsi les bases technologiques d'un futur pacemaker implantable. Considéré comme le père de la chirurgie à cœur ouvert, grâce à sa méthode d'hypothermie, et co-inventeur du stimulateur cardiaque, il a été intronisé en 1997 dans le Temple de la Renommée Médicale Canadienne *(Canadian Medical Hall of Fame).*

réalise des expérimentations consistant à mettre des chiens en état d'hypothermie. Il utilise pour cela une couverture dans laquelle il fait circuler un liquide froid, et parvient à abaisser leur température jusqu'à 18 °C. Il constate qu'il existe une relation linéaire entre le métabolisme et la température. Il démontre que l'hypothermie est bien supportée, et déclare, en 1950 : « L'état de l'organisme dans lequel la température est abaissée réduit très au-dessous de la normale la demande en oxygène des tissus et permet d'exclure de la circulation certains organes pendant d'assez longues périodes. En utilisant cette technique, le chirurgien peut opérer un cœur asséché. »

Toutefois, Bigelow fait face à un scepticisme de ses confrères. Dans ses mémoires, il écrit : « C'était un blasphème. Ce concept était en contradiction totale avec les enseignements qui avaient alors cours, lesquels préconisaient d'éviter toute chute de la température corporelle ». Cependant, en 1949, sa théorie d'hypothermie est testée avec succès sur un chien dont la température a été abaissée à 20 °C, avec interruption de la circulation sanguine pendant 15 minutes, autorisant une opération à cœur ouvert. L'année suivante, les travaux de Bigelow sont présentés lors d'un congrès de l'*American Surgical Association*[1].

Cette présentation attire l'attention du chirurgien Floyd John Lewis (1916-1993) de Minneapolis, qui décide de tester la méthode de Bigelow sur un être humain. Le 2 septembre 1952 est une date historique pour la chirurgie à cœur ouvert : ce jour-là, l'hypothermie est utilisée avec succès, pour la première fois au monde, sur Jacqueline Johnson, une petite fille de 5 ans porteuse d'une communication interatriale, dont l'espérance de vie n'est que de quelques mois. Sa température est abaissée à 28 degrés grâce à un matelas conçu par Bigelow. L'enfant est opérée par Lewis, assisté de Clarence Walton Lillehei (1918-1999). Le clampage n'excède pas dix minutes et la petite patiente défibrille spontanément.

La méthode de Bigelow soulève un enthousiasme général. Le succès de Lewis est rapidement suivi de celui d'Henri Swan (1913-1996), de l'Université du Colorado à Denver, qui utilise un bain d'eau glacée pour ses patients à opérer.

La méthode de l'hypothermie dite "de surface" aura permis la première opération à cœur ouvert, en vision directe, sur un être humain. C'est alors la seule méthode de chirurgie à cœur ouvert. Plus tard, elle fournira aussi les bases théoriques et pratiques de la protection du cœur par refroidissement, en complément de l'assistance circulatoire dans le cadre de la machine cœur-poumon.

L'hypothermie, qui permet de suspendre les battements cardiaques pendant une dizaine de minutes, sans dommages pour le cœur ni pour le cerveau, a cependant ses propres limites : le refroidissement du cœur à une température inférieure à 28 °C expose au risque de fibrillation ventriculaire, et le cœur peut ne pas repartir. De plus, le chirurgien ne dispose que d'une dizaine de minutes pour opérer, ce qui est bien court pour des interventions complexes.

Il fallait donc imaginer d'autres solutions.

---

[1] Cet article fondamental, signé de Bigelow, Lindsay et Greenwood, date de 1950, et s'intitule *"Hypothermia. its possible role in cardiac surgery: An investigation of factors governing survival in dogs at low body temperatures."* (*"Hypothermie. Son rôle possible en chirurgie cardiaque : une étude des facteurs de survie chez des chiens exposés à de basses températures corporelles".)*

Des poumons de singe pour l'oxygénation

L'une des solutions est imaginée par William Mustard[1] (1914-1987) à l'*Hospital for Sick Children* de Toronto. Sa technique utilise un système de pompe couplée à deux poumons de singes rhésus, suspendus dans un flacon en verre, à titre d'oxygénateurs.

Pour la première fois, en 1951, ce chirurgien canadien opère un enfant âgé d'un an et demi, porteur d'une communication interventriculaire, grâce à son dispositif. Ce petit patient décèdera rapidement, mais Mustard poursuivra dans cette voie.

En 1957, il décrit son expérience avec ce procédé sur 28 patients au total, dont seulement trois survivront à l'opération. C'est donc un échec, d'autant que les poumons de singe ne tiennent pas plus de vingt minutes, limitant la durée de l'opération cardiaque. Dès lors, Mustard abandonne cette procédure.

La circulation croisée

Clarence Walton Lillehei[2] (1918-1999) proposera une autre solution, celle de la circulation croisée. Cette procédure consiste à connecter un "donneur" au patient pour

---

[1] William Thornton Mustard "Bill" : ce Canadien effectue ses études de médecine à l'Université de Toronto où il obtient son doctorat en 1937. Pendant la Seconde Guerre mondiale, en 1944, il parvient à effectuer une réparation vasculaire en urgence, au moyen d'un tube en verre et d'héparine, suivie quelques jours plus tard de la mise en place d'un greffon veineux, sauvant ainsi la jambe d'un capitaine. Cette réparation vasculaire, telle qu'imaginée par Mustard, sera perfectionnée lors de la guerre de Corée et deviendra alors une procédure de routine. Grâce à ses prouesses chirurgicales pour éviter des amputations de membres, Mustard est décoré Membre de l'Ordre de l'Empire britannique. Après la guerre, il rejoint l'équipe chirurgicale de l'*Hospital for Sick Children* de Toronto. À cette époque, tandis que grandit son intérêt pour la chirurgie cardiaque, il passe un mois à se former auprès d'Alfred Blalock (1899-1964) au *Johns Hopkins Hospital* (Baltimore, Maryland). Après ses tentatives infructueuses d'utiliser des poumons de singes pour opérer à cœur ouvert, Mustard va s'employer à développer une machine cœur-poumon. En 1957, Mustard est nommé Chef du Département de Chirurgie Cardiovasculaire à l'*Hospital for Sick Children* de Toronto, poste qu'il gardera jusqu'à sa retraite en 1976. En 1963, Mustard invente une procédure chirurgicale permettant de réparer avec succès un type complexe de cardiopathie congénitale nommée "transposition des gros vaisseaux". Cette technique permettra de sauver des milliers d'enfants dans le monde entier, jusque dans les années 1975-80. William Mustard a gagné une réputation internationale dans le domaine de la chirurgie cardiaque mais aussi de la chirurgie orthopédique : il a mis au point une procédure opératoire, publiée en 1952, chez des patients atteints de la poliomyélite, leur permettant de retrouver l'usage de la marche. Il a également réalisé, en 1948, la première transfusion totale (exsanguino-transfusion) chez un nouveau-né présentant une maladie hémolytique par incompatibilité Rhésus. William Mustard, pionnier dans le domaine des cardiopathies congénitales, sera intronisé, en 1995, de façon posthume, dans le Temple de la Renommée Médicale Canadienne *(Canadian Medical Hall of Fame).*

[2] Clarence Walton Lillehei "Walt" : cet immense chirurgien cardiaque a réalisé quasiment toute sa carrière professionnelle à Minneapolis (Minnesota). Le 2 septembre 1952, il participe à la première opération à cœur ouvert sous vision directe, utilisant l'hypothermie, menée avec succès par Floyd John Lewis (1916-1993). En 1954, Lillehei commence à effectuer des opérations cardiaques en utilisant la circulation croisée. Par la suite, il utilisera la machine cœur-poumon de John Gibbon (1903-1973), puis le dispositif mis au point par son jeune collaborateur, Richard DeWall (1926-2016), qui prendra le nom d'"oxygénateur à bulles de Lillehei-DeWall". Grâce à ce nouveau procédé d'une grande simplicité, Lillehei réalise, en 1956, la première réparation de la valve mitrale sous vision directe, pour

lui fournir l'oxygénation nécessaire pendant l'opération cardiaque : le sang veineux de l'enfant est dérivé vers celui du donneur, et le sang artériel oxygéné du donneur est ramené dans l'aorte de l'enfant.

Lillehei s'était en effet intéressé aux travaux des chercheurs anglais Andreason et Watson. Ils avaient démontré que des animaux pouvaient être maintenus en vie avec seulement 10 % du débit cardiaque normal, soit le débit de la veine azygos, les veines caves étant occluses, et qu'un seul cœur pouvait entretenir deux organismes pendant le temps d'une opération à cœur ouvert. Grâce à la procédure de circulation croisée Lillehei dispose d'une durée d'une heure pour réparer un cœur. Mais le risque potentiel est celui d'une mortalité à 200 % ! L'enfant, mais aussi le donneur (le père ou la mère en général) mettent leur vie en danger, d'où les critiques sévères des collègues de Lillehei lorsqu'il décide de tenter l'opération.

C'est le 26 mars 1954 que celle-ci a lieu : Lillehei réalise la première opération à cœur ouvert dans le monde, par la technique de circulation croisée. Il réussit à fermer une communication entre les ventricules sur un bébé de 13 mois, dont le père sert de donneur. Cependant l'enfant décèdera peu après d'une pneumonie. Quelques mois plus tard, une seconde tentative, sur un enfant de 3 ans atteint d'une tétralogie de Fallot, et dont le père est le donneur, est cette fois couronnée de succès (le jeune patient survivra jusqu'à l'âge de 67 ans).

Lillehei poursuivra cette technique de circulation croisée sur des cardiopathies congénitales jusque là inopérables, opérant ainsi 45 patients en 15 mois, dont 28 survivront (22 patients seront encore vivants 30 ans plus tard).

La procédure de circulation croisée, à la fois simple et efficace, aura été une étape essentielle dans la chirurgie à cœur ouvert.

---

une insuffisance mitrale. Par la suite, plus de 500 opérations à cœur ouvert sont réalisées en l'espace de trois ans au *Departement of Surgery* à l'*University of Minnesota*. Constatant que ses opérations sont souvent compliquées par la survenue d'un bloc atrioventriculaire complet, parfois mortel, Lillehei va imaginer un système de stimulation cardiaque temporaire. En 1958, le 14 avril, il implante pour la première fois au monde un stimulateur cardiaque portable, transistorisé, fonctionnant sur batterie. Il développera aussi plusieurs modèles de prothèses valvulaires dans les années 1960. En 1969, il réalise, comme Chirurgien en Chef, la première transplantation cœur-poumons au *New York Hospital* avant de retourner à Saint Paul (Minnesota) en 1975. Il devient alors Directeur des Affaires Médicales de la *St. Jude Medical Heart Valve Division* (aujourd'hui *Abbott*), après avoir perdu la vision à l'âge de 55 ans, suite au traitement d'un lymphosarcome de la parotide diagnostiqué en 1950. Walt Lillehei est considéré comme "le père de la chirurgie à cœur ouvert". Enseignant hors pair, il a formé 150 chirurgiens cardiaques de 40 pays différents, tels que Norman Shumway (1923-2006), Christiaan Barnard (1922-2001), Christian Cabrol (1927-2017) et bien d'autres. Il a obtenu de nombreux prix et récompenses, tels que l'*Albert Lasker Award* en 1955 pour « Contributions exceptionnelles à la chirurgie cardiaque », l'intronisation au *Minnesota Inventors Hall of Fame* en 1993 et le *Harvey Prize in Science and Technology* en 1996.

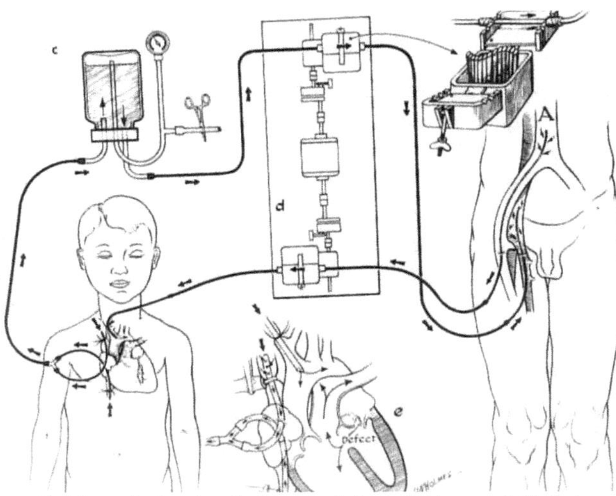

Schéma de la circulation croisée utilisée par Lillehei - (Académie des Sciences et Lettres de Montpellier - André Thévenet)

La machine cœur-poumon de Gibbon

Pendant que, dans les années 1950, sont imaginées diverses techniques et procédures pour opérer à cœur ouvert, un chirurgien américain réfléchit, depuis 1931, à une machine cœur-poumon. Il s'agit de John Gibbon[1] (1903-1973). Cette idée lui était venue suite au décès d'une patiente par embolie pulmonaire après une cholécystectomie, malgré une embolectomie réalisée par Edward Delos Churchill (1895-1972). Gibbon pense en effet qu'une machine qui aurait recueilli le sang de la patiente pour l'oxygéner avant de le renvoyer vers le système artériel aurait pu la sauver.

Déjà, au début des années 1930, au *Rockefeller Institute* de New York, l'ingénieur Charles Lindbergh (1902-1974) et le chirurgien français Alexis Carrel (1873-1944) avaient conçu une pompe à perfusion destinée à maintenir temporairement les organes en vie, en dehors du corps.

La mise au point de la circulation extracorporelle[2] grâce à la machine cœur-poumon de Gibbon allait changer la donne et révolutionner la chirurgie à cœur ouvert.

Avec l'aide de sa femme Mary, Gibbon commence à construire un dispositif qu'il expérimente sur des chats. Le 10 mai 1935, il réussit à maintenir la fonction cardio-

[1] John Heysham Gibbon Jr : issu d'une longue lignée de médecins, et fils de chirurgien, John Gibbon reçoit son diplôme de doctorat en médecine en 1927 au *Jefferson Medical College* de Philadelphie. Ses recherches sur la machine cœur-poumon démarrent en 1931, lorsqu'il est assistant de recherche en chirurgie au *Massachusetts General Hospital*. Elles dureront plus de 20 ans. En 1956, John Gibbon est nommé professeur en Chirurgie et Chef du Service de Chirurgie au *Jefferson Medical College and Hospital*, fonctions qu'il gardera jusqu'à sa retraite en 1967. L'invention de Gibbon lui a valu, en 1960, le *Gairdner Foundation International Award*, en 1968, l'*Albert-Lasker Clinical Research Award*, et en 1973, le *Dickson Prize*.

[2] Circulation extracorporelle (CEC) : cette technique permet de court-circuiter le cœur (qui est temporairement remplacé par une pompe extérieure) et les poumons (remplacés par un oxygénateur). Lorsque la CEC est mise en place, le chirurgien peut opérer, dans des conditions parfaites, un cœur exsangue et non battant, pendant tout le temps nécessaire à la réparation cardiaque.

respiratoire d'un chat opéré pendant plus de trois heures. Il publie ses résultats en 1937, tandis qu'il commence à exercer comme chirurgien au *Pennsylvania Hospital* de Philadelphie. Sa machine réalise un double pompage du cœur droit et du cœur gauche, grâce à deux pompes à galet écrasant des tubes en plastique, et l'oxygénation du sang est effectuée en étalant le sang en couches minces. En 1939, Gibbon rencontre Clarence Crafoord (1899-1984) et l'invite dans son laboratoire de Philadelphie pour lui présenter sa machine cœur-poumon. Ces deux chirurgiens garderont une profonde amitié l'un pour l'autre. John Gibbon poursuit ses recherches avec obstination sur la machine cœur-poumon, avec, cette fois, la collaboration d'ingénieurs d'*IBM (International Business Machine),* et utilise des chiens pour ses expérimentations. La "machine cœur-poumon de Gibbon" est alors un appareil pesant une tonne et nécessitant la présence de deux techniciens.

En 1952, Gibbon se sent prêt pour une intervention sur l'homme. Le premier patient est une petite fille âgée de 15 mois en grande insuffisance cardiaque, que Gibbon pensait secondaire à une large ouverture entre les deux oreillettes. Mais l'opération est un échec, malgré le bon comportement de la machine, en raison d'un diagnostic erroné de la cardiopathie congénitale[1]. La deuxième tentative est un succès : le 6 mai 1953, la première opération à cœur ouvert, réussie grâce à sa machine cœur-poumon, est réalisée par John Gibbon aux États-Unis, au *Jefferson University Medical Center* (Philadelphie). La patiente est une jeune femme de 18 ans, porteuse d'une communication entre les deux oreillettes. La machine de Gibbon maintient sa fonction cardio-respiratoire alors que le cœur est arrêté. La patiente fêtera le cinquantième anniversaire de la fermeture de son anomalie congénitale.

Mais suite au décès des deux patients suivants, deux petites filles de 5 ans, Gibbon, découragé et critiqué par certains confrères, décide d'arrêter d'opérer à cœur ouvert.

Les développements de la machine cœur-poumon

Toutefois, l'idée ne sera pas abandonnée par tout le monde. Deux ans plus tard, John Webster Kirklin (1917-2004), de la *Mayo Clinic* (Rochester, Minnesota), après avoir modifié et amélioré la machine de Gibbon avec l'aide d'ingénieurs d'*IBM*, réalise, à partir de 1955, de nombreuses opérations à cœur ouvert grâce à la *"Mayo-Gibbon Heart-Lung machine"*. Il publiera, dès 1955, ses huit premiers cas de patients opérés dont quatre avec succès.

---

[1] La première tentative d'opération cardiaque sur un être humain, grâce à une machine cœur-poumon, a en fait eu lieu le 6 avril 1951. Il s'agissait d'une fillette de 6 ans présentant une cardiopathie congénitale. Le chirurgien, Clarence Dennis (1909-2005), professeur de chirurgie à l'Université du Minnesota, avait démarré ses propres recherches sur la machine cœur-poumon à la fin des années 30. Au cours de cette première opération, la machine fonctionna correctement pendant les premières 40 minutes, mais l'anomalie cardiaque n'était pas réparable et la fillette décéda. Après une longue période de pause dans ses tentatives, Dennis réalisa, en 1955, la première opération cardiaque réussie dans l'état de New York. Il exerçait alors au Centre Médical de la *State University of New York.*

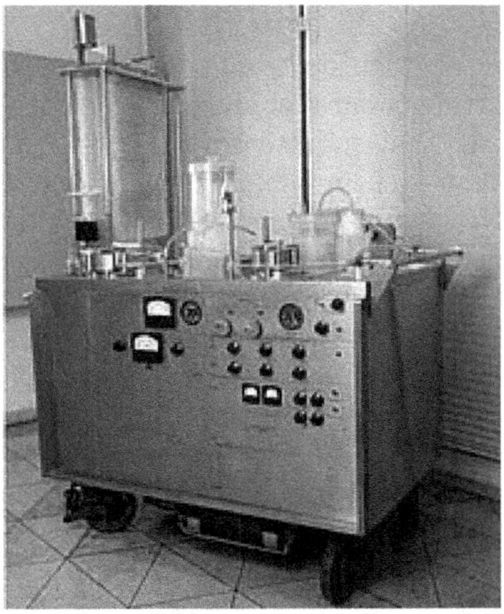

Machine cœur-poumon de Mayo-Gibbon -Musée allemand d'histoire de la médecine (Ingolstadt)

En Europe, inspiré par John Gibbon, le suédois Clarence Crafoord (1899-1984) tente lui aussi de perfectionner la machine cœur-poumon. Il confie à son assistant Viking Björk (1918-2009) la tâche de concevoir et de développer une pompe oxygénatrice. En octobre 1946, avec l'aide de l'ingénieur Emil Andersson, Björk parvient à élaborer un oxygénateur à disques rotatifs, ayant permis de perfuser le cerveau d'un chien pendant une trentaine de minutes. À partir de 1950, l'autre assistant de Crafoord, Åke Senning (1915-2000), avec la collaboration de l'ingénieur P.A. Astradsson, prend la relève et poursuit les recherches sur la machine cœur-poumon. Le 16 juillet 1954, cet appareil de circulation extracorporelle permet à Crafoord et son équipe de réussir l'une des premières opérations à cœur ouvert en Europe. La patiente est une femme de 42 ans porteuse d'un myxome de l'oreillette gauche. Elle vivra jusqu'en 2002.

Toujours en Europe, mais cette fois au Royaume-Uni, Dennis Melrose (1921-2007) s'emploie, lui aussi, à développer la première machine cœur-poumon européenne au *Hammersmith Hospital* de Londres. En collaboration avec le chirurgien William Cleland (1912-2005), il mène de nombreux essais sur l'animal. Les travaux de Melrose aboutiront à la première utilisation de sa machine sur un être humain : la première opération à cœur ouvert du Royaume-Uni a lieu le 9 décembre 1953. Ce jour-là, Cleland, chirurgien en chef, opère, avec l'aide de Hugh Bentall (1920-2012), son premier assistant, une femme de 32 ans présentant une sténose valvulaire aortique d'origine rhumatismale. L'intervention est couronnée de succès, mais les patients suivants subiront une mortalité précoce[1].

[1] En raison de cette mortalité précoce, le programme d'opérations à cœur ouvert au *Hammersmith Hospital* de Londres sera suspendu pendant plusieurs années, et ne reprendra qu'en 1957, avec succès. La première patiente est alors une femme porteuse d'une communication interatriale, qui sera toujours en vie 25 ans plus tard. En mai 1959, en pleine période de "guerre froide" avec Moscou, William Cleland, Chirurgien-Chef, Hugh Bentall, Dennis Melrose et sa fameuse machine cœur-poumon, ainsi

De leur côté, Clarence Walton Lillehei (1918-1999) et son équipe de Minneapolis après 45 opérations utilisant la circulation croisée, adoptent à leur tour le principe de la machine cœur-poumons. Ils utilisent d'abord le cœur-poumon artificiel mis au point pendant la guerre par John Heysham Gibbon et sa femme. En 1954, Richard DeWall (1926-2016), alors jeune résident, commence à travailler aux côtés de Lillehei à titre de "pompiste" sur la machine. Après de nombreuses discussions communes, ce dernier demande à DeWall de concevoir un nouvel oxygénateur.

Suite à une année de recherches, celui-ci présente, en 1955, son appareil, qui sera nommé l'"oxygénateur à bulles de Lillehei-DeWall", dont le principe d'oxygénation est différent de celui de Gibbon : au lieu d'étaler le sang en couches minces pour l'oxygéner, il fait barboter de l'oxygène dans une colonne de sang. La difficulté majeure de cette technique est de se débarrasser des bulles gazeuses que le sang entraînerait dans son courant, avec le risque d'embolies gazeuses. DeWall ajoute alors un réservoir revêtu d'une couche d'un produit anti-mousse, une longue spire hélicoïdale et enfin un "piège à bulles". Cet appareil est un chef-d'œuvre d'ingéniosité, supplantant celui de Gibbon par sa simplicité, son efficacité, son faible prix et son modeste encombrement.

Il est immédiatement adopté par Lillehei, la première utilisation ayant lieu le 13 mai 1955. Après deux échecs initiaux, Lillehei obtient sept succès consécutifs. Grâce à ce nouveau procédé d'une grande simplicité, il réalise, en 1956, la première réparation d'une valve mitrale sous vision directe, pour une insuffisance mitrale. Le programme de chirurgie à cœur ouvert, au *Departement of Surgery* à l'*University of Minnesota*, va connaître un essor considérable : 350 opérations à cœur ouvert y seront réalisées dans les deux années suivantes.

Preuve était faite que le cœur-poumon artificiel était capable de suppléer à la merveilleuse machine qu'est l'appareil cardiorespiratoire humain.

L'utilisation de l'oxygénateur à bulles et la méthode de circulation extracorporelle finissent par s'imposer dans le monde entier. Au cours de l'automne 1955, Richard DeWall vient passer six semaines à Paris, à l'Hôpital Marie-Lannelongue. Charles Dubost (1914-1991) réalise alors avec succès la première intervention à cœur ouvert sous circulation extracorporelle en France. Cette opération a lieu le 10 décembre 1955 sur un enfant de 6 ans porteur d'une communication interventriculaire, grâce à l'oxygénateur à bulles de Lillehei-DeWall monté sur place.

La chirurgie cardiaque allait pouvoir enfin se développer. Les lésions cardiaques seront alors corrigées sous le contrôle de la vue, sur un cœur non battant et vidé de sang avec un temps opératoire allongé, et avec une grande sécurité. Toutes les cardiopathies

---

que leur équipe, embarquent à bord d'un bateau en partance pour Leningrad en URSS, transportant avec eux tout le matériel nécessaire pour réaliser 6 opérations à cœur ouvert. Ils avaient en effet été mis au défi, par le professeur russe Aleksandr Bakulev (1890-1967), rencontré en 1952, de prouver l'efficacité et la fiabilité de cette machine. À l'Institut de Chirurgie Cardiovasculaire de Moscou, 6 opérations, sur 2 adultes et 4 enfants atteints d'une cardiopathie congénitale cyanogène (dont 2 tétralogies de Fallot), sont menées avec succès, sous les yeux de 200 chirurgiens soviétiques. Ceux-ci sont si impressionnés qu'ils décident d'acquérir immédiatement le matériel de cette équipe britannique. L'équipe de Cleland retournera au Royaume-Uni sur le *Tupolev 104*, pour sa première liaison avec ce pays, avec uniquement leurs bagages à main.

qu'elles soient acquises ou congénitales, même les plus complexes, pourront être traitées chirurgicalement.

Malgré ses échecs, John Gibbon reste l'inventeur, solitaire mais opiniâtre, du premier appareil de circulation extracorporelle, par la suite largement amélioré, que ce soit au niveau de l'oxygénateur comme des matériaux. C'est lui qui a donné l'impulsion reprise par la suite par d'autres grands chirurgiens. Il peut être considéré comme l'un des fondateurs de la chirurgie cardiaque sous circulation extracorporelle, permettant l'arrêt transitoire du cœur.

D'autres innovations verront le jour, afin d'améliorer encore les conditions de la circulation extracorporelle. Certaines seront des étapes-clés :

- En 1955, Dennis Melrose (1921-2007) suggère d'injecter du citrate de potassium directement dans la racine de l'aorte en per-opératoire. Cette substance provoque un arrêt cardiaque en diastole et apporte un grand confort au chirurgien lors des interventions à cœur ouvert. La remise en circulation du sang permet au cœur de redémarrer en fin d'opération.
- La même année, le médecin interniste américain, Willem Kolff (1911-2009), crée le premier "oxygénateur à membrane"[1], utilisé pour les circulations extracorporelles. En 1956, il invente le premier oxygénateur à membrane jetable, supprimant ainsi la nécessité d'un nettoyage fastidieux avant réutilisation.
- Toujours dans les années 1950, Claude Beck (1894-1971) développe les techniques de ressuscitation au moyen du choc électrique, pour défibriller le cœur et le faire repartir en rythme sinusal.
- À la fin des années 1950, l'hypothermie ayant fait ses preuves pour diminuer les besoins en oxygène du myocarde, on décide de l'associer à la machine cœur-poumon. Une hypothermie modérée, à 28-32 ° C, devient alors une pratique courante.
- Les propriétés anticoagulantes de l'héparine avaient été découvertes en 1916 par Jay McLean (1890-1957), puis étudiées sur l'homme par Clarence Crafoord (1899-1984). La gestion de l'anticoagulation et du saignement au cours d'une opération cardiaque sera un facteur essentiel pour son succès. À partir des années 1970, le monitoring de l'activité de l'héparine entre dans la pratique courante, la Protamine étant utilisée pour neutraliser ses effets.
- Dans les années 1970, Hans Bretschneider (1922-1993) met au point une solution ionique froide permettant d'arrêter le cœur pour le protéger, c'est la "cardioplégie"[2]. Cette solution (contenant entre autres histidine et tryptophane) permet alors une protection du cœur même après cinq heures d'ischémie. Ses concentrations en électrolytes (sodium, potassium) entraînent une diminution de l'activité électrique cardiaque, aboutissant à un arrêt cardiaque en diastole.

---

[1] Oxygénateur à membrane : dispositif utilisé pour oxygéner le sang et le débarrasser du dioxyde de carbone, et ainsi imiter la fonction cardiopulmonaire dans le cadre d'une circulation extracorporelle. Les échanges de gaz se font à travers une membrane.

[2] Cardioplégie : terme issu du grec *"kardia"* signifiant "cœur" et *"plêssein"* signifiant "frapper", "relatif à une paralysie". Il désigne une paralysie du cœur qui s'arrête en diastole.

Comment fonctionne une circulation extracorporelle ?

*Principe : La circulation extracorporelle (CEC) consiste en la dérivation, en dehors du corps humain, d'une partie ou de la totalité de la circulation sanguine. Cette technique de "court-circuit" (*by-pass *en anglais) est employée en chirurgie cardiaque pour assécher le cœur et pouvoir réparer les lésions sous vision directe. Elle utilise un appareil, le "cœur-poumon artificiel". Ce système remplace, de manière temporaire, la fonction du cœur (la circulation sanguine) et des poumons (l'oxygénation du sang). Le sang veineux est prélevé au niveau des veines caves, dirigé vers la pompe, puis vers l'appareil d'oxygénation avant d'être réinjecté dans le réseau artériel, en aval du cœur.*

Technique : L'appareil cœur-poumon artificiel est constitué de 3 éléments principaux :

- un oxygénateur : il assure la fonction pulmonaire. Les échanges gazeux s'effectuent à travers une membrane. À la sortie de l'oxygénateur, le sang s'est déchargé du dioxyde de carbone et s'est enrichi en oxygène.

- une pompe : elle assure la fonction cardiaque. Le sang est réinjecté sous pression, dans la circulation générale, à partir d'une artère du patient (souvent l'aorte ascendante, parfois l'artère fémorale).

- un échangeur thermique : il permet d'injecter la solution de cardioplégie (solution riche en potassium et hypothermique) qui va arrêter le cœur et maintenir la température sanguine au niveau souhaité. Le cœur peut être arrêté sans conséquence néfaste pendant plus de 3 heures, protégé grâce à la solution de cardioplégie. Il est possible de refroidir le sang, soit légèrement entre 32 et 35 °C, soit même à 18°, afin d'arrêter toute circulation sanguine, y compris au niveau du cerveau pendant environ une heure.

Indications : Le cœur, une fois arrêté et vidé de sang, peut être opéré dans d'excellentes conditions, sous la vision directe du chirurgien. La CEC permet tous les types de chirurgie cardiaque : réparation des cardiopathies congénitales, chirurgie coronaire, chirurgie valvulaire...

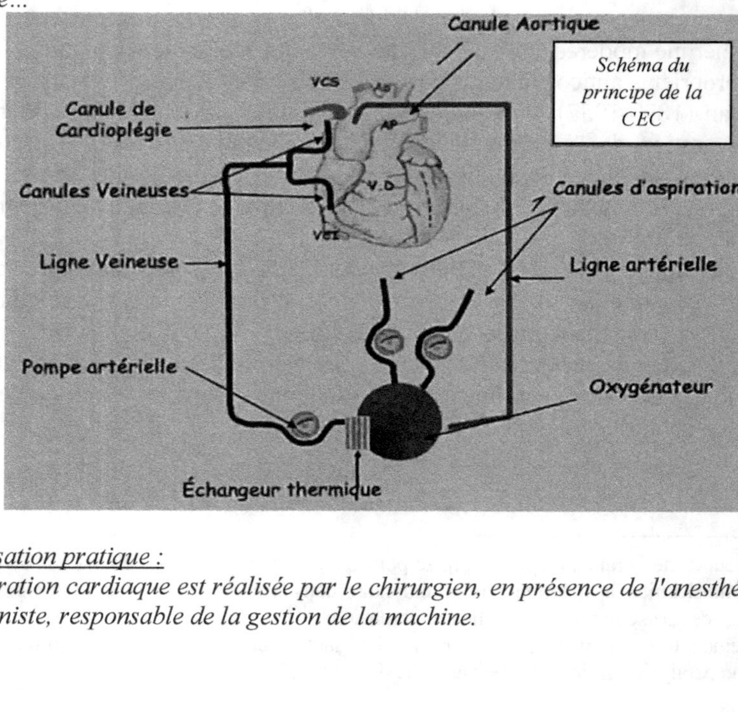

Réalisation pratique :

L'opération cardiaque est réalisée par le chirurgien, en présence de l'anesthésiste et du perfusionniste, responsable de la gestion de la machine.

Le chirurgien branche des canules dans les veines caves pour collecter le sang veineux. Une fois la CEC installée, l'aorte clampée, il injecte la solution de cardioplégie qui va arrêter le cœur. Il peut alors ouvrir le cœur, aspirer le sang qu'il contient et procéder aux réparations nécessaires des lésions cardiaques.

Le sang passe dans le circuit de CEC, dont la pompe le propulse dans la circulation artérielle à travers la canule insérée dans l'artère. Les tuyaux de CEC contiennent du liquide ("amorce") responsable d'une dilution du sang.

Pour éviter les caillots sanguins dans le circuit de la CEC, une anticoagulation est associée.

Le chirurgien referme le cœur et enlève le clamp de l'aorte. Les cavités cardiaques se remplissent de sang et les artères coronaires peuvent à nouveau vasculariser le muscle cardiaque. Le cœur rebat spontanément ou après un choc électrique.

À la fin de l'intervention chirurgicale, la circulation sanguine physiologique est progressivement rétablie et la CEC est arrêtée. L'anticoagulation du sang est neutralisée.

La chirurgie valvulaire

Tandis que les cardites rhumatismales étaient responsables de véritables ravages, détruisant les valves cardiaques de milliers de jeunes dans le monde entier, nous avons vu qu'au milieu du XXe siècle, la commissurotomie à cœur fermé, procédé chirurgical à l'aveugle, avait pu sauver un grand nombre de ces jeunes patients d'une mort à court terme. Cependant, en cas de lésions valvulaires complexes, à la fois sténosantes et fuyantes, cette solution ne pouvait convenir.

Les valves mécaniques "à bille"

En 1947, le chirurgien américain Charles A. Hufnagel (1916-1989) invente la première valve artificielle pour traiter l'insuffisance aortique. Il ne s'agit pas à proprement parler d'une opération cardiaque puisque cette valve est implantée dans l'aorte descendante, sans CEC. Le système est constitué d'une bille en silicone de la taille d'un pois, mobile à l'intérieur d'un tube. Cette "valve" artificielle ne remplace pas la valve native aortique : elle a seulement une fonction d'"assistance", pour soulager la surcharge de travail du cœur, en empêchant le sang de refluer vers celui-ci. Hufnagel est, à cette époque, Directeur du laboratoire de recherche chirurgicale à l'Université de Georgetown (Washington). Cette valve artificielle est implantée pour la première fois sur l'être humain en septembre 1952. La première patiente à bénéficier de ce dispositif est une femme de 30 ans, dont la valve aortique avait été endommagée après un rhumatisme articulaire aigu. Cette valve artificielle lui permettra de reprendre une vie normale. La valve "Hufnagel" sera implantée sur plus de 200 patients, avec toutefois un inconvénient notable : la bille résonnait fort, et son cliquetis, à chaque battement cardiaque, pouvait être perçu par l'entourage du patient.

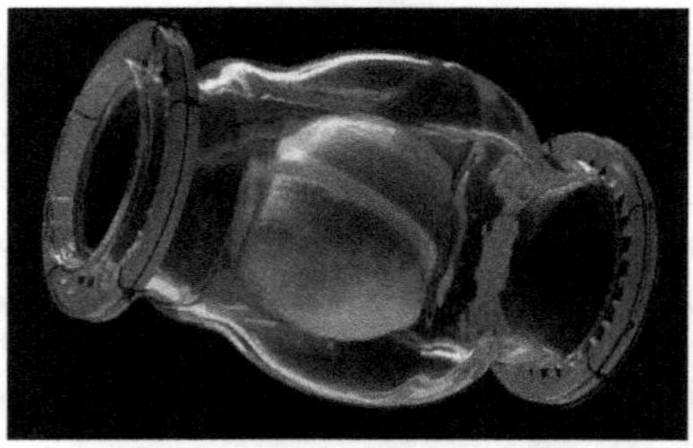

Valve de Hufnagel (National Museum of American History)

De plus, il ne s'agit que d'une intervention palliative, la valve native détruite étan toujours en place. Il faudra attendre la mise à disposition de la machine cœur-poumoı et les années 1960 pour corriger réellement la valvulopathie grâce aux prothèse cousues en position aortique.

La véritable avancée sera donc le remplacement total de la valve altérée. Dwigh Emary Harken[1] (1910–1993), du *Peter Brigham Hospital* (Boston, Massachusetts), va reprendre le concept de prothèse à bille, initié par Charles A. Hufnagel. Il met au poin une valve artificielle à bille, mobile dans une cage métallique, et l'implante en positioı anatomique aortique. Sa première patiente, Mary Richardson, âgée de 20 ans, es opérée avec succès le 10 mars 1960, et sera toujours en vie 20 ans après.

Harken n'est pas le seul à s'intéresser au concept de prothèse valvulaire à bille Depuis 1958, Albert Starr[2] (1926-), aidé de l'ingénieur en hydraulique Lowel

---

[1] Dwight Emary Harken : ce chirurgien cardiaque, considéré comme "le père de la chirurgi cardiaque", est à l'origine de nombreuses innovations déterminantes dans ce domaine. En 1948, il s lance dans la chirurgie de la sténose mitrale, et réussit, parmi les premiers, une commissurotomie à cœur fermé à l'aide d'un valvulotome. En 1951, il crée la première unité de soins intensifs pour le patients ayant subi une chirurgie cardiaque. Il avait en effet très tôt pris conscience que les toute premières heures, qui suivent une opération cardiaque, étaient cruciales pour la survie du patient. C concept sera ensuite étendu aux unités de soins intensifs pour diverses cardiopathies, médicales e chirurgicales. Il réalise avec succès le premier remplacement par insertion d'une valve artificielle eı position aortique en 1960. Il fera aussi œuvre de pionnier pour implanter les premiers pacemakers au *Peter Brigham Hospital* de Boston.

[2] Albert Starr : ce chirurgien américain exerce à l'*Oregon Health & Science University* lorsqu'i rencontre l'ingénieur en hydraulique Lowell Edwards en septembre 1958. Cet ingénieur retraite s'intéresse alors à la "pompe cardiaque". Starr convainc Edwards de focaliser ses recherches sur une prothèse valvulaire cardiaque, et il commence à implanter les prototypes conçus par Edwards sur de cœurs de chiens. Le principe de fonctionnement de la valve de Starr-Edwards est le suivant : le courant sanguin imprime à la bille de silastène (caoutchouc siliconé) un mouvement de va-et-vien dans la cage métallique, permettant l'ouverture et la fermeture de la valve. Les résultats des 8 premières implantations de cette prothèse sont présentés à l'*American Surgical Association* en 1961 Parmi ces 8 premiers patients, 5 retrouveront une vie normale. Ce modèle de valve, nécessitant uı traitement anticoagulant, sera utilisé pendant 44 ans. Le taux de mortalité hospitalière chutera rapidement, tandis que le remplacement valvulaire mitral deviendra une procédure de routine dès 1965. En 1964, Starr réalise, avec succès, la première implantation de triple valve (aortique, mitrale e tricuspide). En 1985, Starr se lance dans la transplantation cardiaque. Il réalise également la premièr chirurgie de triple pontage au monde. Toujours actif en 1998, Starr mène à Paris, en collaboratioı avec Alain Carpentier (1933-), une des premières opérations robotisées, assistées par ordinateur, eı

Edwards[1] (1898-1982), travaille à fabriquer une prothèse valvulaire mécanique dont la bille est placée dans une petite cage métallique. Le 21 septembre 1960, après un premier échec, cette "valve de Starr-Edwards" est implantée en position mitrale, sur un homme de 52 ans, atteint d'une sténose mitrale calcifiée très évoluée. Ce sera un succès spectaculaire et durable.

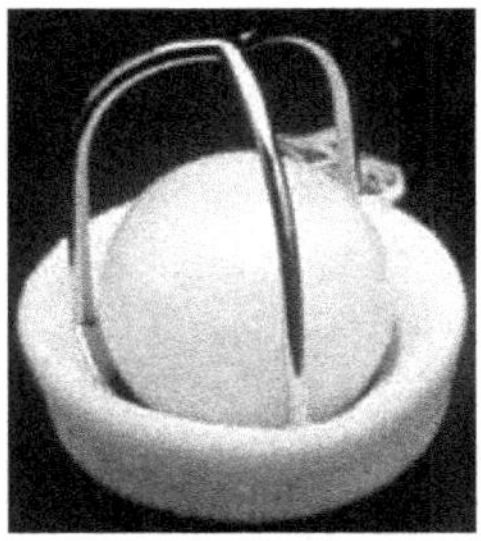

Valve de Starr-Edwards

Valves à disque, à ailettes...

À partir des premières prothèses valvulaires "à bille", de nouveaux modèles de valves artificielles sont conçus et développés par des chirurgiens inventifs et audacieux. Citons, entre autres, la "valve Björk-Shiley", implantée pour la première fois en janvier 1969 au *Karolinska Hospital* de Stockholm par Viking Björk[2] (1918-2009). Cette première valve à disque inclinable (ou basculant), utilisée pour remplacer la valve aortique ou mitrale native, est mise au point par l'ingénieur américain Donald Shiley (1920-2010). Ce modèle permet un meilleur flux du sang à travers la valve. Lillehei développe lui aussi des modèles de prothèses à disque basculant.

---

chirurgie cardiaque. Albert Starr, pionnier mondial de la chirurgie valvulaire, véritable initiateur des prothèses mécaniques, a reçu de nombreux prix et récompenses : en 2007, il obtient le Prix *Lasker* pour la recherche médicale, partagé avec Alain Carpentier ; et, en 2015, il reçoit le prestigieux Grand Prix Scientifique de la *Fondation Lefoulon-Delalande* de l'*Institut de France* pour ses travaux ayant mené à la mise au point de la première valve mitrale artificielle, innovation majeure ayant permis à des millions de patients de bénéficier d'un remplacement valvulaire.

[1] Lowell Miles Edwards : cet ingénieur à la retraite a 60 ans lorsqu'il rencontre, en 1958, le chirurgien cardiaque, Albert Starr, alors âgé de 32 ans. En 1960, après la première implantation de la valve de Starr-Edwards qu'il a mise au point avec Starr, il fonde l'*Edwards Laboratory* à Santa Ana (Californie), afin de produire des prothèses valvulaires cardiaques de haute qualité. Starr et Edwards se penchent alors sur les prothèses valvulaires aortiques qui nécessitent des modifications de conception par rapport aux prothèses mitrales. Leurs recherches aboutissent en 1963. Au milieu des années 1960, la société *Edwards* est aussi à l'origine de la fabrication des premières bioprothèses valvulaires conçues par Alain Carpentier : les "valves de Carpentier-Edwards". Quant aux valves de Starr-Edwards, qui présentaient les inconvénients des valves mécaniques (problèmes de bruit, de fatigue structurelle, risque thromboembolique nécessitant une anticoagulation à vie), leur fabrication sera abandonnée en 2007.

[2] En 1980, Björk informe le Laboratoire *Pfizer*, qui avait racheté la société *Shiley*, de défauts parfois mortels sur les valves Björk-Shiley, menant à des dédommagements considérables du laboratoire pour les patients impliqués, avant l'arrêt de commercialisation de cette valve en 1987.

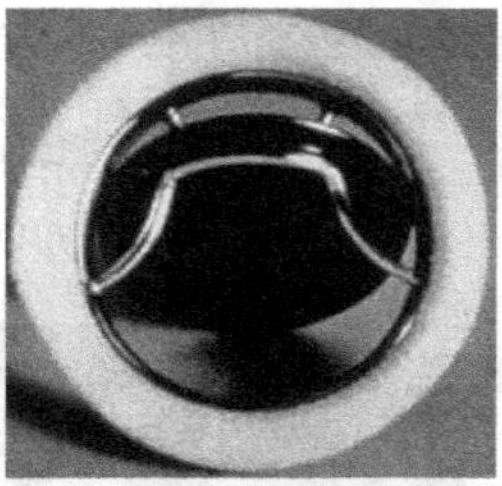

Valve à disque basculant de Björk-Shiley

Puis des valves à doubles ailettes sont inventées. En 1977, apparaît la valve *St Jude Medical* qui fait toujours référence. Les derniers modèles fabriqués dans les années 1990 assurent d'excellentes performances hémodynamiques et sont d'une grande durabilité. Toutefois, comme toutes les valves mécaniques, elles nécessitent un traitement anticoagulant à vie.

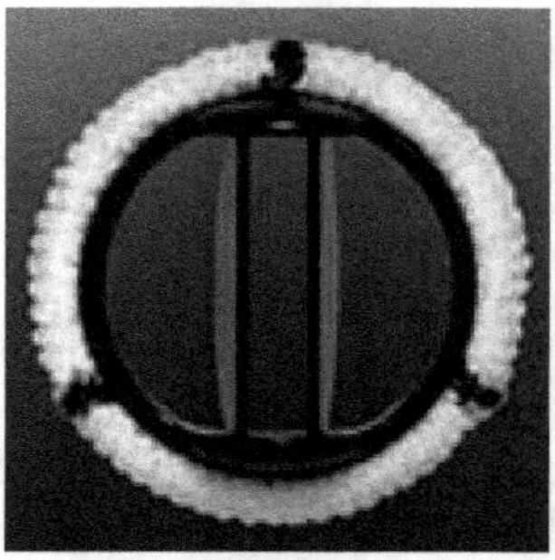

Valve à doubles ailettes de St Jude Medical

Les bioprothèses, à base de tissu porcin ou bovin

Un immense progrès dans la chirurgie valvulaire a lieu au milieu des années 1960. À cette époque, Alain Carpentier (1933-) est chargé, par Jean-Paul Binet (1924-2008), de constituer une banque d'homogreffes[1] valvulaires. Donald Nixon Ross[2] (1922-2014) à Londres et Brian Gerald Barratt-Boyes[3] (1924-2006) à Auckland avaient en effet montré que des valves cardiaques prélevées sur des cadavres humains

[1] Homogreffe : greffe dans laquelle le greffon est emprunté à un sujet de même espèce (ici un sujet humain), mais de formule génétique différente.

[2] Donald Nixon Ross : il réalise ainsi, pour la première fois, le 24 juillet 1962, au *Guy's Hospital* de Londres, le remplacement de la valve aortique par une homogreffe aortique. En 1967, Ross met au point une technique opératoire au cours de laquelle une valve aortique défectueuse est remplacée par la propre valve pulmonaire du patient (autogreffe), tandis que la valve pulmonaire est remplacée par une homogreffe. Cette "procédure de Ross" est intéressante chez l'enfant car elle permet la croissance de la valve et évite l'anticoagulation. Magdi Yacoub (1935-), qui avait rejoint Ross en 1964 au *National Heart Hospital*, pratiquera et perfectionnera cette intervention qui prendra alors le nom de "procédure de Ross-Yacoub".

[3] Brian Gerald Barratt-Boyes : en 1962, simultanément de Ross, mais de façon indépendante, ce chirurgien cardiaque néo-zélandais remplace une valve aortique par une homogreffe provenant d'un cadavre humain.

(homogreffes), puis implantées, n'encouraient pas le risque de thrombose. Cependant, en raison d'une pénurie de valves humaines, Carpentier doit se tourner vers des valves d'origine animale (hétérogreffes[1]). Il crée alors le Laboratoire d'Étude des Greffes et Prothèses cardiaques. Carpentier découvre l'action du glutaraldéhyde sur les tissus conjonctifs animaux, qui assure leur résistance et suppriment leurs caractères antigéniques. Il invente le concept de "bioprothèse" qui désigne un tissu d'origine animale monté sur un support artificiel.

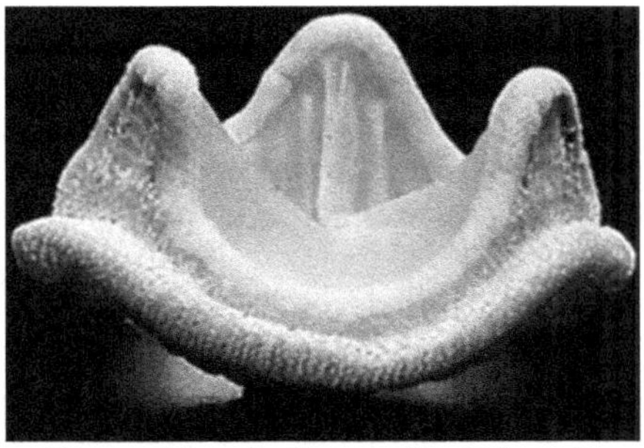

Bioprothèse de Carpentier-Edwards

En 1965, Alain Carpentier réalise, avec Jean-Paul Binet, la première implantation chez l'homme d'une hétérogreffe valvulaire aortique, fabriquée à base de tissu porcin, traité chimiquement. En 1967, avec Charles Dubost (1914-1991), il implante à l'Hôpital Broussais, pour la première fois chez l'homme, une hétérogreffe valvulaire en position mitrale. Ces premières hétérogreffes valvulaires porcines sont nommées "valves de Carpentier-Edwards", étant créées par lui-même, en collaboration avec la société américaine *Edwards*.

Ces valves biologiques ou bioprothèses connaissent un succès immédiat, en raison de leur avantage immense : elles ne risquent pas de thromboser et ne nécessitent donc pas de traitement anticoagulant. Cependant, ces valves s'usent avec les années et doivent être changées après 10 à 15 ans au prix d'une réintervention.

Carpentier ayant donné l'impulsion initiale, d'autres modèles de bioprothèses seront conçus par la suite. Marian Ionescu[2] (1929-2023) utilisera des valves à base de

[1] Hétérogreffe : greffe dans laquelle le greffon est emprunté à un sujet d'espèce différente.

[2] Marian Ion Ionescu : né en Roumanie, ce chirurgien cardiaque mène sa carrière professionnelle d'abord à Bucarest où il développe et dirige un Laboratoire pour les Organes Artificiels, après avoir été l'assistant de recherche de Willem Kolff (1911-2009). Sous son impulsion, le Département de Chirurgie Cardiovasculaire se modernise. En 1962 sont effectuées dans son service les premières opérations cardiaques sous circulation extracorporelle. En 1964, Ionescu retourne aux USA pour parfaire sa formation en chirurgie cardiaque à la *Cleveland Clinic* et au *Texas Heart Institute* auprès de Denton Arthur Cooley (1920-2016). De retour en Roumanie, Ionescu, gêné et frustré dans son activité professionnelle par la pression du régime communiste, décide, en 1965, de "passer à l'Ouest", et s'échappe illégalement de son pays d'origine. Ne transportant dans sa voiture que deux valises et des jerricans d'essence, il prend la fuite, avec sa femme Christina, cardiologue, en traversant les frontières de Yougoslavie et d'Italie lors de nuits sans lune. Il trouve refuge à Paris et survit grâce à de généreux amis, qui lui trouvent un poste en chirurgie cardiothoracique à l'Hôpital Saint-Joseph. Puis il est invité,

péricarde bovin traité au glutaraldéhyde. Ces valves ont pour qualités souplesse, durabilité, résistance aux infections et au risque thromboembolique. La première implantation a lieu le 04 avril 1971, en position mitrale. Devant des résultats encourageants cette bioprothèse commence à être produite par *Shiley Laboratories* (Irvine, Californie) en 1976, sous le nom de *"Ionescu-Shiley Pericardial Xenograft"*. Ce modèle de valve péricardique traitée au glutaraldéhyde a fêté ses cinquante ans et des millions de patients dans le monde en ont bénéficié.

Il est utilisé aujourd'hui dans les dispositifs de type *TAVI (Transcatheter Aortic Valve Implantation)* en cardiologie interventionnelle. Récemment, une nouvelle approche thérapeutique a en effet été développée pour remplacer des valves cardiaques défectueuses : tandis que les prothèses valvulaires (mécaniques ou bioprothèses) sont implantées lors d'une chirurgie à cœur ouvert et CEC, il est aujourd'hui possible de mettre en place des prothèses valvulaires aortiques par voie endovasculaire.

Alain Carpentier est aussi celui qui développera la chirurgie plastique et reconstructive des valves cardiaques. Cette technique a pour but d'éviter le recours aux valves artificielles en réparant valves mitrales et tricuspides. Il réalise en 1970 la première réparation (plastie) mitrale, et invente l'opération nommée "annuloplastie" au moyen de l'"anneau de Carpentier"[1]. Les travaux et les progrès réalisés par Alain Carpentier en chirurgie valvulaire lui ont valu de recevoir, en 2007, le Prix *Albert Lasker* pour la recherche médicale, partagé avec Albert Starr.

Depuis plus de six décennies, chirurgiens et ingénieurs imaginent et mettent au point des prothèses valvulaires de mieux en mieux tolérées et au profil hémodynamique le plus proche possible de la valve native. Malgré ces progrès immenses, la valve artificielle idéale n'existe toujours pas : elle serait inaltérable, non thrombogène mimant parfaitement la fonction de la valve native, et facile à implanter.

La chirurgie de revascularisation myocardique

Depuis la fin du XIXe siècle, on avait établi de façon certaine que l'angine de poitrine était due à des lésions coronariennes, à type de sténoses, responsables d'une ischémie myocardique. La cause, l'athérosclérose le plus souvent, avait été déterminée dès le début du XXe siècle.

---

par le chirurgien G.H. Wooler, à rejoindre la ville de Leeds en Angleterre. C'est là, à la *Leeds General Infirmary*, que démarre pour Ionescu une période particulièrement productive. Il crée les premières prothèses valvulaires à base de péricarde bovin traité au glutaraldéhyde. Environ 200 000 valves de ce type (*"Ionescu-Shiley Pericardial Xenograft"*) seront fabriquées entre 1976 et 1987, date à laquelle leur fabrication est stoppée par *Pfizer*, propriétaire de *Shiley Laboratories*. En raison d'un risque de dégénérescence et de défaillance structurelle à long terme de la valve par un processus de calcification, des valves de deuxième génération sont implantées à partir de 1987, réservées aux patients de plus de 65-70 ans. En 1974, Marian Ionescu est nommé Chef du *Department of Cardiothoracic Surgery* à Leeds. Il se retire de la vie professionnelle en 1987, mais gardera toute sa vie une passion pour l'escalade en haute montagne et l'alpinisme.

[1] Anneau de Carpentier : anneau prothétique servant à réduire le calibre orificiel de l'anneau mitral ou tricuspide quand il est dilaté (annuloplastie). Il permet de corriger une insuffisance mitrale ou tricuspidienne. Cette intervention chirurgicale s'accompagne le plus souvent d'une réparation des valves.

Il fallait donc imaginer des techniques chirurgicales pour revasculariser les zones du myocarde souffrant d'un manque d'oxygénation. Les premières opérations pour améliorer la circulation sanguine dans le myocarde seront des méthodes indirectes.

Premières opérations : méthodes indirectes de revascularisation myocardique

En 1925, les Français René Leriche (1879-1955) et René Fontaine (1899-1979) instaurent la procédure de résection du ganglion stellaire, nommée stellectomie[1], pour traiter l'angine de poitrine, dans la mesure où la théorie neurologique de cette affection est alors en vogue.

Dans les années 1930, le chirurgien américain Claude Beck (1894-1971) étudie le moyen de restaurer la circulation cardiaque. En 1935, il met au point et réalise la néovascularisation épicardique : il sacrifie ou pèle l'épicarde et y implante le muscle grand pectoral pédiculé, afin de fournir un réseau vasculaire de suppléance. Il s'agit alors du premier traitement chirurgical de la maladie coronarienne. Mais, après un moment d'enthousiasme, la technique est rapidement abandonnée. À la fin des années 1940, Beck crée une nouvelle technique opératoire dans le cadre de l'ischémie myocardique, en créant une greffe veineuse entre l'aorte et le sinus coronaire.

Le Canadien Arthur Vineberg (1903-1988) s'intéresse aussi à la revascularisation cardiaque et démontre que l'artère mammaire interne implantée directement dans le myocarde peut permettre le développement de nouveaux vaisseaux sanguins qui irrigueront le muscle cardiaque. C'est en 1946 que Vineberg publie ses travaux décrivant cette procédure. Le premier patient qui en bénéficie est opéré en 1950 au *Royal Victoria Hospital* de Montréal. La technique de Vineberg, devenue très populaire, sera utilisée sur des milliers de patients avant d'être abandonnée. Mais l'idée d'utiliser l'artère mammaire interne sera reprise dans les années 1960, pour effectuer des pontages coronaires.

Des tentatives de désobstruction d'artère coronaire par endartériectomie[2] sont réalisées par Charles Bailey (1910-1993) en 1956, sur cœur battant (sans CEC), par Åke Senning (1915-2000) en 1958 (sous CEC) et par Charles Dubost (1914-1991) en 1959.

L'essor de la coronarographie, examen réalisé pour la première fois en 1968 par Frank Mason Sones (1918-1985), va révolutionner la prise en charge chirurgicale de la maladie coronaire. Cet examen radiologique visualise les artères coronaires et permet un bilan précis des lésions avant toute opération. De plus, la circulation extracorporelle est alors en plein essor, et autorise des opérations complexes.

---

[1] Stellectomie : cette opération consiste en une ablation du ganglion stellaire. Elle était alors proposée pour traiter l'angor coronarien. Le ganglion stellaire est une structure anatomique appartenant au système nerveux sympathique et jouant un rôle crucial dans la régulation de la fréquence cardiaque.

[2] Endartériectomie : opération pratiquée en cas d'obstruction d'une artère. Il s'agit d'ouvrir l'artère sur la longueur du segment obstrué. Puis le chirurgien élimine le matériau d'obstruction (plaque d'athérome, thrombus…) ainsi que les tuniques artérielles adhérentes, jusqu'à obtenir une surface de l'intérieur du vaisseau parfaitement lisse, avant de suturer l'artère.

Les méthodes directes de revascularisation myocardique : le pontage

En Russie, le chirurgien cardiaque Vasilii Kolesov (1904-1992) fait figure de pionnier en réussissant le premier, le 25 février 1964, une anastomose entre l'artère mammaire interne et une artère coronaire, ce que l'on nomme "pontage". Le principe du pontage est simple : il s'agit de contourner une sténose coronaire, de la "court-circuiter", en utilisant une propre veine ou artère du patient lui-même (autogreffe).

Cependant, cette technique de pontage ne se développera réellement qu'à partir de 1967, grâce au chirurgien argentin René Favaloro[1] (1923-2000). C'est à la *Cleveland Clinic* qu'il va se consacrer à l'étude des artères coronaires. Il analyse avec soin les centaines de coronarographies de Frank Mason Sones, son collègue, avec qui il se lie d'amitié. Favaloro considère qu'il est possible d'utiliser la veine saphène comme greffon veineux[2]. Cette idée est mise en pratique, avec succès, le 09 mai 1967, sur une femme de 51 ans, présentant une occlusion de l'artère coronaire droite. Cette technique opératoire sera utilisée par Favaloro et son équipe sur le réseau de l'artère coronaire gauche à partir de 1968. La même année, sont réalisés les premiers doubles pontages.

L'opération de pontage aorto-coronarien devient un standard dans le monde entier, changeant radicalement le traitement de la maladie coronarienne et bénéficiant à des millions de patients. Par la suite, en raison de l'altération du greffon veineux avec le temps, on utilisera préférentiellement un greffon artériel, l'artère mammaire interne. Cette méthode prouvera ses excellents résultats à long terme, avec une durabilité du greffon très satisfaisante.

Cette technique du pontage aorto-coronarien sera partiellement supplantée par celle de l'angioplastie coronaire transluminale percutanée, élément fondateur de la cardiologie interventionnelle, méthode introduite en 1977 par Andreas Grüntzig (1939-1985).

---

[1] René Geronimo Favaloro : après avoir exercé comme médecin de campagne en Argentine, et passionné par la chirurgie thoracique et cardiovasculaire, René Favaloro a l'opportunité, en 1962, de se former à Cleveland (Ohio). Il intègre l'équipe de Donald Brian Effler (1915-2004), Chef de la Chirurgie Cardiovasculaire à la *Cleveland Clinic*. À cette époque, l'équipe d'Effler utilise la procédure Vineberg pour améliorer la perfusion myocardique dans l'insuffisance coronarienne. Après avoir développé la technique de pontage aorto-coronarien au moyen de la veine saphène, Favaloro retourne chez lui, en Argentine, désirant y développer un centre d'excellence, similaire à la *Cleveland Clinic*. Il fonde alors la *Fundacion Favaloro* en 1975, lui permettant de former des centaines d'internes et de chirurgiens venus de tous les pays d'Amérique latine. En 1980, René Favaloro est le premier chirurgien à réaliser avec succès des transplantations cardiaques en Argentine. Il établit et finance le *Laboratorio de Investigacion Basica*, qui deviendra *Universidad Favaloro* en 1998. En 1992, l'*Instituto de Cardiologia y Cirugia Cardiovascular* de la *Fundacion Favaloro* est ouvert à Buenos Aires. Cependant, en 2000, l'Argentine fait face à une grave crise économique et politique, et la *Fundacion Favaloro* accuse un important déficit financier. En juillet 2000, Favaloro se suicide d'une balle dans la poitrine. René Favaloro fut vénéré et considéré comme un héros dans sa patrie.

[2] Cette intervention consiste à greffer la veine entre l'aorte (au-dessus des valves aortiques) et l'artère coronaire au-delà de l'oblitération, afin de rétablir un flux sanguin satisfaisant.

Comment est réalisé un pontage aorto-coronarien ?

Il s'agit d'un acte chirurgical courant : environ 20 000 pontages sont réalisés chaque année en France.

Principe : Le pontage aorto-coronarien est une intervention chirurgicale destinée à rétablir la circulation sanguine en aval d'une obstruction sur une ou plusieurs artères coronaires. Elle nécessite la pose d'un greffon veineux ou artériel que le chirurgien va anastomoser (implanter) à l'artère coronaire traitée, au-dessus et au-dessous de la section obstruée. Cette procédure permet ainsi de créer un nouveau passage du flux sanguin pour irriguer le cœur, en contournant l'obstacle.

Il existe deux types de pontage cardiaque :

- Le pontage avec grande veine saphène : le chirurgien prélève une ou plusieurs veine(s) superficielle(s) de la jambe du patient (autogreffe), non indispensables à la circulation sanguine. Une extrémité de la veine est suturée à l'aorte, tandis que l'autre extrémité du greffon est suturée à l'artère coronaire, en aval de la zone sténosée.

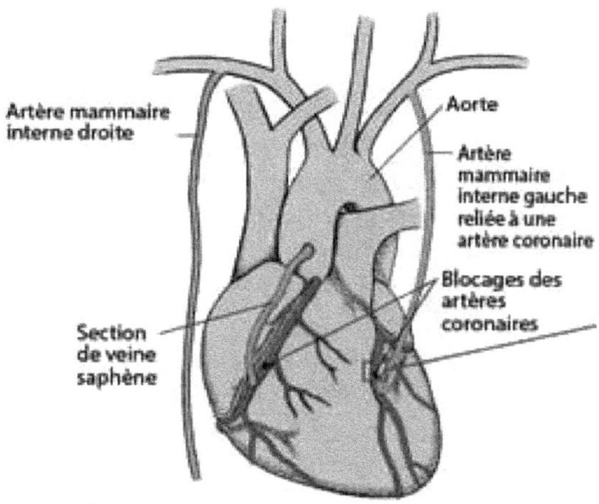

Les deux types de pontages aorto-coronariens

- Le pontage avec artères mammaires internes : le chirurgien utilise les artères mammaires du patient (autogreffe). Ces artères sont des collatérales de l'artère sous-clavière, et sont au nombre de deux. Elles sont détachées de la paroi interne du thorax, puis greffées sur la (ou les) artère(s) coronaire(s) obstruée(s). Ce type de greffe est plus durable que le pontage veineux et est utilisé préférentiellement.

Indications : Le pontage aorto-coronarien est le traitement chirurgical de lésions coronaires à type de sténoses athéromateuses, responsables d'angine de poitrine ou d'infarctus du myocarde.

Réalisation : L'intervention nécessite l'ouverture du sternum pour accéder aux artères coronaires et aux artères mammaires internes. Elle est réalisée sous circulation extracorporelle, grâce à une machine cœur-poumon artificielle, cœur à l'arrêt. Il est possible de réaliser dans le même temps opératoire un ou plusieurs pontages (jusqu'à 5 pontages).

Il existe actuellement des techniques moins invasives, réalisées à cœur battant, ou par mini-thoracotomie.

La chirurgie des cardiopathies congénitales

Les cardiopathies congénitales sont définies par des anomalies de structure du cœu présentes à la naissance. Elles se constituent donc pendant la vie intra-utérine, à la suite d'erreurs du développement de l'organe cardiaque. Leur incidence est d'environ 8/1000 naissances. Elles sont d'une grande diversité, parfois très complexes, et leur gravité est très variable, allant de formes bénignes à des malformations gravissimes, incompatibles avec la survie du nouveau-né.

Le but de ce chapitre n'est pas d'effectuer une revue exhaustive de tous les types de cardiopathies congénitales, ce qui serait bien fastidieux, mais de mettre en exergue certaines grandes figures qui ont marqué cette sous-spécialité qu'est la cardiologie pédiatrique. Il faudra en effet que les cardiologues-pédiatres et les chirurgiens travaillent main dans la main pour inventer des techniques qui sauveront des milliers de vies d'enfants. Deux médecins sont à mettre à l'honneur pour leur contribution à la cardiologie pédiatrique : il s'agit de deux femmes médecins, profession encore si rare au XIXe et au début du XXe siècle, Maude Abbott et Helen Taussig.

Comprendre et classifier : une femme pionnière

Avant d'imaginer des traitements et des opérations chirurgicales, encore fallait-i être capable de comprendre l'anatomie de cardiopathies congénitales parfois très complexes, et de les diagnostiquer. Il fallait donc faire preuve d'un esprit curieux, méticuleux, organisé, persévérant. Ces qualités seront celles d'une scientifique canadienne née au XIXe siècle, Maude Abbott[1] (1869-1940), l'une des toutes premières femmes médecins.

Élève douée et assidue, élevée par sa grand-mère, Maude Abbott rêve, dès son enfance, de faire des études supérieures. Elle est déterminée à entreprendre des études de médecine à la Faculté de Médecine de McGill (Montréal), mais sa candidature est refusée, en tant que femme. Elle est par contre acceptée au *Bishop's Medical College* à Lennoxville, où elle est la seule femme de la classe et doit faire face aux préjugés sexistes de l'époque.

Maude Abbott obtient son diplôme de médecin en 1894. Sa rencontre avec William Osler (1849-1919) en 1898, à l'Université Johns-Hopkins (Baltimore, Maryland) déterminera toute sa carrière. C'est en effet Osler qui l'encourage, et l'incite à se consacrer à l'étude des cardiopathies congénitales. Elle écrira plus tard : « Il a tranquillement semé la petite graine qui allait orienter l'ensemble de mes travaux futurs ».

Maude Abbott obtient le poste de conservatrice principale du *McGill Pathological Medical Museum.* Dans ce musée, elle est entourée de spécimens de cœurs conservés dans du formol et présentant toutes sortes de malformations. Ces spécimens médicaux la fascinent et l'intéressent au plus haut point. Leur étude fait l'objet d'une première

---

[1] Maude Abbott : en 1910, huit ans avant que l'Université McGill ne se décide enfin à admettre des femmes en médecine, Maude Abbott reçoit de cette université un doctorat en médecine *honoris causa* et est nommée maître de conférences en Pathologie, puis professeur adjointe en 1925. Elle fonde la *Federation of Medical Women of Canada*, afin d'encourager l'accès des femmes à la médecine Surnommée "la tornade bienfaisante", elle a ouvert la voie aux femmes en médecine. En 1994, Maude Abbott a été intronisée dans le Temple de la Renommée Médicale Canadienne (*Canadian Medical Hall of Fame*). Un timbre à son effigie a été édité en 2000.

publication. En 1905, William Osler la sollicite pour rédiger un chapitre sur les cardiopathies congénitales, dans le cadre de son futur ouvrage *System of Modern Medicine*. Elle recevra de grands éloges pour son travail remarquable. Maude Abbott devient alors mondialement connue dans le domaine si spécialisé des cardiopathies congénitales.

Son œuvre majeure date de 1936 : Maude Abbott fait publier un ouvrage regroupant plus de mille cas cliniques et *post-mortem* de cardiopathies congénitales, tout en élaborant un nouveau système de classification. Cet ouvrage, intitulé *Atlas of Congenital Cardiac Disease*, sera à la base de la chirurgie cardiaque moderne. Il aidera les médecins à mieux comprendre et diagnostiquer les malformations cardiaques, et à développer de nouvelles méthodes de traitement.

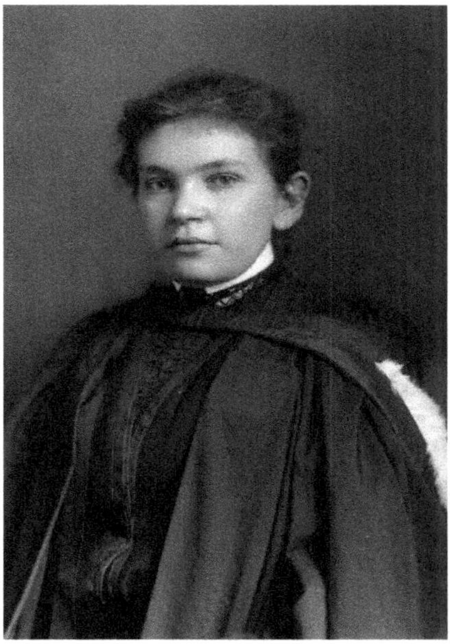

Maude Abbott - 1904 - Musée McCord Stewart (Montréal)

Les opérations palliatives : une autre femme pionnière

Nous avons vu que, dans les années 1930-1940, les chirurgiens ne pouvaient opérer que les gros vaisseaux proches du cœur. C'est ainsi que Robert Gross (1905-1988) et Clarence Crafoord (1899-1984) furent les premiers à réparer des cardiopathies congénitales telles que la persistance du canal artériel et la coarctation aortique.

L'anastomose qu'Alfred Blalock (1899-1964) réalisa en 1944 sur une tétralogie de Fallot, sur l'impulsion d'Helen Taussig[1] (1898-1986), fut aussi effectuée sur de gros vaisseaux, sans toucher le cœur.

[1] Helen Brooke Taussig : Helen Taussig publie en 1947 l'ouvrage intitulé *Congenital Malformations of the Heart*, qui deviendra un texte de référence dans le domaine de la cardiologie pédiatrique. À la fin des années 1940, elle commence à former des pédiatres dans la toute nouvelle sous-spécialité de cardiologie pédiatrique. En 1959, elle obtient le titre de professeur de Pédiatrie à l'Université Johns Hopkins, quatre ans seulement avant sa retraite. Dans les années 1960, Helen Taussig signale à la

L'apport d'Helen Taussig à la compréhension et au traitement des cardiopathies congénitales sera essentiel. Elle est considérée comme étant la "mère de la cardiologie pédiatrique".

Après avoir reçu son doctorat de médecine en 1927 à la *Johns Hopkins University School of Medicine* de Baltimore (Maryland), l'une des rares universités à admettre des étudiantes à cette époque, elle se spécialise à la fois en cardiologie et en pédiatrie. En 1930, Helen Taussig est nommée Médecin-Chef en Cardiologie Pédiatrique à l'Hôpital Johns Hopkins, dirige l'*Harriet Lane Home* (le centre de soins et de recherche pour les enfants au *Johns Hopkins*), et tiendra ce poste pendant 33 ans. Ses jeunes patients sont, pour la plupart, atteints de cardiopathies congénitales ou de cardites rhumatismales. Malgré une surdité croissante, Helen Taussig parvient à compenser son handicap, et à diagnostiquer les cardiopathies grâce à son sens du toucher et à sa palpation fine, plutôt qu'avec un stéthoscope. Elle utilise aussi, dans un but diagnostique, électrocardiogramme et fluoroscopie. En 1938, elle rend visite à Maude Abbott à Montréal (Canada) qui lui transmet ses connaissances dans le domaine des cardiopathies congénitales.

L'idée de créer une anastomose entre l'artère sous-clavière et l'artère pulmonaire, dans le but d'augmenter le débit pulmonaire dans la tétralogie de Fallot et donc d'améliorer l'oxygénation du sang des "enfants bleus", émane d'Helen Taussig. Elle saura convaincre Alfred Blalock de réaliser cette opération et sera présente lors de la "première".

La fin des années 1940 voit apparaître les premières opérations directement sur le cœur : il s'agit alors de commissurotomies à cœur fermé pour lever des obstacles sur des valves sténosées : Russell Brock (1903-1980) et Thomas Holmes Sellors (1902-1987), à Londres, s'emploient à élargir des valves pulmonaires dans le cadre de tétralogies de Fallot ou de sténoses pulmonaires isolées. Rappelons aussi la première valvulotomie pour rétrécissement aortique en 1912 réalisée par Théodore Tuffier (1857-1929).

Premières opérations réparatrices

Grâce à la machine cœur-poumon de John Gibbon (1903-1973), les opérations à cœur ouvert peuvent enfin avoir lieu. Au milieu des années 1950, Clarence Walton Lillehei (1918-1999) à Minneapolis et Charles Dubost (1914-1991) à Paris parviennent à fermer des communications interventriculaires sous CEC.

Food and Drug Administration les malformations terribles causées par la thalidomide, constatées en Europe, en particulier en Allemagne. Elle persuade cette administration d'interdire ce médicament aux femmes enceintes, permettant ainsi d'éviter de nombreuses malformations congénitales liées à ce médicament aux USA. Pour cette action, elle recevra la *Medal of Freedom* du Président Lyndon Johnson, la plus haute récompense civile des États-Unis. Considérée comme la fondatrice de la cardiologie pédiatrique aux USA, et pionnière dans ce domaine pour ses travaux sur le syndrome des "bébés bleus", Helen Taussig a obtenu de nombreux prix et honneurs. Parmi ceux-ci, en 1954, elle reçoit, avec Alfred Blalock, le prix *Albert Lasker*". Elle a été intronisée parmi les vingt premières femmes américaines au *Women's Hall of Fame*.

Qu'est-ce qu'une communication interventriculaire (CIV) ?

Cette malformation congénitale consiste en un défaut de fermeture de la cloison entre les deux ventricules du cœur, cloison que l'on nomme "septum interventriculaire" et qui est, à l'état normal, totalement hermétique. C'est l'une des plus fréquentes cardiopathies congénitales. Elle peut être liée à une anomalie chromosomique telle que la trisomie 21. Elle peut être isolée ou s'associer à d'autres anomalies comme dans la tétralogie de Fallot. Dans la classification des cardiopathies congénitales, la CIV appartient à la catégorie des cardiopathies avec shunt gauche-droite (non cyanogènes).

Conséquences : Le sang du ventricule gauche (où règne une pression plus élevée que dans le ventricule droit) se déverse en partie dans le ventricule droit par ce "trou" de la cloison septale : on parle de "shunt gauche-droite". Les conséquences de ce shunt dépendent essentiellement de la taille de l'orifice qui fait communiquer les deux ventricules. Si les petites CIV sont bénignes ou même peuvent se refermer spontanément avec la croissance, les communications larges peuvent avoir des conséquences graves. Le ventricule droit est surchargé, recevant du sang veineux par les veines caves (ce qui fait partie du circuit normal) mais aussi du sang artériel venant du ventricule gauche via la CIV. Cette surcharge de sang est transmise à l'artère pulmonaire, puis aux poumons. Il y a donc surcharge du cœur droit et de la vascularisation pulmonaire, constituant une hypertension artérielle pulmonaire. Celle-ci, en l'absence de traitement, peut se "fixer" et devenir irréversible avec augmentation définitive des pressions dans les vaisseaux pulmonaires. Le cœur gauche reçoit aussi plus de sang provenant des poumons. Il y a là aussi surcharge, pouvant entraîner une insuffisance ventriculaire gauche.

Diagnostic : Il se fait sur la présence d'un souffle typique, et sur les symptômes éventuels en cas de forme sévère. Il repose aujourd'hui essentiellement sur l'écho-doppler cardiaque.

Traitement : En cas de grosse CIV, on opère l'enfant avant l'âge d'un an, en lui posant un "patch" (sorte de membrane cousue pour obturer l'orifice septal). Certaines CIV peuvent, dans certains cas, bénéficier d'une fermeture percutanée par cathétérisme cardiaque.

Dans certains cas cependant, la fermeture d'une communication interventriculaire peut s'avérer catastrophique. Cela est dû à la constitution d'une hypertension artérielle pulmonaire fixée et irréversible, secondaire à un shunt gauche-droit important et ancien. Le cardiologue et pédiatre américain Frank Dammann (1917-2010) a l'idée de "cercler" l'artère pulmonaire. Cette procédure palliative, en créant une sténose pulmonaire, permet de limiter les dommages vasculaires pulmonaires secondaires aux cardiopathies congénitales avec shunt gauche-droit. Il collabore avec le chirurgien William Müller (1919-2012) à l'*University of California in Los Angeles School of Medicine (UCLA)*. Le 11 juillet 1951 a lieu leur première opération, sur un petit patient âgé de 5 mois et porteur d'un large shunt gauche-droite sur une communication interventriculaire. Six mois plus tard, l'enfant avait récupéré une croissance normale. Cette technique de cerclage de l'artère pulmonaire sera réalisée à une grande échelle chez des nourrissons présentant ce type de shunt, afin de protéger le lit vasculaire pulmonaire, dans l'attente d'une chirurgie réparatrice à un âge ultérieur.

Dans les années 1960 et 1970, les chirurgiens du monde entier se lancent dans des réparations de plus en plus complexes sur toutes sortes de cardiopathies congénitales.

Cependant, la grande majorité de ces opérations sont encore palliatives, le but étant de faire survivre enfants et nouveau-nés. La chirurgie palliative, dans le cadre des cardiopathies congénitales, a pour finalité d'améliorer la situation hémodynamique du patient, sans que l'anomalie cardiaque soit anatomiquement modifiée et réparée. Progressivement, la chirurgie des cardiopathies congénitales évoluera vers des réparations complètes, dans le but de restaurer une anatomie et une fonction cardiaques les plus proches possibles de la normale. Cette réparation complète peut survenir parfois plusieurs années après une première opération palliative. Toutefois la place de la chirurgie palliative se réduira progressivement, la chirurgie correctrice étant de plus en plus souvent proposée d'emblée.

Un exemple de l'évolution de la chirurgie des cardiopathies congénitales : la transposition des gros vaisseaux

Le traitement de la cardiopathie congénitale nommée "transposition des gros vaisseaux" illustre parfaitement l'évolution dans le temps des capacités chirurgicales et des progrès dans ce domaine. Cette cardiopathie cyanogène, caractérisée par l'inversion de l'abouchement des gros vaisseaux cardiaques que sont l'aorte et l'artère pulmonaire, est rapidement fatale chez le nouveau-né.

En 1948, Alfred Blalock (1899-1964) et Cyril Rollins Hanlon[1] (1915-2011) mettent au point une procédure palliative pour permettre la survie des nouveau-nés atteints de cette malformation. Cette opération de Blalock-Hanlon consiste à créer une ouverture plus ou moins étendue du septum interatrial pour constituer une communication entre les deux oreillettes, dans le but d'améliorer l'oxygénation du sang dans la grande circulation. Cette chirurgie s'effectue alors sur cœur battant et sans CEC.

En 1958, Åke Senning[2] (1915-2000), puis, en 1963, William Mustard[3] (1914-1987) vont proposer et réussir des réparations physiologiques, mais non anatomiques. En créant un néo-cloisonnement des oreillettes, ces deux chirurgiens obtiennent le résultat

---

[1] Cyril Rollins Hanlon "Rollo" : en 1948, Hanlon est professeur-assistant de Chirurgie au *Johns Hopkins Hospital* à Baltimore, puis sera promu professeur associé en 1950. Avec Alfred Blalock Chef du Département de Chirurgie au *Johns Hopkins Hospital,* il imagine de nouvelles procédures chirurgicales, en particulier pour les cardiopathies congénitales. Ayant analysé 123 cas de transpositions des gros vaisseaux, Hanlon conclut que la présence d'une communication interventriculaire ou interatriale associée à cette malformation est un élément favorable à la survie de l'enfant. Suite à cette constatation, il a l'idée géniale de créer chirurgicalement un orifice entre les deux oreillettes, donnant lieu à la procédure de Blalock-Hanlon.

[2] En 1958, Åke Senning réalise la première réparation de transposition des gros vaisseaux, grâce à sa procédure, sur un petit garçon polonais de 8 ans, qui vivra par la suite normalement pendant 19 ans avant de décéder d'une endocardite aiguë. La publication, datant de 1959, rapporte 4 cas de patients opérés selon cette technique, dont 3 survivront. En raison des difficultés techniques rencontrées chez les nourrissons, cette opération sera remplacée en 1963 par l'intervention de Mustard.

[3] En 1963, à l'*Hospital for Sick Children* de Toronto, William Mustard opère avec succès une petite fille de 18 mois présentant une transposition des gros vaisseaux. Il utilise une nouvelle technique chirurgicale consistant à créer un néo-cloisonnement des oreillettes. L'enfant retrouva une vie normale et était toujours en bonne santé en 2001. Par la suite, Mustard utilisera sa procédure sur 26 enfants porteurs de cette anomalie, dont 19 survivront. Ce procédé repose toutefois sur l'emploi d'un patch inerte à base de péricarde, et donc incapable de suivre la croissance de l'enfant.

suivant : le sang veineux provenant des veines caves est dirigé vers l'oreillette gauche, le ventricule gauche, puis l'artère pulmonaire ; le sang oxygéné venant des poumons est dirigé vers l'oreillette droite, le ventricule droit puis l'aorte. Dans cette situation, le circuit physiologique de la circulation sanguine est bien rétabli, mais la discordance anatomique persiste intacte. Malgré les inconvénients de ce type de procédure, des milliers d'enfants pourront être sauvés dans le monde entier.

Il faudra attendre les années 1970-1980 pour que soit réalisée la correction anatomique de cette malformation cardiaque. On appelle "switch" artériel la procédure qui consiste à "détransposer" les gros vaisseaux : le but est de replacer chaque gros vaisseau à la sortie du ventricule correspondant (l'artère pulmonaire au-dessus du ventricule droit et l'aorte au-dessus du ventricule gauche).

Qu'est-ce qu'une transposition des gros vaisseaux (TGV) ?

Cette malformation cardiaque congénitale est assez fréquente (1 cas pour 3000 naissances). Elle est caractérisée par une inversion de la position des gros vaisseaux issus du cœur : l'aorte sort du ventricule droit au lieu du gauche ; l'artère pulmonaire sort du ventricule gauche au lieu du droit. Il peut s'y associer d'autres anomalies cardiaques congénitales (communication interventriculaire...).

Conséquences :

C'est l'une des cardiopathies cyanogènes les plus fréquentes. Comme toutes les cardiopathies cyanogènes, elle se manifeste par une coloration bleutée de la peau et des muqueuses ("cyanose"). L'aorte en effet reçoit du sang pauvre en oxygène qui est distribué aux organes. La survie post-natale, en l'absence de traitement très précoce, ou en l'absence de shunt déjà présent (communication interventriculaire ou interatriale...), n'est guère possible.

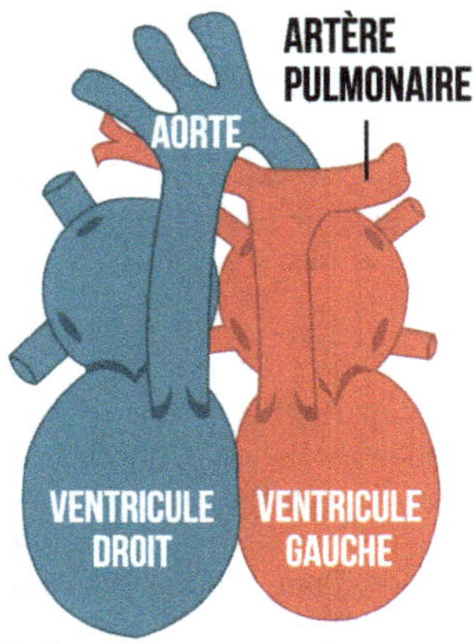

Schéma de la transposition des gros vaisseaux

Traitement :

En urgence, il faut assurer la survie en mélangeant les sangs du cœur droit et du cœur gauche. Une intervention palliative précoce peut s'imposer pour la survie des nouveau-nés. Depuis 1965, une procédure est effectuée, mise au point par William Rashkind (1922-1986) : il s'agit d'un acte réalisé lors d'un cathétérisme, consistant à agrandir le foramen ovale (c'est un "trou" entre les deux oreillettes, présent chez le fœtus, et s'obstruant par une membrane après la naissance, si bien que le septum interatrial devient hermétique) ou à créer une communication ente les deux oreillettes, au moyen d'un cathéter muni d'un ballonnet.

Dans un second temps, mais rapidement après la naissance, la chirurgie permet de reconstruire une anatomie cardiaque proche de la normale. L'opération de switch artériel (ou détransposition des gros vaisseaux) (Jatene, Yacoub) est généralement effectuée dès la première semaine de vie, au plus tard avant la fin du premier mois. Les gros vaisseaux sont réimplantés en position anatomique normale, tandis que les artères coronaires sont réimplantées sur l'aorte.

Deux chirurgiens feront œuvre de pionniers pour réaliser cet exploit. L'un est un chirurgien brésilien d'origine libanaise, Adib Jatene[1] (1929-2014), l'autre est un Britannique d'origine égyptienne, Magdi Yacoub[2] (1935-). Dans ce type de réparation, le jeune patient retrouve une anatomie cardiaque proche de la normale. Les artères coronaires sont réimplantées à l'aorte afin que le muscle cardiaque reçoive du sang oxygéné. Cette opération est aujourd'hui le traitement de référence.

Si les prouesses des chirurgiens pour corriger des malformations cardiaques parfois très complexes ont été extraordinaires et dignes d'admiration, les moyens diagnostiques pour effectuer un bilan le plus précis possible des lésions ont progressé de manière parallèle. L'échocardiographie bidimensionnelle puis l'échocardiographie pédiatrique se sont développées dans les années 1970, nécessitant une expertise approfondie de cardiologues-pédiatres. Les premières échographies du cœur du fœtus ont été effectuées en 1980, permettant un diagnostic très précoce des anomalies cardiaques. Quant aux débuts de l'échocardiographie tridimensionnelle, ils datent de 1993. Le cathétérisme cardiaque (associé à l'angiocardiographie), essentiel au diagnostic dans les années 1950-1970, est devenu ces dernières décennies surtout un outil thérapeutique. Nous y reviendrons dans un autre chapitre. À partir des années 1980, ont été développées des techniques de circulation extracorporelle, de protection myocardique et d'assistance circulatoire de longue durée qui autorisent l'attente d'une transplantation cardiaque pour les cas les plus graves. La chirurgie *in utero* commence à être envisagée comme solution d'avenir dans certaines cardiopathies congénitales.

[1] Adib Domingos Jatene : il effectue en 1968 le premier pontage aorto-coronarien au Brésil, et, la même année, la première transplantation cardiaque d'Amérique latine. C'est en 1975 que Jatene met au point et réalise avec succès pour la première fois au monde la correction anatomique d'une transposition des gros vaisseaux. La première opération a lieu sur un nouveau-né âgé de 11 jours qui cependant décèdera rapidement en raison d'une insuffisance rénale. La seconde tentative est réalisée sur un nourrisson âgé de 40 jours, et c'est alors un succès. En 1979, Jatene obtient la fonction de Secrétaire d'État à la Santé de la ville de Sao Paulo, poste qu'il gardera jusqu'en 1982. En 1983, il est nommé professeur titulaire de Chirurgie Thoracique à l'Université de Sao Paulo. Il est l'un des fondateurs de l'Institut du Cœur de l'Université de Sao Paulo. En 1990 et en 1995, Jatene est nommé ministre de la Santé du Brésil, sous les administrations de Fernando Collor de Mello et de Fernando Henrique Cardoso, tout en poursuivant son activité clinique. Il quittera son ministère en 1996.

[2] C'est en 1977 que Magdi Yacoub élabore une nouvelle approche opératoire de switch artériel chez des patients présentant une transposition des gros vaisseaux avec septum interventriculaire intact. C'est lui qui codifie les techniques permettant d'adapter l'opération aux différentes distributions anatomiques possibles des artères coronaires. Yacoub exerce alors à l'Hôpital de Harefield de Londres.

La prise en charge des cardiopathies congénitales a nécessité que des cardiologues et des chirurgiens se forment et se spécialisent dans ce domaine si complexe. Des équipes multidisciplinaires, dans des centres spécialisés, se chargent aujourd'hui de diagnostiquer, de traiter et de guérir nouveau-nés et enfants dont la mort était inéluctable il y a encore quelques décennies. Le destin de ces petits patients en a été bouleversé, puisque le taux de survie peut atteindre 90 à 100 % pour certaines cardiopathies congénitales autrefois mortelles à court terme.

La chirurgie des lésions artérielles

Les précurseurs de la chirurgie des artères : ligaturer au lieu de brûler

On peut considérer que l'histoire de la chirurgie des lésions artérielles débute avec la ligature des artères, méthode préconisée par le grand chirurgien français de la Renaissance Ambroise Paré[1] (1509 ou 1510-1590).

---

[1] Ambroise Paré : considéré comme le "père de la chirurgie française", Ambroise Paré a 23 ans lorsqu'il s'initie comme compagnon barbier-chirurgien à l'Hôtel-Dieu de Paris. La chirurgie, au XVIe siècle, est en effet confiée aux barbiers, qui pratiquent à la fois le rasage et la saignée. Cette confrérie (non instruite, voire inculte) est nettement distincte de la médecine universitaire qui connaît et pratique le latin. À partir de 1533 et pendant trois ans, Paré côtoie toutes sortes de malades et enrichit ses connaissances anatomiques. Par contre, le latin, indispensable pour être admis comme chirurgien dit "de robe longue" par la confrérie de Saint-Côme et Saint-Damien, ne lui entre pas dans la tête ! Paré devient maître barbier-chirurgien en 1536. Puis, considérant qu'on n'apprend son métier que sur les champs de bataille, il se fait enrôler comme médecin militaire et participe aux guerres d'Italie, au service du duc René de Montjean. Pendant 18 ans, il participe à toutes les batailles qui opposent les armées des rois de France à celles de Charles-Quint, du duc de Savoie, puis du roi d'Angleterre Henri VIII. C'est comme chirurgien de guerre qu'Ambroise Paré va révéler toutes ses qualités : sens aigu de l'observation, capacité d'innovation, rapidité de décision, mais aussi qualités humaines, faisant preuve de compassion face à des blessés souffrant atrocement. C'est ainsi qu'il témoignera de son esprit créatif face aux plaies par armes à feu. À cette époque, celles-ci sont traitées par application d'huile bouillante qui cautérisait la plaie. Manquant d'huile bouillante, Paré invente une préparation composée de jaune d'œuf, de térébenthine et d'huile de rosat. Grâce à cette innovation, les blessés souffrent moins et guérissent plus vite. Dès lors, il jure « de ne jamais plus brûler aussi cruellement les pauvres blessés ». En 1554, Ambroise Paré, grâce à sa réputation et avec l'appui du roi, obtient le bonnet si convoité de maître (chirurgien-juré), malgré sa piètre connaissance du latin et son langage « assez barbare et corrompu ». Grâce à sa grande longévité (il vivra plus de 80 ans), il sera le chirurgien de quatre rois de France : Henri II (en 1559), François II (en 1559), Charles IX (en 1561), et Henri III (en 1575). Le 30 juin 1559, le roi de France Henri II est gravement blessé lors d'un tournoi : la lance de son adversaire a pénétré à travers la visière du casque, perçant l'œil et déchirant la chair. Ambroise Paré est présent au chevet du roi, de même qu'André Vésale (1514-1564). Ils se concertent sur la conduite à tenir, mais la blessure du roi lui sera fatale. C'est à l'occasion de cette rencontre avec Vésale que Paré lui demande l'autorisation de reproduire ses planches d'anatomie dans son propre livre. Ambroise Paré laisse, après sa longue carrière, plusieurs ouvrages médicaux écrits en français, ainsi que de nombreux instruments chirurgicaux et prothèses qu'il a inventés. Sa devise était « Je le pansay, Dieu le guarist » *(« Je le pansai, Dieu le guérit »).*

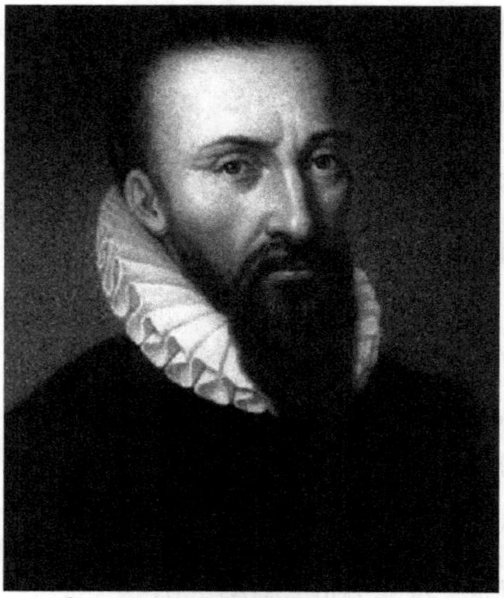

Ambroise Paré (1509 ou 1510-1590)

Jusque-là, on tentait de contrôler les hémorragies au moyen de la "cautérisation"[1] Cette technique utilisait des fers rougis au feu qu'on appliquait sur la plaie, causant une douleur atroce au blessé. Les chairs étaient brûlées, de même que les extrémités des veines et des artères, stoppant ainsi l'hémorragie et réalisant l'hémostase[2]. Cependant la croûte créée par la carbonisation de la chair risquait de tomber quelques jours après entraînant une hémorragie secondaire le plus souvent mortelle.

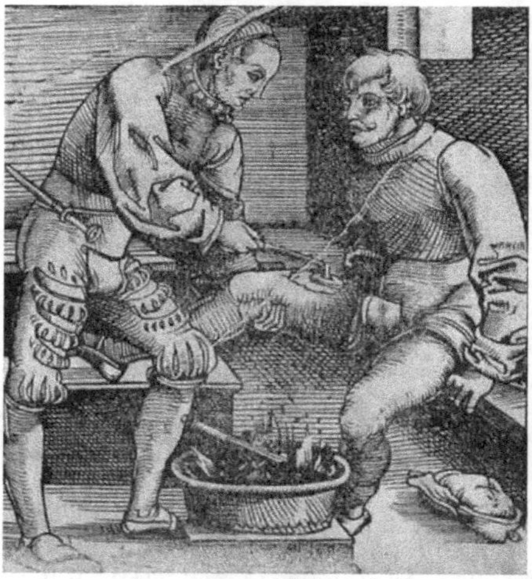

Cautérisation d'une blessure au fer rouge - 1527 - Collections de la BNU (Strasbourg)

---

[1] Cautérisation : technique médicale consistant à détruire un tissu vivant en utilisant un cautère (instrument destiné à brûler les tissus) ou à l'aide d'un produit chimique caustique.

[2] Hémostase : arrêt d'une hémorragie.

En 1552, chirurgien des champs de bataille, au service du comte de Rohan, Ambroise Paré est présent au siège de Damvillers, près de Verdun. Les troupes d'Henri II essaient de prendre d'assaut la forteresse occupée par l'armée de Charles Quint, au cours des guerres dites d'"Italie". Un boulet arrache la jambe d'un gentilhomme de l'armée du comte. Ambroise Paré doit procéder à l'amputation. Il décide d'opérer « sans appliquer les fers ardents », afin d'épargner au blessé des douleurs insupportables : « Il plut à Dieu de me donner l'idée d'étreindre d'un fil l'artère béante des amputés. »

Paré remplace donc la pratique barbare de la cautérisation par une méthode déjà imaginée par les Anciens[1] : la ligature des vaisseaux. Il pince l'artère fémorale puis utilise ce dont il dispose sur place : les crins de la queue d'un cheval feront office de fils pour cette ligature. Le blessé se rétablira et Ambroise Paré poursuivra et perfectionnera sa pratique de ligature des vaisseaux.

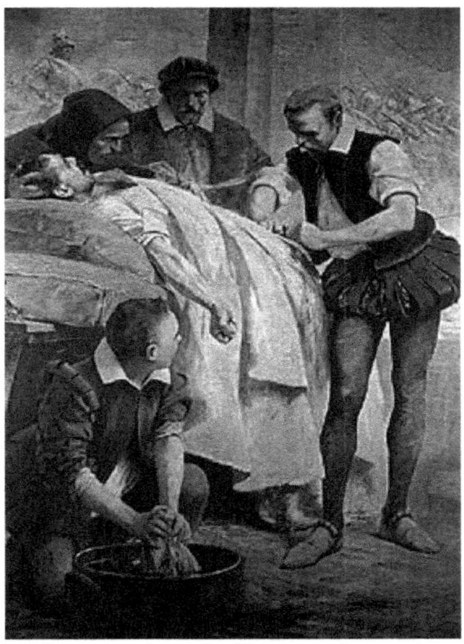

Ambroise Paré, au siège de Metz, pratique la ligature des artères sur un arquebusier blessé - Peinture de Théobald Chartran (1849-1907) - Université de la Sorbonne, Paris

Ambroise Paré ne décrira cette procédure qu'en 1561 selon ses propres termes : « Il faut promptement lier les grosses veines et artères [...]. Ce qui se fera en prenant lesdits vaisseaux avec tels instrumens, nommés becs de corbin [...] De ces instrumens

[1] Si Ambroise Paré a popularisé la pratique de la ligature des artères pour stopper une hémorragie, il ne l'a pas inventée. On constate que de nombreux chirurgiens, dans les siècles précédents, préconisaient déjà cette procédure à la place de la cautérisation. Ainsi, au Moyen-Âge, Guy de Chauliac (1298-1368), Henri de Mondeville (1260-1325), puis plus tard l'Italien Giovanni da Vigo (1450-1525) recommandent la ligature des artères. En remontant dans le temps, Galien (vers 130-201 ou 216) soigne les blessures des gladiateurs de Pergame en ligaturant les artères lésées avec des boyaux d'animaux. Plus tard, les médecins grecs Oribase (vers 320-vers 403) et Paul d'Égine (vers 620-vers 680), mais aussi les médecins arabes Abu Al-Qasim (940-1013) et Avicenne (980-1037) et le grand médecin juif Moïse Maïmonide (1138-1204) sont des partisans de la suture artérielle.

faut pinser lesdits vaisseaux qui pour ce qu'il y a danger de prendre avec eux quelque portion de la chair des muscles ou autres parties [...] Ainsi tirés, on les doit bien lier avec un fil qui soit en double. »

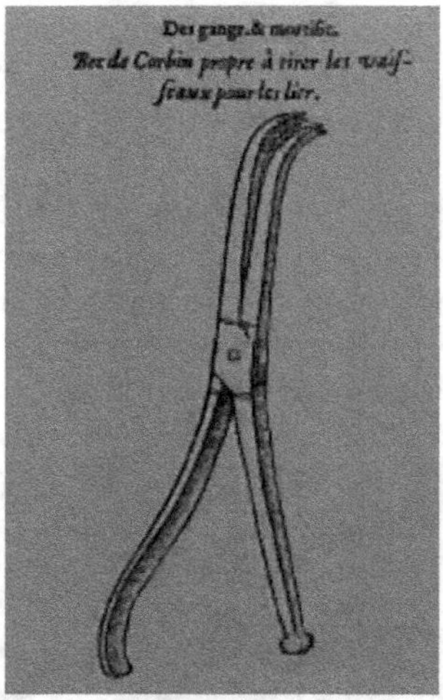

Le bec de Corbin, pince crantée, qu'Ambroise Paré recommande pour les ligatures artérielles -
(Dix livres de la Chirurgie avec le magasin des instruments nécessaires à icelle - Paris - 1564)

La ligature des artères ne se généralisera que progressivement. Pendant trois siècles et demi, on ne constatera guère d'autre progrès pour la chirurgie des artères... jusqu'à la technique de suture vasculaire inventée en 1902 par Alexis Carrel (1873-1944).

La chirurgie aortique : anévrysme, dissection…

L'une des premières opérations vasculaires date du 6 mai 1888. Le chirurgien de La Nouvelle-Orléans Rudolph Matas (1860-1957) sera un pionnier dans le domaine de la chirurgie vasculaire pour avoir inventé une technique chirurgicale pour traiter les anévrysmes[1]. Il la réalise pour la première fois sur un laboureur de 26 ans, présentant une masse pulsatile du bras gauche après une blessure par arme à feu : le diagnostic établi est celui d'un anévrysme traumatique de l'artère brachiale. Après diverses tentatives de traitement, infructueuses, et après avoir envisagé l'amputation, Matas réalise ce qu'il nommera une "endoanévrysmorraphie"[2], sauvant le bras de ce

[1] Anévrysme : terme issu du grec *"aneurusma"* signifiant "dilatation". Il s'agit d'une tumeur circonscrite développée sur le trajet d'une artère par dilatation des parois. Le sang circulant peut y former des thrombus (caillots).

[2] Endoanévrysmorraphie : procédé chirurgical destiné à traiter "par l'intérieur" un anévrysme artériel. Il consiste, après incision de la poche anévrysmale (et ablation du caillot), à suturer tous les orifices artériels débouchant dans cette poche (endoanévrysmorraphie oblitérante), ou à recalibrer l'artère par plicature de la paroi de l'anévrysme (endoanévrysmorraphie reconstructive ou restauratrice).

travailleur manuel. Cette "opération de Matas"[1] lui confèrera le titre de "père de la chirurgie vasculaire moderne", octroyé par William Osler (1849-1919). Malgré sa cécité monoculaire, Rudolph Matas effectuera des centaines d'opérations vasculaires, dont des cures d'anévrysmes, au moyen de sa méthode, avec une mortalité très faible pour l'époque, de 2.4 %. En 1923, Matas réussira la cure d'un anévrysme de l'aorte abdominale.

Les premières angiographies, dans les années 1920, ont bien sûr facilité le diagnostic des lésions artérielles en visualisant les vaisseaux grâce à leur opacification. La première artériographie cérébrale par le neurologue portugais Egas Moniz (1874-1955) date de 1927, et la première aortographie par voie translombaire a été réalisée par un autre portugais, Reynaldo dos Santos (1880-1970), en 1929.

Nous avons vu que Clarence Crafoord (1899-1984) et Robert Gross (1905-1988) avaient participé aux progrès sur la chirurgie aortique. Crafoord met au point et réussit en 1944 la première résection d'une coarctation aortique, suivie d'une anastomose entre les deux extrémités de cette artère. Quant à Gross, il perfectionne cette opération en 1948, en y ajoutant un greffon intermédiaire. Plus tard, en 1951, il rapportera 5 cas de patients atteints d'une coarctation de l'aorte associée à un anévrysme, et traités par résection et greffe.

C'est finalement le grand chirurgien français, Charles Dubost[2] (1914-1991), qui réalise, avec Philippe Blondeau (1926-2000), une première mondiale : le 29 mars

---

[1] Opération de Matas : féru d'histoire de la médecine et faisant preuve de modestie, Rudolph Matas fera crédit de cette procédure au chirurgien grec Antyllus, qui vivait à Rome au deuxième siècle, et dont la technique opératoire est restée le standard pendant seize siècles. Antyllus appliquait des ligatures aux artères qui entraient et sortaient de l'anévrisme, puis coupait le sac anévrismal, évacuait le contenu et comblait la cavité. Antyllus ne réséquait pas le sac anévrismal. Il déclarait : « Ceux qui lient l'artère, comme je le conseille, à chaque extrémité, mais amputent la partie dilatée intermédiaire, pratiquent une opération dangereuse. » On remarque cependant que, le 12 décembre 1785, John Hunter (1728-1793) avait ligaturé l'artère fémorale superficielle au niveau de la cuisse, pour traiter un anévrisme poplité. Le patient s'était bien rétabli. Le spécimen du premier cas de Hunter se trouve au *Hunterian Museum* de Londres. Ce cas a représenté la première innovation majeure dans le traitement de l'anévrisme poplité après l'opération d'Antyllus du IIe siècle.

[2] Charles Dubost : en 1946, il est chirurgien-assistant à l'Hôpital Broussais de Paris, dans le service de François de Gaudart d'Allaines (1892-1974), qui l'a repéré pour sa grande dextérité. En 1947, de Gaudart d'Allaines invite à Paris Alfred Blalock (1899-1964), auréolé de gloire après ses succès opératoires sur les "enfants bleus". Dubost aide Blalock à effectuer les premières opérations sur des enfants atteints de tétralogie de Fallot en Europe, et décide alors, encouragé par son mentor, de Gaudart d'Allaines, de se consacrer à la chirurgie cardiaque. Outre sa "première" en 1951 sur la chirurgie de l'anévrysme de l'aorte, Dubost est aussi un pionnier dans la chirurgie des commissurotomies mitrales à cœur fermé, inventant un appareil servant à dilater des sténoses mitrales serrées. En 1955, il réalise avec succès l'une des premières interventions à cœur ouvert sous circulation extracorporelle en Europe, au moyen de l'oxygénateur à bulles de Lillehei-DeWall. En 1963, Dubost prend la succession de François de Gaudart d'Allaines. Il devient alors titulaire de la chaire de Chirurgie Cardiovasculaire et obtient le poste de Chef du nouveau service à l'Hôpital Broussais dans le pavillon "René Leriche". Dans ce service, Alain Carpentier (1933-) commence à développer les premières bioprothèses valvulaires, et réalise, en 1967, avec Charles Dubost, la première implantation chez l'homme d'une hétérogreffe valvulaire en position mitrale. En 1968, le 12 mai, Charles Dubost devient le premier chirurgien européen à réaliser avec succès une transplantation cardiaque. Il est considéré comme l'un des plus grands chirurgiens de son temps.

1951, il réussit la résection d'un anévrysme abdominal sous-rénal, avec remplacement par une homogreffe. Le patient est un homme de 50 ans, et l'homogreffe a été obtenue à partir de l'aorte thoracique d'une femme de 20 ans décédée trois semaines plus tôt. Suite à ce premier succès, la chirurgie de l'aorte se propage rapidement en Europe et aux États-Unis.

Cependant, les homogreffes artérielles posent différents problèmes, dont celui majeur de leur difficulté d'approvisionnement, ainsi que celui de l'altération à long terme de ces matériaux. On tente alors de remplacer ces homogreffes par des prothèses synthétiques. Reste à découvrir quel sera le matériau synthétique le plus adéquat, soit « un tissu résistant, inerte, stable, de bonne porosité, souple et aisément transperçable par les aiguilles ». Le chirurgien américain Arthur Bostwick Voorhees (1921-1992) apporte une solution sous la forme d'une fibre synthétique, le "vinyon". Cette première prothèse artérielle synthétique sera cousue avec la machine à coudre de sa femme et testée sur des chiens en 1952, avant d'être implantée sur l'homme l'année suivante[1].

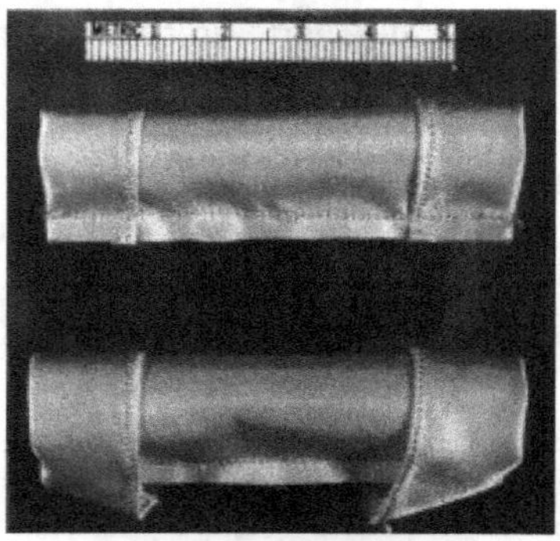

Prothèses en vinyon préparées par Voorhees, utilisées pour des expérimentations animales

Au *Baylor College of Medicine* (Houston), Mikael DeBakey (1906-2008) consacrera une partie de sa longue carrière professionnelle à l'étude et au traitement des lésions aortiques. Dès 1954, il teste différents matériaux pour les greffons. Après divers essais, c'est le "dacron" qui est finalement choisi. DeBakey collabore avec un ingénieur textile de Philadelphie, Thomas Edman, pour concevoir une machine à tricoter capable de fabriquer toutes sortes de greffons à base de dacron, sans couture. Dans les années suivantes, DeBakey et Denton Cooley (1920-2016), son collaborateur qui sera aussi son rival, implanteront plus de mille de ces prothèses, avec un excellent taux de réussite. Ce matériau, le dacron, tissé ou tricoté, est toujours utilisé de nos jours, comme greffon pour les grosses artères.

[1] Une prothèse en "vinyon" a été utilisée pour la première fois sur l'homme par Arthur Hendley Blakemore (1897-1922), en 1953, pour réparer un anévrysme aortique rompu, en l'absence d'homogreffe disponible.

Après avoir traité, en 1955, une dissection aortique[1] par une homogreffe, DeBakey réalisera plusieurs dizaines de réparations de ce type de lésion grave, voire fatale. Fort de sa large expérience sur les dissections de l'aorte, il propose, en 1960, une classification de cette pathologie. En 2005, à l'âge de 97 ans, DeBakey est opéré avec succès d'une dissection aortique, devenant ainsi le survivant le plus âgé à l'intervention qu'il avait mise au point des années plus tôt.

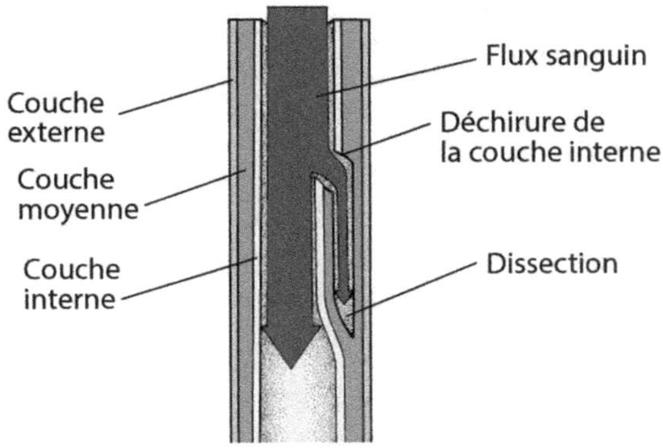

Schéma d'une dissection aortique

La maladie de Marfan, maladie génétique qui associe fréquemment anévrysme ou dissection de l'aorte et insuffisance aortique, nécessite une chirurgie complexe, au cours de laquelle il faut remplacer à la fois la valve aortique et l'aorte ascendante. Le premier succès de ce type d'intervention a lieu en 1966, grâce au Britannique Hugh Bentall (1920-2012), au moyen d'un greffon sur lequel il réimplante les ostia des artères coronaires.

Comment traite-t-on aujourd'hui les anévrysmes de l'aorte ?

<u>Indications</u> : Le risque majeur d'un anévrysme aortique est sa rupture. C'est un événement dramatique, mortel dans la plupart des cas. Lorsqu'un anévrysme est diagnostiqué, une surveillance est indispensable, pour le traiter avant la rupture. On recommande d'opérer un anévrysme de l'aorte lorsque :

- sa taille grossit rapidement

- sa taille est supérieure à 55 mm chez l'homme ou à 50 mm chez la femme

- des symptômes apparaissent (les anévrysmes sont le plus souvent totalement silencieux).

<u>Méthode</u> : deux méthodes sont possibles aujourd'hui :

[1] Dissection aortique : il s'agit d'une lésion rare, souvent fatale, de l'aorte. Lors d'une dissection aortique (ou anévrysme disséquant de l'aorte), la couche interne de la paroi aortique se déchire et se sépare de la couche moyenne. Le sang traverse cette déchirure, avec une forte pression, et sépare davantage ces deux couches aortiques en constituant un faux canal. Il s'agit d'une urgence chirurgicale. Michael DeBakey a proposé une classification des dissections aortiques selon leur topographie (dissection totale de l'aorte, dissection de la seule aorte ascendante, ou de la seule aorte descendante).

- *Intervention chirurgicale : c'est la mise à plat-greffe de l'anévrysme. Après la mise en place d'une circulation extracorporelle partielle, le chirurgien procède à l'opération : clampage de l'aorte, ouverture de l'anévrysme et ablation (mise à plat), mise en place d'une prothèse synthétique permettant le rétablissement du flux sanguin.*

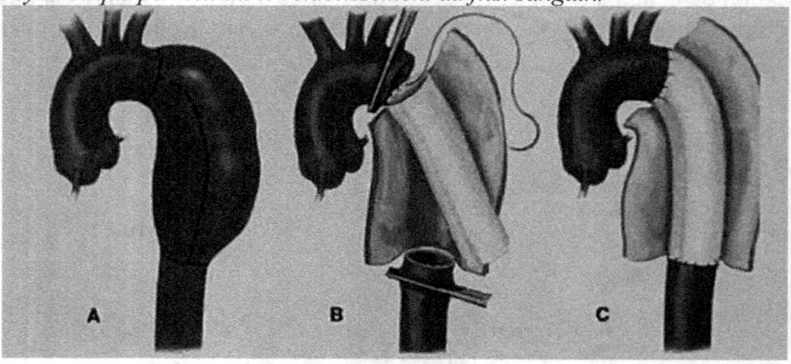

Schéma de la mise à plat-greffe d'un anévrysme

- *Traitement endovasculaire : mise en place d'une endoprothèse par voie intravasculaire. C'est une technique moins invasive que la réparation chirurgicale. Après incision d'une artère fémorale (voire des deux), le chirurgien insère une prothèse synthétique par l'intérieur de l'artère jusqu'à l'aorte où elle est déployée au niveau de l'anévrysme.*

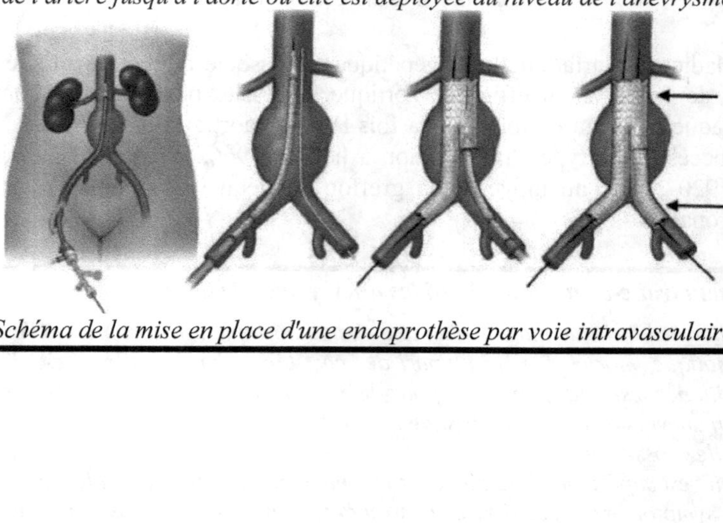

Schéma de la mise en place d'une endoprothèse par voie intravasculaire

La maladie occlusive artérielle (hors coronaires)

En 1923, le chirurgien français René Leriche[1] (1879-1955) décrit pour la première fois le syndrome d'occlusion thrombotique de la bifurcation aortique (c'est-à-dire la partie terminale de l'aorte abdominale), syndrome qui prendra son nom. Leriche est un adepte de la sympathectomie lombaire[2] bilatérale pour traiter les symptômes liés à une occlusion artérielle.

La méthode pour traiter ce syndrome de Leriche (résection de l'aorte terminale et des artères iliaques) sera employée pour la première fois avec succès par le chirurgien français Jacques Oudot[3] (1913-1953), de retour de la première expédition française sur l'Annapurna. Il procède le 14 novembre 1950 à cette opération sur une femme de 51 ans, souffrant de gangrène du pied gauche. Il utilise une homogreffe pour rétablir le flux sanguin et obtient la cicatrisation des lésions de sa patiente.

---

[1] René Henri Marie Leriche : originaire de Lyon, René Leriche est nommé Agrégé de Chirurgie en 1910. Sous l'influence de son aîné Alexis Carrel (1873-1944), il s'intéresse à la chirurgie vasculaire encore balbutiante à cette époque. Pendant la Première Guerre mondiale, Leriche est Chirurgien-Major de 1ère classe et dirige deux services chirurgicaux militaires à Paris. C'est pendant cette guerre qu'il a l'idée de différencier le linge blanc traditionnel, du linge des salles d'opérations chirurgicales aseptiques. Il fait adopter la couleur bleue qui sera utilisée ensuite dans le monde entier, permettant de limiter les contaminations infectieuses. C'est également au cours de cette guerre que Leriche commence à s'intéresser au rôle du système nerveux sympathique dans la douleur des blessés souffrant de lésions nerveuses ou de leurs moignons amputés. Après la guerre, en 1919, Leriche devient Chirurgien des Hôpitaux de Lyon. Ses recherches se concentrent alors sur les douleurs des membres inférieurs induites par l'ischémie, connues sous le nom de claudication intermittente. En 1924, René Leriche obtient la chaire de Clinique Chirurgicale à l'Université de Strasbourg, et a pour élèves, en particulier, René Fontaine (1899-1979) qui devient son principal collaborateur, Michael Ellis DeBakey (1906-2008) et Jean Kunlin (1904-1991). Leriche développe la chirurgie vasculaire et gagne une reconnaissance internationale dans ce domaine. C'est lui qui soigne et ampute, en 1931, le Maréchal Joffre en fin de vie. Lors de la Seconde Guerre mondiale, sous le régime de Vichy, René Leriche accepte d'être Président de l'Ordre National des Médecins, créé en 1940, et le restera jusqu'en 1943. C'est sous sa direction que le Conseil de l'Ordre applique l'interdiction professionnelle des médecins juifs, les recensant, les dénonçant et participant à leur spoliation. Leriche est, à cette époque, également membre du Conseil National du Régime de Vichy. Malgré sa collaboration avec le régime de Vichy, il ne sera que peu inquiété à la Libération, et sera même élu membre de l'Académie des Sciences et de l'Académie Nationale de Médecine en 1945, puis Président de l'Académie Nationale de Chirurgie en 1954.

[2] Sympathectomie lombaire : cette opération consiste à sectionner le nerf sympathique (qui agit sur le tonus des vaisseaux) et est destinée à obtenir une dilatation des artères dans le territoire dépendant du segment nerveux supprimé. Cette technique de sympathectomie lombaire a été décrite en 1928 par René Leriche, dans le but de traiter l'artérite des membres inférieurs, et a pris la dénomination d'"opération de Leriche". C'est aussi Leriche qui, en collaboration avec René Fontaine (1899-1979), a défini en 1952 la classification clinique, en quatre stades, de l'artérite oblitérante des membres inférieurs.

[3] Jacques Oudot : ce chirurgien français fut membre de l'expédition française menée, dans l'Himalaya, en 1950, par Maurice Herzog. Au cours de cette expédition qui allait conquérir l'Annapurna, Jacques Oudot sauva la vie des blessés. Alpiniste chevronné et également pionnier de la chirurgie vasculaire en France, il réussit à traiter leurs gelures à 6000 mètres d'altitude, et à limiter l'extension de la gangrène. Il est décédé prématurément d'un accident de voiture à l'âge de 39 ans.

Le traitement direct consistant à désobstruer une artère par endartériectomie est entrepris à partir de 1956 sur des vaisseaux coronaires. Avant cela, le premier chirurgien à avoir réussi une thrombo-endartériectomie[1] sur des artères périphériques est un Portugais, Joao Alfonso Cid dos Santos[2] (1907-1975). Cette première opération fut réalisée le 27 août 1946 sur une artère fémorale gauche totalement occluse, à l'Hôpital Santa Maria de Lisbonne. Une seconde intervention fut pratiquée, toujours avec succès, six mois plus tard, sur une artère sous-clavière. Cid dos Santos eut l'heureuse idée d'utiliser l'héparine[3], dans les suites opératoires, pour éviter une thrombose secondaire.

Cette même procédure sera réalisée pour la première fois sur la bifurcation carotidienne le 7 août 1953 par Michael Ellis DeBakey (1906-2008). Le patient, un homme de 53 ans, était porteur d'une sténose serrée de la carotide interne gauche, responsable d'accidents ischémiques transitoires à répétition. Il vivra 19 ans après l'intervention.

La procédure d'endartériectomie est toujours d'usage aujourd'hui, dans le monde entier, essentiellement pour les territoires carotidiens et fémoraux.

Cependant, le pronostic des lésions artérielles occlusives sera transformé par la grande innovation chirurgicale qu'est le pontage veineux. C'est un chirurgien français, Jean Kunlin[4] (1904-1991), qui, le premier, réalise cette opération, le 3 juin 1948 à l'Hôpital américain de Paris. Le patient est un homme de 54 ans dont l'artère fémorale obstruée est responsable de douleurs intenses et d'une gangrène du pied. Risquant l'amputation de cuisse, le patient accepte la méthode opératoire proposée par Kunlin, totalement inédite. Cette opération consiste à court-circuiter le segment d'artère bouché au moyen d'une propre veine du patient, anastomosée en amont sur l'artère fémorale et en aval sur l'artère poplitée : « Le 3 juin 1948, nous avons uni l'artère fémorale commune à l'artère poplitée par l'intermédiaire d'un segment veineux saphénien long de 26.5 cm. La transformation du malade a été immédiate. Les ulcérations ont guéri en deux semaines, les douleurs ont disparu dès l'opération. » Ce résultat spectaculaire encouragera Jean Kunlin dans cette voie, réalisant par la suite plusieurs opération similaires.

---

[1] Thrombo-endartériectomie ou endartériectomie : cette opération chirurgicale permet l'ablation de l'athérome qui obstrue une artère. Joao Alfonso Cid dos Santos procéda à l'ablation du thrombus (ou caillot) ainsi qu'à l'intima et une partie de la media de l'artère (tuniques de l'artère adhérant au caillot).

[2] Joao Alfonso Cid dos Santos : diplômé de la Faculté de Médecine de Lisbonne, il part pour Strasbourg. En 1936, il est l'élève de René Leriche et côtoie de grands noms de la chirurgie vasculaire tels que René Fontaine (1899-1979, Michael Ellis DeBakey (1906-2008) et Jean Kunlin (1904-1991). Il se passionne à son tour pour la chirurgie vasculaire et réalise de nombreuses interventions chirurgicales dans ce domaine, avant même d'inventer la procédure d'endartériectomie en 1946.

[3] Héparine : anticoagulant naturel découvert en 1916 par Jay McLean (1890-1957) et William Henry Howell (1860-1945).

[4] Jean Kunlin : après ses études de médecine à Strasbourg, Jean Kunlin entre dans le service de René Leriche (1879-1955), comme interne puis comme chef de clinique. Il a pour collègues et amis Joao Alfonso Cid dos Santos (1907-1975), et Michael Ellis DeBakey (1906-2008), futurs grands spécialistes de la chirurgie vasculaire. En 1942, il s'installe à Paris, en tant qu'assistant de son maître Leriche, auquel il restera toujours fidèle. Outre ses travaux expérimentaux qu'il poursuivra toute sa vie, Kunlin est nommé en 1963 Chef du Département de chirurgie vasculaire périphérique à l'Hôpital Foch de Suresnes.

Cette technique[1] se répand rapidement, adoptée par tous les chirurgiens vasculaires du monde entier. Elle inspirera René Favaloro (1923-2000) qui l'adaptera aux artères coronaires en 1967.

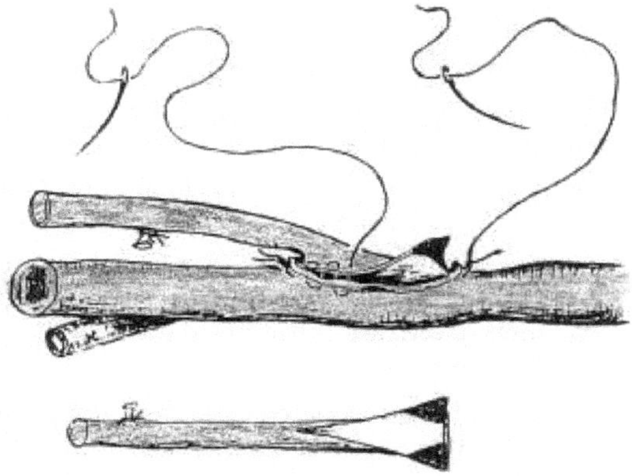

Schéma du premier pontage, réalisé de la main de Jean Kunlin (Angéiologie 1990)

Une sonde pour extraire les caillots sanguins

Lorsqu'un caillot sanguin migre dans une artère et bloque la circulation sanguine, il se produit une ischémie aiguë du membre irrigué par cette artère. Cette interruption brutale du flux sanguin artériel est une urgence vasculaire. En l'absence de reperfusion rapide du membre atteint, le risque d'amputation est majeur. Son diagnostic se fait aisément sur l'examen clinique, devant une douleur brutale du membre ischémique, qui devient blanc, froid, et dont les pouls ont disparu.

Pendant des siècles, le seul traitement de l'ischémie aiguë d'un membre était l'amputation de celui-ci.

Au début du XXe siècle, plusieurs chirurgiens réussirent à extraire des caillots obstruant les artères, sauvant ainsi les membres souffrant d'ischémie. Cette procédure, nommée "embolectomie"[2], était cependant lourde : sous anesthésie générale, le chirurgien devait largement ouvrir l'artère obstruée, en retirer le caillot, puis refermer l'artère. L'opération durait des heures, avec un risque létal notable : un patient sur deux décédait de rethrombose ou d'infection.

Grâce à une invention de conception très simple, le traitement, et par conséquent le pronostic des ischémies aiguës de membres allait être bouleversé dans les années 1960.

---

[1] En l'absence de veine disponible, le pontage peut être réalisé au moyen d'une prothèse synthétique : dacron pour les plus grosses artères, PolyTétraFluoroÉthylène expansé depuis 1971 pour les artères de moyen calibre.

[2] Embolectomie : la première embolectomie réussie date de 1911 et fut réalisée par le chirurgien parisien Georges Labey (1873-1952). En 1922, un autre français, Louis Sencert (1878-1924) réussissait à son tour cette intervention chirurgicale, sur une embolie de l'artère axillaire, sauvant ainsi le patient d'une gangrène du bras inévitable.

Alors qu'il travaille au *Good Samaritan Hospital* de Cincinnati (Ohio), Thomas J. Fogarty (1934-) déplore une mortalité considérable chez les patients ayant des embolies artérielles au niveau des membres inférieurs. Doté d'un esprit créatif et malin, Fogarty n'a que 25 ans lorsqu'il a l'idée d'inventer une sonde à ballonnet pour faciliter la procédure d'embolectomie : il utilise un cathéter urétral, auquel est fixé un doigt de gant en latex servant de ballonnet. Ce dispositif est introduit dans l'artère du patient, guidé à travers la zone obstruée. Puis le ballonnet est gonflé grâce à une seringue le remplissant d'une solution saline, puis retiré en même temps que le caillot. Après différents essais pour obtenir un modèle correct, Fogarty finit par créer le premier dispositif chirurgical mini-invasif, en 1963. Cette méthode limite les incisions, permet ensuite de retirer le caillot par l'incision initiale, et autorise la réalisation de ce type d'intervention sous anesthésie locale.

Ayant des difficultés à trouver un fabricant, Fogarty commence à confectionner lui-même ses sondes à ballonnet pour des chirurgiens vasculaires, en particulier Albert Starr (1926-), Chef du Département cardiothoracique à l'*University of Oregon*. Celui-ci le met en relation avec Lowell Edwards (1898-1982), ingénieur et président de sa propre société, pour qu'il produise son dispositif. En 1969, Fogarty dépose le brevet pour la sonde qui prendra son nom, et la société *Edwards Life Sciences* d'Irvine (Californie) commence à fabriquer ce cathéter destiné aux embolectomies.

On considère que la "sonde de Fogarty", cette invention révolutionnaire[1], a sauvé la vie et les membres de millions de patients. Ce cathéter a en outre été à la source d'autres inventions, telles que l'angioplastie par ballonnet. Les dilatations artérielles et les angioplasties, dans le cadre de la cardiologie interventionnelle, seront la future grande innovation pour traiter les lésions athéromateuses artérielles.

La transplantation cardiaque

Coup de tonnerre dans le monde de la chirurgie cardiaque !

Le 3 décembre 1967, les journalistes du monde entier relaient une nouvelle stupéfiante : pour la première fois dans l'histoire de l'humanité, le chirurgien sud-africain Christiaan Neethling Barnard[2] (1922-2001) et son équipe viennent de greffer, au *Groote Schuur Hospital* de Cape Town, un cœur humain sur un homme ! Cette information déclenche un enthousiasme général, et soulève tout aussi vite des

---

[1] Grâce à sa géniale invention, Thomas J. Fogarty "Tom" a été intronisé, en 2001, dans le *National Inventors Hall of Fame*. Il est à l'origine d'un grand nombre d'autres inventions, telles que l'endoprothèse avec stent dans les anévrysmes de l'aorte abdominale. Il est aussi co-inventeur, avec l'ingénieur Warren Hancock (1927-1999) de la première bioprothèse valvulaire porcine.

[2] Christiaan Neethling Barnard : il étudie la médecine à l'Université de Cape Town en Afrique du Sud. De 1956 à 1958, il se spécialise en chirurgie à l'Université du Minnesota, en même temps que le français Christian Cabrol (1925-2017). Il s'oriente alors vers la chirurgie cardiothoracique auprès de Walton Lillehei (1918-1999) et de Norman Shumway (1923-2006). De retour en Afrique du Sud en 1958, il est nommé dans le service de chirurgie cardiothoracique au *Groote Schuur Hospital*, dont il devient le chef en 1961. Après avoir expérimenté les greffes cardiaques chez le chien, il se lance dans la transplantation cardiaque sur l'homme en 1967. Après sa "première" historique, au retentissement médiatique immense, Barnard devient une figure médicale de premier plan et rencontre les plus grandes personnalités de l'époque. Atteint de polyarthrite rhumatoïde, il ne peut plus opérer et doit prendre sa retraite en 1983.

problèmes éthiques. Le patient, un diabétique de 54 ans, du nom de Louis Washkansky, en phase terminale d'une insuffisance cardiaque d'origine ischémique, a reçu le cœur d'une femme de 25 ans décédée dans un accident de la voie publique. Ce patient transplanté ne survivra que 18 jours, décédant d'une pneumonie, mais l'opération représente cependant une prouesse technique immense : le cœur d'un être humain bat dans la poitrine d'un autre ! Du jour au lendemain, Chris Barnard accède au statut de star internationale et même de héros !, tandis que des débats éthiques surgissent sur la transplantation d'un organe considéré comme sacré. Des insultes parviennent du monde entier au *Groote Schuur Hospital,* qualifiant Barnard de « boucher », de « vautour »...

Pourtant, sans hésitation, un mois après cette première, Christiaan Barnard renouvelle cette prouesse chirurgicale sur un dentiste de 58 ans, Philip Blaiberg, qui survivra 19 mois à l'intervention.

L'histoire de la première greffe cardiaque

Le 2 décembre 1967 au soir, le chirurgien sud-africain Christiaan Barnard reçoit la nouvelle qu'il attendait depuis des mois : au Groote Schuur Hospital de Cape Town, un patient en état de mort cérébrale est susceptible de donner son cœur à un autre patient dont le propre cœur est totalement délabré et dont la vie ne tient plus qu'à un fil. C'est au cours de cette nuit que Barnard va tenter la première greffe cardiaque sur un être humain.

Il s'est entraîné à cette opération depuis plusieurs années, sur des chiens, et se sent prêt pour la tenter sur l'homme. Le patient qui va être transplanté, Louis Washkansky, un épicier de 54 ans, est informé des risques et les accepte avec courage.

Celle qui va donner son cœur est une jeune femme de 25 ans, Denise Darvall. Elle et sa mère ont été renversées par un camion. La mère est morte sur le coup, la jeune femme est en état de mort cérébrale, mais son cœur bat encore. Son père accepte qu'on prélève le cœur de Denise, espérant qu'il puisse servir à sauver un homme.

L'opération peut alors commencer. Autour de Christiaan Barnard est réunie une équipe d'une trentaine de soignants. Dans la salle d'opération, la poitrine de Louis Washkansky est ouverte, mettant son cœur à nu, puis la circulation extracorporelle est branchée. Dans une salle à côté repose Denise Darvall. Elle est sous assistance respiratoire, son cœur continue de battre, mais son cerveau est mort. On stoppe l'appareil de respiration. Barnard attend le dernier battement de cœur de la jeune femme, refusant qu'on puisse lui reprocher d'avoir ôté un cœur encore battant. Rapidement Chris Barnard coupe les vaisseaux et extrait le cœur sain de la poitrine de Denise, puis le place dans une bassine emplie d'une solution glacée.

De retour dans la première salle d'opération, Barnard doit à présent enlever le cœur malade de Louis Washkansky, ce qu'il réalise avec des gestes rapides et sûrs. Momentanément, le patient vit sans cœur, grâce à la circulation extracorporelle. Barnard écrira plus tard : « Jamais encore je n'avais vu de torse sans cœur, ni de pareil trou [...] ce que peu d'hommes ont pu voir : un être humain sans cœur mais qui était maintenu en vie par un appareil placé à plus de deux mètres de lui ». Barnard place alors le jeune cœur de Denise dans le thorax de Louis et le suture. Puis c'est l'instant de vérité : le nouveau cœur va-t-il repartir dans cette poitrine qui n'était pas la sienne ? Un premier choc électrique, puis un deuxième... et le cœur se remet à battre ! Barnard s'écrie alors : « Mon Dieu ! On dirait que ça va marcher ! »

Louis Washkansky se réveillera au matin du 3 décembre 1967, avec un cœur tout neuf. Il ne survivra que 18 jours, mais, par son audace, Christiaan Barnard a osé réaliser la toute première transplantation cardiaque d'un être humain sur un autre être humain.

Les pionniers de la transplantation d'organe

L'idée de la transplantation d'organe avait déjà surgi dès 1905 dans l'imaginatio d'Alexis Carrel (1873-1944). Ce chirurgien lyonnais résidait à Chicago aux États-Uni lorsqu'il réalisa la première greffe cardiaque expérimentale sur l'animal[1] : il implanta l cœur d'un jeune chiot sur les vaisseaux du cou d'un chien adulte.

Un demi-siècle plus tard, est réalisée la première transplantation d'un organe d'u sujet sain sur un autre homme. Le 23 décembre 1954, le chirurgien américain Josep Murray (1919-2012), de Boston, implante avec succès le rein d'un homme, Ronal Herrick, sur son frère jumeau atteint d'une insuffisance rénale au stade terminal. Cett opération permettra au transplanté de vivre huit années supplémentaires. Murra recevra en 1990 le prix Nobel de Physiologie ou Médecine pour ses travaux et se découvertes sur les transplantations d'organes. Les greffes de reins, puis de foie allaient ouvrir la voie aux transplantations cardiaques.

La première transplantation cardiaque sur un être humain est effectuée le 23 janvie 1964 par le chirurgien américain James D. Hardy (1918-2003) : en l'absence d donneur, le cœur greffé est celui d'un chimpanzé ! L'échec est quasi immédiat.

Shumway, l'inventeur de la greffe cardiaque

Bien que la première greffe cardiaque ait été réalisée par Christiaan Barnard le 3 décembre 1967, le vrai précurseur de cet acte chirurgical est en réalité Norman Edwar Shumway[2] (1923-2006). À partir d'expérimentations sur des chiens, ce brillan chirurgien américain, avec son collègue Richard Rowland Lower (1929-2008), met a point en 1960 la technique de transplantation cardiaque orthotopique[3]. Après plusieur centaines de greffes cardiaques sur l'animal, il se sent techniquement prêt à tenter cett procédure sur l'homme.

Cependant, en 1967, la législation américaine définit encore la mort comme étan l'arrêt des battements cardiaques. Il est par conséquent impossible de prélever sur u homme son cœur encore battant, même si son cerveau est détruit, sous peine d'êtr accusé de meurtre. Le concept de mort cérébrale n'est pas encore admis aux États-Unis tandis que la législation en Afrique du Sud est plus souple, ce dont Christiaan Barnar va bénéficier.

---

[1] Le russe Vladimir Petrovitch Demikhov (1916-1998) est aussi considéré comme un pionnier dans l domaine des transplantations d'organes, après avoir implanté divers organes, dont le cœur, sur de animaux, dans les années 1940-1950.

[2] Norman Edward Shumway : ce chirurgien américain se passionne pour la chirurgie cardiaque dan le service de Walton Lillehei (1918-1999) à l'Université du Minnesota, de 1956 à 1958. Il y côtoi Christiaan Barnard et Christian Cabrol (1925-2017). En 1958, Shumway enseigne la chirurgie à l'Hôpital de Stanford en Californie. C'est à Stanford, en 1966, que les chemins de Shumway et d Barnard se croiseront à nouveau. En 1961, Shumway met au point, avec Richard Rowland Lowe (1929-2008), la technique de la greffe cœur-poumons, qui sera ensuite vainement tentée par d'autre chirurgiens. Avec son élève Bruce A. Reitz, en 1981, Shumway réalise la première transplantatio cœur-poumons au monde, prenant ainsi sa revanche sur Christiaan Barnard.

[3] Transplantation cardiaque orthotopique : le cœur transplanté est placé dans sa situation anatomiqu normale. La technique de Norman Shumway laisse en place, chez le patient receveur, la parti postérieure des oreillettes. Les oreillettes du donneur sont ouvertes et suturées à celles du transplanté.

C'est après sa visite du laboratoire de Shumway à Stanford que Barnard se lancera avec enthousiasme dans cette procédure novatrice de greffe cardiaque, bénéficiant des travaux de son confrère et lui volant la gloire.

C'est donc Norman Shumway qui, en toute logique, aurait dû être le premier. Les changements de législation (la mort cérébrale est enfin légalisée, la "première" sud-africaine ayant fait jurisprudence dans le monde entier) permettront cependant à Shumway de réussir la deuxième greffe cardiaque au monde, la première aux États-Unis[1] : le 6 janvier 1968, soit un mois après Barnard, Shumway ose à son tour une transplantation cardiaque sur un homme de 54 ans, qui ne survivra que 15 jours.

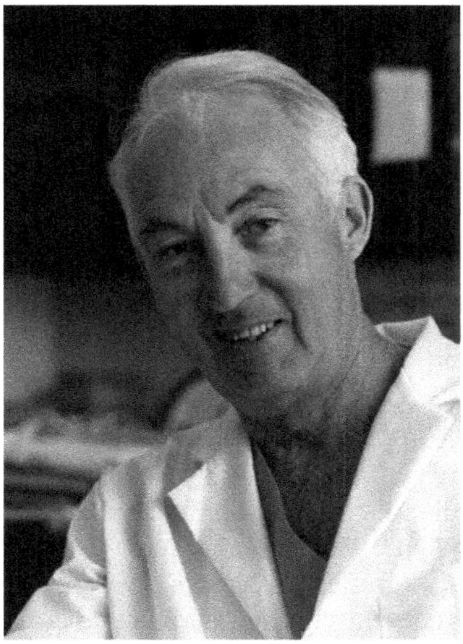

Norman Edward Shumway

L'enthousiasme, puis la déception

Malgré ces survies de courte durée, se comptant seulement en jours, la procédure de la greffe cardiaque se répand rapidement dans le monde entier. Toutes les équipes de chirurgie cardiaque se lancent à leur tour dans cette compétition. En France, la première transplantation cardiaque a lieu le 27 avril 1968 : à l'Hôpital de la Pitié-Salpêtrière, Christian Cabrol (1925-2017), assisté de Gérard Guiraudon (1931-2019) et de Maurice Mercadier (1917-2002), réalise la première greffe en Europe sur un homme de 66 ans, Clovis Roblain, en insuffisance cardiaque terminale. Le patient ne survivra que 53 heures à l'opération.

---

[1] La première greffe cardiaque aux États-Unis a en réalité été réalisée par Adrian Kantrowitz (1918-2008), le 6 décembre 1967, au *Maimonides Medical Center* de Brooklyn (New York) sur un nourrisson de 18 jours ayant reçu le cœur d'un autre nourrisson de 2 jours né sans cerveau. Si techniquement l'opération fut réussie, cette transplantation cardiaque a été considérée comme un échec, l'enfant greffé étant décédé 6 heures seulement après l'intervention.

Le 12 mai 1968, Charles Dubost et son équipe réussissent leur première greffe du cœur sur le Révérend Père Boulogne, contraint à l'immobilité depuis deux ans en raison d'une angine de poitrine intolérable. Ce dominicain de 57 ans, courageux à l'extrême et prêchant pour le don d'organe, survivra plus de 17 mois avec son nouveau cœur. Une profonde amitié naîtra entre le chirurgien et son patient. Particulièrement affecté par le décès du Père Boulogne, Charles Dubost décide d'arrêter les greffes cardiaques « tant que les immunologistes n'auront pas trouvé un médicament vraiment efficace pour empêcher le rejet. »

En effet, le problème numéro un de la greffe cardiaque n'est pas tant le geste technique que le risque de rejet[1] de l'organe transplanté.

Malgré la longévité exceptionnelle, de plus de 18 ans !, du cœur greffé d'Emmanuel Vitria, opération menée par Edmond Henry (1910-1972) en novembre 1968 à Marseille, l'enthousiasme déclenché par la transplantation cardiaque retombe rapidement et fait place à la déception. Les patients ne survivent généralement que quelques mois. La survie à un an n'est que de 15 %. Deux ans après l'euphorie générée par la première greffe cardiaque de Barnard, les chirurgiens déchantent et abandonnent cette procédure. En 1970, Christiaan Barnard lui-même déclare : « Je savais que la grande lutte, dans la greffe de cœur, n'était pas de placer un organe neuf chez un être humain, mais de parvenir à ce qu'il y demeurât. »

La renaissance de la greffe cardiaque

Seul Norman Shumway, obstinément, poursuit ses recherches et continue à pratiquer des greffes cardiaques. Ses travaux portent aussi sur la maîtrise du rejet de l'organe transplanté. C'est en 1980 qu'il introduit l'usage de la ciclosporine[2] dans le traitement antirejet pour les greffes cardiaques. Ce nouveau médicament déprime le système immunitaire du receveur et sera à l'origine de la renaissance de la transplantation cardiaque : il va permettre en effet d'améliorer de façon spectaculaire les résultats des greffes d'organes et du cœur en particulier.

Deux autres progrès vont participer à cette renaissance :

- la conservation des cœurs des donneurs en attente de greffe, grâce à la cardioplégie. En 1975 est publié l'article du physiologiste allemand Hans Bretschneider (1922-1993). Celui-ci décrit la solution ionique froide permettant l'arrêt du cœur tout en le protégeant. En 1980, la "solution de Bretschneider" est introduite comme solution de préservation dans la transplantation cardiaque.

---

[1] Rejet de greffe : l'organisme de l'hôte (le receveur) réagit contre le greffon, considéré comme un corps étranger.

[2] Ciclosporine : c'est en 1972 que le Belge Jean-François Borel (1933-) découvre l'effet immunosuppresseur (c'est-à-dire sa capacité à bloquer l'action du système immunitaire qui sert à protéger l'organisme des agents extérieurs) d'une substance isolée dans un champignon. La ciclosporine est utilisée comme médicament anti-rejet pour la première fois en 1980 dans le cadre d'une greffe de foie.

- la biopsie myocardique[1], développée en 1972 à Stanford par Philipp Caves (1940-1978), grâce à laquelle un rejet du cœur peut être diagnostiqué précocement.

Dès le début des années 1980, suite à l'adoption du traitement par la ciclosporine dans les transplantations cardiaques, la durée de vie des greffés s'allonge considérablement. La greffe cardiaque devient alors une pratique courante. Plusieurs équipes se feront remarquer dans le domaine de la transplantation cardiaque. Aux États-Unis, Denton Cooley[2] (1920-2016) et Michael DeBakey[3] (1906-2008) participeront activement à son développement, tout en se concurrençant férocement. En Europe, Donald Ross[4] (1922-2014) au *National Heart Hospital* de Londres, puis Magdi Yacoub[5] (1935-) à l'Hôpital de Harefield de Londres, se lancent également dans la greffe cardiaque.

Aujourd'hui, la technique et le suivi de la transplantation cardiaque sont parfaitement codifiés, y compris chez l'enfant. Cette procédure révolutionnaire permet la survie de patients considérés comme perdus il y a un peu plus de cinquante ans. Elle s'applique à des malades, encore relativement jeunes, atteints d'insuffisance cardiaque terminale, ou de cardiomyopathie. L'espérance de survie d'un patient transplanté cardiaque est d'environ 80 % à cinq ans. Reste le problème du nombre d'organes disponibles pour

---

[1] Biopsie endomyocardique : sous anesthésie locale, et sous contrôle radiologique, une sonde munie de petites pinces est introduite dans une veine jugulaire et poussée jusqu'au ventricule droit. Les échantillons prélevés sont ensuite examinés au microscope pour dépister d'éventuels signes histologiques du phénomène de rejet.

[2] Denton Cooley : le 03 mai 1968, il effectue la première transplantation cardiaque considérée comme un succès aux USA, sur un homme de 47 ans qui survivra 204 jours. Il faudra encore 16 années supplémentaires pour obtenir un succès dans le domaine de la greffe cardiaque pédiatrique, succès obtenu par Cooley en 1984.

[3] Michael DeBakey : en 1968, Michael DeBakey et George Noon réalisent leur première transplantation cardiaque, l'une des premières interventions de ce type aux USA. Ce programme sera interrompu en raison de résultats médiocres, puis repris en 1986 grâce à la découverte de la ciclosporine.

[4] Donald Ross : le 03 mai 1968, Donald Ross et son équipe réalisent, six mois après la première mondiale de Christiaan Barnard, la première transplantation cardiaque au Royaume-Uni sur un homme de 45 ans qui survivra 46 jours, avant un décès par rejet de greffe, infection et embolie pulmonaire. Après une série de trois transplantations, un moratoire est décrété par le gouvernement britannique, du fait de résultats médiocres liés au problème du rejet de la greffe. Grâce au développement des médicaments immunosuppresseurs, le moratoire sur les transplantations cardiaques sera levé en 1979, par Sir Terence English (1932-) au *Papworth Hospital* (Cambridgeshire), et surtout en 1980, lors de la mise en place du programme de transplantation par Sir Magdi Yacoub (1935-), disciple de Ross, à l'*Hôpital de Harefield.*

[5] Magdi Yacoub : après ses études de médecine à l'Université du Caire, Magdi Yacoub quitte en 1961 l'Égypte pour Londres. Il se spécialise en chirurgie cardiaque avec Sir Russell Brock (1903-1980), puis avec Donald Ross (1922-2014). Après la levée du moratoire d'une douzaine d'années établi suite aux essais infructueux de Donald Ross, et sous la direction de Yacoub, l'Hôpital de Harefield démarre un programme de transplantations cardiaques en 1980. En une décennie, Yacoub et son équipe réalisent un millier d'opérations de ce type. Il est alors le chirurgien ayant réalisé le plus de transplantations cardiaques au monde et établit un record de survie de 33 ans pour le transplanté cardiaque John McCafferty opéré en 1982. En novembre 1983, Yacoub réussit la première transplantation cœur-poumons au Royaume-Uni. Par la suite, avec plus de 2500 interventions, le programme de transplantations cardiaques de Harefield deviendra le plus important au monde.

les greffes, toujours bien inférieur aux besoins. On aboutit ainsi à des listes d'attente trop longues pour des patients pour qui la greffe cardiaque reste le seul espoir.

Le cœur artificiel et le système d'assistance ventriculaire gauche

De la même façon que l'on fait démarrer l'histoire de la transplantation cardiaque avec Alexis Carrel (1873-1944), celle du cœur artificiel commence aussi par ce futur prix Nobel (prix reçu en 1912).

Le "cœur de verre" de Carrel et Lindbergh

C'est dans son laboratoire du *Rockefeller Institute* de New York que Carrel démarre en 1909 ses travaux et ses recherches en chirurgie expérimentale. En 1930, il fait la connaissance de Charles Lindbergh (1902-1974). Ce pionnier de l'aviation, premier pilote à relier New York à Paris en solitaire et sans escale en mai 1927, est aussi un ingénieur plein de talent et d'imagination. Ces deux hommes, qui rêvent d'immortalité vont collaborer et joindre leurs compétences pour mettre au point, après cinq ans de recherches, un "cœur de verre". Il s'agit d'une pompe destinée à conserver vivants des organes entiers, isolés hors du corps. Ce dispositif, en verre soufflé à la bouche reproduit ainsi temporairement la fonction cardiaque[1].

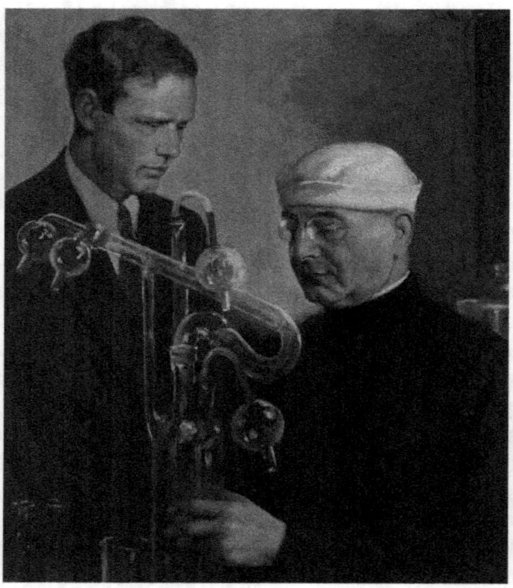

Charles Lindbergh and Alexis Carrel - Tableau de Samuel Johnson Woolf (1880-1948) (National Portrait Gallery - Washington), utilisé comme couverture du Time du 13 juin 1938

---

[1] Le russe Vladimir Petrovitch Demikhov (1916-1998), outre ses recherches dans le domaine des transplantations d'organes, a également construit un "cœur mécanique" à la fin des années 1930 Composé de deux pompes adjacentes simulant les fonctions des deux ventricules cardiaques, ce dispositif réussit à faire vivre des chiens pendant plus de 2 heures. Ces travaux, longtemps ignorés étaient pourtant novateurs, du fait que Demikhov envisageait déjà ce cœur artificiel comme une étape provisoire avant une transplantation cardiaque, stratégie (*"bridge to transplant"*) qui sera mise en œuvre 80 ans plus tard.

Le premier cœur artificiel, implanté sur un chien

En 1942, aux Pays-Bas, en pleine Seconde Guerre mondiale, Willem Johan Kolff[1] (1911-2009), médecin aux idées foisonnantes, imagine et bricole de ses propres mains le premier rein artificiel. En 1950, il émigre aux États-Unis, appelé à la *Cleveland Clinic Foundation* (Ohio) pour développer et améliorer sa machine de dialyse rénale. Très vite, on lui assigne de nouvelles tâches qui aboutiront, en 1955, à l'invention de l'oxygénateur à membrane, utilisé pour les circulations extracorporelles. Deux ans plus tard, Tetsuzo Akutsu (1922-2007), venu de Tokyo, devient son principal collaborateur. Tous deux se lancent alors dans le projet grandiose de construire un cœur artificiel.

En décembre 1957, un prototype est prêt : c'est un dispositif en plastique, fonctionnant à l'air comprimé. Il est implanté dans le thorax d'un chien qui survivra 90 minutes. Ce n'étaient que les prémices d'une formidable aventure médicale et technologique !

Premier dispositif d'assistance ventriculaire gauche : le "Liotta-DeBakey"

À la même époque, un chirurgien argentin, Domingo Santo Liotta (1924-2022), s'intéresse aussi au cœur artificiel. Il avait démarré des travaux expérimentaux sur le sujet dès 1958 à Córdoba. Remarqué par Michael Ellis DeBakey[2], ce dernier le recrute

---

[1] Willem Johan Kolff "Pim" : d'origine néerlandaise, Willem Kolff étudie la médecine à l'Université de Leyde et à l'Université de Groningen. En 1940, tandis que l'Allemagne envahit les Pays-Bas, il organise, au milieu des bombardements, ce qui deviendra, en quelques jours, la première banque du sang européenne. En 1941, Kolff assiste, impuissant, au décès d'un jeune homme de 22 ans, insuffisant rénal. Il a alors l'idée de créer une machine, un "rein artificiel", pour remplacer l'organe défaillant et épurer le sang de ses substances toxiques. C'est dans ce même hôpital qu'un de ses collègues, le Dr Meijler, est licencié parce que juif. Kolff démissionne alors en guise de protestation, et déménage dans la ville de Kampen où il devient Chef du Service de Médecine Interne de l'hôpital local. Un peu plus tard, il cachera chez lui le fils, âgé de 5 ans, de ce collègue, pour le sauver de la déportation. En 1942, il invente le premier rein artificiel qui permettra de maintenir en vie une malade en août 1945. Ce premier rein artificiel se présente sous la forme d'un tambour rotatif de lessiveuse et d'une membrane servant à filtrer le sang, la membrane étant de la cellophane trouvée dans une usine de saucisses à l'abandon. Après avoir inventé l'oxygénateur à membrane, Kolff mène les recherches qui aboutiront à la mise au point du *"Jarvik-7"*. Considéré comme le "père des organes artificiels", inventeur de génie, Willem Johan Kolff a été couronné par l'*Albert Lasker Award for Clinical Medical Research*, en 2002, pour ses travaux sur le rein artificiel. Le Forum Économique Mondial a estimé que son rein artificiel avait permis de sauver la vie de neuf millions de personnes. Le magazine *Life* l'a classé, en 1990, comme étant l'une des cent personnalités les plus importantes du vingtième siècle. En 2012, à titre posthume, Willem Johan Kolff, et son épouse Janke Cornelia Kolff-Huidekoper, ont été nommés *Justes parmi les nations*.

[2] Michael Ellis DeBakey : d'origine libanaise, né sous le nom de Michel Dabaghi, anglicisé plus tard en DeBakey, il serait né en 1906 au Liban. À l'âge de deux ans, il arrive, comme immigrant, avec ses parents, aux États-Unis, pays dans lequel il est officiellement enregistré. Après ses études à l'Université Tulane à La Nouvelle-Orléans, DeBakey obtient en 1932 son doctorat de médecine. Pendant la guerre de Corée, il participe à la création du *Mobile Army Surgical Hospital*, le fameux *M.A.S.H.*, rendu célèbre en 1970 par le film de Robert Altman. En 1948, DeBakey est nommé professeur de Chirurgie et Chef du Département de Chirurgie au *Baylor College of Medicine* (Houston). Il en fera l'un des plus prestigieux centres de chirurgie cardiovasculaire. Il exerce aussi au sein de l'Hôpital Méthodiste de Houston. C'est à cette époque qu'il rencontre Denton Cooley (1920-

en 1961 au *Baylor College of Medicine* de Houston, comme Directeur du "Programme Cœur Artificiel"[1]. Alors même que la greffe cardiaque n'était pas encore au point, DeBakey avait compris que se poserait un jour le souci majeur du nombre insuffisant de greffons cardiaques. Il décide de s'investir dans la mise au point de dispositifs mécaniques.

Devant les nombreux problèmes soulevés par un cœur artificiel complet[2], DeBakey préfère se concentrer sur un dispositif plus léger, soulageant seulement le ventricule gauche. C'est ainsi que Liotta met rapidement au point un système d'assistance circulatoire du ventricule gauche : cette petite pompe implantée dans le thorax, reliant l'oreillette gauche à l'aorte et fonctionnant à l'air comprimé, ne fait que suppléer à la fonction du ventricule gauche et non du cœur entier. Ce premier dispositif d'assistance ventriculaire gauche (DAVG) est implanté le 19 juillet 1963 sur un patient en grande détresse cardiaque. Il fonctionnera 4 jours avant le décès du patient. À partir de 1966, le "Liotta-DeBakey", nom de ce DAVG, commence à être utilisé de façon temporaire pour donner à un cœur défaillant le temps nécessaire pour récupérer. Le premier succès de ce dispositif date du 6 août 1966 sur une patiente mexicaine de 37 ans, dont le DAVG l'avait soutenue pendant 10 jours, jusqu'à ce que sa fonction cardiaque s'améliore.

C'est à cette époque que Liotta fait la connaissance de Denton Arthur Cooley[3] (1920-2016) qui exerce au *St. Luke's Episcopal Hospital* de Houston, enseigne au *Baylor College of Medicine* et qui a fondé le *Texas Heart Institute*.

2016) qui sera son collaborateur mais aussi son rival. Immense figure de la chirurgie cardiovasculaire, DeBakey est à l'initiative de nombreuses "premières". Chirurgien infatigable, ayant pratiqué au cours de sa très longue carrière plus de 60 000 interventions cardiovasculaires, Michael DeBakey a eu pour patients plusieurs présidents américains, tels que John Kennedy, Lyndon Johnson, Richard Nixon, et de nombreuses personnalités politiques et artistiques. En 1996, DeBakey et son équipe supervisent le quintuple pontage coronarien réalisé par des chirurgiens russes sur le Président Boris Eltsine. Il a publié plus de 1500 articles scientifiques et a été gratifié, à l'âge de cent ans, de la Médaille d'Or du Congrès.

[1] En 1964, le gouvernement des États-Unis avait commencé à financer un programme de recherche sur le cœur artificiel sur une période de 10 ans, en accordant des subventions à trois chercheurs : Michael DeBakey (1906-2008) (*Baylor College of Medicine* de Houston), Willem Kolff (*Cleveland Clinic Foundation*) et Adrian Kantrowitz (1918-2008) (*Maimonides Medical Center* de New York).

[2] DeBakey avait réfléchi au problème de la source d'énergie nécessaire au fonctionnement d'un cœur artificiel. Il eut l'idée de recourir à l'énergie nucléaire. Dans le cadre de travaux expérimentaux utilisant cette source d'énergie, il constata qu'une quantité de 35 grammes de plutonium était nécessaire pour faire fonctionner l'appareil, dose responsable d'une irradiation trop importante du patient. C'est la raison pour laquelle le programme de recherche fut annulé en 1976.

[3] Denton Arthur Cooley : lors de sa formation en chirurgie, à 24 ans, il assiste Alfred Blalock (1899-1964), qui deviendra son mentor, dans sa première opération de correction chez un "bébé bleu". Cette expérience le décide à s'orienter vers la chirurgie cardiaque. En 1951, Cooley est nommé professeur associé de Chirurgie au *Baylor University College of Medicine* de Houston, tout en exerçant à l'Hôpital Méthodiste associé au *College*. Réputé pour son extraordinaire dextérité et sa rapidité en salle d'opération, il devient le collaborateur mais aussi le rival de Michael DeBakey. Au milieu des années 1950, les deux chirurgiens développent de nouvelles méthodes pour traiter les anévrysmes et les dissections de l'aorte. Toujours à Houston, en 1954, Cooley quitte DeBakey et l'Hôpital Méthodiste pour exercer au *St. Luke's Episcopal Hospital* et, en 1962, fonde le *Texas Children's Hospital*. Comme DeBakey, il réussit plusieurs "premières" en chirurgie cardiaque, avant de se consacrer davantage à la chirurgie coronaire. En 1972, il est le chirurgien à avoir réalisé le plus de

L'année 1967 voit Willem Johan Kolff quitter l'Ohio et rejoindre l'Utah. C'est à Salt Lake City qu'il va poursuivre ses recherches sur le cœur artificiel, en tant que Directeur de Division des Organes Artificiels à l'*University's Institute for Biomedical Engineering*. Son fidèle Tetsuzo Akutsu l'accompagne dans ce nouveau défi.

Cette même année est aussi celle de la première greffe cardiaque réalisée par le chirurgien sud-africain Christiaan Barnard (1922-2001). En même temps que se développe la transplantation cardiaque vont apparaître les problèmes liés à la forte demande en dons d'organes, ainsi que ceux dus aux rejets des greffons.

Premier cœur artificiel implanté sur un humain : le "Cooley-Liotta"

Domingo Santo Liotta aussi change de lieu d'exercice, tout en restant à Houston : il quitte Michael DeBakey pour son concurrent, Denton Cooley, et poursuit avec lui ses travaux sur le cœur artificiel. C'est le 4 avril 1969 qu'a lieu une opération historique au *Texas Heart Institute* de Houston : le cœur artificiel total, nommé "Cooley-Liotta", est implanté sur un patient de 47 ans, Haskell Karp, en grande insuffisance cardiaque et en attente d'une greffe. C'est la première fois dans l'histoire de l'humanité que le cœur d'un homme est remplacé en totalité par un organe artificiel. Le dispositif le maintiendra en vie pendant 3 jours, assez de temps pour qu'une transplantation cardiaque soit réalisée. Malgré le décès rapide du patient suite à la greffe, l'opération est considérée comme un succès : la stratégie de *"bridge to transplant"*[1] est effective pour la toute première fois.

Suite à cette "première", les lieux d'exercice de DeBakey et de Cooley, distants de quelques centaines de mètres l'un de l'autre, seront le siège d'une des querelles les plus longues de l'histoire de la médecine. Une compétition féroce régnait déjà entre les deux équipes rivales, en particulier pour obtenir en priorité les greffons cardiaques qui arrivaient avec parcimonie. Le cœur artificiel de Liotta était aussi disputé, DeBakey et Cooley rêvant l'un comme l'autre de pouvoir l'implanter le premier. Après que la prothèse cardiaque eut été testée sur sept veaux, DeBakey considérait qu'elle n'était pas encore au point pour une implantation sur un humain. C'est donc avec une grande fureur que DeBakey apprit la décision de Cooley de poser le premier cœur artificiel sur un homme, décision prise seul, en dehors de tout agrément et dans des conditions

pontages coronaires au monde, soit 1200 pontages. Considéré par beaucoup comme étant le plus grand chirurgien cardiaque au monde, Denton Cooley a reçu de nombreux prix et honneurs dont, en 1967, le Prix *René Leriche*, plus haute distinction de la Société Internationale de Chirurgie, la *Presidential Medal of Freedom,* accordée en 1984 par le Président Ronald Reagan, et, en 1998, la *National Medal of Technology and Innovation,* accordée par le Président Bill Clinton. En 2012, Denton Cooley publie ses mémoires sous le titre *100.000 hearts : a Surgeon's Memoir*, rapportant son expérience professionnelle et soulignant la performance de l'équipe chirurgicale du *Texas Heart Institute* ayant opéré cent mille patients à cœur ouvert.

[1] *"Bridge to transplant"* : expression anglo-saxonne que l'on peut traduire par "pont vers une transplantation". Cette stratégie thérapeutique consiste à implanter transitoirement un dispositif d'assistance circulatoire chez des patients insuffisants cardiaques sévères en attente de greffe cardiaque. Ces systèmes d'assistance permettent non seulement de temporiser jusqu'à ce qu'un cœur de donneur soit disponible, mais aussi de soulager le cœur du patient d'une tâche qu'il assure avec difficulté. La mise au repos d'un cœur défaillant grâce à cette assistance peut même, dans certains cas, permettre sa guérison complète.

éthiques discutables. Cooley est alors critiqué et sanctionné par l'*American College of Surgeons* et le *National Institutes of Health*. Suite au décès rapide de deux autres patients ayant aussi reçu ce cœur artificiel, Cooley est interdit d'enseignement et des crédits lui sont supprimés. Ces deux éminents chirurgiens ne s'adresseront plus la parole, et cette brouille durera 37 ans ! Ils finiront par se réconcilier en 2007, quelques mois avant le décès de DeBakey à l'âge de 101 ans !

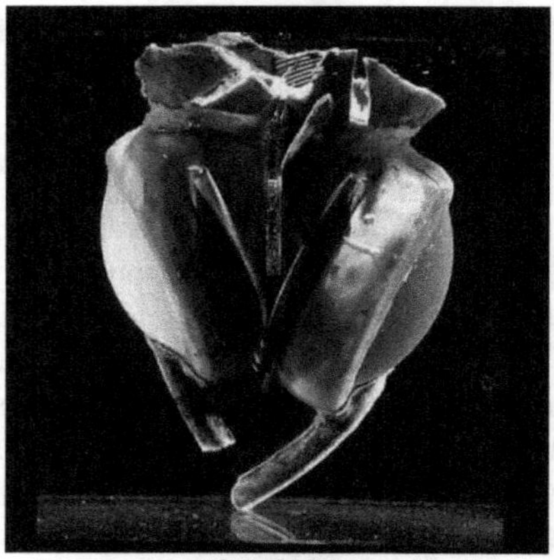

Le cœur artificiel "Liotta-Cooley"
(Smithsonian's National Museum of American History - Washington)

Le "Jarvik-7" : premier cœur artificiel définitif ?

En 1971, Robert Jarvik (1946-) rejoint l'équipe de Willem Kolff à Salt Lake City embauché comme Directeur de Projet pour mener les recherches sur un cœur artificiel total. La prothèse "Liotta-Cooley" avait prouvé deux ans auparavant que la vie humaine pouvait être prolongée temporairement grâce à un tel dispositif. Pourquoi ne pas envisager une prothèse mécanique implantée de façon définitive ?

Robert Jarvik est un médecin n'ayant jamais pratiqué la médecine, mais il est diplômé en ingénierie médicale. Après de nombreuses versions testées sur des animaux, un modèle permet à un veau, en 1981, de survivre pendant 268 jours. La dernière version, le "Jarvik-7", est un prototype en Dacron, plastique et aluminium dont les "ventricules" sont remplis et vidés par de l'air comprimé propulsé par un compresseur externe. Il peut battre, chez l'animal, plus de cent mille fois par jour.

En 1982, le 02 décembre, avec l'accord de la *Food and Drug Administration (FDA)*, le premier cœur artificiel de ce type est implanté, à l'*University of Utah,* par William DeVries (1943-) sur un dentiste retraité de 61 ans, Barney Clark, atteint d'une cardiomyopathie au stade terminal. Cette intervention reçoit un accueil médiatique considérable, et les journalistes du monde entier vont suivre de près l'évolution du patient. Celui-ci survivra 112 jours dans des conditions extrêmement pénibles, attaché à un dispositif externe de 150 kilos. Suite à de multiples complications dans les suites opératoires, Barney Clark connaîtra une survie pleine de souffrance et sans autonomie.

ce qui soulèvera des problèmes éthiques. Le second patient[1], William J. Schroeder, implanté en novembre 1984, survivra 620 jours. Réalisant l'immensité de la tâche qui lui reste à accomplir, Robert Jarvik[2] écrira : « Si le cœur artificiel doit atteindre son objectif, il doit être plus qu'une pompe. Il doit être plus que fonctionnel, fiable et sûr. Il doit être oubliable. »

Après ces quelques cas d'implantation du Jarvik-7 à titre de cœur artificiel total et définitif, grevés de multiples complications toujours fatales, la *FDA* suspend l'utilisation de cette prothèse dans cette indication et la restreint à un usage *"bridge to transplant"*, donc comme solution d'attente avant transplantation cardiaque.

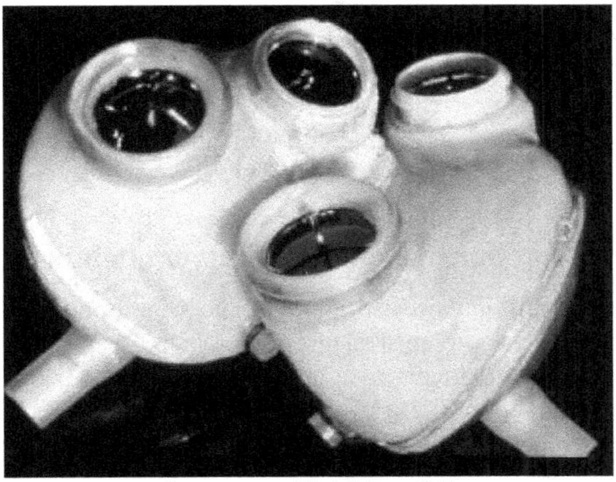

Le cœur artificiel Jarvik 7

Les années suivantes verront plusieurs équipes dans le monde poursuivre ou se lancer dans les recherches sur le cœur artificiel. De nombreux problèmes sont à résoudre : celui de l'autonomie et donc de la source d'énergie, celui de la taille de la prothèse qui doit être assez réduite pour trouver sa place dans la cage thoracique, sans oublier les risques thromboemboliques et infectieux. Progressivement, grâce à la persévérance et l'ingéniosité des différents intervenants, on assiste à la miniaturisation des éléments de la prothèse (pompe, moteur...), puis à leur transfert de l'extérieur vers l'intérieur du corps humain.

[1] Au cours de l'année suivante, trois autres patients recevront le cœur Jarvik-7 pour une utilisation permanente : deux à Louisville (Kentucky) et un en Suède. Ce patient suédois, qui survécut 14 mois, était accusé d'évasion fiscale. Selon la loi suédoise qui considère une personne comme morte lorsque son cœur a cessé de battre, il fut déclaré légalement mort, et les charges retenues contre lui furent officiellement abandonnées, pour le plus grand plaisir de ce patient !

[2] En 1987, Robert Jarvik part pour New York City et crée sa propre société, *Jarvik Research, Inc.* Il axe ses recherches sur un nouveau modèle, le "Jarvik 2000", un système d'assistance ventriculaire gauche intracorporel et à débit continu (non pulsatile), ne nécessitant pas l'ablation du cœur natif. Ce dispositif a obtenu l'agrément CE en 2005. Une étude de 2013 a rapporté une survie de 31 % à un an.

Aider un ventricule gauche défaillant : le "DeBakey-Noon"

Depuis 1967, George Noon exerce au *Baylor College of Medicine*, et devient l'assistant de Michael DeBakey. Il focalise sa carrière chirurgicale sur la transplantation d'organes et les dispositifs d'assistance cardiaque. Avec l'arrivée de la ciclosporine, le programme de transplantations cardiaques redémarre. Il devient alors essentiel de fournir une assistance mécanique à des ventricules défaillants, en attente d'un greffon disponible.

En 1988, George Noon et Michael DeBakey rencontrent des ingénieurs de la *NASA* pour développer une pompe d'assistance ventriculaire miniaturisée. C'est le début d'une intense collaboration. Dix ans plus tard, en 1998, la première pompe d'assistance ventriculaire, avec un système non pulsatile, est implantée, avec succès, à Berlin (Allemagne). Il s'agit du *"MicroMed DeBakey-Noon human implant"*[1], qui permet d'attendre une transplantation cardiaque. Ce dispositif a pour avantages immenses d'être de petite taille, implantable en intracorporel, autorisant un confort notable pour le patient en attente de greffe.

Quelles solutions pour un cœur entièrement défaillant ?

Si cette assistance ventriculaire est un merveilleux outil pour aider un cœur temporairement défaillant ou en attente d'un greffon, il reste le problème non résolu des patients en insuffisance cardiaque grave, biventriculaire, irréversible, et non éligibles à une transplantation cardiaque. C'est la raison pour laquelle les recherches se poursuivaient pour concevoir un cœur artificiel total ayant pour but une implantation permanente et définitive.

Le 2 juillet 2001, une prothèse de ce type est implantée dans le Kentucky, au *Jewish Hospital* de Louisville, sur un homme de 59 ans. Depuis les rares opérations ayant utilisé le Jarvik 7 dans les années 1980 dans l'indication "implantation définitive", c'est la première implantation réussie d'un cœur artificiel entièrement autonome : nommé "AbioCor", il a obtenu l'accord de la *Food and Drug Administration* pour des essais sur l'homme. Constitué de titane et de plastique, il est équipé d'une batterie interne et permet une complète liberté de mouvement au patient. Le patient en question survivra 151 jours, grâce à ce système qui assure toutes les fonctions cardiaques.

---

[1] *"MicroMed DeBakey-Noon human implant"* : ce dispositif a permis, en 1989, l'intronisation de Michael DeBakey et de George Noon dans le *Space Technology Hall of Fame* (qui met à l'honneur scientifiques et ingénieurs ayant développé des technologies originales, dérivées de la recherche spatiale, et améliorant la qualité de vie de toute l'humanité).

Un cœur artificiel total "bleu-blanc-rouge"

Grâce à Alain Carpentier[1] (1933-), la France va vivre la formidable aventure du cœur "CARMAT".

En 1990, il est Chef du Département de Chirurgie Cardiovasculaire à l'Hôpital Broussais (Paris) lorsqu'il rencontre le patron de la société *Matra Défense*, Jean-Luc Lagardère (1928-2003). Convaincu par le rêve de Carpentier de participer à la construction du futur cœur artificiel français, le chef d'entreprise lui fournit toutes les ressources nécessaires, en hommes et en matériaux. La société *CARMAT* (pour CARpentier et MATra) est ainsi fondée en 1993, disposant de fonds importants.

En 2008, Carpentier met au point le premier cœur artificiel totalement autorégulé, totalement biocompatible, simulant l'hémodynamique du cœur naturel. Cette prothèse est implantée pour la première fois le 18 décembre 2013 : cette opération est réalisée sur un patient de 76 ans, Claude Dany, à l'Hôpital européen Georges Pompidou, par Christian Latrémouille. La survie de 74 jours de ce patient a fait considérer cette intervention comme un premier succès. Le second patient est resté en vie 9 mois. Cette prothèse, un vrai bijou de technologie, a obtenu sa certification européenne en 2020, mais est toujours en cours de développement. L'objectif de cette équipe de chercheurs est que le cœur Carmat[2] puisse se substituer totalement au cœur natif du patient, et ce pendant plusieurs années.

Parallèlement au développement de la transplantation cardiaque, seule option thérapeutique disponible pour les patients en insuffisance cardiaque terminale, les recherches menées sur des dispositifs mécaniques ont offert à ces malades de nouvelles possibilités. Chirurgiens et ingénieurs ont fait preuve d'audace, de créativité et de talent

---

[1] Alain Carpentier : il commence à exercer la chirurgie cardiaque dans le service de Charles Dubost (1914-1991) à l'Hôpital Broussais (Paris) en 1967. La même année, il fonde le Laboratoire d'Étude des Greffes et Prothèses cardiaques où il découvre l'action du glutaraldéhyde qui atténue l'antigénicité des valves biologiques d'origine animale. C'est ainsi qu'il crée le concept de "bioprothèse" désignant un tissu d'origine animale monté sur un support artificiel. Ses travaux aboutissent à la mise au point de la valve "Carpentier-Edwards" qui sera implantée chez plus d'un million de patients pendant plus de 25 ans. Comme autres innovations, Carpentier invente différentes techniques de chirurgie plastique et reconstructive des valves cardiaques, permettant de réparer valves mitrales et tricuspides, telles que l'annuloplastie. Il est nommé, en 1982, Chef du Département de Chirurgie Cardiovasculaire à l'Hôpital Broussais, poste qu'il gardera jusqu'en 2000. En 1991, Alain Carpentier s'investit dans la médecine humanitaire et fonde l'Institut du Cœur de Hô-Chi-Minh-Ville (Vietnam), ayant pour mission d'opérer les enfants cardiaques vietnamiens. Il est aujourd'hui directeur scientifique de la société *CARMAT*, qu'il a créée en 2008 avec *Matra Défense* pour la mise au point d'un cœur artificiel. Alain Carpentier exerce aujourd'hui au Département de Chirurgie cardiovasculaire et de transplantation d'organes de l'Hôpital européen Georges Pompidou à Paris. Ce chirurgien cardiaque visionnaire a reçu de nombreux honneurs et prix pour sa carrière prestigieuse, dont, en 2007, le Prix *Albert Lasker* pour la recherche médicale, partagé avec Albert Starr (1926-).

[2] Le cœur artificiel Carmat (nommé Aeson®) a pour intérêts principaux de réguler son débit en fonction des efforts et de la vie quotidienne du patient, d'éviter les thromboses grâce à son interface biocompatible, et de disposer d'une autonomie de 5 heures. Cependant, des améliorations en termes de miniaturisation sont encore nécessaires. Et le risque infectieux existe du fait que le câble d'alimentation externe sort de la paroi abdominale. Plusieurs dizaines de cœurs Carmat ont été implantés à ce jour. Les premiers résultats d'une étude lancée en 2016 font état d'une survie à 6 mois (avec la prothèse ou par greffe cardiaque réussie dans les 6 mois après son implantation) chez 70 % des patients.

pour inventer de merveilleux outils d'assistance cardiaque. Que ce soit en attente d'une greffe ou d'une récupération spontanée d'un cœur défaillant, les dispositifs d'assistance ventriculaire gauche de dernière génération ont changé la vie de nombreux insuffisants cardiaques.

Quant au cœur artificiel total en implantation définitive, il représente certainement l'avenir, pour ceux qui échappent à toute option thérapeutique, qu'ils soient non éligibles à une greffe cardiaque ou en raison de la pénurie de greffons. On peut imaginer dans un futur pas si lointain des milliers de patients porteurs d'un cœur fait de plastique et de titane battant dans leur poitrine.

CHAPITRE 9
Histoire du pacemaker

Le stimulateur cardiaque, ou "pacemaker" ou encore "pile cardiaque", est un dispositif capable d'envoyer des impulsions électriques rythmées au myocarde pour déclencher ses contractions lorsque le cœur est trop lent. Cet appareil est implanté dans l'organisme et est composé de plusieurs éléments. Initialement conçu pour un usage transitoire dans le cadre des troubles de la conduction survenant après des opérations de cardiopathies congénitales, il sera ensuite implanté pour un usage permanent dans le syndrome d'Adams-Stokes[1].

L'histoire du pacemaker est bien sûr liée à la découverte des phénomènes électriques aboutissant à la contraction cardiaque, ainsi qu'à l'histoire de l'électricité elle-même. Avant que le premier stimulateur cardiaque ait été mis au point au XXe siècle, il a fallu également comprendre, grâce à l'électrocardiographie inventée par Willem Einthoven (1860-1927), les phénomènes électriques intimes se produisant dans le cœur.

Les pacemakers d'aujourd'hui, véritables merveilles de technologie, aux fonctions multiples, sont l'aboutissement de plusieurs décennies de progrès réalisés pas à pas, par des médecins et des ingénieurs bourrés de talent et d'esprit créatif.

Les précurseurs : premières stimulations de cœurs d'animaux par l'électricité

Nous avons vu, dans un précédent chapitre, comment, au XVIIIe siècle, Leopold Caldani (1725-1813) et Aloysio Luigi Galvani (1737-1798) avaient démontré l'existence de l'"électricité animale". En 1791, Galvani avait observé des contractions d'un cœur de grenouille suite à sa stimulation au moyen d'un poisson électrique. Plus tard, en 1802, Giovanni Aldini[2] (1762-1834), neveu de Galvani, parvenait au même résultat en utilisant la pile d'Alessandro Volta[3] (1745-1827).

---

[1] Syndrome d'Adams-Stokes : syndrome caractérisé par la survenue de syncopes brutales, de durée brève, avec chute soudaine, provoquées par une pause cardiaque ou une bradycardie extrême (liée le plus souvent à un bloc atrio-ventriculaire complet). Ce terme a été donné en l'honneur de deux médecins irlandais : Robert Adams (1791-1875) et William Stokes (1804-1878).

[2] Giovanni Aldini : en 1803, ce physicien italien se livra à une démonstration publique utilisant l'électricité galvanique. Elle eut lieu au Collège Royal de chirurgie de Londres, sur un condamné à mort, George Forster, qui venait d'être pendu. Cette démonstration fut très impressionnante : les impulsions électriques produisaient des mouvements de certaines parties du corps et donnaient ainsi l'impression que le pendu était revenu à la vie. Cette expérience aurait inspiré l'écrivain Mary Shelley pour créer le personnage du *Docteur Frankenstein*.

[3] Alessandro Volta : en 1800, ce physicien italien invente la "pile voltaïque". Celle-ci est composée d'un empilement de rondelles de zinc, d'argent et de feutre imprégné d'eau salée, retenues verticalement grâce à des tiges de bois. Cet appareil, qui créait un courant électrique constant, eut un succès immédiat et suscita un enthousiasme immense. C'était en effet la première fois que l'électricité pouvait être produite par d'autres moyens que des machines électrostatiques. Ce premier générateur électrique pouvait enfin fournir une électricité facilement accessible.

En 1831, Michael Faraday (1791-1867) découvre l'induction électromagnétique, qui permet de créer de l'électricité avec du magnétisme. Le courant continu peut ainsi être transformé en impulsions brèves, dont la fréquence et l'amplitude sont facilement modifiables.

C'est dans le fameux laboratoire de physiologie de Carl Ludwig (1816-1895) à Leipzig que le jeune médecin écossais John Alexander MacWilliam (1857-1937) commence à étudier la contraction du cœur, sur les animaux. Ce sujet le passionne et il poursuivra ses travaux sur ce thème pendant une trentaine d'années. En 1885, il est professeur à l'Université d'Aberdeen lorsque ses expériences sur les cœurs de chats, de chiens et de lapins lui permettent de stimuler le myocarde par de brèves impulsions électriques, et donc de créer des contractions cardiaques. Il utilise des courants galvaniques et faradiques par l'intermédiaire d'aiguilles plantées à l'apex des ventricules. Il propose donc de stimuler le cœur en asystolie au moyen d'une série de chocs d'induction (réglés par un métronome) créant une "excitation artificielle" : « Une excitation artificielle pourrait être utile pour réveiller en action un cœur qui a été arrêté par une cause temporaire [...] En ce qui concerne les moyens à employer pour stimuler directement l'action cardiaque en cas d'arrêt soudain, divers expédients ont été recommandés, entre autres l'application de courants galvaniques et faradiques dans la région du cœur. »

MacWilliam envisage que cette méthode pourrait être utilisée chez l'homme en cas d'arrêt cardiaque : « Une telle méthode, me semble-t-il, est la seule rationnelle et efficace pour stimuler par des moyens directs l'action d'un cœur qui a été soudainement affaibli ou arrêté en diastole par des causes temporaires et transitoires. »

Premières stimulations électriques sur des cœurs humains

Quarante années seront nécessaires pour voir se réaliser concrètement une stimulation cardiaque sur un humain. Cette nouvelle aventure démarre en Australie.

Le cardiologue et anesthésiste Mark Cowley Lidwill (1878-1969), exerce au *Crown Street Women's Hospital* de Sidney lorsqu'il acquiert, en 1913, le premier électrocardiographe de cette ville. Constatant, avec son nouvel appareil, que certains décès par arrêts cardiaques semblent provenir d'une défaillance de l'activité électrique, il décide de mettre au point une machine pour stimuler le cœur. Il se fait aider pour cela par le physicien Edgar H. Booth, à qui il confie son projet. Celui-ci construit un appareil capable de faire battre le cœur entre 80 et 120 fois par minute, au moyen d'une aiguille plongée dans le ventricule. C'est avec cet appareil qu'en 1926 Lidwill pourra ressusciter un enfant mort à la naissance. Après 10 minutes de stimulation, le cœur du bébé bat spontanément : il est sauvé.

Lidwill décrira cet exploit dû à son invention lors d'un congrès médical à Sidney en 1929 : « J'ai conçu il y a quelque temps une machine au moyen de laquelle une stimulation directe du muscle cardiaque peut être appliquée. » Il conclut en déclarant, dans un esprit visionnaire : « Je pense que, si cette machine était utilisée, elle sauverait souvent des vies. Il peut y avoir de nombreux échecs, mais une vie sur cinquante ou même cent, c'est une grande avancée où il n'y a aucun espoir du tout. »

Malgré cette réussite et ces espoirs, il semble que Lidwill ne poursuivit pas ses travaux dans le domaine de la stimulation cardiaque.

L'année suivante, en 1930, sur un autre continent, en Amérique, Albert Salisbury Hyman (1893-1972) espère faire redémarrer le cœur de patients mourants, électrocutés ou d'enfants mort-nés, en le stimulant de façon répétitive. Ce cardiologue, avec l'aide de son frère Charles, ingénieur, parvient à construire un "stimulateur cardiaque artificiel" qu'il nomme "pacemaker", appellation toujours en usage. C'est une machine actionnée grâce à un moteur à ressort, remonté par une manivelle. Le générateur de courant continu est relié à une électrode dont l'aiguille est introduite dans l'oreillette droite. Cette machine, mise au point en 1932, est capable de délivrer des impulsions électriques à des rythmes variant de 30 à 120 battements par minute. Après des essais sur l'animal, il semble que des patients humains aient pu être réanimés par ce dispositif. Mais ce projet va vite avorter en raison de l'opposition considérable de la communauté médicale. Celle-ci, de même que l'opinion publique, considère que cette « œuvre du diable » interfère avec les événements naturels en « ressuscitant les morts ».

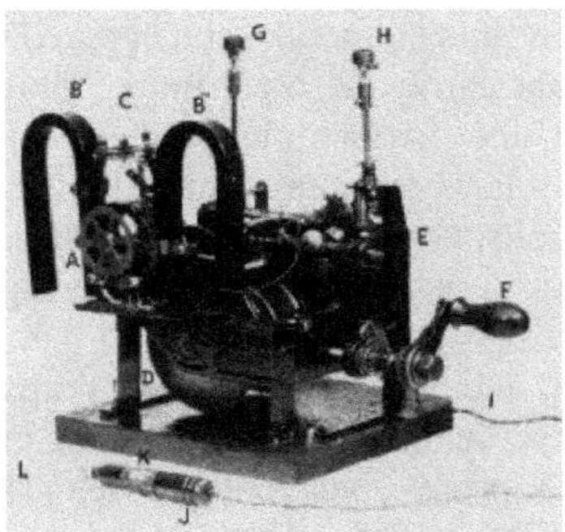

Le stimulateur cardiaque artificiel d'Albert Hyman

Premiers stimulateurs cardiaques externes, alimentés par le secteur

C'est en 1946 que Wilfred "Bill" Bigelow (1913-2005) a l'idée d'utiliser l'hypothermie pour opérer les cœurs. Refroidir les patients devait permettre de réduire les besoins en oxygène du cœur, de ralentir et de protéger cet organe au cours d'une opération cardiaque de courte durée. L'année suivante, il démarre ses expérimentations sur des chiens à Toronto, au *Banting Research Institute.*

En 1949, Bill Bigelow, assisté de son jeune interne, John Carter Callaghan (1923-2004), termine une expérience d'hypothermie sur un chien, lorsqu'il constate que, malgré le réchauffement de l'animal, le cœur ne repart pas. Il raconte cet épisode : « Par intérêt et par désespoir, j'ai donné une bonne piqûre au ventricule gauche avec une sonde que je tenais. Les quatre cavités du cœur ont répondu. D'autres piqûres ont clairement indiqué que le cœur battait normalement et que la pression artérielle était bonne. » Les impulsions électriques transmises par la sonde avaient permis de stimuler transitoirement le cœur, puis une activité spontanée était réapparue.

C'est cette expérience qui va conduire Bigelow à fabriquer son propre pacemaker artificiel pour réguler les battements cardiaques. Il contacte John Alexander Hopps (1919-1998), ingénieur électricien au Conseil national de recherches du Canada, qui entreprend de concevoir cet appareil. En 1950, le premier stimulateur cardiaque externe est prêt à être utilisé et testé sur un chien. L'appareil mesure cependant 30 cm de hauteur, fonctionne avec des tubes à vide et doit rester branché au secteur. C'est un succès : les impulsions électriques générées par la machine sont transmises aux oreillettes de l'animal grâce à un fil électrique inséré dans la veine jugulaire.

Un cardiologue de Boston, Paul Maurice Zoll[1] (1911-1999), s'intéresse aux travaux de Bigelow et de Hopps. Il décide de développer un système qui permettrait de stimuler un cœur en asystolie. C'est en effet seulement dans les années 1950 qu'on commence à envisager la stimulation artificielle pour traiter les blocs atrio-ventriculaires sévères responsables du syndrome d'Adams-Stokes, également appelé "maladie du pouls lent". À cette époque, il n'y a guère que les dérivés de l'adrénaline pour traiter cette affection avec des résultats le plus souvent décevants. Zoll était resté marqué par l'évolution fatale d'une patiente qui souffrait de syncopes à répétition liées à des lésions de son système électrique qu'on nomme "tissu nodal" ou "système cardionecteur".

En 1952, pour la première fois au monde, son appareil est utilisé sur un humain, un patient de 75 ans, dont l'état cardiaque est critique. Zoll fixe une électrode sous la cinquième côte et introduit une seconde électrode sous la peau jusqu'à la pointe du cœur. Ces électrodes sont reliées au stimulateur externe qui délivre des impulsions électriques de 100 à 150 volts, d'une durée de 2 millisecondes, 60 fois par minute. Grâce à cette assistance qui dura trois jours, le patient passa un cap critique et put récupérer son rythme propre sans l'aide de l'appareil.

Malgré ce succès et bien que le système s'allègera rapidement, avec des électrodes placées à la surface du thorax, cet appareillage reste très inconfortable pour le patient : les stimulations électriques répétées sont douloureuses ; l'appareil est lourd et encombrant, transporté sur un chariot, et alimenté par le secteur. L'autonomie du patient est donc limitée par la longueur du câble d'alimentation. Enfin, ce stimulateur risque de déclencher une fibrillation ventriculaire induite par le phénomène "R sur T"[2].

En conclusion, le stimulateur externe de Zoll ne peut être utilisé que pour des périodes courtes, de quelques jours, le temps que le rythme cardiaque du patient puisse éventuellement récupérer spontanément.

---

[1] Paul Maurice Zoll : outre ses travaux sur le pacemaker, Paul Zoll a œuvré au développement de la défibrillation pour réduire les fibrillations ventriculaires, causes de morts subites. Il a reçu le prix *Lasker* en 1973, et a été reconnu comme un pionnier dans le domaine de la stimulation cardiaque par la *North American Society of Pacing and Electrophysiology (NASPE)* en 1989.

[2] Phénomène "R sur T" : lorsqu'une extrasystole ventriculaire ou une stimulation électrique survient de façon très prématurée au cours de la repolarisation ventriculaire, c'est-à-dire au sommet de l'onde T (on parle de "période vulnérable"), il y a un fort risque de voir se déclencher une tachycardie ou une fibrillation ventriculaire souvent fatale. Les pacemakers actuels sont programmés pour que les impulsions électriques ne surviennent pas en période vulnérable. Exceptionnellement, ce phénomène peut survenir, témoignant d'un dysfonctionnement du stimulateur cardiaque.

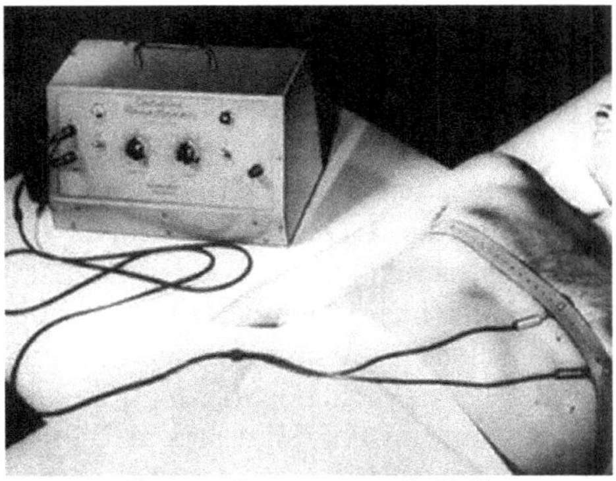

Pacemaker externe de Zoll

Cette "première" fait grand bruit dans le monde médical. Elle sera le point de départ de recherches considérables qui aboutiront à la mise au point de pacemakers de plus en plus performants. L'invention du transistor au silicium en 1956 fera faire un bond au développement du stimulateur cardiaque.

Premier stimulateur cardiaque externe, portable, alimenté par batterie

Depuis la fin de la Seconde Guerre mondiale, l'Hôpital universitaire de Minneapolis utilise de plus en plus d'appareils électroniques. Les médecins savent les faire fonctionner, mais sont incapables de les réparer lorsqu'ils tombent en panne. Earl Elmer Bakken[1] (1924-2018), jeune ingénieur électricien, est souvent sollicité pour entretenir et réparer ces équipements électriques. Un jour, il réalise combien ses compétences le rendent indispensable dans cet environnement hospitalier.

Cette opportunité l'amène à fonder, en 1949, la société *Medtronic Inc.*[2] avec son beau-frère Palmer Joseph Hermundslie (1918-1970). La société a son siège dans un

[1] Earl Elmer Bakken : déjà dans son enfance, Earl est passionné par tout ce qui touche à l'électricité. Au cinéma, il est fasciné par l'histoire du *Docteur Frankenstein*, capable de donner vie à sa créature grâce à l'électricité. Il invente et fabrique lui-même de nombreux appareils et décide, dans sa vie, de suivre la voie conseillée par son pasteur d'« utiliser la science au profit de l'humanité ». Il entreprend des études en génie électrique à l'Université du Minnesota et y obtient son diplôme. C'est en réparant les équipements électriques de l'Hôpital de Minneapolis qu'il est amené à cofonder la société *Medtronic* et qu'il rencontre le chirurgien Walton Lillehei (1918-1999). Earl Bakken dirigera cette société pendant 40 ans. En 1960, ce pionnier de la technologie médicale énonce la mission de *Medtronic*, toujours en vigueur : « Contribuer au bien-être humain en appliquant les principes du génie biomédical à la recherche, à la conception, à la fabrication et à la distribution d'instruments et d'appareils qui soulagent la douleur, rétablissent la santé et prolongent la vie. »

[2] *Medtronic Inc. :* cette entreprise, dont les cofondateurs furent Earl Elmer Bakken (1924-2018) et Palmer Joseph Hermundslie (1918-1970), a démarré dans un garage de Minneapolis. Devenue une multinationale spécialisée en technologie médicale, elle emploie plus de 90 000 collaborateurs dans plus de 150 pays. Dans le domaine cardiovasculaire, elle produit des stimulateurs et des défibrillateurs cardiaques, mais aussi des stents vasculaires, des prothèses valvulaires... Elle s'est diversifiée vers d'autres domaines médicaux, tels que le traitement du diabète, la chirurgie du cerveau. *Medtronic* est

garage de Minneapolis et se développe rapidement : destinée initialement à assurer la maintenance des appareils électroniques dans le milieu médical, elle s'oriente ensuite vers la distribution et la vente de technologie médicale.

C'est alors que Walt Lillehei (1918-1999) entend parler de Bakken. Dans les années 1950, Lillehei opère dans le Département de chirurgie de l'Université du Minnesota, à Minneapolis. Ce sont les débuts de la chirurgie à cœur ouvert, grâce au procédé de l'hypothermie, puis grâce à la circulation croisée prônée par Lillehei lui-même. Au milieu de la décennie, la machine cœur-poumon fait son entrée à Minneapolis grâce à l'oxygénateur à bulles de Lillehei-DeWall. Lillehei a déjà acquis une renommée internationale. Il opère beaucoup, en particulier des malformations cardiaques congénitales sur des bébés et des enfants : en 1957, il a déjà réalisé plus de 300 opérations de ce type. Ce domaine particulier de la chirurgie cardiaque pédiatrique sera l'élément moteur fondamental du développement de la stimulation cardiaque. Lillehei constate en effet que ses opérations, bien que techniquement réussies, sur ses jeunes patients porteurs d'une tétralogie de Fallot, peuvent endommager le faisceau de conduction électrique atrio-ventriculaire. Il en résulte alors un bloc atrio-ventriculaire complet, parfois mortel. Il imagine qu'un soutien temporaire du rythme cardiaque par une stimulation extérieure maintiendrait le patient en vie jusqu'à la récupération du système conducteur. Il envisage, par conséquent, de placer des électrodes sur le cœur pour le stimuler.

Lillehei commence par concevoir une sonde myocardique, constituée de fils d'acier inoxydable insérés dans une gaine en téflon. Elle permet de relier le myocarde du patient au stimulateur, la sonde pouvant être retirée secondairement, par simple traction, après récupération d'un rythme spontané normal. Cette sonde myocardique est implantée avec succès, pour la première fois, le 30 janvier 1957 sur une fillette de 3 ans dont l'opération sur sa tétralogie de Fallot avait été compliquée d'un bloc cardiaque.

Le stimulateur que Lillehei utilise dans ces circonstances est un gros appareil transporté sur un chariot, alimenté sur secteur et branché à la prise électrique murale. Le 31 octobre 1957, un drame bouleverse tout le personnel du service : une panne de courant lors d'un orage a mis le stimulateur à l'arrêt, et le nourrisson dont la vie en dépendait est décédé. Lillehei est effondré par la perte de cet enfant pour une raison aussi futile. Il appelle Bakken et lui demande de trouver une solution pour stimuler le cœur de façon autonome, sans plus jamais dépendre du courant électrique fourni par l'hôpital.

En quatre semaines, à partir des plans d'un métronome électrique, Bakken fabrique le premier stimulateur cardiaque artificiel externe, transistorisé, alimenté par des piles. Il est de petite taille, autonome et portable. Bakken vient de le tester avec succès sur un chien, et souhaite améliorer ce prototype pour une utilisation chez l'homme. Il apporte l'appareil à Lillehei. Quelle n'est pas sa surprise, le lendemain, de voir son stimulateur déjà porté par une petite fille ! Pour Lillehei, il n'était pas question d'attendre une minute de plus et de risquer davantage la vie d'un petit opéré. On peut imaginer la fierté de Bakken dont l'appareil, pendu au cou de l'enfant, permettait à celui-ci de vivre et de se promener en toute sécurité dans le couloir de l'hôpital.

---

ainsi devenue la plus grande entreprise de dispositifs médicaux au monde, ayant un impact sur la vie de millions de personnes.

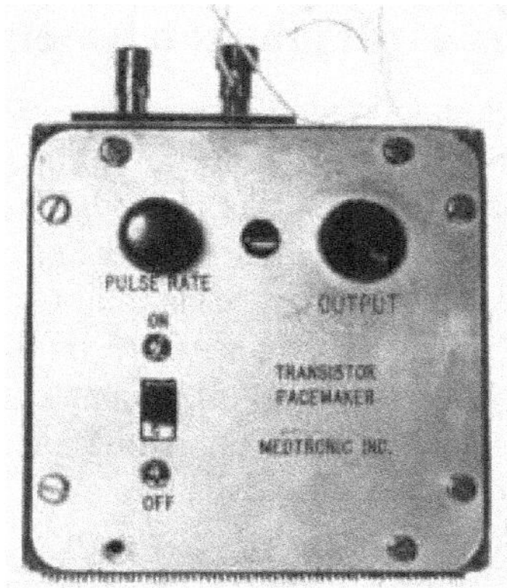

Le pacemaker de Bakken

Les premiers appareils fabriqués par *Medtronic* vont être améliorés dans leur conception. Ils comportent désormais deux poignées pour faire passer une sangle. La documentation précise : « Créé avec imagination et originalité, le circuit transistorisé élimine complètement les dangers et les nuisances associés aux instruments alimentés en courant alternatif. Sa source d'alimentation miniature autonome fera fonctionner l'instrument pendant environ 1 000 heures ».

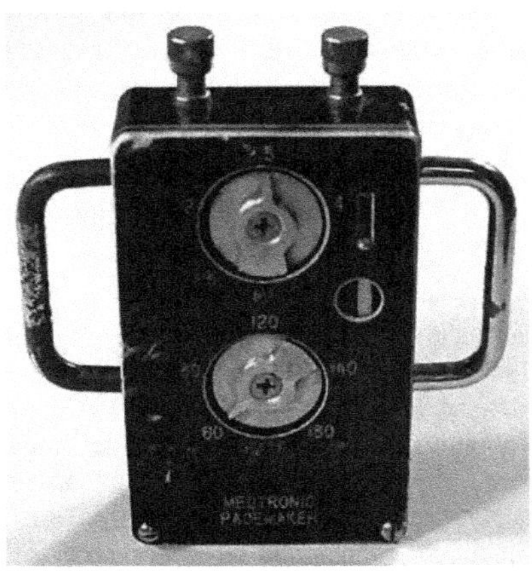

La version améliorée, portable, du pacemaker de Bakken

Malgré l'immense progrès apporté par ce nouveau stimulateur, il reste cependant des problèmes à résoudre : les électrodes fixées à la surface du myocarde traversent la peau du patient. En plus du risque infectieux, la stimulation, au bout d'un certain temps, perd de son efficacité et il faut réopérer le patient pour repositionner les électrodes.

Pour une stimulation de longue durée ou, bien sûr, permanente, il fallait inventer un pacemaker totalement implanté dans le corps du patient.

Premier stimulateur cardiaque totalement implantable

Ce premier stimulateur cardiaque totalement implantable au monde sera conçu en Europe, plus précisément en Suède. En 1956, le chirurgien cardiaque Åke Senning[1] (1915-2000) exerce à l'Hôpital de Karolinska (Stockholm) comme Chef du Service de Chirurgie Expérimentale. Il a suivi de près les travaux de Clarence Walton Lillehei (1918-1999) et observé ses résultats avec la stimulation externe temporaire. Il comprend que le principal problème de cette technique est le risque d'infection ascendante le long de la sonde de stimulation. Senning décide alors de mettre au point un système totalement implantable, avec un boîtier placé à l'intérieur du corps du patient. Depuis plusieurs années, Senning collabore avec Rune Elmqvist (1906-1996), ingénieur suédois de l'*Elema-Schönander Company*[2], mais aussi médecin. À la demande de Senning, Elmquist va se focaliser sur ce projet de pacemaker implantable. Et, en 1958, un prototype est mis au point et testé sur des chiens.

C'est alors qu'entre en scène Else Larsson. Son mari, Arne, ne va pas bien et son état cardiaque empire de jour en jour : il présente des crises d'Adams-Stokes, avec des syncopes de plus en plus fréquentes. Il tombe plusieurs fois par jour, son cœur est très lent, si lent qu'il ne peut plus tolérer le moindre effort physique. Il n'a que 43 ans, mais sent sa vie lui échapper. Tous les médicaments destinés à lui accélérer le cœur n'ont aucun effet significatif. Après quelques mois à subir jusqu'à 20 syncopes par jour, réanimé au moyen de coups de poing sur le thorax assenés par sa femme ou son infirmière, Arne comprend que son cœur ne tiendra plus très longtemps.

Dans un magazine, Else tombe sur un article relatant les travaux de Senning sur un stimulateur cardiaque. Comprenant immédiatement l'espoir thérapeutique que cet appareil représente, elle décide d'obtenir, coûte que coûte, un rendez-vous médical avec ce grand chirurgien. Cette femme énergique va harceler Senning, et finira par lui

---

[1] Åke Senning : ce chirurgien suédois s'oriente vers la chirurgie cardiovasculaire, après avoir vu Clarence Crafoord (1899-1984) réparer des coarctations aortiques. Senning rejoint l'équipe de Crafoord à l'Hôpital de Sabbatsberg (Stockholm) en 1948. À partir de 1950, il est chargé de développer la machine cœur-poumon, avec la collaboration de l'ingénieur P.A. Astradsson. Le 16 juillet 1954, cet appareil de circulation extracorporelle permet à Crafoord et son équipe, dont Senning, de réussir l'une des premières opérations à cœur ouvert en Europe. En 1958, Senning, devenu Chef du Service de Chirurgie Expérimentale à l'Hôpital de Karolinska (Stockholm), met au point une procédure chirurgicale qui prendra le nom d'"opération de Senning", pour réparer une cardiopathie congénitale du type "transposition des gros vaisseaux". C'est aussi en 1958 qu'il pose le premier stimulateur cardiaque totalement implantable au monde, conçu par Rune Elmqvist (1906-1996). En 1961, Åke Senning est nommé Chef du Département de Chirurgie Viscérale et Cardiothoracique à l'Université de Zürich, où il établit la première unité de soins intensifs de Suisse. En 1969, il effectue l'une des premières transplantations cardiaques d'Europe et la première en Suisse. C'est là qu'il se lie d'amitié avec le cardiologue allemand Andreas Grüntzig (1939-1985), et qu'il encourage celui-ci à réaliser, en septembre 1977, la toute première angioplastie coronaire percutanée sur une sténose coronaire. Åke Senning a reçu de nombreux honneurs et récompenses pour son rôle de pionnier dans de nombreux secteurs de la chirurgie cardiaque.

[2] *Elema-Schönander Company* : cette compagnie est spécialisée dans la fabrication de matériel médical. En 1974, elle est devenue *Siemens-Elema. Siemens* a ensuite acquis *Pacesetter Inc.* en 1985, pour former *Siemens-Pacesetter*. Cette société a été rachetée en 1994 par la société *St. Jude Medical*, aujourd'hui *Abbott.*

raconter l'histoire médicale de son mari. Elle le supplie d'aider Arne, et de tenter sur lui la pose d'un stimulateur électrique.

Senning hésite : ses expérimentations sur les chiens ne sont pas encore assez abouties pour tenter l'usage de son appareil chez l'homme[1]. Else parvient à le convaincre. Totalement informé des risques, Arne est prêt pour cette "première". Senning charge alors Elmquist d'adapter au plus vite son stimulateur pour une implantation humaine.

Travaillant d'arrache-pied, en une nuit, Elmquist parvient à fabriquer deux unités d'un stimulateur prêt à fonctionner sur un homme. Cet appareil, qui pèse 64 g, délivre au ventricule droit des impulsions électriques à un rythme constant de 70 battements par minute. L'énergie est fournie par des batteries nickel-cadmium rechargeables une fois par semaine. Le circuit électronique comporte des transistors à silicium, utilisant peu d'énergie. Le tout est enfermé dans une petite boîte ronde : Elmquist constate qu'une boîte de cirage à chaussures de la marque *Kiwi* a exactement la taille idéale, soit environ 55 mm de diamètre et 16 mm d'épaisseur ! Deux électrodes relient le générateur d'impulsions au myocarde.

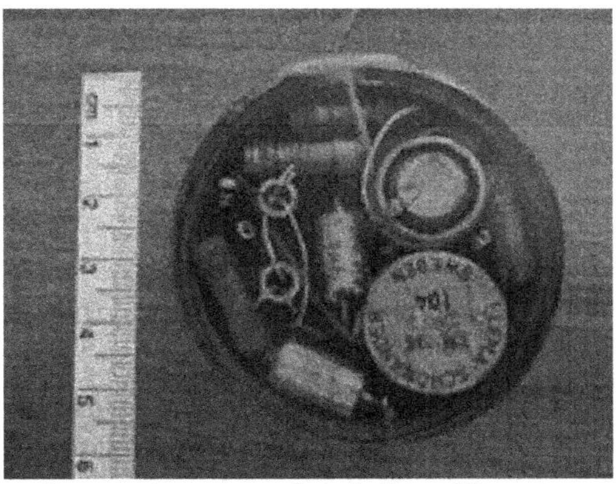

Le premier pacemaker de Rune Elmquist

L'opération a lieu dans la soirée du 8 octobre 1958, à l'Hôpital de Karolinska. Åke Senning réalise une thoracotomie gauche, pour insérer les deux électrodes sur le myocarde d'Arne, et implante le boîtier du stimulateur cardiaque dans la paroi abdominale. Arne Larsson devient ainsi le premier humain à recevoir un pacemaker totalement implantable. Pour la première fois depuis des mois, son cœur bat à une fréquence normale. Grâce à son pacemaker, Arne Larsson retrouve une vie normale et peut à nouveau supporter des efforts.

Ce dispositif ne fonctionnera que quelques heures, remplacé rapidement par la deuxième unité fabriquée par Elmquist. La durée de vie de ce second appareil ne sera que d'une semaine environ. Mais l'histoire d'Arne Larsson ne s'arrête pas là. Au cours des 44 années suivantes, on lui posera successivement 22 boîtiers de pacemakers de 11 modèles différents, et cinq systèmes d'électrodes ! Il décèdera en 2001 d'un mélanome,

[1] Concernant les problèmes éthiques, Senning raconte : « Dans les années 1950, nous n'avions aucun problème de responsabilité. Le patient et ses proches étaient contents si le patient survivait. »

à l'âge de 86 ans, après avoir survécu au chirurgien et à l'ingénieur qui lui avaient sauvé la vie.

L'exploit de Senning et d'Elmquist fait sensation dans le monde entier. Désormais, la voie est ouverte pour ce type de traitement. Médecins et ingénieurs vont unir leurs efforts et participer à une course technologique mondiale pour mettre au point le stimulateur cardiaque implantable idéal.

Premier stimulateur cardiaque implantable autonome, mis au point pour un usage à long terme

Wilson Greatbatch[1] (1919-2011) est un ingénieur électricien, enseignant à l'Université de Buffalo. En 1956, il travaille sur un appareil destiné à surveiller les battements du cœur, un oscilloscope émettant des bips.

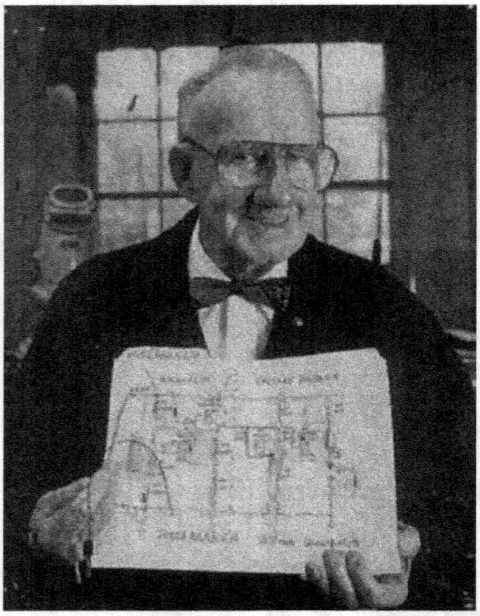

Suite à une erreur de montage[2], il constate un jour que son appareil émet un signal électrique au lieu de le détecter. Comprenant que son boîtier peut fournir des impulsions électriques, il réalise qu'il pourrait stimuler un cœur malade. Il dira plus tard : « être resté pantois devant le montage, se disant que c'étaient là les caractéristiques mêmes d'un stimulateur cardiaque. » Dès lors, Greatbatch décide de consacrer tout son temps et ses compétences à mettre au point un stimulateur cardiaque autonome.

Wilson Greatbatch

[1] Wilson Greatbatch : très jeune, Wilson se passionne pour les appareils électroniques et s'amuse à fabriquer des postes de radio. Il participe à la Seconde Guerre mondiale en tant que chef radio dans la *Navy*. Après la guerre, il étudie le génie électrique à l'Université de Cornell (New York), où il obtient sa licence en 1950, puis une maîtrise à l'Université de Buffalo. Il est nommé professeur-assistant dans cette discipline, à l'Université de Buffalo. En 1958, après le premier succès d'implantation de son stimulateur cardiaque sur un chien, il démissionne de son emploi à l'université pour se consacrer pleinement au développement de l'appareil, tâche qu'il mène dans son abri de jardin. Après dépôt du brevet du stimulateur cardiaque, Chardack-Greatbatch, Greatbatch, associé à Chardack, collabore avec *Medtronic*, collaboration qui prendra fin en 1970. Il crée alors la société *Wilson Greatbatch Ltd* (aujourd'hui *Greatbatch Inc.*) qui lui permet de développer sa nouvelle batterie lithium-iode, d'une longévité bien supérieure à celle des piles à mercure. *Greatbatch Inc.* est un des leaders mondiaux pour les stimulateurs cardiaques et fournit 90 % des batteries pour les appareils médicaux (stimulateurs et défibrillateurs implantables). En 1998, Wilson Greatbatch a été intronisé au *National Inventors Hall of Fame*. En 2001, il a publié son autobiographie *"The making of the Pacemaker"*. Il a reçu de nombreuses récompenses et distinctions, dont celle de la *National Academy of Engineering*, qu'il partage avec Earl Bakken (1924-2018), l'inventeur du stimulateur externe, et la *National Medal of Technology*, reçue des mains du président George H.W. Bush. Wilson Greatbatch, cet inventeur de génie, a déposé plus de 325 brevets au cours de sa vie.

[2] Wilson Greatbatch inséra une résistance de 1 000 000 d'ohms, au lieu d'une de 10 000 ohms dans son appareil. Par conséquent, l'appareil, au lieu d'enregistrer les battements cardiaques, généra une activité électrique régulière que Greatbatch sut interpréter et exploiter pour stimuler un cœur.

Deux ans plus tard, en 1958, Greatbatch dispose de plusieurs dizaines de boîtiers de stimulation. Les impulsions sont générées par 10 piles au mercure et au zinc. Le dispositif est enrobé de résine époxy pour le protéger des fluides corporels. La difficulté est, à présent, de trouver un chirurgien prêt à le suivre dans cette aventure du pacemaker.

Un chirurgien de l'Hôpital des Vétérans de Buffalo, Andrew A. Gage (1922-2024), se passionne pour ce projet. Il va pousser son collègue, William M. Chardack (1915-2006), Chef du service de chirurgie dans ce même hôpital, à relever le défi. Ces deux chirurgiens décident de réaliser des travaux expérimentaux sur des chiens, en coupant la conduction électrique du cœur, puis en mettant en place l'appareil de Greatbatch. Le 7 mai 1958 a lieu la première implantation sur un chien. Greatbatch est fasciné de constater que le cœur de l'animal bat grâce à son stimulateur. Il écrira dans son journal : « Je doute sérieusement que quoi que ce soit que je fasse puisse me procurer l'exaltation que j'ai ressentie ce jour-là lorsqu'un appareil électronique de deux pouces cubes, de ma propre conception, a contrôlé un cœur vivant ».

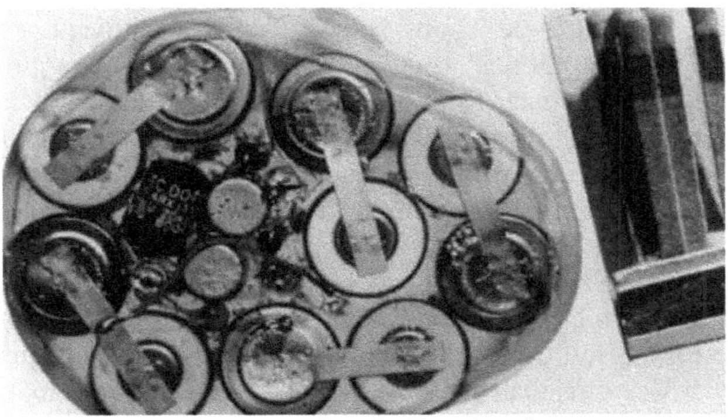

Le pacemaker de Greatbatch

Après deux années de travaux expérimentaux menés sur des chiens, l'équipe[1] se sent prête pour une application du dispositif sur un humain. Certains chiens vivaient en effet depuis plusieurs mois avec l'appareil de Greatbatch, témoignant de sa bonne tolérance, et surtout de son efficacité à long terme. La première implantation est réalisée en juin 1960 à Buffalo, avec succès, sur un homme de 77 ans présentant des syncopes en raison d'un bloc cardiaque complet. Au cours de cette même année, 15 autres patients vont bénéficier du pacemaker inventé par Greatbatch. Grâce à cet appareil révolutionnaire, certains patients vivront jusqu'à 20 ans après l'opération.

Cependant, la partie n'est pas encore gagnée ! Des pannes du pacemaker surviennent, parfois en raison de batteries défectueuses, le plus souvent à cause des sondes. Celles-ci, trop rigides, ne résistent guère aux contraintes mécaniques se répétant au

---

[1] L'équipe Chardack-Gage-Greatbatch était connue sous le nom de "l'équipe du nœud papillon". L'explication est donnée par Greatbatch : « Les deux médecins portaient des nœuds papillon parce que les enfants ont tendance à tirer sur les longues cravates. Je porte des nœuds papillon parce que les longues cravates me gênent quand je soude. »

quotidien. Les recherches doivent se poursuivre pour inventer l'électrode myocardique qui assurera sa fonction à long terme.

Or, pendant que les recherches avançaient sur le générateur d'impulsions, certains médecins et ingénieurs se consacraient justement au problème de la sonde.

Samuel W. Hunter (1921-2008) est chirurgien dans le Minnesota. Il s'est formé en chirurgie cardiaque auprès de Walton Lillehei (1918-1999), et exerce au *St. Joseph's Hospital* de Saint-Paul (Minnesota). Au laboratoire de recherche de cet hôpital, Hunter collabore avec Norman Roth, un ingénieur de la société *Medtronic.* En 1958, ils mettent au point une électrode de stimulation bipolaire plus efficace et plus résistante que tout ce qui existait jusqu'à présent. Elle est constituée d'une paire de fils en acier inoxydable, fixés dans une base en caoutchouc de silicone.

Cette nouvelle sonde, l'électrode Hunter-Roth, est testée sur des chiens et s'avère d'une grande qualité et d'une remarquable longévité. Elle peut à présent être posée sur un homme. Cette première expérience clinique a lieu le 4 avril 1959, dans un contexte d'urgence, à l'Hôpital Bethesda, situé juste en face du *St. Joseph's Hospital.* Le patient, Warren Mauston, un homme de 72 ans, souffre d'un bloc cardiaque complet après un infarctus du myocarde, et fait des syncopes à répétition. Dans une ultime tentative de sauver sa vie, l'électrode Hunter-Roth lui est posée après thoracotomie, et reliée à un pacemaker externe. C'est un succès immédiat, le patient est réanimé grâce à ce dispositif, et il bénéficiera de sept années supplémentaires de vie active.

L'équipe "du nœud papillon" de Buffalo se rapproche alors de la société *Medtronic* de Minneapolis, afin de bénéficier des sondes Hunter-Roth, dont la qualité est la meilleure à cette époque[1]. Dorénavant ils seront associés, Greatbatch apportant son pacemaker, *Medtronic* fournissant son réseau, son outil de production industriel et sa sonde. C'est de cette façon qu'est commercialisé en 1961 le "générateur d'impulsions implantable Chardack-Greatbatch", c'est-à-dire le premier pacemaker implantable autonome.

Toujours à la fin des années 1950, une étape essentielle a lieu concernant la voie d'abord pour insérer la sonde. Jusqu'à présent, l'insertion de celle-ci nécessitait une thoracotomie, donc une véritable opération avec ouverture du thorax. Et l'électrode était fixée à la surface (l'épicarde) du ventricule droit. Seymour Furman[2] (1931-2006) est le premier à proposer une nouvelle voie pour introduire la sonde : l'électrode est insérée, sous guidage fluoroscopique, dans une veine du patient (la veine basilique) et stimule le cœur par l'intérieur de celui-ci, au niveau de l'endocarde du ventricule droit. C'est le 16 juillet 1958, au *Montefiore Hospital* (New York City) que Furman

---

[1] Les 16 patients opérés par William Chardack en 1960, et implantés par le stimulateur cardiaque de Greatbatch, bénéficiaient déjà de l'électrode Hunter-Roth.

[2] Seymour Furman : ce chirurgien cardiaque au *Montefiore Hospital* et professeur de médecine et de chirurgie au *Albert Einstein College of Medicine* (New York City) est considéré comme un pionnier dans le domaine des pacemakers. Il est le premier à avoir prouvé la faisabilité de la stimulation cardiaque par voie endocavitaire. En 1977, il a cofondé, avec John Warren Harthorne, Dryden Morse (1924-2002) et Victor Parsonnet (1924-), la *North American Society of Pacing and Electrophysiology* (*NASPE*) (aujourd'hui *Heart Rhythm Society*), dont il a été nommé président en 1981. Il a aussi fondé le journal médical *PACE.*

démontre l'utilité et l'efficacité de sa méthode sur un premier patient souffrant d'un bloc atrio-ventriculaire complet.

Dorénavant, la stimulation cardiaque endocavitaire, ne nécessitant ni ouverture du thorax ni anesthésie générale, le générateur d'impulsions électriques étant enfoui sous la peau, va devenir la méthode de choix dès le milieu des années 1960.

À partir de la seconde moitié des années 1960, les implantations de stimulateurs cardiaques se multiplient dans le monde entier, et s'avèrent être le traitement de choix du bloc cardiaque. Mais il reste de nombreux défis techniques à surmonter. Les électrodes Hunter-Roth présentent des défauts et restent fragiles. Les boîtiers générant les impulsions, alimentés par des piles à mercure, s'usent rapidement. On constate aussi des problèmes d'étanchéité, les liquides corporels s'infiltrant dans la résine et provoquant des courts-circuits. À cette époque, plusieurs sociétés fabriquent des pacemakers : *Medtronic* et *Cordis* aux USA, *Elema Schönander* en Suède, *Ela Médical* en France, *Biotronik* en Allemagne. Les futurs perfectionnements seront donc issus de ces sociétés, sous l'impulsion d'éminents cardiologues, dont la plupart sont considérés comme des pionniers dans le domaine des pacemakers.

Vers une plus grande longévité du pacemaker

En 1970, à l'issue de son contrat avec *Medtronic*, Wilson Greatbatch réalise qu'une source d'énergie, plus fiable que les piles mercure-zinc alimentant son stimulateur, est nécessaire pour augmenter de façon significative la longévité de l'appareil. Il met au point un pacemaker alimenté par des batteries au lithium-iode et fonde la société *Wilson Greatbatch Ltd.* Ses piles au lithium assurent 10 ans d'autonomie pour les stimulateurs qui en sont pourvus.

De façon parallèle, cette fois en France, des recherches sont menées pour développer des piles alimentées au plutonium. Le cardiologue et ingénieur Paul Laurens ainsi que l'ingénieur René Boucher inventent un pacemaker[1] dans lequel 150 mg de plutonium-238 fournissent une source d'énergie quasi inépuisable, soit 15 à 20 ans d'autonomie ! Ce dispositif est implanté pour la première fois sur une femme de 58 ans à l'Hôpital Broussais de Paris, le 27 avril 1970, par Armand Piwnica (1927-2016). Toutefois, lors de ces années 1970, les Français témoigneront d'une défiance et même d'une réelle hostilité pour le nucléaire, y compris le nucléaire civil. Le match entre les piles au lithium et les batteries au plutonium prend fin rapidement, au bénéfice du lithium.

Le problème d'étanchéité sera résolu dans les années 1970, en enfermant le générateur d'impulsions cardiaques dans un boîtier métallique en titane, fermé hermétiquement.

Quant aux sondes, elles bénéficieront également d'améliorations notables. L'*Elema-Schönander Company* propose une sonde constituée de quatre fines bandes d'acier inoxydable, enroulées autour d'un noyau tressé en polyester, et isolées avec du polyéthylène. Sa durée de vie est estimée à 6 ans. De son côté, William Chardack développe et met aussi au point une électrode à bobine hélicoïdale en platine-iridium, résistant à la corrosion.

[1] Ce stimulateur cardiaque a pour nom : "Pacemaker Laurens-Alcatel Model 9000".

Les derniers perfectionnements

Les principaux problèmes ont été résolus. Il reste à perfectionner les appareils. Les cinquante dernières années témoignent de l'étendue des progrès réalisés. Médecins et ingénieurs du monde entier vont rivaliser de créativité, d'ingéniosité, d'imagination pour aboutir à des pacemakers d'une haute technicité. Les prodigieux progrès de l'informatique et de l'électronique participeront à cette évolution. Les principaux perfectionnements seront les suivants :

- stimulation cardiaque "à la demande" ou "sentinelle" : l'activité cardiaque spontanée est détectée, et le pacemaker ne fournit une stimulation qu'en cas de nécessité. Il est inhibé lorsque le cœur fonctionne normalement.
- programmation des stimulateurs cardiaques effectuée de manière non invasive, dont les paramètres de fonctionnement peuvent être vérifiés, réglés et modifiés au cours d'une simple consultation.
- stimulateurs cardiaques "double chambre", pouvant détecter et stimuler à la fois les oreillettes et les ventricules, grâce à deux électrodes, l'une étant introduite dans l'oreillette et l'autre dans le ventricule. Ce type d'appareil permet de conserver la séquence naturelle de la contraction atrio-ventriculaire, grâce à la synchronisation des stimulations.
- sondes à "élution" de stéroïdes. L'action anti-inflammatoire du stéroïde, qui enrobe l'extrémité de la sonde, diminue la réponse inflammatoire provoquée par le corps étranger constitué par la sonde, et augmente la sécurité du dispositif.
- stimulateurs dits "asservis". Ils s'adaptent à l'activité du patient, la fréquence des pulsations s'accélérant lors d'un effort.
- stimulation biventriculaire dans l'insuffisance cardiaque, avec ajout d'une sonde de stimulation pour le ventricule gauche.
- fonction "Holter", permettant d'enregistrer des épisodes d'arythmie sur de longues périodes. Un microprocesseur incorporé dans le pacemaker permet de stocker et de mémoriser les informations du rythme cardiaque d'une consultation à l'autre.
- données pouvant être transmises par Internet, permettant une surveillance à distance.

Cette liste de progrès techniques n'est pas exhaustive, et chaque année qui passe apporte de nouveaux développements.

Nous avons vu que les premiers stimulateurs cardiaques, initialement utilisés pour un usage temporaire via un boîtier externe, ont, par la suite, sauvé la vie de millions de patients dans le cadre d'une utilisation à long terme après implantation intracorporelle. Aujourd'hui, ces pacemakers sauvent toujours des vies, mais permettent également une qualité de vie remarquable. Évoluant vers toujours plus de miniaturisation, d'automaticité, de flexibilité, de fiabilité, de tolérance à long terme, et de confort pour le patient, le stimulateur cardiaque est aujourd'hui une arme thérapeutique essentielle en cardiologie. C'est le traitement fondamental du syndrome d'Adams-Stokes, avec des succès spectaculaires.

En 1984, la *National Society of Professional Engineers* a considéré le stimulateur cardiaque implantable, mis au point par Earl Bakken et Walt Lillehei, et par l'équipe Chardack-Gage-Greatbatch, qui ont tous joué le rôle de pionniers, comme « l'une des dix plus grandes réalisations d'ingénierie américaine de la deuxième moitié du XXe siècle. »

Comment fonctionne un pacemaker aujourd'hui ?

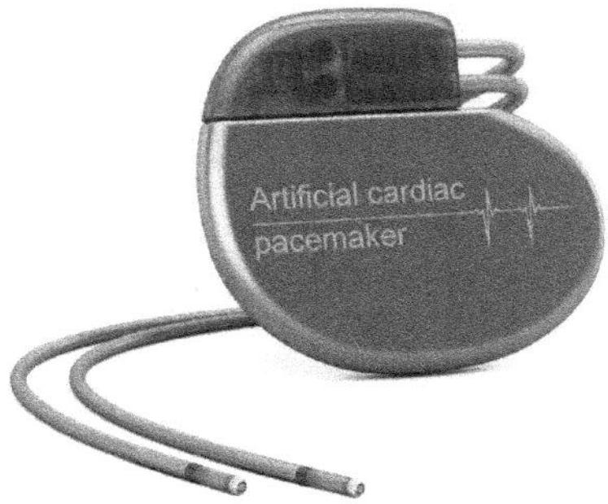

Implantable dans la quasi-totalité des cas, un pacemaker ou stimulateur cardiaque est constitué de deux types d'éléments :

- un générateur d'impulsions électriques. Il pèse une vingtaine de grammes et contient une batterie au lithium et des circuits électroniques. Des capteurs d'activité permettent d'adapter la fréquence du stimulateur aux efforts du patient, pour les modèles "asservis". Le générateur est implanté sous la peau, généralement au niveau de la partie supérieure du thorax. En cas d'épuisement de la batterie (celle-ci durant environ 10 ans), le boîtier doit être remplacé.

- des sondes cardiaques. Ce sont des fils fins, souples et isolés reliant le générateur d'impulsions aux cavités cardiaques du patient. Ces sondes sont introduites par ponction percutanée de la veine céphalique. Une ou plusieurs sondes sont posées en fonction de la décision thérapeutique (stimulateur mono chambre, double chambre, voire triple chambre).

Les appareillages, de plus en plus complexes, ont nécessité une codification internationale. Le type de stimulation est symbolisé par l'association de 3 lettres (complétées d'une quatrième pour les modèles asservis) qui définissent les caractéristiques de chaque appareil.

À ces différents éléments, il faut ajouter un programmateur externe : c'est un ordinateur spécialement conçu pour communiquer avec le générateur d'impulsions. Il permet de régler et de modifier éventuellement les différents paramètres de fonctionnement. Il permet aussi de télécharger les informations stockées dans la mémoire du stimulateur cardiaque pour les analyser.

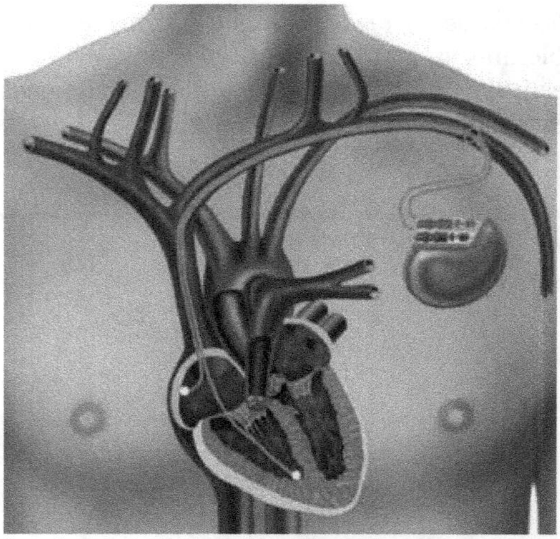

Pacemaker double chambre (sonde dans l'oreillette droite, sonde dans le ventricule droit, boîtier implanté sous la clavicule)

Plus d'un million de stimulateurs cardiaques sont implantés chaque année dans le monde. Les trois quarts sont des primo-implantations, le reste étant des changements de boîtier.

L'indication principale de la pose d'un pacemaker est un rythme cardiaque trop lent, ce qui peut survenir en cas de trouble sévère de la conduction (bloc cardiaque), d'une maladie du sinus auriculaire ou maladie de l'oreillette[1], d'une hypersensibilité du sinus carotidien. Certaines formes d'insuffisance cardiaque peuvent aussi bénéficier de ce type d'appareillage (on parle de "resynchronisation cardiaque").

[1] Maladie de l'oreillette : cette pathologie correspond à un dysfonctionnement du nœud sinusal. Elle se manifeste par une alternance de périodes de bradycardie ou de pauses cardiaques et d'épisodes de tachyarythmies auriculaires (fibrillation ou flutter atrial). Le traitement repose sur l'implantation d'un stimulateur cardiaque pour pallier le rythme lent et sur la prescription de médicaments anti-arythmiques pour éviter les accès de rythme rapide.

CHAPITRE 10
Histoire de la ressuscitation cardiaque

Un cœur s'arrête... et la vie s'éteint. La mort peut-elle être réversible ? Est-il possible de ressusciter une personne qui meurt subitement ? Des méthodes empiriques ont, de tous temps, été tentées pour réanimer, pour ramener à la vie, des noyés, puis, plus tard, des personnes électrocutées.

Lorsqu'un cœur ne bat plus, le sang ne circule plus. Des lésions irréversibles se produisent au niveau des principaux organes qui ne sont plus alimentés en oxygène. Avec les minutes qui passent, les chances de survie s'amenuisent rapidement.

Inverser la mort : c'est le but de la réanimation cardio-pulmonaire, dont les premiers balbutiements remontent à la fin du XIXe siècle. Mais il faudra attendre la deuxième moitié du XXe siècle pour que tous ses éléments soient mis au point, codifiés et largement diffusés dans le monde entier. Bien que la ventilation des poumons et l'organisation de services médicaux d'urgence fassent partie intégrante de cette réanimation, nous ne développerons ici que les éléments purement cardiaques, c'est-à-dire le massage cardiaque et la défibrillation.

On estime aujourd'hui, en Europe, que 300 000 personnes sont victimes d'un arrêt cardiaque en dehors de l'hôpital, chaque année. Toute personne, témoin d'un arrêt cardiaque, dans la rue, à la maison..., est à même d'intervenir pour procurer les premiers gestes d'urgence et maintenir ventilation et circulation en attendant les secours médicaux. Ces gestes, enseignés et faciles à réaliser, sont ceux qui sauvent des vies quotidiennement.

Le massage cardiaque

« Faire revivre les noyés »

C'est au XVIIIe siècle qu'on commence à envisager de réanimer les victimes de noyade au moyen de diverses méthodes. En 1740, l'Académie des Sciences de Paris recommande déjà le bouche-à-bouche et la compression thoracique. Ces compressions de la poitrine, bien qu'ayant pour but de rétablir la respiration, équivalaient à un massage cardiaque externe[1], et pouvaient en effet avoir une certaine efficacité.

En 1767, à Amsterdam, les noyades sont un sujet de préoccupation, en raison des nombreux canaux qui parcourent la ville et favorisent ces accidents. Des sociétés humanitaires[2] se créent dans le but d'éduquer le public sur l'idée que la mort n'est pas forcément irréversible, tout en l'informant sur les méthodes et les gestes destinés à faire « revivre les noyés ». Les principes de réanimation sont les suivants : réchauffer,

[1] Massage cardiaque externe : ou massage cardiaque à thorax fermé. Procédé de réanimation destiné, en cas d'arrêt cardiaque, à rétablir d'urgence une circulation efficace, indispensable surtout au niveau du cerveau et des artères coronaires. Cette technique consiste à comprimer de façon rythmée le cœur entre le sternum et le rachis pour provoquer l'éjection du sang ventriculaire.

[2] La première société née en 1767 se nomme "Société pour le rétablissement des personnes noyées aux Pays-Bas".

stimuler, faire respirer, faire saigner. Une curieuse méthode est préconisée, celle qui utilise un appareil fumigatoire destiné à insuffler de la fumée de tabac dans l'anus du noyé[1] ! On encourage la pratique des réanimations en récompensant les sauveteurs et en leur mettant à disposition le matériel nécessaire.

En 1771, en France, le médecin Jacques-François de Villiers (1727-1794) fait éditer une *"Méthode pour rappeler les noyés à la vie"*.

Philippe-Nicolas Pia (1721-1799), maître apothicaire et échevin de Paris, est considéré comme un pionnier du secourisme en faveur des noyés. Sur les quais de la Seine, il fait disposer des brancards et des coffrets en bois contenant le nécessaire pour une réanimation. Le contenu de ces "boîtes-entrepôts de Pia"[2] est décrit dans un fascicule datant de 1770. On y trouve, entre autres, le fameux appareil pour la fumigation de tabac par l'anus.

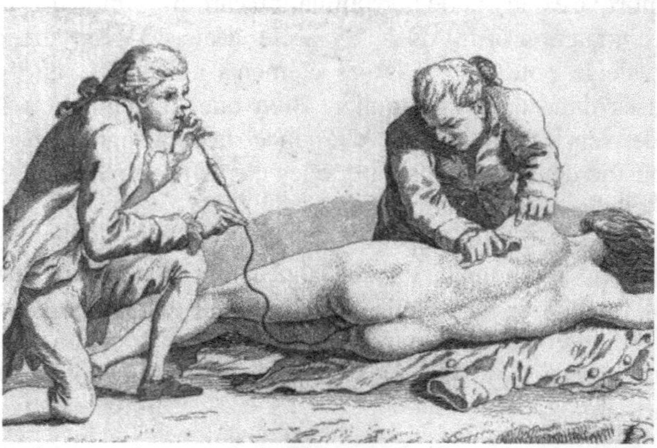

Fumigation de tabac par l'anus pour la réanimation des noyés (Illustration extraite des « Observations sur la physique, sur l'histoire naturelle et sur les arts » de M. l'abbé Rozier, 1771-1793 - source : Gallica-BnF)

Des gardes postés le long des quais sont formés aux gestes que Pia préconise. Ces premiers secouristes qualifiés sont opérationnels dès 1772. Des récompenses sont également prévues pour les passants participant aux secours, afin de les encourager à faire preuve de civisme. Trois ans plus tard, Pia, dans un nouveau livre, détaille les succès obtenus grâce à sa méthode, succès, semble-t-il, remarquables, avec 80 % de vies sauvées.

---

[1] Fumigation de tabac : en 1770, la ville d'Amsterdam préconise la méthode suivante : « Premièrement, il faut souffler dans le fondement du noyé […] Plus cette opération sera prompte, forte et continue, plus elle sera avantageuse ; elle deviendra encore plus efficace, si l'on se sert d'une pipe à fumer, ou d'un fumigateur, pour introduire dans le corps du noyé, au lieu d'air simple, la fumée chaude et pénétrante du tabac. » Après cette insufflation, il faut réchauffer le noyé par frictions ou en écorchant un mouton sur-le-champ pour couvrir le noyé de sa peau encore chaude !

[2] Boîte-entrepôt de Pia : la description de son contenu est la suivante : une camisole de laine, un bonnet de laine, un flacon d'eau-de-vie camphrée, un soufflet, un appareil fumigatoire muni de flexibles et de canules, des rouleaux de tabac, une cuiller de fer pour desserrer les mâchoires du noyé, une petite boîte renfermant plusieurs paquets d'émétique, un flacon de sels d'ammoniac.

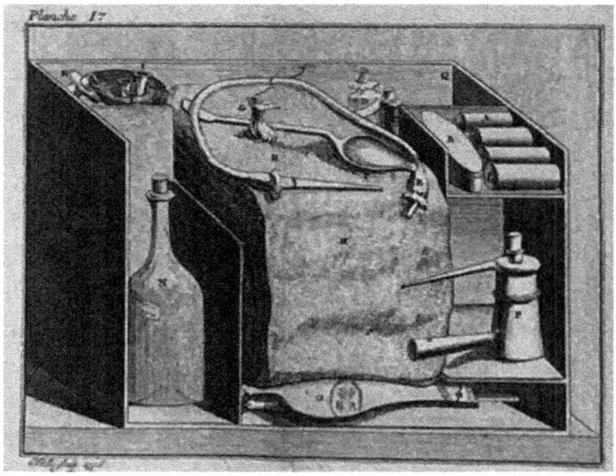

Boîte-entrepôt de Pia et son contenu

Sur le modèle d'Amsterdam et de Paris, des sociétés humanitaires voient le jour dans d'autres grandes villes d'Europe et des États-Unis.

Premier massage cardiaque interne sur l'animal

Un siècle plus tard, en 1874, à Florence, un professeur de physiologie allemand, Moritz Josef Schiff (1823-1896), rapporte et décrit pour la première fois un massage cardiaque à thorax ouvert[1] sur un chien chloroformé et en état de mort apparente. En comprimant, de manière rythmique, le cœur de l'animal avec la main, la circulation redémarre et le chien reprend connaissance. Schiff considère par ailleurs que la reprise de l'activité cardiaque est due à un apport accru de sang oxygéné au myocarde, grâce au rétablissement de la circulation coronaire.

Premier massage cardiaque externe sur l'animal

Pour la première fois, on va démontrer qu'une compression externe du cœur est capable d'assurer une circulation adéquate. En 1878, l'allemand Rudolph Boehm (1844-1926) rapporte cette expérience sur des chats, en arrêt cardiaque sous chloroforme, puis ressuscités grâce à une ventilation artificielle associée à des compressions rythmiques du thorax : « On peut facilement voir que pendant longtemps on pourrait maintenir une sorte de circulation de secours. » Il s'agit de la première description d'un massage cardiaque à thorax fermé.

---

[1] Massage cardiaque à thorax ouvert : ou massage cardiaque interne. Procédé de réanimation destiné, en cas d'arrêt cardiaque, à rétablir d'urgence une circulation efficace, indispensable surtout au niveau du cerveau et des artères coronaires. Il peut être pratiqué, en particulier en cas de chirurgie cardiaque ou dans un contexte d'extrême urgence. Cette technique consiste, après ouverture du thorax puis, éventuellement, du péricarde, à comprimer de façon rythmée le cœur entre le pouce et les doigts d'une main ou entre les deux mains.

Premiers massages cardiaques externes sur l'homme

Cette technique est appliquée chez l'homme, pour la première fois, en 1883[1], par le chirurgien allemand Franz König (1832-1910). Les compressions thoraciques sont cependant réalisées à une fréquence lente. Le but est de privilégier la ventilation, plus que la circulation.

La première réanimation réussie sur un être humain, à l'aide d'un massage cardiaque externe, est attribuée à Friedrich Maass (1826-1896), l'assistant chirurgical de König à l'Université de Göttingen. Le 26 octobre 1891, il utilise la méthode de König mais la modifie en augmentant la fréquence des compressions thoraciques à 120 par minute au lieu de 30 par minute. Il parvient à ressusciter un garçon de 9 ans opéré d'une fente palatine, victime d'un arrêt cardiaque lors d'une anesthésie générale au chloroforme. L'enfant cesse de respirer, se cyanose et ses pupilles se dilatent. Maass rapporte son expérience : « Dans mon excitation, je travaillai très vite et vigoureusement […] la respiration lente et haletante recommença. Après 30 minutes de cette nouvelle approche et une heure entière après le début, la cyanose disparut et un pouls carotidien fut détecté. »

La méthode de Maass s'avérera efficace sur un autre patient de 18 ans. Cette technique connue sous le nom de "Maass-König" sera publiée l'année suivante. Elle permet de générer un mouvement cardiaque semblable à la systole, et a pour but d'aider la circulation plutôt que la ventilation seule.

Premiers massages cardiaques internes sur l'homme

Le premier succès (quoique transitoire) d'un massage cardiaque interne chez un humain date de 1898, et est dû au chirurgien français Théodore-Marin Tuffier (1857-1929), à l'Hôpital de la Pitié (Paris). Le patient est un jeune homme de 24 ans en état de septicémie sur une appendicite aiguë. Tuffier est présent dans la chambre du malade lorsque le cœur de celui-ci s'arrête. Face à cette situation dramatique et ne pouvant se résoudre au décès d'un homme si jeune, Tuffier pratique rapidement une incision au 3ème espace intercostal gauche et commence des compressions rythmées des ventricules pendant une à deux minutes. Le pouls réapparaît, le patient prend quelques inspirations et ouvre les yeux. Mais le succès est de courte durée. Le cœur cesse de battre après quelques minutes, le décès est cette fois constaté, la cause étant une embolie pulmonaire massive.

Le premier massage cardiaque interne durablement réussi peut être attribué au chirurgien écossais William Arbuthnot Lane (1856-1943) en 1902[2]. Lors d'une banale

---

[1] La technique de compressions thoraciques pour réanimer des patients en arrêt cardiaque avait déjà été décrite en 1868 par le chirurgien John Daniel Hill (1837-1875) au *Royal Free Hospital* de Londres. Trois patients, victimes d'un arrêt cardiaque pendant une anesthésie au chloroforme, reçurent trois compressions sternales toutes les 15 secondes (suivies d'une inhalation d'ammoniac), et purent ainsi être réanimés.

[2] Le premier succès d'un massage cardiaque interne serait en fait à attribuer au norvégien Kristian Igelsrud (1867-1940), en 1901. Cette expérience n'a cependant pas fait l'objet d'une publication par lui-même, mais par un collègue de Philadelphie, W.W. Keen, en 1904. Igelsrud a pu réanimer une femme de 43 ans, opérée d'une hystérectomie, en arrêt cardiaque après anesthésie au chloroforme. Après ouverture du thorax et du péricarde, il pratiqua un massage rythmé du cœur, entre le pouce et

opération de l'appendicite aiguë, un homme de 65 ans fait un arrêt cardio-respiratoire. L'observation est rapportée ainsi dans la revue *The Lancet* : « ... le chirurgien introduisit sa main dans l'abdomen jusqu'au diaphragme et exerça plusieurs compressions sur le ventricule gauche. Le patient retrouva peu après un pouls et une ventilation. L'opération reprit alors. Le patient quitta l'hôpital quelques jours plus tard, sans complication notable. »

Le XXe siècle : "la méthode de Kouwenhoven"

À Cleveland (Ohio), au début du XXe siècle, George Crile (1864-1943) confirme les travaux de Rudolph Boehm, au cours d'expérimentations sur le chien. Il utilise la technique du massage cardiaque externe sur 7 patients humains, avec des résultats inconstants. Il sera le premier à considérer l'importance du délai entre l'arrêt cardiaque et le début de la réanimation, précisant que l'anoxie cérébrale serait définitive au-delà de 7 minutes.

Malgré ces quelques tentatives parfois fructueuses, la technique du massage cardiaque externe ne parvient malheureusement pas à s'imposer. Pendant plus d'un demi-siècle, seul le massage à thorax ouvert est préconisé. Cette méthode de massage interne se pratique aussi au travers du diaphragme après incision de l'abdomen. En 1952, son taux de réussite est évalué à environ 30 %.

Sept décennies après la description du massage thoracique externe par Friedrich Maass, cette technique va être redécouverte par William Bennett Kouwenhoven[1] (1886-1975) et son équipe composée de Guy Knickerbocker (1932-2022) et de James R. Jude (1928-2015). Depuis 1925, Kouwenhoven, ingénieur américain et professeur à la *Johns Hopkins University's School of Engineering* (Baltimore, Maryland), étudie les effets de l'électricité sur le corps humain. Il s'intéresse plus particulièrement à l'arrêt cardiaque.

En 1958, son équipe réalise des expérimentations sur des chiens, pour étudier les moyens de défibriller un cœur. Tout à fait par hasard, et sans avoir été informé de la publication de Maass, l'ingénieur Knickerbocker, qui avait placé de lourdes électrodes en cuivre sur le thorax d'un chien en arrêt cardiaque, fait une observation cruciale : il constate que le poids de ces électrodes fait apparaître un pouls dans l'artère fémorale de

---

les autres doigts de la main, pendant une minute, permettant le redémarrage des battements cardiaques, puis la sortie de la patiente de l'hôpital quelque temps après.

[1] William Bennett Kouwenhoven "Bill" : il obtient, en 1906, son diplôme d'ingénierie électrique, et, l'année suivante, celui d'ingénierie mécanique, puis commence à enseigner la physique et l'électricité au *Polytechnic Institute of Brooklyn* (New York). En 1910, il part en Allemagne étudier à la *Karlsruhe Technische Hochschule* où il obtient son doctorat en 1913, puis retourne aux USA. En 1914, Kouwenhoven est nommé professeur à la *Johns Hopkins University's School of Engineering* (Baltimore, Maryland) et en sera le doyen de 1938 à 1954. Tandis que ses recherches sont axées sur les effets de l'électricité sur le corps humain, il met au point un appareil pour défibriller le cœur. Il redécouvre et promeut le massage cardiaque externe. Considéré comme un "pionnier de la réanimation cardio-pulmonaire", Bill Kouwenhoven a été élu Vice-Président de l'*American Institute of Electrical Engineers,* et a obtenu deux prix prestigieux pour ses contributions à la médecine et pour ses recherches sur l'électricité appliquée à la médecine : la médaille *Edison* en 1961 et le prix *Albert Lasker* pour la recherche clinique médicale en 1973.

l'animal, et il observe une élévation transitoire de la pression artérielle. Knickerbocker émet alors l'hypothèse que le massage de la poitrine à thorax fermé, de façon rythmée, permettrait au sang de circuler.

Les expériences se poursuivent sur une centaine de chiens afin de déterminer la fréquence, la force ainsi que le siège précis des compressions thoraciques pour obtenir le massage cardiaque le plus efficace. Elles confirment que la compression du cœur, entre les deux structures solides que sont le sternum et la colonne vertébrale, permet de générer une onde de pouls similaire à la systole, tandis que le relâchement de la compression équivaut à la diastole.

Des essais sur l'homme sont alors entrepris. La première réanimation réussie grâce à la méthode de Kouwenhoven a lieu en juillet 1959, sur une femme obèse de 35 ans ayant fait un arrêt cardiaque, suite à une anesthésie. Le chirurgien cardiaque James Jude rappelle les faits : « Cette femme n'avait pas de tension artérielle, pas de pouls, et normalement, nous aurions ouvert sa poitrine. Au lieu de cela, comme nous n'étions pas dans la salle d'opération, nous avons appliqué un massage cardiaque externe. Sa tension artérielle et son pouls sont revenus immédiatement. Nous n'avons pas eu à ouvrir sa poitrine. Ils ont procédé à l'opération et elle s'est complètement rétablie. »

Un article de 1960 rapporte l'expérience clinique de Kouwenhoven et de son équipe sur 20 cas d'arrêts cardiaques, obtenant 14 ressuscitations (70 %) grâce à leur méthode. Dès l'année suivante, la technique du massage cardiaque externe dite "de Kouwenhoven", utilisée en cas d'arrêt cardiaque, convainc le monde entier de son efficacité. Elle est largement diffusée et s'introduit à l'hôpital. Elle sera à la base de la réanimation cardio-pulmonaire moderne. Le médecin américain Peter Safar[1] (1924-2003) est à l'origine de ce concept qui associe la libération des voies aériennes et la ventilation artificielle (éventuellement par le bouche-à-bouche) au massage cardiaque externe.

Ces gestes qui sauvent des vies seront enseignés au grand public, les chances de ressuscitation étant d'autant plus grandes qu'ils sont entrepris rapidement, car chaque minute compte pour préserver les organes essentiels que sont le cerveau et le cœur. Le

---

[1] Peter Safar : d'origine autrichienne, ce médecin américain fut professeur d'anesthésie-réanimation à l'Université de Pittsburgh (Pennsylvanie). En 1956, il rencontre James Otis Elam (1918-1995) qui avait démontré que l'air expiré peut fournir une oxygénation adéquate pour une réanimation, base de la technique du "bouche-à-bouche". Ensemble, ils écrivent le livre *"ABC of resuscitation"*. L'acronyme en anglais *ABC* correspond à A pour *"Airway"* (libération des voies aériennes), B pour *"Breathing"* (ventilation artificielle) et C pour *"Circulation"* (au moyen du massage cardiaque externe). On ajoutera plus tard l'acronyme D pour *"Defibrillation"*. Cependant, les techniques de ventilation de Safar et Elam et les procédures de Kouwenhoven pour rétablir la circulation ne seront présentées conjointement qu'en septembre 1960, actant la naissance de la réanimation cardio-pulmonaire moderne. En 1958, Safar fonde la première unité de soins intensifs des États-Unis, ainsi que le plus grand département d'anesthésie des États-Unis à l'Université de Pittsburgh. Safar et Elam sont considérés comme les pères de la réanimation cardio-pulmonaire, en promouvant les gestes salvateurs en cas d'arrêt cardiaque, et en favorisant leur diffusion au grand public. Des films, des livrets d'instruction, ainsi qu'un mannequin d'entraînement à la réanimation cardio-pulmonaire nommé *"Resusci Anne"*, ont été développés par ces deux médecins pour informer la population et illustrer leur technique. En 1962, le film intitulé *"The Pulse of Life"*, produit par le réalisateur David Adams, sous l'impulsion de Safar, Kouwenhoven, Jude et Knickerbocker, a servi à former de millions de personnes aux techniques de réanimation cardio-pulmonaire.

trio William Kouwenhoven, Guy Knickerbocker et James R. Jude a ainsi prouvé qu'il était possible de ressusciter un patient en arrêt cardiaque, en dehors de l'hôpital, et sans l'aide d'un personnel médical qualifié. Ce même trio déclara que « n'importe qui, n'importe où, peut désormais initier des procédures de réanimation cardiaque » et que « tout ce qu'il faut, ce sont deux mains. »

Comment réaliser un massage cardiaque externe ?

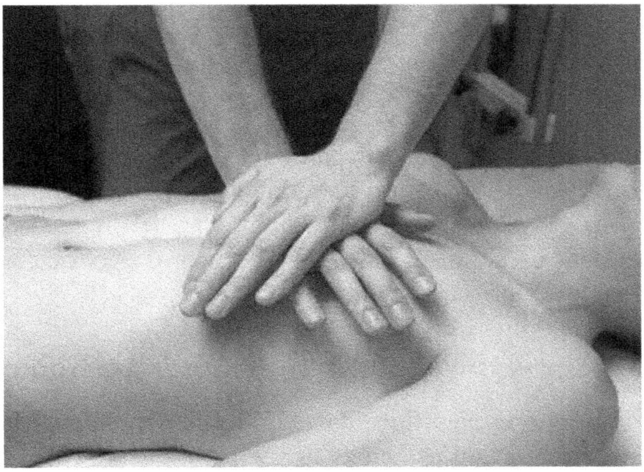

La technique du massage cardiaque externe consiste à réaliser des compressions thoraciques répétées cent fois par minute. On préconise d'alterner 30 compressions puis 2 insufflations par la méthode du "bouche-à-bouche" pour réaliser une réanimation cardio-pulmonaire en attendant les secours médicaux.

Cette technique peut être enseignée par des associations de secourisme, en s'entraînant sur des mannequins.

Le massage cardiaque externe s'effectue sur un plan dur, généralement à même le sol. La victime, thorax découvert, est placée sur le dos. Le sauveteur se place au-dessus de la victime, souvent à genoux, à califourchon de part et d'autre du thorax. Il appuie le talon d'une main sur le milieu du sternum, et positionne la seconde main par-dessus la première. Bras tendus, le sauveteur enfonce le thorax de la victime et le relâche selon le rythme déjà précisé.

Le risque de cette technique est de fracturer les côtes de la victime, risque négligeable par rapport au risque de mort certaine si personne n'agit dans l'urgence.

La défibrillation cardiaque

La fibrillation ventriculaire est le trouble du rythme cardiaque le plus grave, fatal en quelques minutes. Cette arythmie est caractérisée par une activité électrique du myocarde totalement anarchique. Les cellules du myocarde sont désynchronisées, et ne se contractent plus de façon harmonisée, aboutissant à une inefficacité mécanique : les ventricules n'assurent plus leur fonction de pompe. Cliniquement, une fibrillation ventriculaire se manifeste par une perte de connaissance brutale, et mène à la mort subite.

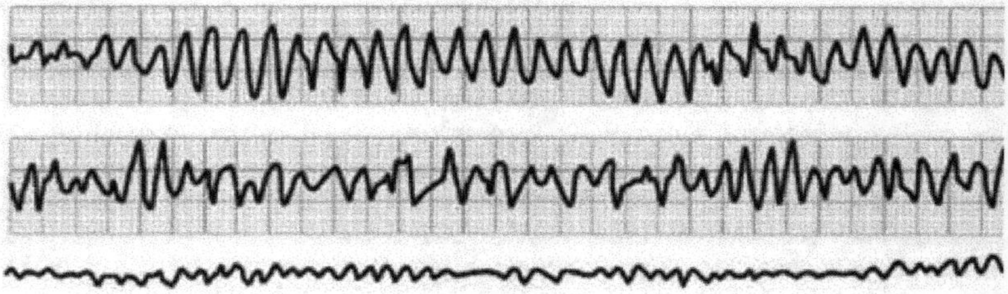

Exemple de fibrillation ventriculaire

Seule une défibrillation peut "resynchroniser" les cellules cardiaques, restaurer le rythme sinusal normal et ramener la personne à la vie. C'est une course contre la montre car chaque minute compte, en particulier pour reperfuser et réalimenter en oxygène le cerveau. Cette défibrillation se traduit par l'application d'un choc électrique

Deux siècles ont été nécessaires pour comprendre le processus de la fibrillation ventriculaire, puis pour oser utiliser l'électricité, source d'électrocution, dans le but de ressusciter des victimes d'arrêts cardiaques.

L'électricité pour ressusciter des animaux et des humains

La première description scientifique d'une défibrillation date de 1775. Cette année-là, le médecin et vétérinaire danois Peter Christian Abildgaard (1740-1801) réalise des expérimentations sur des poules au moyen de chocs électriques. Après qu'un premier choc électrique sur la tête d'une poule ait provoqué un état de mort apparente, il constate qu'un deuxième choc électrique, appliqué sur son thorax, peut la réanimer. Ce retour à la vie de la poule était confirmé par le fait qu'elle avait même pondu un œuf quelques jours plus tard !

Plusieurs cas de réanimations humaines réussies ont été décrits à la fin du XVIIIe et au début du XIXe siècle. L'un de ces articles, publié en 1788 par la *Royal Humane Society* de Londres, rapporte le cas d'une fillette de 3 ans. Après avoir chuté d'une fenêtre sur les pavés de la rue, la petite Sophia Greenhill est déclarée morte. Un voisin un certain Mr Squires, la réanima grâce à des chocs électriques[1] appliqués sur la poitrine. L'enfant retrouva une vie normale.

Dès 1776, le chirurgien anglais John Hunter (1728-1793) s'intéresse à l'électricité pour réanimer des personnes noyées, bien qu'il n'ait aucune idée de son mode de fonctionnement : « L'électricité est un outil utile et devrait être utilisée là où d'autres ont échoué [...] Il est probable que ce soit la seule méthode dont nous disposons pour stimuler le cœur en un instant. »

Le médecin anglais James Curry (1762-1819) réalise lui aussi des travaux expérimentaux sur de petits animaux au moyen de l'électricité et les publie en 1790. Il décrit aussi 3 cas de réanimations réussies sur des patients en état de mort apparente, au

---

[1] Comme source d'électricité, Mr Squires utilisa une "bouteille de Leyde". Cette première machine électrique qui faisait office de condensateur a été inventée dans la ville de Leyde (Pays-Bas) en 1745 par le physicien néerlandais Pieter van Musschenbroek (1692-1761). Il était ainsi possible de stocker la charge électrique dans un récipient en verre, puis de la restituer sous forme de décharge statique.

moyen de deux électrodes (l'une au-dessus de la clavicule droite, l'autre au niveau des dernières côtes gauches)[1].

En 1809, Allan Burns (1781-1813), professeur de chirurgie à Glasgow, propose de traiter les morts subites au moyen de chocs électriques externes : « ... nous devons gonfler les poumons et faire passer des chocs électriques à travers la poitrine ; le praticien ne doit jamais, si la mort a été soudaine et que la personne n'est pas très avancée dans la vie, désespérer du succès, jusqu'à ce qu'il ait des signes sans équivoque de mort réelle. »

Cependant, de nombreuses années devront encore passer avant que les bases scientifiques de la défibrillation soient comprises.

La découverte de la fibrillation ventriculaire

À cette époque, le mécanisme de la fibrillation ventriculaire n'est pas encore connu. Ce trouble du rythme gravissime, à l'origine de la plupart des morts subites, ne sera décrit qu'en 1849 par Mauritius Hoffa et Carl Ludwig (1816-1895), à partir d'expériences menées sur des chiens. Ces deux physiologistes constatent qu'une stimulation électrique du myocarde peut induire une fibrillation ventriculaire. Ils enregistrent ainsi le premier épisode de ce type d'arythmie. Ils ne feront pas cependant le lien entre la fibrillation ventriculaire et la mort subite.

En 1874, le physiologiste français Alfred Vulpian (1826-1887) utilise pour la première fois le terme de "fibrillation" pour décrire les contractions rapides et irrégulières des fibres musculaires cardiaques. Il est aussi le premier à suggérer que ce désordre rythmique a pour origine le cœur lui-même.

C'est le physiologiste écossais John Alexander MacWilliam (1857-1937), qui, le premier, en 1889, évoque la fibrillation ventriculaire comme mécanisme probable de la mort subite. Il fournit aussi une description détaillée de ce trouble du rythme : « Au lieu d'une contraction coordonnée [...], il se produit une oscillation arythmique irrégulière et complexe des parois ventriculaires ». Il avait déjà montré, douze ans plus tôt, qu'une fibrillation ventriculaire peut être stoppée grâce à des chocs électriques transmis au cœur par des électrodes.

À la fin du XIXe siècle, les grandes villes européennes et américaines se dotent de l'électricité pour leur éclairage public. Cette source d'énergie se généralise, y compris

---

[1] À la demande d'une société humanitaire locale, la *Northamptonshire Preservative Society*, James Curry rédigea un guide sur la réanimation, destiné au public et aux médecins, intitulé : *"Observations on apparent death from drowning, suffocation, etc with an account of the means to be employed for recovery"*. Dans ce guide, Curry fait la distinction entre la mort réelle et la mort apparente et recommande l'usage de l'électricité lorsque toutes les autres méthodes ont échoué : « Lorsque les mesures recommandées ci-dessus ont été appliquées avec constance pendant une heure ou plus, sans aucune apparence de retour à la vie, il faut essayer l'électricité ; l'expérience a montré qu'elle est l'un des stimuli les plus puissants jamais connus, et qu'elle est capable de provoquer une contraction du cœur et d'autres muscles du corps, alors que tout autre stimulus a cessé de produire le moindre effet. On a constaté que les chocs modérés donnent les meilleurs résultats, et ceux-ci doivent être envoyés à intervalles réguliers à travers la poitrine dans différentes directions, afin, si possible, d'exciter le cœur à agir ».

pour les transports publics et les communications. Mais les accidents, souvent mortels, dus à des électrocutions, se multiplient.

À Genève, le professeur de physiologie Jean-Louis Prévost (1838-1927), assisté de son jeune collaborateur italien Federico Battelli (1867-1941), va étudier méthodiquement les effets de l'électricité sur des cœurs de chiens. Leur article, publié en 1899, montre qu'un choc électrique provoque une fibrillation ventriculaire, laquelle peut être stoppée (avec retour à un rythme cardiaque normal) au moyen d'un second choc de plus forte intensité. Cependant ces travaux resteront largement ignorés pendant une vingtaine d'années.

Il faudra l'avènement de l'électrocardiographie en 1901 par Willem Einthoven (1860-1927) pour avancer dans la compréhension du phénomène de la fibrillation ventriculaire, enregistrée jusque-là au moyen d'un kymographe ou d'un électromètre capillaire. Le premier tracé électrocardiographique d'une fibrillation ventriculaire date de 1912 : au cours de l'examen d'un patient, Augustus Hoffmann enregistre un court épisode de ce trouble du rythme, spontanément résolutif.

Depuis l'introduction de l'anesthésie par inhalation de chloroforme par l'obstétricien James Simpson (1811-1870) en 1847, on avait constaté que ce produit entraînait un risque de mort subite. Le mécanisme de cette mort subite restera inconnu jusqu'à ce que A.G. Lévy, anesthésiste au *Guy's Hospital* de Londres l'étudie avec Thomas Lewis (1881-1945). Ces deux médecins détermineront que la fibrillation ventriculaire est la cause habituelle d'arrêt cardiaque au cours de l'anesthésie au chloroforme.

En 1914, peu avant son décès prématuré et inexpliqué, le physiologiste anglais Georges Ralph Mines (1886-1914) fait une découverte cruciale à l'Université McGill de Montréal. Il étudie, sur des cœurs de lapins, la réponse à des chocs électriques appliqués à différents moments du cycle cardiaque. Il constate que le stimulus électrique ne déclenche une fibrillation ventriculaire qu'à « un certain instant critique ». Il vient de découvrir la "période vulnérable" du cœur : c'est le moment du cycle cardiaque (à la fin de la période réfractaire, au sommet de l'onde T) où toute stimulation électrique, même de faible intensité, déclenche une fibrillation ventriculaire, ce que l'on nomme "phénomène R sur T". Cette découverte, qui tombera dans l'oubli pendant des décennies, ne sera prise en compte qu'en 1961 par Bernard Lown (1921-2021) pour l'application de chocs électriques chez l'homme.

Premières défibrillations sur l'animal

Dans les années 1920, les électrocutions accidentelles représentent un problème réel de santé publique. Des études sur la fibrillation et la défibrillation ventriculaire vont être entreprises par des scientifiques américains, avec le soutien financier de compagnies d'électricité, telles que la *Consolidated Edison Electric Company* (New York). Parmi les chercheurs sélectionnés pour mener ces études figurent Donald R. Hooker (1876-1946), exerçant au laboratoire de physiologie de la *Johns Hopkins University*, et William Bennett Kouwenhoven (1886-1975), ingénieur électricien et professeur à la *Johns Hopkins University's School of Engineering* (Baltimore, Maryland) qui s'intéresse aux effets de l'électricité sur l'homme.

C'est ainsi qu'en 1933 Kouwenhoven et Hooker redécouvrent et reproduisent les expériences de Prévost et Batelli sur des chiens, provoquant fibrillations puis défibrillations (nommées "ressuscitations par contre-chocs") ventriculaires par des chocs électriques. Ils comparent également l'efficacité du courant alternatif à celle du courant continu par décharge de condensateur pour la défibrillation, concluant que le courant alternatif donnerait de meilleurs résultats. Kouwenhoven va alors développer un appareil pour ressusciter les patients en fibrillation ventriculaire.

Dans les années 1930-1940, les travaux sur la ressuscitation cardiaque se concentrent à la *Case Western Reserve University School of Medicine* de Cleveland. Carl John Wiggers (1883-1963) occupe la chaire du Département de physiologie et s'intéresse à la défibrillation. En 1936, il présente, à l'*American Physiological Society*, les résultats de ses expérimentations sur 47 chiens dont le cœur était en fibrillation. Il parvient à réanimer 40 chiens, au moyen d'un massage cardiaque précédant le choc électrique de défibrillation, et prédit : « Cette méthode devrait s'avérer utile pour la réanimation des cœurs humains exposés qui fibrillent accidentellement au cours d'opérations cardiaques. »

Première défibrillation humaine, à thorax ouvert

Le chirurgien cardiovasculaire Claude Beck[1] (1894-1971) exerce aussi à la *Case Western Reserve University* de Cleveland. Un jour, il vit une expérience humiliante dans son bloc opératoire. Un patient ayant fait un arrêt cardiaque lors d'une intervention chirurgicale, Beck se trouve dans l'incapacité de le réanimer. Son assistant court appeler les pompiers qui interviennent au bloc, sans succès. Beck décide que, dorénavant, la réanimation s'effectuera au bloc par le corps médical lui-même.

Claude Beck est impressionné par les résultats des études sur la fibrillation-défibrillation ventriculaire de Wiggers. Il décide de concevoir un défibrillateur, à courant alternatif de 110 volts, et le fait construire par son ami scientifique et industriel James Henry Rand III (1910-1970). C'est grâce à cet appareil que Beck va réaliser avec succès la première défibrillation au monde sur un être humain en 1947 : alors qu'il termine une opération sur un garçon de 14 ans, Dick Heyard, atteint d'une anomalie congénitale de type *pectus excavatum*[2], son jeune patient fait un arrêt cardiaque. Beck

---

[1] Claude Schaeffer Beck : ce chirurgien américain s'oriente, dans les années 1920, vers la recherche cardiovasculaire et la chirurgie cardiaque. Sous la direction d'Elliott Cutler (1888-1947), il participe aux premières commissurotomies mitrales réalisées par celui-ci aux USA, à l'aide d'un valvulotome. En 1924, Beck obtient un poste au *Lakeside Hospital* de la *Western Reserve University School of Medicine* (Cleveland, Ohio) où il devient professeur en 1933. Il met au point, en 1935, le premier traitement chirurgical de la maladie coronarienne. En 1940, Claude Beck est nommé professeur de Neurochirurgie à la *Western Reserve University*, tout en poursuivant la chirurgie cardiaque. Beck est surtout célèbre pour avoir, en 1947, réalisé avec succès la première défibrillation sur un être humain. Il s'investira ensuite dans la formation du personnel médical pour les techniques de ressuscitation cardio-pulmonaire. Considéré comme un pionnier en chirurgie cardiaque, Claude Beck a été nominé en 1952 pour le prix Nobel de Médecine.

[2] *Pectus excavatum* : également nommée "thorax en entonnoir", cette déformation congénitale ou acquise (rachitisme) se caractérise par une dépression plus ou moins profonde de la partie inférieure du sternum.

ouvre à nouveau le thorax du garçon, et utilise, pour la première fois, la méthode de son collègue Carl Wiggers : il procède à un massage cardiaque manuel pendant environ 45 minutes, avant d'utiliser le défibrillateur. Le choc électrique, appliqué directement sur le cœur en fibrillation ventriculaire, permettra la ressuscitation du garçon.

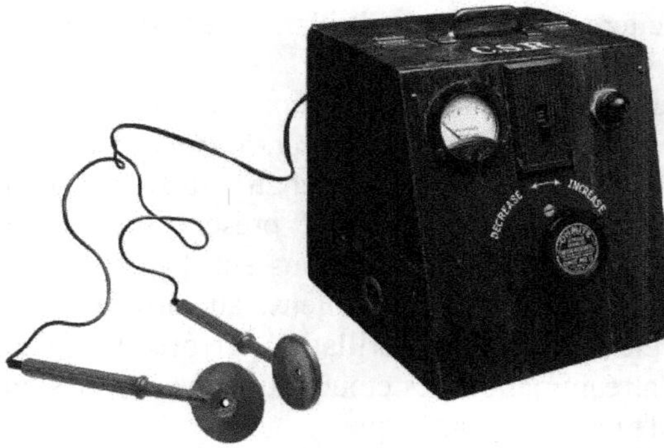

Défibrillateur de Claude Beck, construit par James Rand III - National Museum of American History, Smithsonian Institution (USA)

Le monde scientifique s'enthousiasme pour ce succès, et cette procédure de défibrillation se popularise. Toutefois, et ce pendant une dizaine d'années, la défibrillation cardiaque ne sera réalisée qu'à thorax ouvert. Elle sera donc réservée seulement aux patients des blocs opératoires.

... et de l'autre côté du "rideau de fer"

Pendant que l'Occident progresse, pas à pas, sur la procédure de défibrillation, d'autres scientifiques, derrière le "rideau de fer" soviétique, travaillent sur le même sujet. L'un d'eux fera figure de pionnier : il s'agit de Naum Lazarevich Gurvich (1905-1981). En 1932, il intègre le laboratoire de l'Institut de Physiologie de la Deuxième Université Médicale de Moscou, dont la directrice est Lina S. Stern[1] (1878-1968). Celle-ci avait été l'assistante de Prévost et Batelli et avait participé à leurs travaux sur la fibrillation et la défibrillation ventriculaire. Elle décide de confier à Gurvich ce programme de recherche.

---

[1] Lina Solomonovna Stern : née dans l'Empire russe, Lina Stern se rend à Genève en 1898 pour y étudier la médecine, et s'oriente vers la physiologie. Elle devient l'assistante de Jean-Louis Prévost (1838-1927) et de Federico Battelli. En 1918, elle est la première femme à accéder au titre de professeur à l'Université de Genève. En 1925, elle retourne en URSS. En 1929, elle fonde et dirige l'Institut de Physiologie de la Deuxième Université Médicale de Moscou. Après avoir reçu de nombreux prix et honneurs (membre de l'Académie des Sciences d'URSS, prix Staline…), à partir de 1947, elle devient la cible d'une campagne de dénigrement. Elle est soupçonnée d'être une opposante au régime stalinien, du fait de son origine juive. Accusée d'appartenir à une organisation sioniste, Lina Stern est arrêtée par le MGB (ancêtre du KGB), emprisonnée pendant 4 ans puis condamnée à l'exil. Elle sera la seule survivante de l'*Anti-Fascist Jewish Association*, les 15 autres membres ayant tous été condamnés à mort. Lina Stern sera réhabilitée en 1958 et reprendra ses travaux scientifiques avant de mourir à Moscou à l'âge de 90 ans.

En 1939, Naum Gurvich dévoile à la communauté médicale les résultats de ses travaux. Il utilise, comme moyen de défibrillation, un choc électrique à courant continu, à la place du courant alternatif employé en Occident. Il prouve que sa méthode présente une efficacité et une sécurité supérieures, et propose son utilisation chez l'homme. Il prône également une onde biphasique pour la défibrillation. Ce type d'onde nécessite moins d'énergie qu'une onde monophasique. Son article est publié en anglais en 1945. Ces travaux aboutiront à la conception du premier défibrillateur transthoracique à courant continu en URSS en 1952, lequel sera produit en série dix ans plus tard.

Les résultats des études de Gurvich seront confirmés aux États-Unis par les expériences sur des chiens de R. Stuart Mackay et Sanford Leeds qui concluent eux aussi à la supériorité du courant continu sur le courant alternatif pour la défibrillation. Le courant alternatif peut en effet entraîner des dommages sur les muscles squelettiques et cardiaques, avec un risque d'arythmie atriale ou ventriculaire grave. Malgré cela, les médecins en Occident continueront d'utiliser exclusivement le choc électrique à courant alternatif jusqu'au début des années 1960.

Les débuts de la défibrillation à thorax fermé

Aux États-Unis, après que Claude Beck a réussi à défibriller un cœur à thorax ouvert, les recherches vont s'orienter vers la défibrillation à thorax fermé. Les années 1950 verront la mise au point des premiers prototypes et, avec eux, les premiers succès de ressuscitation cardiaque.

En 1956, Paul Maurice Zoll (1911-1999) qui avait, quatre ans plus tôt, mis au point un stimulateur externe, réalise pour la première fois une défibrillation à thorax fermé au *Beth Israel Hospital* de Boston. Les électrodes sont appliquées sur la peau et non plus directement sur le cœur. Malgré les travaux de Gurvich démontrant la supériorité du courant continu, il utilise un choc électrique à courant alternatif. La procédure de Zoll est d'abord employée en chirurgie cardiaque, puis, par la suite, lors d'un arrêt cardiaque survenant à l'hôpital.

William Kouwenhoven et son équipe, qui inclut James Jude et Guy Knickerbocker, s'acharnent à développer un modèle de défibrillateur transthoracique, avec l'aide et la coopération du Département de Chirurgie de la *Johns Hopkins School of Medicine*, et grâce à une bourse de l'*Edison Electric Institution*. Leurs travaux aboutissent en 1957 à un prototype, dénommé *"the Hopkins A-C Closed Chest Defibrillator"*. Pesant 200 livres, et conçu pour être utilisé chez l'homme, cet appareil délivre un choc électrique de cinq ampères à 440 volts pendant 0.25 seconde, par l'intermédiaire de deux électrodes. Il sera utilisé pour la première fois en 1957 par Gottlieb Christian Friesinger (1929-2012) aux Urgences du *Johns Hopkins Hospital*, sur un patient de 42 ans, en fibrillation ventriculaire à la phase aiguë d'un infarctus du myocarde. C'est un succès, le cœur du patient récupérant son rythme sinusal dès le deuxième choc. Toutefois, ce défibrillateur fonctionne lui aussi en courant alternatif.

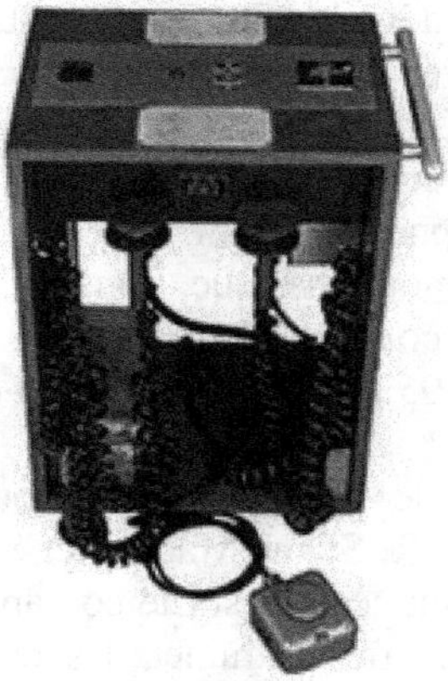

"Hopkins A-C Closed Chest Defibrillator"

Au cours des années 1950, les techniques de ressuscitation cardio-pulmonaire commencent à être diffusées et enseignées. Claude Beck et ses collègues, avec l'aide de la *Cleveland Heart Society*, forment plusieurs milliers de médecins et d'infirmières à ces techniques. L'usage du défibrillateur reste cependant uniquement intra-hospitalier.

L'essor de la défibrillation à thorax fermé

Le début des années 1960 marque un tournant dans le développement de la défibrillation. Bernard Lown[1] (1921-2021) en sera le maître d'œuvre. Cette procédure

[1] Bernard Lown : né en Lithuanie, issu d'une famille juive et pieuse, Bernard Lown émigre aux USA à l'âge de 14 ans. Il obtient son diplôme de doctorat en médecine à la *Johns Hopkins University School of Medicine* (Baltimore, Maryland) en 1945. Il se spécialise en cardiologie puis, en 1950, s'établit à Boston, au *Peter Bent Brigham Hospital*, et à la *Harvard Medical School* (Boston, Massachusetts). Travaillant avec son mentor, Samuel Albert Levine (1891-1966), Lown réduit fortement la durée du repos strict au lit des patients ayant fait un infarctus du myocarde, réduisant ainsi la mortalité importante due aux embolies pulmonaires. Il s'intéresse à la mort subite d'origine cardiaque, considérant qu'elle peut être réversible, et à la fibrillation ventriculaire, et entreprend des recherches pour découvrir une méthode de ressuscitation sûre et efficace. Lown étudie aussi les possibilités de traiter, avec le défibrillateur, d'autres types de tachycardies, telles que la tachycardie ventriculaire et la fibrillation auriculaire. C'est grâce au défibrillateur de Paul Zoll (1911-1999) qu'il réussit le premier, en 1959, à venir à bout d'une tachycardie ventriculaire récidivante au moyen d'un choc électrique à thorax fermé. Au cours de ses recherches, Lown va développer une forme de choc électrique (sinusoïdale fortement amortie), efficace et moins traumatisante pour les cellules cardiaques, dénommée l'"onde de Lown", destinée à réduire également des arythmies autres que la fibrillation ventriculaire. Il nomme "cardioversion" la procédure qui consiste à délivrer un choc électrique pour réduire un trouble du rythme autre qu'une fibrillation ventriculaire. En 1961, Lown, conscient de l'importance de la "période réfractaire", découverte en 1914 par Georges Ralph Mines (1886-1914), décide d'en tenir compte dans la conception de l'appareil. Dans ce but, et pour la première fois, la délivrance du choc électrique est synchronisée avec le complexe QRS de l'électrocardiogramme, afin d'éviter la survenue d'une fibrillation ventriculaire pendant une cardioversion. En 1967, pour la première fois au monde, il parvient à réduire une fibrillation auriculaire, grâce à un choc électrique. En 1961, Bernard Lown crée, avec un groupe de médecins de Boston, une organisation nommée *Physicians for Social Responsibility,* afin de lutter contre la menace de guerre nucléaire entre URSS et

va évoluer vers davantage de sécurité, de miniaturisation, de simplicité, permettant sa diffusion en dehors de l'hôpital.

Bernard Lown rencontre, en 1961, un jeune et brillant ingénieur électricien, Barouh Berkovits (ou Baruch Berkowitz). Celui-ci est Directeur de recherche cardiovasculaire à l'*American Optical Corporation*. Bien que cette société fabrique déjà un défibrillateur à courant alternatif, Berkovits, informé des travaux de Gurvich[1], s'emploie à développer un modèle à courant continu, dont le choc électrique présente plus de sécurité et d'efficacité.

En avril 1961, Lown et Berkovits commencent à tester le défibrillateur à courant continu sur des chiens. Le défibrillateur, finalement mis au point, utilise ce mode de courant et délivre au cœur un choc de 100-200 joules pendant 5 millisecondes, par l'intermédiaire d'électrodes. Peu de temps après, au *Peter Bent Brigham Hospital*, Bernard Lown utilise son dispositif chez un patient en fibrillation ventriculaire et parvient à restaurer le rythme sinusal sans dommage cardiaque ni musculaire.

L'appareil sera fabriqué dès 1962 par l'*American Optical Corporation*. À partir de 1964, des milliers d'hôpitaux en seront équipés. Grâce à Lown qui a su l'introduire en Occident, la technique de la défibrillation par courant continu, sur thorax fermé, se généralise et est toujours utilisée de nos jours. D'innombrables patients, victimes d'arrêts cardiaques en salle d'opération ou à l'extérieur du bloc opératoire, sont ressuscités. C'est aussi à cette époque que les premières unités de soins intensifs cardiaques sont créées.

USA. Il est aussi impliqué dans la lutte contre les dommages de guerre des enfants vietnamiens, rapatriant et soignant certains de ces enfants à partir de 1967. En 1967, Lown est nommé professeur de Cardiologie au *Harvard T.H. Chan School of Public Health* (Boston), poste qu'il occupera jusqu'en 1991. En 1971, il détermine, avec Louis Wolff (1898-1972), la classification des extrasystoles ventriculaires, qui portera leur nom. En 1980, Lown fonde, avec quelques médecins, l'*International Physicians for the Prevention of Nuclear War (IPPNW),* pour lutter contre le risque nucléaire suite à l'invasion de l'Afghanistan par l'URSS. Cette organisation n'aurait pas pu être fondée sans l'amitié de Lown pour le cardiologue russe Evgeny Chazov (1929-2021), qui prendra la tête du groupe des médecins soviétiques, et futur ministre de la Santé en URSS. Elle finira par compter, en 1985, 135 000 médecins de 41 pays différents. Cette même année, Bernard Lown et Evgeny Chazov reçoivent le prix Nobel de la Paix au nom de l'*IPPNW*. Lown fonde encore deux autres organisations, *SatelLife*, en 1988, et *ProCor*, en 1997, pour promouvoir, dans les pays en voie de développement, la prévention des maladies cardiovasculaires et l'accès à la littérature et à l'information médicale. Il a reçu de nombreux prix et distinctions honorifiques, dont le prix *UNESCO* de l'éducation pour la paix.

[1] À l'époque de la "Guerre froide" entre l'Occident et l'Union soviétique, le fossé entre ces deux puissances était infranchissable y compris pour les sciences médicales. Un pont est jeté en 1958 dans le domaine de la cardiologie grâce au sénateur américain du Minnesota et futur vice-président des États-Unis, Hubert H. Humphrey. Il se rend à Moscou pour rencontrer Nikita Khrouchtchev, puis visite l'Institut de réanimation où il fait la connaissance de Naum Gurvich. Impressionné par ses recherches et ses résultats sur la défibrillation, Humphrey soutiendra la création, aux USA, d'un programme de recherches similaire : « Je tiens cependant à préciser qu'il s'agit de l'une des phases les plus importantes de la recherche médicale. Pourquoi ? Parce qu'elle concerne l'intérêt le plus universel de l'homme, à savoir : la prolongation de la vie humaine, le report de la mort et, oui, peut-être la plus grande frontière scientifique : la réversibilité de la mort… »

Cependant on sait aujourd'hui que la majorité des morts subites surviennent en dehors de l'hôpital. Il fallait donc développer les moyens techniques et organisationnels qui permettraient de ressusciter toute mort subite, quel qu'en soit le lieu et quel qu'en soit le moment.

Le défibrillateur sort de l'hôpital

Sur le plan technique, les ingénieurs s'emploient à inventer des appareils portatifs. En 1961, l'équipe de Kouwenhoven, avec l'aide de la *Mine Safety Appliance Company* de Pittsburgh, élabore le premier défibrillateur vraiment portatif, ne pesant plus que 45 livres, et pouvant être transporté dans une valisette.

En Europe, c'est une équipe de Belfast qui met au point une version portable du défibrillateur. En 1965, le cardiologue irlandais James Francis Pantridge "Frank" (1916-2004) l'installe dans une ambulance de Belfast destinée à fournir des soins préhospitaliers (Pantridge avait créé à cet effet la première Unité Mobile de Soins Coronariens) : l'appareil pèse alors 70 kg et est relié à la batterie du véhicule. Les premiers succès de réanimation extra-hospitalière finissent de convaincre les plus sceptiques. Trois ans plus tard, le défibrillateur, amélioré par l'ingénieur biomédical John Anderson, ne pèse plus que 3,2 kg, grâce au condensateur miniature développé pour la *NASA*[1].

Frank Pantridge, considéré comme le "père de la médecine d'urgence", parvient à convaincre le monde médical que la défibrillation, pour pouvoir être efficace, doit être précoce et accessible par tous et partout.

À la fin des années 1970 et au début des années 1980, les premiers défibrillateurs externes semi-automatiques puis automatiques apparaissent grâce aux travaux de John Anderson et de la cardiologue Jennifer Adgey (1941-) de Belfast, et d'une équipe à Portland (États-Unis).

Les différents progrès techniques permettent au défibrillateur d'évoluer d'un usage exclusif par les médecins à celui autorisé à des ambulanciers secouristes, puis à des pompiers et enfin au grand public. En France, le décret n° 2007-705 paru au Journal officiel le 4 mai 2007 autorise tout citoyen, quel qu'il soit, à utiliser un défibrillateur automatisé externe sur une personne en arrêt cardio-respiratoire, lui permettant ainsi de sauver une vie avant même l'arrivée des secours : « Toute personne, même non médecin, est habilitée à utiliser un défibrillateur automatisé externe répondant aux caractéristiques définies à l'article R.6311-14 ».

Le défibrillateur portatif est ainsi devenu un outil essentiel de réanimation, indispensable aux premiers secours, et utilisable en toute sécurité par toute personne présente sur les lieux d'une victime d'arrêt cardiaque. Les défibrillateurs automatiques sont à présent installés dans tous les lieux publics.

---

[1] *NASA* : *National Aeronautics and Space Administration*

Comment fonctionne un défibrillateur automatique externe (DAE) ?

En France, chaque année, 40 000 à 50 000 personnes sont victimes d'une mort subite. Le DAE est un maillon essentiel de la "chaîne de survie" qui consiste en :

1 - appel rapide au 15, 18 ou 112
2 - massage cardiaque rapidement entrepris
3 - défibrillation précoce en utilisant un DAE
4 - prise en charge médicale

Depuis 2007, le ministère chargé de la santé a engagé des actions en faveur du développement de l'implantation de DAE sur l'ensemble du territoire. Ils sont installés dans les endroits les plus fréquentés et accessibles au public (gares, aéroports, établissements de soins, établissements sportifs...). Une signalétique spécifique indique ces lieux équipés en DAE.

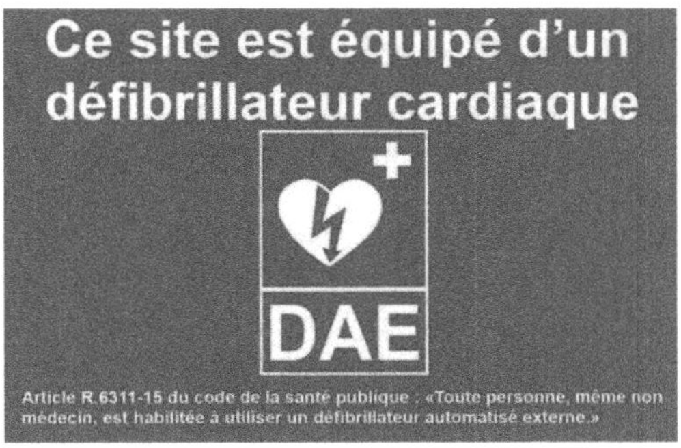

<u>Quels sont les composants d'un DAE ?</u>

Un DAE est un dispositif médical qui aide à la réanimation de victimes d'arrêt cardiaque. Cet appareil portatif peut être entièrement automatisé : cela signifie qu'il est capable d'identifier le trouble du rythme cardiaque (présence ou absence de fibrillation ou tachycardie ventriculaire) et de déterminer si le choc électrique est nécessaire. Le choc est alors délivré directement par l'appareil, sans intervention de l'utilisateur qui peut donc être un non-médecin ou un non-secouriste.

Il peut aussi être semi-automatique : dans ce cas, le sauveteur doit prendre la décision du choc électrique qui n'est délivré que s'il appuie sur le bouton déclencheur.

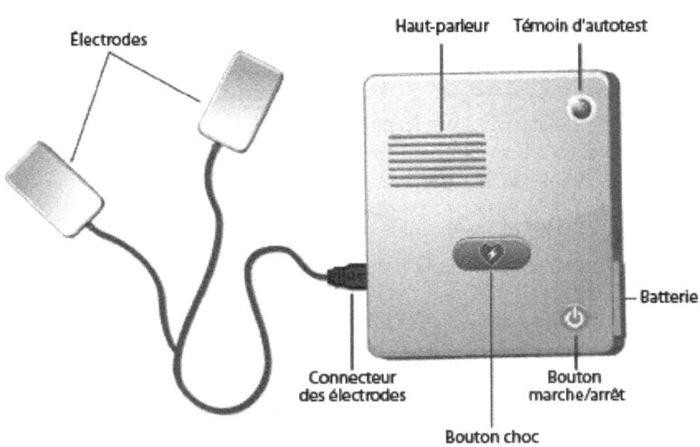

L'appareil est composé d'une sacoche de transport, d'une paire de ciseaux, d'un rasoir jetable (pour retirer les poils), de patchs d'électrodes (adultes et pédiatriques), de batteries, du boîtier lui-même. Un haut-parleur permet de guider l'utilisateur.

Comment le choc électrique est-il délivré ?

La victime est placée sur le dos, thorax dénudé, sur une surface sèche et non métallique. L'appareil est allumé. Deux électrodes sont collées sur la poitrine en suivant le dessin (une au niveau de la clavicule droite, une sous l'aisselle gauche) après avoir éventuellement rasé les poils à l'endroit des électrodes. Le câble des électrodes doit être branché sur l'appareil. Personne ne doit toucher la victime au moment de la délivrance du choc électrique émis à environ 400 V.

Le défibrillateur automatique implantable

Les recherches sur le défibrillateur n'allaient pas s'arrêter là. L'idée d'un appareil automatique implanté dans le corps humain va germer dans le cerveau de Michel Mirowski[1] (1924-1990).

Ce cardiologue exerce en Israël et est l'assistant du professeur Harry Heller (1899-1967) à l'Hôpital Tel Hashomer (Tel Aviv). En 1966, Heller décède subitement après avoir subi de nombreux épisodes de tachycardie ventriculaire. Profondément éprouvé par le décès de son mentor et ami, Mirowski décide de consacrer sa carrière à la conception d'un défibrillateur cardiaque implantable, seul moyen selon lui d'éviter une mort subite chez les patients présentant des arythmies graves. Ce rêve était fou lorsqu'on sait que les défibrillateurs à cette époque pesaient plusieurs dizaines de kilos !

Prenant conscience que ce rêve ne pourra être réalisé qu'aux États-Unis, Mirowski obtient un poste à l'Hôpital Sinai de Baltimore (Maryland) et s'installe, en 1969, aux USA avec femme et enfants. La moitié de son temps de travail est consacrée à ses recherches sur le défibrillateur. Ce dispositif doit être capable de détecter une fibrillation ventriculaire puis d'émettre un choc électrique pour restaurer le rythme sinusal. Un jeune cardiologue, Morton Maimon Mower (1933-2022) participe avec enthousiasme à ces travaux.

Après plusieurs années de recherches, un premier prototype est mis au point et testé sur un chien en 1975[2]. L'animal s'affaisse, après que son cœur ait été mis en fibrillation

[1] Michel Mirowski : né à Varsovie sous le nom de Mordechai Frydman, il reçoit de son père le nouveau nom de Mieczyslaw Mirowski pour tenter d'échapper à l'antisémitisme virulent qui sévit en 1939 en Pologne sous le régime nazi. À l'âge de 15 ans, il fuit le ghetto et se sauve dans une région de Pologne occupée par les Soviétiques, échappant de justesse à l'Holocauste. Il parvient à survivre pendant 5 ans dans des conditions effroyables. Lorsqu'il retourne à Varsovie, la ville est en ruines, toute sa famille a été exterminée. Il quitte la Pologne pour immigrer en Palestine, mais fera ses études de médecine en France. Il reçoit son diplôme en 1954 et retourne en Israël où il occupe un poste d'assistant auprès du professeur Harry Heller (1899-1967). C'est après le décès subit de celui-ci que Mirowski décide de concevoir un défibrillateur implantable et qu'il s'installe aux États-Unis. Il obtient un poste à l'Hôpital Sinai de Baltimore. Ses recherches l'amèneront à mettre au point le premier défibrillateur cardiaque implantable grâce, en particulier, au partenariat avec la société d'équipements médicaux *Medrad*. Michel Mirowski décède à l'âge de 65 ans d'un myélome multiple, après avoir eu l'immense satisfaction d'avoir vu son appareil sauver de nombreuses vies.

ventriculaire, puis se remet sur ses pattes grâce au choc électrique émis par le défibrillateur implanté. L'enregistrement filmé de cette réussite spectaculaire permet de convaincre certains investisseurs qui décident de soutenir financièrement les recherches de Mirowski. De nombreux médecins, tels que Bernard Lown (1921-2021), restent toutefois sceptiques, voire hostiles, sur l'avenir du dispositif. Certains se représentent même ce défibrillateur automatique implantable (DAI) comme « une bombe à l'intérieur du corps » !

Avec ténacité, Mirowski et ses collègues poursuivent leurs efforts de miniaturisation et de perfectionnement de leur appareil (qui pèse alors 250 grammes) pour une implantation humaine. Celle-ci a lieu le 4 février 1980 à l'Hôpital Johns Hopkins par le chirurgien Levi Watkins Jr (1944-2015). Mower se souvient de cette première : « Tout l'hôpital parlait de ces fous qui allaient installer un défibrillateur automatique. Si quelque chose s'était mal passé, nous ne l'aurions jamais surmonté. »[1] La patiente de 57 ans, implantée en raison de troubles rythmiques ventriculaires sévères sur coronaropathie, bénéficiera de dix années de vie supplémentaires grâce à son DAI.

Le dispositif de cardioversion-défibrillation automatique implantable est approuvé par la *Food and Drug Administration* en 1985. Il commence à être commercialisé à la fin des années 1980 par *Eli Lilly and Co.* En 2002, Michel Mirowski (de façon posthume) et Morton Mower sont intronisés conjointement au *National Inventors Hall of Fame* pour leur invention qui a déjà sauvé des milliers de vies.

Après cette première implantation humaine réussie en 1980, le DAI poursuivra son développement vers toujours plus de miniaturisation et d'amélioration de ses performances techniques, vers toujours plus de fiabilité et de sécurité.

Ce dispositif, inventé grâce à la ténacité et à la remarquable coopération de scientifiques, ingénieurs, cardiologues, chirurgiens, a bouleversé le pronostic et le traitement des troubles du rythme ventriculaires graves et mortels. Son implantation est destinée à des patients à haut risque de mort subite, et a aussi pour but de sauver « des cœurs trop bons pour mourir ».

---

[2] Presque simultanément et indépendamment de Mirowski, John Claude Schuder (1922-2012) travaille lui aussi sur le concept de défibrillation ventriculaire automatique. Il est alors professeur de biophysique et de chirurgie à l'Université du Missouri à Columbia lorsqu'il décide de mettre au point son propre défibrillateur implantable. Il sera le premier à utiliser avec succès son prototype sur un chien en janvier 1970. Bien qu'il ne poursuivît pas ses recherches dans cette voie, ses travaux ont permis d'avancer vers la miniaturisation du dispositif.

[1] William S. Staewen, directeur du département d'ingénierie biomédicale de l'Hôpital Sinai de Baltimore, et Morton Mower (1933-2022) ont décrit les défis qu'il a fallu surmonter : « La conception devait être pratiquement sans défaut. Elle devait détecter de manière fiable la fibrillation ventriculaire et délivrer un choc électrique à haute énergie pour corriger l'arythmie en moins d'une minute. Cela devait être accompli avec un appareil placé à distance dans l'environnement hostile du corps. Il devait fonctionner comme prévu pendant des années et ne devait pas, en cas de panne pour une raison quelconque, causer de blessure au patient. »

Comment fonctionne un défibrillateur automatique implantable (DAI) ?

Le DAI est un dispositif médical totalement autonome qui permet de traiter des troubles du rythme ventriculaires graves, potentiellement mortels : les fibrillations et les tachycardies ventriculaires. Il est capable d'analyser en permanence le rythme cardiaque et, si nécessaire, de délivrer des chocs électriques de défibrillation ou de réaliser une stimulation. Il peut aussi stocker des informations sur le rythme cardiaque du patient grâce à sa fonction mémoire.

<u>Quels sont les composants d'un DAI ?</u>

Un peu plus gros que celui d'un pacemaker, le boîtier du DAI pèse de 50 à 80 g et contient les circuits électroniques, le condensateur (qui permet l'accumulation et la délivrance du choc électrique), la batterie (d'une longévité de 6 à 9 ans). Le boîtier est logé dans la région pré-pectorale gauche, sous anesthésie locale. Le boîtier est relié à une ou plusieurs sondes introduites par voie veineuse : sondes de stimulation, de défibrillation, de détection. Les DAI peuvent être à simple, double ou triple chambre.

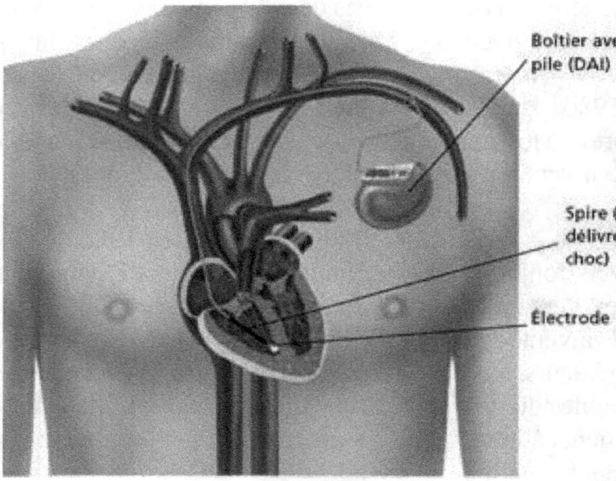

<u>Quelles sont les 4 principales fonctions du DAI ?</u>

- action de stimulation antitachycardique : elle est mise en œuvre en cas de tachycardie ventriculaire. Elle correspond à l'émission de stimuli répétés et rapides (à une fréquence légèrement supérieure à la fréquence de la tachycardie) par le DAI et ne nécessite qu'une faible consommation d'énergie.

- action de cardioversion électrique : elle est utilisée en cas de tachycardie ventriculaire rapide ou rebelle au traitement précédent.

- action de défibrillation cardiaque : elle est utilisée en cas de fibrillation ventriculaire sous forme de choc électrique. Cette action nécessite beaucoup d'énergie et est ressentie désagréablement par le patient lorsqu'il est conscient.

- fonction de "pacemaker" : cette fonction anti-bradycardie est assurée par la majorité des DAI.

Dans certains cas, il n'y a pas de sonde intracardiaque : l'électrode de détection et de défibrillation est alors implantée sous la peau. La seule fonction possible du DAI est l'action de défibrillation avec délivrance d'un choc électrique.

La surveillance de l'appareil et la vérification de son bon fonctionnement peuvent s'effectuer à distance, via Internet.

<u>Quelles sont les indications d'implantation d'un DAI ?</u>

On implante un DAI chez des patients ayant déjà présenté un trouble du rythme ventriculaire grave (tachycardie ventriculaire maligne, ressuscitation de mort subite...) ou chez des patients à très haut risque de présenter ce type de trouble du rythme (cardiopathie à risque). L'indication est posée par un cardiologue.

Environ 14 000 à 15 000 DAI sont implantés chaque année en France.

CHAPITRE 11
Histoire des principaux médicaments en cardiologie

Pendant des siècles, nos ancêtres ont tenté de trouver des remèdes pour soulager et guérir. Ils utilisaient de façon empirique des plantes, des organes d'animaux ou des minéraux. Ils considéraient les maladies comme des punitions des dieux, et leurs traitements, dispensés par des prêtres ou des magiciens, avaient un caractère sacré.

Grâce à Hippocrate (460-377 av. J.-C.), la médecine commence à se défaire des croyances religieuses et investit le domaine scientifique. Hippocrate observe les symptômes des maladies ainsi que l'effet des remèdes sur les patients. Il établit une pharmacopée constituée de 250 plantes. Claude Galien (né vers 130-201 ap. J.-C.) perpétue et développe cette pharmacopée qui sera préservée par les moines au Moyen-Âge dans les jardins des couvents[1].

Au XVIe siècle, le médecin suisse Philippus Theophrastus Aureolus Bombast von Hohenheim, dit Paracelse[2] (1493-1541), est le premier à considérer qu'à chaque maladie correspond un médicament spécifique.

Suite à la découverte de l'Amérique, de nouvelles plantes sont introduites en Europe et utilisées par les apothicaires[3] : quinquina, café, coca, ipéca…

C'est au XIXe siècle que la pharmacopée prend son essor : on commence à extraire des plantes leur principe actif. Ce sont aussi les débuts de l'industrie pharmaceutique.

En cardiologie, les premiers médicaments furent issus des plantes, dont l'action thérapeutique fut déterminée par le hasard et l'observation. Beaucoup de ces remèdes ont d'abord été utilisés dans un autre but que celui de traiter des pathologies cardiaques : poisons, explosifs, antalgiques ou antipyrétiques… Il n'est nulle question ici de faire l'inventaire de toutes les thérapeutiques médicamenteuses dans le domaine de la cardiologie. Seuls certains médicaments dont la découverte fut à l'origine de progrès remarquables dans les maladies cardiaques sont détaillés dans ce chapitre.

L'aspirine : la vertu anti-agrégante plaquettaire d'un remède millénaire

L'écorce du saule blanc *(Salix alba)* est l'un des remèdes les plus anciens de l'humanité. Dans le papyrus *Ebers,* daté de 1500 ans av. J.-C, on trouve la trace de son utilisation par les Égyptiens, sous forme de décoctions de feuilles de saule pour traiter la douleur et la fièvre. La sève de cet arbre contient de la salicine[4] que l'on trouve aussi

---

[1] Ces plantes médicinales sont nommées des "simples". Elles étaient cultivées dans les monastères médiévaux qui possédaient tous un jardin de simples.

[2] Paracelse est connu pour son fameux adage : « Tout est poison, rien n'est poison ; c'est la dose qui fait le poison. » Il est ainsi le fondateur de la toxicologie.

[3] Apothicaires : du grec *"apothèkè"* signifiant "boutique, dépôt de marchandises pharmaceutiques et autres". Ce sont les précurseurs des pharmaciens. Ils préparaient et vendaient des remèdes pour les malades. C'est en 1777 qu'ils prennent le nom de "pharmaciens". Leur corporation obtient alors le monopole de la préparation et de la vente des médicaments, se séparant de la corporation des épiciers.

[4] Salicine : ce terme est dérivé du latin *"salix"* signifiant "saule".

dans la reine-des-prés (*Filipendula ulmaria ou Spiraea ulmaria)*. Hippocrate utilis aussi ses propriétés antalgiques pour soulager les douleurs de l'accouchement, pui Galien exploitera ses effets antipyrétiques.

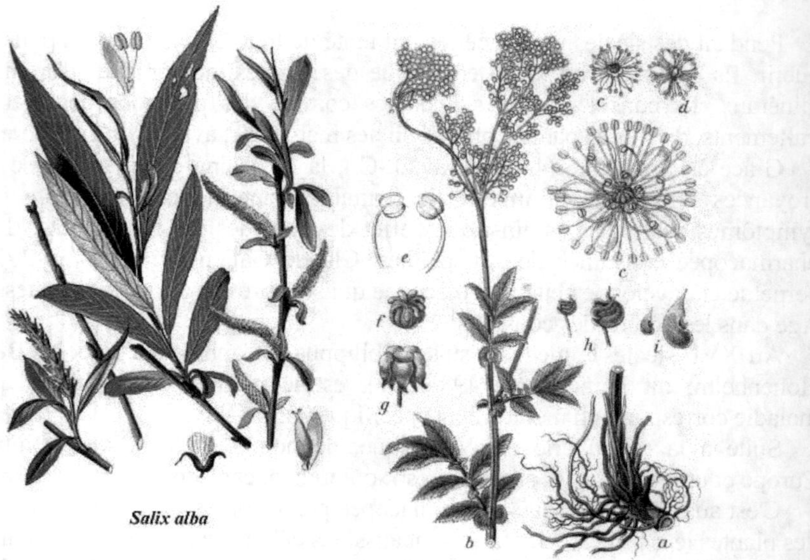

Saule blanc (Salix alba) (Flora von Deutschland, Osterreich und der Schweiz - 1885) et Reine-des-prés (Filipendula ulmaria ou Spiraea ulmaria) (Deutschlands Flora in Abbildungen 1796)

L'usage de l'écorce de saule reste populaire pendant tout le Moyen-Âge et la Renaissance. Au XVIIIe siècle, le pasteur anglais Edward Stone (1702-1768) est le premier scientifique à documenter les propriétés médicinales de cette substance végétale. En 1763, il adresse à la *Royal Medicine Society* une lettre[1] dans laquelle il décrit avec succès l'« usage de ce remède contre la fièvre des marais ».

En 1828, le pharmacologue allemand Johann Andreas Büchner (1783-1852) parvient à extraire de l'écorce du saule son produit actif, la salicine, sous forme de cristaux. L'année suivante, un pharmacien français, Pierre-Joseph Leroux (1795-1870), obtient de son côté une salicine pure. Le chimiste italien Raffaele Piria (1814-1865) utilise cette salicine et obtient, par dégradation acide, une nouvelle substance : l'acide salicylique.

Mais c'est un pharmacien français, Charles Frédéric Gerhardt (1816-1856), qui, le premier, réussit la synthèse de l'acide acétylsalicylique, qui constitue l'"Aspirine". Il en dépose le brevet, mais il ne pourra exploiter sa découverte, du fait de son décès prématuré.

---

[1] « Voilà environ six ans, j'y goûtais par accident et fus surpris par son exceptionnelle amertume qui fit naître en moi l'idée qu'elle puisse avoir les propriétés de l'herbe des jésuites. » Cette "herbe des jésuites", utilisée contre les états fiévreux, est extraite du quinquina, un arbuste originaire d'Amérique du Sud.

Le médecin écossais Thomas-John McLagan (1838-1934) préconise, en 1876, d'utiliser la salicine chez les patients atteints de rhumatismes. Mais le mauvais goût de ce produit rebute les patients.

Au sein des laboratoires Bayer (fondés en 1863), le pharmacien Félix Hoffmann (1868-1946), sous la direction d'Arthur Eichengrün (1867-1949), reprend les travaux oubliés de Gerhardt. En 1897, il utilise de l'anhydride acétique et obtient à son tour de l'acide acétylsalicylique, au goût bien plus agréable que la salicine. Le brevet de l'"Aspirin®"[1] (nom donné par les laboratoires Bayer) est déposé en 1899 et sa commercialisation, sous forme de poudre, puis de comprimés, commence au tout début du XXe siècle. Le succès de ce médicament est immédiat et considérable et fera, des laboratoires Bayer, un géant de l'industrie pharmaceutique[2]. Cet analgésique, antipyrétique, anti-inflammatoire est diffusé dans le monde entier et consommé par des millions de patients (sa consommation annuelle mondiale est estimée à 40 000 tonnes !).

Mais ce médicament miracle a aussi des effets néfastes qu'on découvre à partir des années 1940 : il irrite l'estomac, provoque des hémorragies, en particulier digestives. Il commence à être abandonné au bénéfice du paracétamol. Toutefois, la découverte de ses vertus dans le domaine cardiovasculaire va lui donner une seconde vie.

En 1971, le pharmacologue britannique John Robert Vane (1927-2004) démontre que l'aspirine agit en inhibant la production de prostaglandines. Pour ses travaux, dont la découverte de la prostacycline, sécrétée par l'endothélium vasculaire, et puissant inhibiteur de l'agrégation plaquettaire, il reçoit, en 1982, le prix Nobel de Physiologie ou Médecine, partagé avec les chercheurs suédois Sune Bergström (1916-2004) et Bengt Samuelsson (1934-2024). Il sera aussi anobli par la reine Elisabeth d'Angleterre.

C'est grâce aux travaux de John Vane et de Salvador Enrique Moncada (1944-) que l'effet anti-agrégant plaquettaire de l'aspirine[3] à faible dose est reconnu et commence à être exploité en cardiologie.

Les premiers essais cliniques de l'aspirine dans les pathologies cardiovasculaires datent de 1978. À petite dose, l'aspirine inhibe l'agrégation plaquettaire (première étape de la formation des caillots) et évite les événements thrombotiques dans les vaisseaux en fluidifiant le sang. Elle a prouvé son effet bénéfique pour prévenir les accidents cardiovasculaires (prévention primaire et secondaire de l'infarctus du myocarde, accident vasculaire cérébral…). Depuis cette découverte sur l'aspirine, plusieurs autres médicaments anti-agrégants plaquettaires ont été mis au point et commercialisés, avec différents mécanismes d'action.

---

[1] Aspirin® : ce nom est formé de *"A"* pour "acétyl" et de *"spir"* issu du nom botanique allemand de la reine-des-prés, *"Spirsaüre"*, ayant servi à la synthèse du médicament.

[2] En France, l'aspirine est commercialisée à partir de 1908 par la Société Chimique des Usines du Rhône (plus tard Rhône-Poulenc).

[3] L'aspirine inhibe la cyclooxygénase, une enzyme qui joue un rôle important dans l'agrégation des plaquettes : elle agit en baissant le thromboxane A2 (synthétisé par les plaquettes sanguines). Le blocage de la cyclooxygénase par l'aspirine réduit par conséquent la formation de caillots sanguins.

La digitale pour traiter l'"hydropisie"

La première utilisation médicinale de la digitale date du XVIe siècle. Le botaniste allemand Leonhard Fuchs (1501-1566) décrit cette plante, la nomme *"digitalis purpurea"* (digitale[1] pourpre) et suggère qu'elle pourrait avoir des propriétés diurétiques. Cependant beaucoup considèrent cette plante comme un poison.

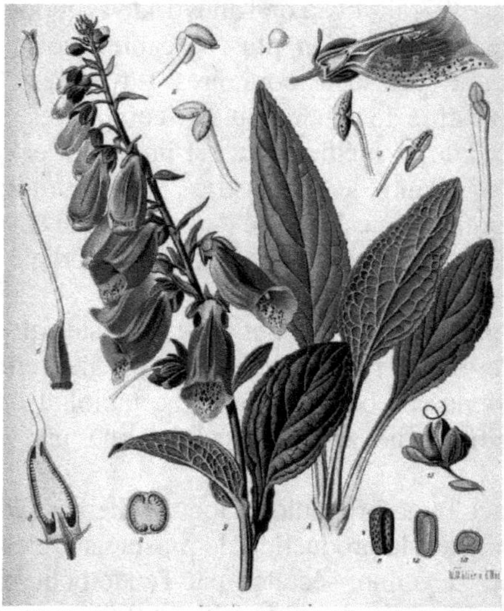

Digitale pourpre (digitalis purpurea) (Köhler's Medizinal-Pflanzen - 1887)

Les effets cardiaques de cette plante ne seront découverts que plus de deux siècles plus tard par le médecin et botaniste britannique William Withering (1741-1799). En 1775, il constate l'amélioration surprenante d'un patient atteint d'une hydropisie[2], suite à l'ingestion d'une mixture préparée par une vieille femme. Rapidement il est persuadé que, parmi la vingtaine de plantes qui composaient ce remède, l'herbe active ne pouvait être que la digitale[3]. Pendant les dix années suivantes, Withering étudie les effets de cette plante, utilisée pour traiter l'hydropisie. En 1785, il publie son expérience, à partir de 163 patients traités par les feuilles de digitale séchées et réduites en poudre, dans

[1] Digitale : son nom vient du mot latin *"digitus"* qui signifie "doigt", en référence à la forme de la corolle de cette plante. Elle est nommée par les Anglais *"foxglove"* ("gant de renard") et par les Allemands *"Fingernut"* ("dé à coudre").

[2] Hydropisie : terme dérivé du grec *"hudôr"* signifiant "eau" et *"hudrôps"* signifiant "épanchement de liquide dans une cavité du corps". Ce terme, tombé en désuétude, désignait une maladie associant des œdèmes, des épanchements pleuraux, parfois généralisés ("anasarque"), et correspond aujourd'hui au syndrome clinique de l'insuffisance cardiaque.

[3] William Withering raconte ainsi sa découverte : « En 1775, on me demanda mon avis sur une recette familiale pour la guérison de l'hydropisie. On me dit qu'elle avait été longtemps gardée secrète par une vieille femme du Shropshire, qui avait parfois opéré des guérisons après l'échec des praticiens plus réguliers. On m'informa également que les effets produits étaient de violents vomissements et des purgations ; les effets diurétiques semblaient avoir été négligés. Ce médicament était composé d'une vingtaine d'herbes différentes ou plus ; mais il n'était pas très difficile pour quelqu'un qui connaissait ces sujets de percevoir que l'herbe active ne pouvait être autre que la digitale. »

son livre *An account of the foxglove and some of his medical uses*. Dans son texte, il met en évidence les effets diurétiques[1] et tonicardiaques[2] de la digitale. Il décrit aussi parfaitement le mode de séchage de ses feuilles, ainsi que les symptômes de l'intoxication digitalique : cette plante est en effet toxique à haute dose, et peut provoquer nausées, vomissements, coloration jaune de la vision[3] et peut même être mortelle par arythmie sévère.

En 1835, Jean-Baptiste Bouillaud (1796-1881) découvre que la digitale est surtout efficace pour régulariser les cœurs irréguliers et rapides, et baptise cette substance "opium du cœur". Cependant une majorité de médecins se méfient de cette poudre de feuilles de digitale pourpre : ils craignent sa toxicité à haute dose et considèrent l'effet de ce traitement comme peu reproductible.

C'est en 1844 que le principe actif de cette plante est isolé par le pharmacien et chimiste français Claude-Adolphe Nativelle (1812-1889). À partir d'un extrait alcoolique de feuilles de digitale, il obtient une forme pure et cristallisée de "digitaline" ("digitoxine"). Mais son travail reste ignoré de la Société de Pharmacie de Paris qui proposait un prix de 1000 francs pour celui qui découvrirait le produit actif de la digitale. La découverte de Nativelle ne sera reconnue qu'en 1868. On lui décernera pour cela le prix de l'Académie de Médecine. Cette forme cristallisée et pure de digitaline permet enfin un dosage précis, permettant d'évaluer avec exactitude son effet thérapeutique et sa dose toxique. Nativelle commercialisera son produit, la "Digitaline Nativelle", présentée sous forme de comprimés, comme « un régulateur du cœur et de la circulation, diurétique puissant ».

Au début du XXe siècle, le cardiologue écossais Sir James Mackenzie (1853-1925), ayant eu un rôle majeur dans l'étude des troubles du rythme cardiaque, démontre l'intérêt de la digitaline dans la fibrillation atriale. Il émet l'hypothèse que la réduction de la fréquence ventriculaire dans ce type d'arythmie est due à une augmentation du tonus vagal (hypothèse aujourd'hui confirmée).

Dans les années 1930, la "digoxine" est extraite de la digitale laineuse *("digitalis lanata")*. Ce médicament va supplanter peu à peu la digitaline, car plus maniable.

Les digitaliques[4], par leur effet de renforcement de la contraction cardiaque[5] et de ralentissement des battements du cœur[6], sont utilisés pour traiter l'insuffisance cardiaque

---

[1] Diurétique : un médicament diurétique a pour effet d'augmenter la production d'urine, en éliminant l'excès de sel et d'eau dans l'organisme.

[2] Tonicardiaque : un médicament tonicardiaque a pour effet d'augmenter la force de la contraction cardiaque (sa "contractilité").

[3] Coloration jaune de la vision (ou xanthopsie) : cet effet de la digitaline, constaté en cas de surdosage ou d'intoxication digitalique, a été décrit pour la première fois par Jan (Johannes) Evangelista Purkinje (1787-1869). Certains ont émis l'hypothèse que cet effet secondaire de la digitaline serait responsable des tons jaune vif employés par Vincent van Gogh dans ses dernières peintures. Son médecin et ami Paul Gachet (dont le portrait le montre tenant une tige de digitale) a peut-être traité van Gogh avec ce médicament pour sa maladie considérée à tort comme de l'épilepsie.

[4] Les digitaliques sont classés dans la catégorie des "glucosides cardiotoniques".

[5] On parle d'effet "inotrope positif" (ou "tonicardiaque").

et pour ralentir la fréquence cardiaque dans les fibrillations atriales rapides. Cependant ces dernières années, leur usage s'est réduit car d'autres médicaments plus efficaces les ont remplacés chez les insuffisants cardiaques. Par ailleurs, leur emploi est délicat, car la dose thérapeutique des digitaliques est proche de leur dose toxique, et nécessite de réaliser des dosages sanguins pour surveiller leur concentration plasmatique.

Comment un explosif a servi à traiter l'angine de poitrine

La nitroglycérine (ou trinitrate de glycérol ou trinitrine), ce si précieux médicament dans l'angine de poitrine, a vu le jour grâce aux recherches sur des matières explosives.

En 1847, Ascanio Sobrero (1812-1888), chimiste italien à l'Université de Turin, découvre la nitroglycérine en associant acide nitrique, acide sulfurique et glycérol. L'huile obtenue (la *"piroglicerina"*) est un puissant produit explosif, remplaçant avantageusement la poudre noire[1], mais est aussi très instable. Ce composé chimique entraîne des accidents parfois mortels, du fait qu'il est très sensible aux chocs mécaniques et thermiques. Sobrero subit lui-même des blessures par explosion de son produit.

Suite aux recherches de l'ingénieur chimiste Alfred Nobel[2] (1833-1896), la "dynamite" est mise au point à partir de la nitroglycérine, permettant de manipuler en toute sécurité cet explosif.

Parallèlement à ces recherches dans le domaine des explosifs, le milieu médical s'intéresse à cette nitroglycérine. Déjà Sobrero, qui avait goûté sa découverte et lui avait trouvé un goût sucré, avait remarqué que ce produit provoquait des maux de tête tout comme le nitrite d'amyle[3]. Il prévient : « Il faut faire très attention. Une toute petite

---

[6] On parle d'effet "chronotrope négatif" (ralentissement de la fréquence cardiaque par une action combinée sur le nerf vague [action parasympathique] et par inhibition du système nerveux sympathique), et "dromotrope négatif" (diminution de la conductivité au niveau du nœud atrio-ventriculaire).

[1] Poudre noire : cet explosif, constitué de soufre, de nitrate de potassium (salpêtre) et de charbon de bois, a été inventé en Chine vers le IXe siècle. Il a été importé en Europe au XIVe siècle et était utilisé pour les canons et les fusils. La poudre noire a été le seul explosif chimique connu jusqu'au XIXe siècle.

[2] Alfred Nobel : né dans une famille d'ingénieurs suédois, Alfred Nobel travaille avec son père Immanuel à la fabrication d'explosifs. En 1859, son père avait eu connaissance de la découverte de la nitroglycérine par Ascanio Sobrero, et décidé, avec Alfred, alors âgé de 26 ans, de se consacrer à des recherches pour rendre le composé moins instable. En 1864, un événement tragique a lieu dans l'usine familiale, lorsqu'une explosion de nitroglycérine se produit, tuant quatre ouvriers et Emil Nobel, le jeune frère d'Alfred. Deux ans plus tard, Alfred parvient à réduire l'instabilité de la nitroglycérine en la mélangeant à une terre d'origine marine, le *Kieselguhr*. Cette nouvelle formule est brevetée le 7 mai 1867 et se présente sous forme de pâte. Nobel la nomme "dynamite". Plus tard, en 1875, il inventera un explosif encore supérieur à la dynamite, le "plastic". La réputation d'Alfred Nobel pâtit de ses découvertes qui sèment la mort mais lui apportent une immense fortune. Il tentera de rétablir cette réputation grâce à son testament, qui prévoit de créer la Fondation Nobel (cette création aura lieu en 1900), chargée de récompenser chaque année les plus importantes découvertes en chimie, physique, médecine, littérature et en attribuant le prix Nobel de la Paix.

[3] Nitrite d'amyle : ce composé chimique, utilisé en inhalation, a été synthétisé pour la première fois en 1844 par le chimiste et pharmacien français Antoine-Jérôme Balard (1802-1876). D'abord utilisé dans l'angine de poitrine, il a ensuite été détourné, à partir des années 1970, pour des usages dits récréatifs.

quantité sur la langue suffit pour déclencher de violents maux de tête, qui durent ensuite plusieurs heures ».

Dans les années 1860, Frederick Guthrie avait décrit les effets de l'inhalation de cet agent volatile, le nitrite d'amyle : il avait constaté qu'au prix de céphalées pénibles la pression artérielle chutait. On découvrait ainsi l'effet vasodilatateur du nitrite d'amyle, si bien que certains médecins tentèrent de l'utiliser comme médicament antihypertenseur. Mais cela ne fonctionnait pas car sa durée d'action n'est que de quelques minutes.

Cet effet vasodilatateur va par contre être mis à profit par le médecin britannique Thomas Lauder Brunton (1844-1916). En 1867, il est le premier à montrer que la douleur thoracique de l'angine de poitrine disparaît rapidement en faisant inhaler quelques gouttes de nitrite d'amyle au patient angineux. Il comprend que ce produit agit en dilatant les artères coronaires.

C'est alors qu'un autre médecin britannique, William Murrel (1853-1912), fait le lien avec une constatation effectuée dans les usines de dynamite : les ouvriers, souffrant d'angine de poitrine, voient leurs douleurs améliorées pendant leurs périodes de travail. C'est en 1879 que Murrell publie son article intitulé *"Nitro-glycerine as a remedy for angina pectoris"*. À partir de cette publication, la nitroglycérine (la fameuse "trinitrine") va s'imposer dans le traitement de l'angine de poitrine. William Murrell poursuivra ses études sur ce produit, concluant que son action est plus efficace et plus prolongée que celle du nitrite d'amyle, sans oublier son mode d'administration plus aisé par voie sublinguale.

On peut imaginer l'inquiétude de certains patients à l'idée que leur médicament est en réalité un explosif ! Pour éviter de les alarmer, on donnera le nom de "trinitrine" (ou trinitrate de glycérol) à cette nitroglycérine utilisée en médecine. Cette substance est mélangée à des agents inertes et ne risque pas d'exploser dans le corps des patients traités ![1]

Dans la seconde partie du XXe siècle, les recherches sur la trinitrine se poursuivent. Elles donnent lieu à la mise au point de dérivés nitrés à action rapide, s'administrant par voie sublinguale ou transcutanée (sous forme de patches), et de dérivés nitrés à action prolongée. Ces recherches permettent aussi de comprendre le mécanisme d'action de ces molécules : dans l'organisme, le trinitrate de glycérol libère du monoxyde d'azote[2]. Ce gaz incolore et inodore permet le relâchement des muscles lisses de la paroi des vaisseaux sanguins, entraînant ainsi leur dilatation.

Sous le nom de "poppers", son emploi s'est développé surtout dans la communauté homosexuelle masculine, car il augmente le désir sexuel et a un effet euphorisant.

[1] William Murrel fit de nombreuses expériences avec un échantillon de trinitrine sans pouvoir le faire exploser : « On l'a placé sur une plaque de fer, et on a laissé tomber dessus un poids lourd d'une hauteur considérable. On l'a enveloppé dans du papier et martelé pendant un certain temps sur une enclume. On l'a d'abord remué avec un fil chauffé au rouge, puis avec une allumette allumée, et on l'a finalement éliminé en le jetant par la fenêtre d'un deuxième étage ! »

[2] Monoxyde d'azote ou oxyde nitrique (NO) : cette molécule est composée d'un atome d'oxygène et d'un atome d'azote. Elle est synthétisée dans l'organisme par la couche interne des artères (l'endothélium). Dans les années 1990, les scientifiques du laboratoire *Pfizer* mettent au point le "citrate de sildénafil", substance capable d'augmenter la concentration de NO dans les cellules musculaires des parois artérielles, et donc de provoquer leur dilatation. Un essai clinique démarre,

La découverte du mécanisme d'action de la trinitrine et du rôle fondamental du monoxyde d'azote dans le système cardiovasculaire vaudra à trois grands scientifiques américains le prix Nobel de Physiologie ou Médecine : il est remis en 1998 conjointement à Robert Francis Furchgott (1916-2009), Louis Joseph Ignarro (1941-) et Ferid Murad (1936-2023). La trinitrine, par la dilatation des artères coronaires qu'elle entraîne (permettant un meilleur apport d'oxygène dans le myocarde), est administrée pour soulager et prévenir les crises d'angine de poitrine. La voie sublinguale permet une suppression de la douleur angineuse quasi immédiate.

La dilatation vasculaire se produit aussi au niveau des veines périphériques. Cette action diminue la charge de travail du cœur (qui reçoit moins de sang arrivant par les veines), d'où l'utilisation des dérivés nitrés dans l'insuffisance cardiaque.

La quinidine : du traitement du paludisme à celui des arythmies cardiaques

La quinidine est le premier et le plus ancien médicament utilisé comme antiarythmique. Il est issu de la quinine, provenant de la poudre d'écorce de l'arbre quinquina[1]. On trouve les quinquinas en Amérique du Sud. Ils poussent sur les flancs de la cordillère des Andes et font partie du genre *Cinchona* (*"quina-quina"* en amérindien).

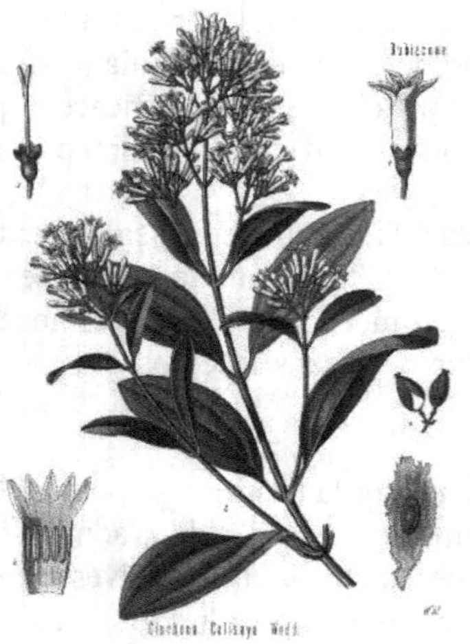

Quinquina jaune (Cinchona calisaya) (Köhler's Medizinal-Pflanzen - 1897)

---

dans le but de prouver un effet dilatateur de ce produit sur les artères coronaires et donc de traiter les insuffisants coronariens. Mais les résultats sont décevants. Voulant récupérer les boîtes de citrate de sildénafil restantes à la fin de cet essai clinique, l'assistant de recherche clinique s'étonne que les patients du groupe traité par le produit refusent de rendre ces échantillons. Pourquoi ce citrate de sildénafil semble si précieux à leurs yeux ? Une enquête fournit l'explication qui va surprendre tout le monde : cette molécule provoque des érections stables chez ces patients souvent impuissants. Le laboratoire *Pfizer* laisse alors tomber le traitement de l'angine de poitrine pour s'engouffrer dans l'immense marché des dysfonctions érectiles, et commercialise le citrate de sildénafil sous le nom de *"Viagra"*. Cette petite pilule bleue, qui a la capacité de faire affluer le sang dans les corps caverneux, fera la fortune de *Pfizer*.

[1] Il existe plusieurs espèces de quinquinas. Les plus actifs contre la fièvre et le paludisme sont le quinquina jaune (*Cinchona calisaya*) et le quinquina rouge (*Cinchona pubescens*).

La découverte de la quinine dans le traitement du paludisme[1] est un long périple qui a traversé plusieurs continents. Elle démarre dans les années 1630 lorsque des jésuites en mission près des mines d'or du Pérou constatent que les Indiens travaillant dans ces mines sont soulagés de leur fièvre en buvant une infusion d'écorce de quinquina.

Ce remède est rapidement introduit en Europe par ces mêmes jésuites, d'où le nom donné à cette plante : "herbe (ou poudre) des jésuites". Il est popularisé à Rome, puis en France où les moustiques pullulent, pour soulager les fièvres. Un apothicaire anglais, Robert Talbor (1642-1681), parvient à l'imposer à la cour du roi de France. Après avoir guéri d'une fièvre le roi d'Angleterre Charles II, il obtient en 1679 le même succès sur le fils de Louis XIV, le Grand Dauphin, grâce à de fortes doses d'écorce de quinquina. La malaria sévit en effet dans un Versailles encore marécageux. Le roi de France alloue une pension à vie à Talbor ainsi qu'une belle somme d'argent pour acheter le secret de son remède miracle. Louis XIV ordonne que cette recette soit rapidement rendue publique, ce qui est fait en 1681 dans l'ouvrage intitulé *De la guérison des fièvres par le quinquina.* Les vertus de ce fébrifuge seront largement célébrées par La Fontaine dans son *Poème du Quinquina*, publié en 1682.

Malgré les travaux préliminaires d'Antoine-François de Fourcroy (1755-1809) et de Louis-Nicolas Vauquelin (1763-1829), c'est seulement en 1820 que les deux pharmaciens-chimistes Joseph Pelletier[2] (1788-1842) et Joseph Bienaimé Caventou[3] (1795-1877) isolent le principe actif du quinquina, la "quinine", à partir d'écorces de quinquina jaune. De la quinine cristallisée sera obtenue par Pelletier en 1825. La préparation industrielle démarre peu après, dans son laboratoire puis dans une usine où arrivent des tonnes d'écorce de quinquina[4] (d'Amérique du Sud puis des Indes britanniques et de l'île de Java). Pelletier et Caventou renoncent à tout droit sur leur invention et la rendent publique, permettant ainsi à d'autres entreprises de fabriquer la quinine. Ils seront, pour cela, désignés comme "bienfaiteurs de l'humanité".

On démontre alors que c'est bien la quinine qui est responsable de l'effet anti-pyrétique et antipaludéen du quinquina. Et pourtant, au milieu des années 1850, certains médecins, et pas des moindres, tels que François Broussais (1772-1838), continuent à

---

[1] Paludisme (ou malaria) : terme issu du latin *"palus"* signifiant "marais". Le mot "malaria" provient du terme italien *"mal'aria"* (ou "fièvre romaine") signifiant "mauvais air". La quinine a été le premier médicament efficace contre le paludisme. Cette maladie, responsable d'environ 400 000 morts par an, est due à un parasite unicellulaire du genre *Plasmodium*, transmis à l'homme par des piqûres de moustiques infectés, de type *Anophèle*.

[2] Joseph Pelletier : issu d'une famille de pharmaciens, il commence à exercer l'activité familiale dès l'âge de 12 ans. Pendant ses études, il obtient les premiers prix de chimie, de botanique et d'histoire naturelle. Il est promu docteur ès sciences en 1812. Puis il est nommé titulaire de la chaire d'histoire naturelle à l'École de pharmacie en 1825. Il collabore avec Joseph Caventou dans ses recherches pour isoler des principes actifs des végétaux.

[3] Joseph Bienaimé Caventou : originaire du Poitou et fils d'apothicaire, il entreprend des études brillantes à l'École de pharmacie et se passionne pour la chimie. C'est à l'âge de 21 ans qu'il rencontre Joseph Pelletier. C'est le début d'une collaboration fructueuse qui aboutira à l'extraction de nombreux produits actifs issus de végétaux, tels que la chlorophylle, et l'émétine à partir de la racine d'ipéca.

[4] En 1826, leur atelier de fabrication nécessite 138 tonnes d'écorce de quinquina pour extraire 1,8 tonne de sulfate de quinine.

préconiser la saignée au lieu de la quinine pour traiter le paludisme. C'est le médecin militaire François Clément Maillot (1804-1894), appartenant au corps expéditionnaire en Algérie, qui fera baisser la mortalité dans son service en utilisant ce remède[1].

Plus tard, par crainte de pénurie, les recherches mèneront à la mise au point d'antipaludéens de synthèse dans les années 1930, dont la chloroquine, par le chimiste allemand Hans Andersag (1902-1955).

La quinine est toujours utilisée comme antipaludéen, mais aussi pour traiter les crampes musculaires. Son goût amer a poussé les colons anglais, en Inde britannique, à la consommer mélangée à du gin pour combattre le paludisme : c'est ainsi qu'au XIX siècle a été inventé le *"Gin Tonic"*[2] !

En 1833, soit une douzaine d'années après la découverte de la quinine, les pharmaciens français Étienne Ossian Henry (1798-1873) et Augustin-Pierre Delondre (1790-1865) annoncent « qu'ils ont découvert dans le quinquina jaune une nouvelle substance alcaloïde qu'ils se proposent d'appeler quinidine. »

Mais, dès le XVIIIe siècle, les effets sur le cœur de l'écorce de quinquina avaient déjà été constatés. En 1749, Jean-Baptiste de Sénac (1693-1770) est le premier à rapporter l'action régulatrice de ce végétal sur le rythme cardiaque. Dans son fameux traité *De la structure du cœur, de son action et de ses maladies*, il observe et note « De longues et rebelles palpitations ont cédé la place à ce fébrifuge », grâce à « la quinquina (écorce du Pérou) mêlée à un peu de rhubarbe ».

La quinidine pure est isolée en 1853 par Louis Pasteur (1822-1895). Tout au long du XIXe siècle, elle est utilisée en association avec la digitaline.

Au début du XXe siècle, le médecin et anatomiste néerlandais Karel Frederick Wenckebach (1864-1940) constate l'efficacité de la quinidine pour traiter la fibrillation atriale, ce que, probablement, Jean-Baptiste de Sénac nommait « rebelles palpitations ». En 1912, un de ses patients, un commerçant hollandais, lui affirme qu'il est capable de stopper ses crises de palpitations désagréables au moyen d'un gramme de quinine. Wenckebach rapporte cet effet bénéfique de la quinine sur l'arythmie atriale en 1914. Quatre ans plus tard, l'allemand Walter von Frey montre que la quinidine est plus efficace que la quinine pour traiter ce type de trouble du rythme, ce qui sera confirmé ensuite par de nombreux médecins, tels que le grand cardiologue britannique Sir Thomas Lewis (1881-1945).

---

[1] Au cours de la Première Guerre mondiale, la quinine revêt une importance stratégique. La "quininisation" est obligatoire pour tout soldat qui reçoit l'ordre de « prendre chaque jour sa quinine », sous peine de sanction.

[2] *Gin Tonic* : cette boisson associe de l'eau gazeuse *(tonic water)* contenant de la quinine et du gin (eau-de-vie à base de genévrier). Le quinquina, plante au goût amer, entre aussi dans la composition de nombreux apéritifs : le *"Saint-Raphaël"* inventé en 1830, le *"Quinquina"*, le *"Byrrh"*, le *"Martini Rosso"*..., et de boissons non alcoolisées. L'*"Indian Quinine Tonic"* a été introduit en 1870 par la société *Schweppes*. L'horloger allemand Johann Jacob Schweppe (1740-1821) (fondateur de la société *Schweppes*) avait inventé en 1783 le procédé consistant à dissoudre du dioxyde de carbone dans de l'eau pour en faire une boisson gazeuse. C'est en raison des propriétés antipaludéennes du gin tonic, boisson largement distribuée par la *Royal Navy*, que Winston Churchill déclara : « Le gin tonic a sauvé davantage de vies et d'âmes anglaises que tous les médecins de l'Empire. »

Classification des principaux antiarythmiques selon Vaughan Williams

Publiée en 1970, cette classification a pour particularité d'être basée sur les propriétés électrophysiologiques cellulaires des médicaments antiarythmiques. Edward "Miles" Vaughan Williams (1918-2016) est un pharmacologue britannique, expert mondial dans le domaine des troubles du rythme cardiaque. Cette classification est largement utilisée et enseignée.

Classe I		
Ia	Quinidine, dysopyramide, cybenzoline	Longacor®, Sérécor®, Rythmodan®, Cypralan
Ib	Mexilétine, lidocaïne	Mexitil®, Xylocaïne® Xylocard®
Ic	Flécaïnide, propafénone	Flécaïne®, Rythmol®
Classe II	Aténolol, betaxolol, cartéolol, carvédilol, céliprolol, labétalol, pindolol, propanolol	Avlocardyl®, Brévibloc®, Détensiel® Sectral®, Sotalex®, Tenormine® Trandate® Visken®...
Classe III	Amiodarone, dronédarone, sotalol, brétylium	Cordarone®, Multaq®, Sotalex®, Brétylate®
Classe IV	Phénylakylamine : vérapamil Benzothiazépine : diltiazem	Isoptine® Tildiem®

Les antiarythmiques de classe V (non inclus dans la classification de Vaughan-Williams) sont les digitaliques, l'ivabradine et l'adénosine.

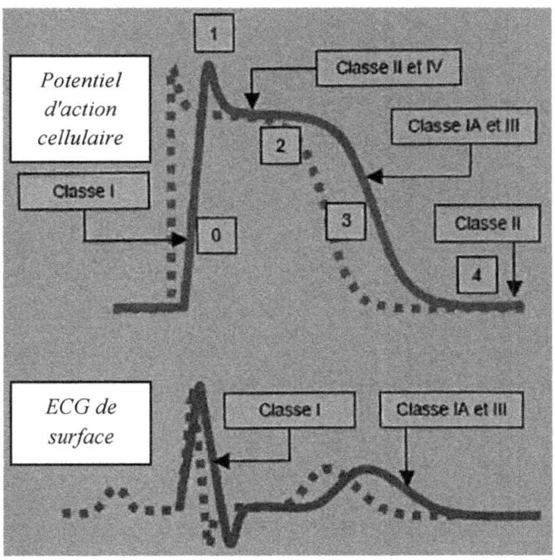

Effet des médicaments antiarythmiques sur le potentiel d'action de la cellule myocardique et sur l'électrocardiogramme de surface (selon la classification de Vaughan-Williams)

Suite à ces constatations, la quinidine devient un médicament largement utilisé pour traiter les arythmies cardiaques. Ce médicament antiarythmique (de classe Ia) sera utilisé presque tout au long du XXe siècle pour traiter les arythmies atriales et ventriculaires. Son emploi aujourd'hui a nettement reculé, en raison de l'arrivée de nouveaux antiarythmiques (de classe Ic) et des techniques d'ablation. Mais, surtout, les dernières décennies ont mis en évidence des effets secondaires graves, parfois mortels, dus à la survenue d'effets proarythmiques, connus sous le nom de "syncopes quinidiniques"[1].

Les anticoagulants

L'héparine découverte dans le foie de chiens

En 1916, Jay McLean[2] (1890-1957) est étudiant en deuxième année de médecine dans le laboratoire de physiologie de William Henry Howell (1860-1945), à l'Université Johns Hopkins de Baltimore, lorsqu'il découvre l'héparine[3]. Il menait alors des recherches sur la coagulation sanguine et cherchait à extraire une substance procoagulante dans du foie de chien. À la place d'une substance procoagulante, il isole un anticoagulant qui sera nommé, deux ans plus tard, "héparine".

Dans les années 1930, deux villes seront pionnières pour l'étude de cette molécule : Toronto au Canada et Stockholm en Suède. En 1933, Arthur A. Charles et David A. Scott publient une méthode d'extraction de l'héparine, obtenant une forme pure et cristalline. Ils travaillent alors dans le laboratoire de physiologie de Charles Herbert Best (1899-1978) à Toronto. Ces deux chercheurs démontrent que cette substance anticoagulante est largement présente dans les organismes de mammifères, et décident de l'extraire, à un coût largement inférieur à celui du foie de chiens, à partir de foies d'origine bovine.

Deux ans après ces travaux préliminaires, le biochimiste suédois d'origine finlandaise Johan Erik Jorpes (1894-1973) identifie la structure chimique de l'héparine (de nature polysaccharidique), au *Karolinska Institutet* de Stockholm.

Les premières applications cliniques de l'héparine peuvent alors débuter, de façon parallèle à Toronto et à Stockholm. Le chirurgien suédois Clarence Crafoord (1899-1984), après avoir obtenu d'Erik Jorpes une forme d'héparine purifiée[4] en 1936,

---

[1] Syncopes quinidiniques : il s'agit d'un effet secondaire pouvant survenir lors d'un traitement par la quinidine, bien que d'autres médicaments antiarythmiques puissent aussi en être responsables. Il se manifeste par des syncopes en relation avec des épisodes de fibrillation ventriculaire polymorphe, nommés "torsades de pointes". L'enregistrement ECG permet d'en faire le diagnostic et met aussi en évidence un allongement de l'intervalle QT sur l'ECG. Ce phénomène grave, parfois mortel, déjà rapporté en 1923, a été décrit précisément pour la première fois en 1964 par Arthur Selzer et H. Wesley Wray qui l'ont dénommé "syncope quinidinique".

[2] Jay McLean : après sa découverte de l'héparine, il s'installe dans un cabinet privé dans une région reculée des États-Unis, et mène une vie obscure et anonyme, son activité professionnelle ne lui apportant que de faibles revenus. Pendant plusieurs décennies, c'est William Henry Howell qui sera honoré pour la découverte de cet anticoagulant. Jay McLean ne sera reconnu comme étant le découvreur de l'héparine que peu de temps avant sa mort.

[3] Héparine : ce terme est issu du mot grec *"hêpar"* qui signifie "foie". C'est une substance liposoluble, aux propriétés anticoagulantes. Elle est présente de façon naturelle dans la plupart des organes des mammifères, et est fabriquée dans les cellules du système immunitaire. Cet anticoagulant naturel prévient la formation de caillots sanguins et renforce les mécanismes de l'organisme impliqués dans leur dissolution.

[4] Les premières préparations d'héparine, avant qu'elle soit purifiée, étaient toxiques et entraînaient des réactions fébriles intenses.

commence à l'utiliser pour la prophylaxie[1] des thromboses veineuses profondes[2] en post-opératoire. L'intérêt de ce traitement sera confirmé par deux études réalisées sur plusieurs centaines de patients, dans un but de prévention, puis (en 1941) de traitement, de la thrombose veineuse profonde.

À Toronto, c'est le chirurgien Gordon Murray (1894-1976) qui réalise des travaux cliniques sur l'héparine purifiée, montrant son efficacité dans le traitement des thromboses, des embolies et en chirurgie vasculaire, puis plus tard chez les dialysés rénaux.

Aujourd'hui, pour sa commercialisation[3], l'héparine est extraite principalement à partir d'intestin de porc et de poumon de bœuf. Cet anticoagulant, administré en intraveineuse, est un médicament majeur en chirurgie cardiaque et vasculaire. La gestion de l'anticoagulation et du saignement au cours d'une opération cardiaque est un facteur essentiel à son succès. À partir des années 1970, le monitoring de l'activité de l'héparine entre dans la pratique courante, la protamine étant employée pour neutraliser ses effets. Utilisée pour prévenir et traiter les thromboses et les embolies veineuses et artérielles, l'héparine sera partiellement supplantée, à la fin des années 1970, par les héparines de bas poids moléculaire, plus maniables et bien tolérées.

La warfarine, un poison pour les rats

En 1920, une mystérieuse épidémie décime le bétail dans les prairies d'Amérique du Nord et du sud du Canada. Les vaches meurent dans un tableau d'hémorragie. Deux vétérinaires, Frank W. Schoefield (1889-1970), en Ontario (Canada), et Lee M. Roderick (1888-1963), dans le Dakota du Nord (États-Unis), attribuent cette épidémie à la consommation de trèfle moisi. Le foin mal séché et fermenté a provoqué chez les bovins la maladie du "mélilot gâté"[4].

Une dizaine d'années plus tard, un fermier du Wisconsin, Ed Carson, cherche un vétérinaire pour identifier la maladie qui est en train de tuer ses vaches. Faute de vétérinaire disponible, il se rend dans le laboratoire du biochimiste Karl Paul Link[5] (1901-1978) à l'Université du Wisconsin à Madison. Le fermier remet au chercheur

---

[1] Prophylaxie : terme issu du grec *"prophulaktikos"* signifiant "qui protège, préserve". Un traitement prophylactique désigne un traitement mis en œuvre pour empêcher l'apparition ou l'aggravation d'une maladie. Cela s'oppose aux traitements curatifs qui visent à guérir les maladies.

[2] Thrombose veineuse profonde : ce terme est synonyme de phlébite profonde ou de thrombophlébite. Il s'agit d'une manifestation de la maladie thromboembolique. Elle est due à la formation d'un caillot sanguin (thrombus) dans une veine profonde, le plus souvent des membres inférieurs. La complication principale est l'embolie pulmonaire, lorsque le caillot se détache et migre dans une artère pulmonaire. La prophylaxie des thromboses veineuses profondes permet de prévenir et donc d'éviter les complications thromboemboliques postopératoires (par exemple après une chirurgie orthopédique des membres inférieurs).

[3] La société suédoise *Vitrum AB* a débuté la commercialisation de l'héparine en 1936.

[4] Les bovins broutaient alors du foin fabriqué à partir de mélilot (*Melilotus alba* et *Melilotus officinalis*). Le foin humide était infecté par des moisissures. On découvrira plus tard que ces moisissures transforment la coumarine (substance chimique naturelle responsable de l'odeur du foin fraîchement coupé) en dicoumarol.

[5] Karl Paul Link : ce biochimiste américain, connu pour la découverte de l'anticoagulant warfarine, recevra plusieurs prix réputés, dont le Prix *Albert-Lasker* pour la recherche médicale fondamentale en 1955, et le Prix *Albert-Lasker* pour la recherche médicale clinique en 1960.

une vache morte, un pot de sang non coagulé et un tas de foin moisi. Link diagnostiqu alors la maladie du mélilot gâté, responsable de l'hémorragie de l'animal dont le san ne coagule plus. Poursuivant leurs recherches, en 1939, Link et ses assistants isolent l composé responsable de cette maladie : le dicoumarol, issu de la coumarine, a pouvoir anticoagulant. Ils démontrent aussi que les effets de ce produit peuvent êtr inversés par de la vitamine K. Grâce au soutien de la *Wisconsin Alumni Researc Foundation (WARF)*, plusieurs dérivés de cette substance sont isolés et testés. Parm ceux-ci, la warfarine (dont le nom est tiré de la fondation citée) obtient son brevet e 1945.

À la même époque, Link a l'idée de tester l'effet anticoagulant des différents com posés issus de la coumarine et synthétisés dans son laboratoire, pour lutter contre le rongeurs qui prolifèrent et sont un danger public. C'est ainsi qu'en 1948 la warfarine es commercialisée comme substance raticide, le poison idéal contre les rats, ce qu'o nomme "la mort-aux-rats". L'ingestion de cet agent anticoagulant par les petits rongeur provoque leur mort par hémorragie.

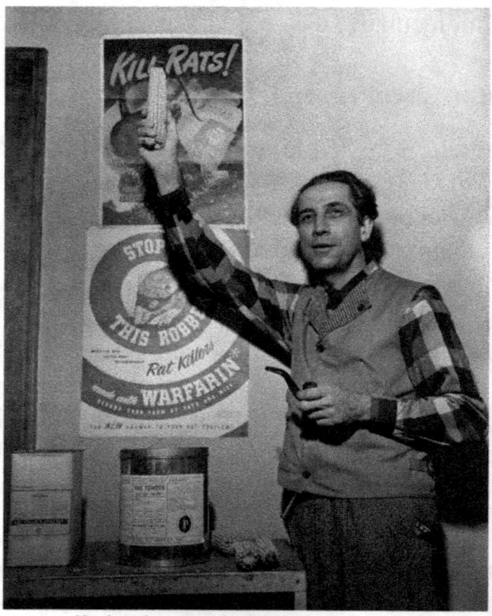

Karl Paul Link devant une affiche faisant la promotion de la warfarine comme raticide - Wisconsin Alumni Research Foundation

La warfarine[1], cette substance anticoagulante est, à cette époque, considérée comm toxique pour les êtres humains. Une version hydrosoluble, la warfarine sodique, es

[1] Warfarine : ce médicament anticoagulant fait partie de la classe des "anti-vitamine K". Il agit e bloquant l'action de la vitamine K, synthétisée par le foie. La vitamine K ("K" pour le terme allemanc *"Koagulation"*) est une vitamine liposoluble, indispensable à l'activation de plusieurs facteurs de la coagulation sanguine (facteurs II, VII, IX et X). La vitamine K a été découverte par le biochimiste danois Carl Peter Henrik Dam (1895-1976), et sa synthèse chimique a été réalisée en 1939 pa l'américain Edward Adelbert Doisy (1893-1986). Ces deux scientifiques ont reçu, pour leu découverte, le prix Nobel de Physiologie ou Médecine en 1943. La warfarine est devenue l'un de médicaments les plus prescrits au monde.

mise au point pour un usage humain. C'est seulement en 1954 qu'elle commence à être commercialisée comme agent thérapeutique pour l'homme, après approbation de la *Food and Drug Administration.*

Savoir que ce médicament sert de poison pour les rats n'est pas un gage de bonne observance ! Les patients traités manifestent hésitation, crainte, voire refus de cet anticoagulant. Mais, en 1955, la médiatisation de la crise cardiaque du président américain Dwight D. Eisenhower, traité par la warfarine, va grandement aider à lever ces réticences et à faire accepter ce nouveau médicament.

Il s'agit donc du deuxième anticoagulant mis à la disposition du corps médical, après l'héparine. Les médecins et les chirurgiens comprennent très vite que ces deux médicaments, loin d'être rivaux, sont tout à fait complémentaires : l'héparine, administrée par voie parentérale, a une action anticoagulante immédiate, tandis que la warfarine, utilisée oralement, agit de façon retardée et permet un traitement à plus long terme. Cet anticoagulant oral fait la preuve de son efficacité pour le traitement des thromboses veineuses profondes. Dès le début de la commercialisation de la warfarine, le schéma thérapeutique, devenu classique, pour cette pathologie, est celui d'un traitement initial par l'héparine, suivi d'un relais par l'anti-vitamine K.

Par la suite, d'autres anti-vitamine K seront mis sur le marché. Cette classe de médicaments est utilisée pour la prévention et le traitement de la thrombose veineuse profonde et de l'embolie pulmonaire, pour éviter la formation de caillots sanguins dans diverses pathologies, telles que la fibrillation atriale (pour réduire le risque d'accident vasculaire cérébral), ou après la pose de prothèses valvulaires cardiaques. Des millions de personnes en consomment chaque jour dans le monde.

Dans les années 2010, sont apparus sur le marché de nouveaux anticoagulants oraux[1], dont l'utilisation et la surveillance sont plus simples qu'avec les anti-vitamine K. Mais ces derniers n'ont cependant pas été totalement supplantés, car ayant fait la preuve, depuis des décennies, de leur effet bénéfique sur la mortalité dans le cadre des pathologies thrombo-emboliques.

Le premier bêta-bloquant : une révolution dans le traitement de l'angor et de l'hypertension artérielle

Les bêta-bloquants, ce nouveau concept thérapeutique, vont nécessiter, pour pouvoir être inventés, d'appréhender plus finement le mécanisme d'action des catécholamines.

En 1948, le pharmacologue américain Raymond Perry Ahlquist (1914-1983) publie un article fondateur dans lequel il décrit les deux types distincts de récepteurs

---

[1] Ces nouveaux anticoagulants ou "anticoagulants oraux directs" ont pour noms Pradaxa®, Xarelto®, Eliquis®… Ils ne nécessitent pas de contrôle de l'INR, test sanguin que l'on doit réaliser au moins une fois par mois avec les anti-vitamine K. Ce test d'INR mesure le temps que le sang met à coaguler : plus l'INR est élevé, plus le temps de coagulation du sang augmente. La dose de warfarine (ou d'anti-vitamine K plus généralement) doit être ajustée pour obtenir un "INR-cible", de façon à atteindre l'anticoagulation la plus adéquate possible (obtenir l'anticoagulation souhaitée en minimisant le risque d'accident hémorragique).

adrénergiques : il les nomme "alpha" et "bêta" adrénorécepteurs. Au niveau cardio-vasculaire, les bêta-adrénorécepteurs sont situés sur le muscle cardiaque et les muscles lisses des vaisseaux sanguins.

À la même époque, un étudiant en médecine écossais, James Whyte Black (1924-2010), est bouleversé par la mort subite de son père suite à un infarctus du myocarde. Il considère alors qu'il faut « stopper les effets de l'adrénaline sur le cœur ». Dans un texte autobiographique de 1988, il rapporte : « En 1956, j'avais clairement défini un but basé sur l'hypothèse des récepteurs adrénergiques à double action formulée par Ahlqvist : trouver un antagoniste spécifique au récepteur de l'adrénaline ».

En 1958, devenu pharmacologue chez *ICI Pharmaceuticals*, Black veut donc trouver le moyen de réduire la demande myocardique en oxygène chez les patients angineux. Ses recherches le mènent à l'invention du premier bêta-bloquant, le "propranolol". Il s'agit du chef de file d'une nouvelle classe thérapeutique, les bêta-bloquants, médicaments antagonistes des bêta-adrénorécepteurs. Ils agissent comme antagonistes compétitifs des neurotransmetteurs du système adrénergique, donc des catécholamines. En bloquant les récepteurs, ils inhibent les effets de la stimulation sympathique sur, entre autres organes, le muscle cardiaque et les muscles lisses.

Cette action a pour conséquences, sur le plan cardiovasculaire :

- une réduction de la fréquence cardiaque, au repos et à l'effort (effet chronotrope négatif), une baisse de la contractilité cardiaque (effet inotrope négatif), ces deux actions permettant de réduire la consommation d'oxygène par le cœur.
- une diminution de la pression artérielle par diminution de la vasoconstriction, et par baisse de la production de rénine (enzyme du système rénine-angiotensine-aldostérone responsable d'une augmentation de la pression artérielle).

Comment fonctionne le système sympathique ?

Le système sympathique (ou adrénergique) appartient au système nerveux autonome. Il s'active dans les situations de stress (effort ou danger). Il est formé principalement de deux chaînes ganglionnaires, situées de part et d'autre de la colonne vertébrale. Le neurone préganglionnaire transmet le message nerveux au neurone postganglionnaire par l'intermédiaire d'une substance chimique, nommée "neurotransmetteur" (ou neuromédiateur). Cette substance est libérée au niveau de la synapse, qui est l'espace (et donc la jonction fonctionnelle) entre les deux neurones (pré- et postganglionnaires). Les neurones post-ganglionnaires se terminent au niveau des organes cibles.

Dans le système sympathique, le neurotransmetteur est la catécholamine nommée "noradrénaline". Les glandes médullosurrénales appartiennent aussi au système sympathique. Elles libèrent dans le sang une catécholamine nommée "adrénaline".

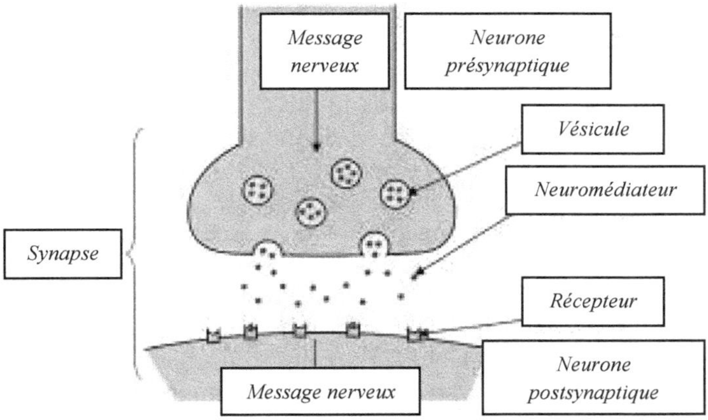

Lorsque ces catécholamines se fixent sur leurs récepteurs, elles provoquent des effets spécifiques sur les organes cibles. Au niveau du cœur et des vaisseaux, les principaux effets du système sympathique sont :

- *une accélération de la fréquence cardiaque (effet chronotrope positif)*
- *un renforcement de la contraction du myocarde (effet inotrope positif)*
- *une vasoconstriction périphérique, avec élévation de la pression artérielle.*

Les essais cliniques démarrent en 1964 et le propranolol est commercialisé un an plus tard. Les premières études prouvent son efficacité dans la maladie coronaire, en diminuant la fréquence des crises d'angine de poitrine et en améliorant la tolérance à l'effort. Plus tard, de grands essais cliniques montreront que les bêta-bloquants diminuent la mortalité à la phase aiguë de l'infarctus du myocarde et à long terme après un infarctus. On mettra aussi en évidence leur effet anti-hypertenseur, ainsi que leur rôle bénéfique dans les arythmies cardiaques (atriales et ventriculaires).

Suite à la mise au point du propranolol, de nombreux autres bêta-bloquants arrivent sur le marché et sont mis à la disposition du corps médical. Ces nouveaux bêta-bloquants ont, pour certains, des propriétés particulières (effet anti-arythmique spécifique, bêta-bloquants dits "cardiosélectifs"…).

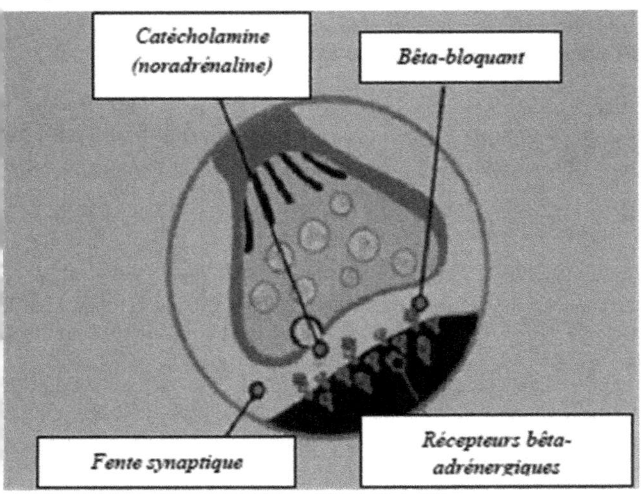

Action des bêta-bloquants : ils bloquent de façon compétitive les récepteurs bêta-adrénergiques

James Whyte Black poursuivra ses recherches, toujours dans le milieu de l'industrie pharmaceutique, en gastro-entérologie. Celles-ci le mèneront à la synthèse de la cimétidine, traitement essentiel de l'ulcère gastro-duodénal. Pour ses découvertes, Sir James Whyte Black sera récompensé par le prix *Albert-Lasker* en 1976, puis sera colauréat du prix Nobel de physiologie ou médecine, décerné en 1988.

Les bêta-bloquants étaient initialement contre-indiqués dans l'insuffisance cardiaque en raison de la diminution de la contractilité du myocarde. Aujourd'hui, et depuis la fin des années 1970, certains médicaments de cette classe thérapeutique sont au contraire recommandés dans cette indication, après avoir prouvé qu'ils réduisaient la mortalité des patients insuffisants cardiaques chroniques. Ils agissent en diminuant les effets délétères de la stimulation sympathique sur le cœur. L'insuffisance cardiaque chronique est en effet caractérisée par un niveau élevé de catécholamines.

Quelques autres médicaments essentiels en cardiologie

La streptokinase, issue d'une bactérie

Au début des années 1930, à la *Johns Hopkins School of Medicine*, William Smith Tillet (1892-1974) et R. L. Garner découvrent qu'une substance ayant une activité fibrinolytique est synthétisée par des bactéries de type streptocoque bêta-hémolytique. Cette substance, nommée "streptokinase"[1] est capable de détruire la fibrine[2] qui emprisonne les hématies et les plaquettes dans les caillots sanguins, et, par là même, de dissoudre ces caillots. En 1958, on teste pour la première fois ce traitement, par voie injectable, pour traiter l'infarctus du myocarde à la phase aiguë. Ce type de traitement se nomme "thrombolyse". Il permet une dissolution du caillot obstruant l'artère coronaire, responsable de l'infarctus du myocarde, et donc une reperfusion coronaire.

La thrombolyse, pour être efficace, doit être réalisée le plus rapidement possible, idéalement dans les 4 heures après le début des symptômes. D'autres médicaments thrombolytiques ont été découverts par la suite, de plus en plus efficaces (urokinase isolée dans l'urine humaine, altéplase découverte dans les cellules ovariennes de hamsters chinois…).

Le captopril, issu du venin d'un serpent brésilien

En 1965, un pharmacologue brésilien, Sergio Henrique Ferreira (1934–2016), découvre, dans le venin du serpent *Bothrops jararaca*, une substance inhibant l'enzyme de conversion de l'angiotensine. Cette enzyme appartient au système rénine-angiotensine-

---

[1] Streptokinase : la streptokinase est une protéine ayant la propriété de se lier au plasminogène humain. Elle convertit le plasminogène en une enzyme fibrinolytique, la plasmine. Celle-ci a pour rôle de dégrader la fibrine présente dans les caillots. De façon physiologique, le phénomène de fibrinolyse intervient lorsque le saignement s'est arrêté. Il débouche sur la dissolution du caillot.

[2] Fibrine : la fibrine est une protéine filamenteuse. Elle est issue d'une protéine plasmatique, le fibrinogène, synthétisé par le foie, sous l'action de la thrombine lors du phénomène de la coagulation sanguine. La fibrine, insoluble, participe à la formation du caillot en emprisonnant, grâce à son maillage filamenteux, les plaquettes sanguines et les plaquettes. Le caillot ainsi formé stoppe la perte sanguine.

aldostérone. Avant cette découverte, il avait donc d'abord fallu décrypter ce système complexe mais essentiel au maintien de l'équilibre hydrosodé de l'organisme.

Au cours de ces mêmes années 1960, le biochimiste américain David Wayne Cushman (1939-2000) et le chimiste d'origine argentine Miguel Angel Ondetti (1930-2004) travaillent au *Bristol-Myers Squibb Pharmaceutical Research Institute*. Leurs recherches sur l'inhibition de l'enzyme de conversion de l'angiotensine, à partir du venin du serpent brésilien, les mènent à la synthèse du "captopril". L'article *princeps* date de 1977. Le captopril devient ainsi le premier bloqueur du système rénine-angiotensine actif par voie orale, et inaugure une nouvelle classe de médicaments antihypertenseurs : les inhibiteurs de l'enzyme de conversion (IEC).

Le captopril obtiendra en 1982 son agrément de la *Food and Drug Administration*. Quant à ses inventeurs, Cushman et Ondetti, ils recevront le prix *Lasker* pour la découverte et le développement de ce médicament révolutionnaire. En effet, sa conception ne fut pas le fruit d'un hasard ou d'une chance, mais le résultat de recherches rationnelles. Initialement prévu pour traiter l'hypertension artérielle, le captopril, puis d'autres IEC mis au point par la suite, prouveront leur efficacité dans d'autres pathologies, telles que l'insuffisance cardiaque congestive, l'insuffisance rénale chronique du diabétique de type 2, le post-infarctus…

D'autres classes de médicaments agissant sur le système rénine-angiotensine-aldostérone apparaîtront dans les années 1990 et 2000 : les inhibiteurs des récepteurs de l'angiotensine II (ou "antagonistes de l'angiotensine II"), puis les inhibiteurs de la rénine, possédant tous une activité anti-hypertensive.

Quelques autres médicaments, non spécifiques à la cardiologie, mais piliers de la pharmacopée

La morphine, dérivée du pavot

La découverte des propriétés analgésiques[1] de la morphine[2] a été une révolution dans l'histoire de la médecine. La morphine est la principale substance active de l'opium, ce dernier étant issu du suc ("latex") du pavot somnifère *(Papaver somniferum)* par incision du fruit.

Lutter contre la douleur a été une quête constante de l'espèce humaine, depuis des temps immémoriaux. Déjà dans l'Antiquité, le pavot était utilisé pour ses vertus sédatives et antalgiques[3]. On trouve des traces de l'emploi de l'opium dans la pharmacopée de l'Égypte ancienne et de la Grèce antique. Deux millénaires avant J.-C., les Sumériens utilisaient le pavot en le qualifiant de "plante de joie".

---

[1] Analgésiques : terme issu du grec *"an"*, préfixe privatif et *"algêsis"*, signifiant "douleur". Un médicament analgésique supprime ou atténue la sensibilité à la douleur, sans entraîner la perte de conscience.

[2] Morphine : ce terme vient de *"Morpheus"*, dieu grec du sommeil et des rêves.

[3] Sédatif et antalgique : le terme "sédatif" vient du latin *"sedare"* qui signifie "apaiser". Le mot "antalgique" est issu du grec *"anti"* signifiant "contre" et *"algos"* signifiant "douleur". Un médicament sédatif et antalgique est un médicament qui procure de l'apaisement et qui calme la douleur.

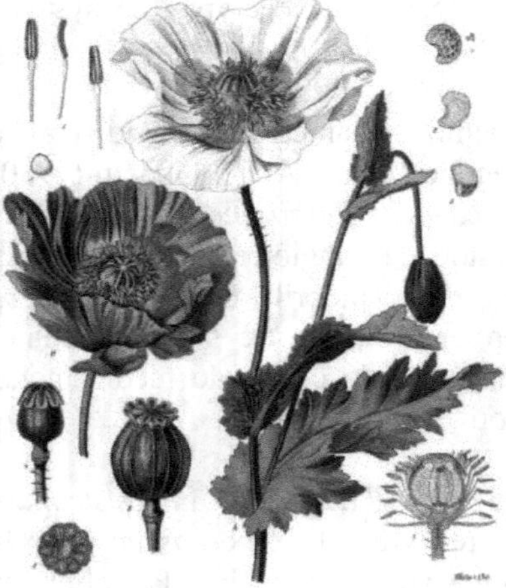

L'usage de l'opium perdurera jusqu'au Moyen-Âge, période au cours de laquelle l'utilisation des analgésiques devient interdite par l'Église car celle-ci considère que la douleur est un châtiment de Dieu, et que seul Dieu peut la soulager. Dans le monde musulman, Avicenne (Abou Ali Ibn Sina [980-1037], dit Avicenne), dans son œuvre "Canon de la médecine", met en exergue l'intérêt thérapeutique de l'opium, mais décrit aussi, pour la première fois, le phénomène de dépendance qu'il engendre.

Pavot à opium (Köhler's Medizinal-Pflanzen - 1897)

À la Renaissance, l'opium est de nouveau prescrit par les médecins occidentaux. Au XVIe siècle, le Suisse Paracelse (1493-1541) recommande son emploi pour soulager la douleur et invente le "laudanum"[1], remède à base d'opium. Au cours du siècle suivant, le médecin Thomas Sydenham (1624-1689), surnommé "l'Hippocrate anglais", modifie la formule du laudanum et vante ses propriétés antalgiques, somnifères et anti-diarrhéiques, écrivant en 1683 : « Entre tous les remèdes dont le Dieu Tout-Puissant [...] a fait présent aux hommes pour adoucir leurs maux, il n'en est pas de plus universel ni plus efficace que l'opium... ».

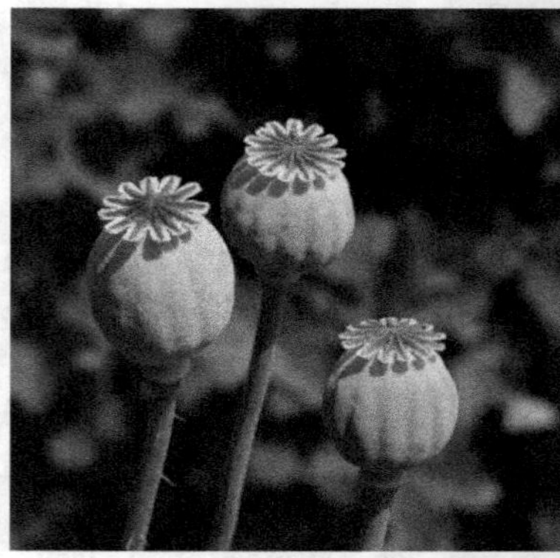

Fruits de pavot à opium (Papaver somniferum)

Le XVIIIe siècle verra la consommation de l'opium se répandre dans le monde entier et son usage se modifier dans un but récréatif, en raison de son action euphorisante, par exemple en Chine où l'opiomanie s'étend et se généralise.

Le début du XIXe siècle est marqué par les premières extractions à partir des végétaux pour obtenir des substances chimiquement pures. C'est la naissance de la pharmacologie expérimentale. La morphine sera la première de ces substances à être isolée. Si sa découverte date de 1804, par Armand Seguin (1767-1835), Bernard Courtois (1774-1838) et Louis-Charles Derosne (1779-1846), c'est l'année suivante

[1] Laudanum : teinture d'opium, obtenue par macération du pavot dans de l'eau, du vin ou de l'alcool, et utilisée autrefois comme sédatif ou antalgique.

que le pharmacien allemand Friedrich Wilhelm Sertürner[1] (1783-1841) isole les premiers cristaux de morphine et en détermine ses propriétés alcaloïdes[2].

Les premiers travaux publiés, rapportant les résultats de l'administration de cette substance à des chiens abandonnés, datent de 1805. Sertürner constate qu'elle provoque l'endormissement des sujets testés et la nomme *"Principium somniferum"*. La seringue hypodermique n'ayant pas été encore inventée, le produit est administré oralement. Un jour, souffrant d'une forte douleur dentaire, Sertürner en avale une petite quantité et ressent un immense soulagement. Il poursuit ses recherches sur ce nouveau médicament pendant plusieurs années, et détermine, sur des amis volontaires, la dose optimale[3]. Ayant démontré son activité sédative, il nomme alors cette substance *"Morphium"*, terme évoluant en "Morphine" en 1818.

L'utilisation thérapeutique de la morphine, comme sédatif et antalgique, démarre en 1822 sous l'influence de François Magendie (1783-1855). Par la suite, d'autres alcaloïdes seront isolés à partir de l'opium, tels que la codéine (ou 3-méthyl-morphine) en 1832.

La morphine est utilisée à grande échelle pour les blessés et les amputés des guerres du XIXe siècle (guerre de Sécession, guerre de Crimée, guerre franco-prussienne...). À cette époque, elle peut enfin être injectée en intra-veineuse, grâce à l'invention de la seringue hypodermique[4]. Le corps médical observe alors, dès 1871, ce que l'on nomme la "maladie du soldat", témoignant d'une addiction à la morphine. La morphine deviendra un produit à la mode, d'un usage fréquent dans le milieu aristocrate et littéraire. Charles Baudelaire, Alphonse Daudet, Jules Verne (souffrant d'une blessure au pied)... consommeront largement cette nouvelle drogue.

---

[1] Friedrich Wilhelm Adam Sertürner : après avoir isolé la morphine, Sertürner poursuivra ses recherches sur ce produit pendant encore quelques années. Mais ses amis le délaissent, et des adversaires jaloux le critiquent sévèrement. Il décide de quitter sa profession de pharmacien et de changer radicalement d'activité. Il consacre alors son temps et ses travaux à mettre au point et à améliorer différents armements (canons, fusils, projectiles...), ce qui lui vaudra les honneurs qu'il n'avait pas obtenus pour ses découvertes en pharmacie. Ses dernières années sont marquées par des douleurs intolérables occasionnées par l'arthrite et la goutte, temporairement soulagées par la morphine. Sertürner termine sa vie dans une grande solitude morale, et de terribles souffrances physiques, étant devenu trop dépendant et accoutumé à la morphine pour qu'elle puisse le calmer.

[2] Alcaloïde : substance organique azotée d'origine végétale, à caractère alcalin. Il existe plus de mille alcaloïdes, qui agissent puissamment sur de nombreuses fonctions biologiques. La morphine a été le premier à être découvert.

[3] En 1817, au cours d'une soirée à laquelle il a invité trois amis, Sertürmer décide de tester sur eux son médicament extrait de l'opium. Il administre à chacun un demi-grain de morphine, et renouvelle cette dose, en leur demandant de lui faire part de leurs sensations. Ceux-ci décrivent une grande torpeur, plongent dans une profonde somnolence et se réveillent en vomissant. Après cette expérience si désagréable, ils refuseront par la suite toute autre invitation venant de Sertürner !

[4] Seringue hypodermique : le mot "seringue" vient du terme grec *"syrinx"* signifiant "tube, roseau". Le mot "hypodermique" est issu des termes grecs *"hypo"* signifiant "sous" et *"derma"* signifiant "peau". Cet instrument médical permet de réaliser des injections ou des prélèvements de liquides sous la peau. Il a été inventé à la moitié du XIXe siècle. Ce sont deux chirurgiens, l'un français, Charles-Gabriel Pravaz (1791-1853), et l'autre écossais, Alexander Wood (1817-1884), qui mettent au point la seringue hypodermique moderne avec un corps en verre, un piston et une aiguille creuse. En 1853, Wood réalisera, le premier, une injection hypodermique de morphine sur une femme de 80 ans.

La morphine est le médicament anti-douleur de référence. D'une grande efficacité elle est utilisée pour soulager les douleurs aiguës et chroniques sévères. À faible dose elle procure un sentiment d'euphorie et de relaxation, d'où son utilisation dans un but récréatif et son classement comme stupéfiant[1]. À forte dose, la morphine entraîne une dépression respiratoire pouvant mener à la mort. Son usage prolongé induit une accoutumance et la nécessité d'augmenter progressivement les doses pour obtenir l'efficacité désirée.

En cardiologie, la morphine est administrée en cas d'infarctus aigu du myocarde pour soulager la douleur, souvent intense, et présente aussi l'intérêt de provoquer une vasodilatation. Elle est aussi utile dans l'œdème pulmonaire cardiogénique, car elle diminue la dyspnée et la demande en oxygène du myocarde.

La pénicilline, issue d'une moisissure

Chacun connaît l'histoire de la découverte de la pénicilline par le biologiste et pharmacologue britannique Alexander Fleming[2] (1881-1955) en 1928. Cependant, de nombreuses années passeront avant l'utilisation thérapeutique de ce premier antibiotique[3].

Bien avant le XXe siècle, dès l'Antiquité, on connaissait les vertus des moisissures pour traiter certaines infections. Dans l'ancienne Chine, on utilisait des peaux de fruits moisis pour soigner des panaris. En Occident, des moisissures de pain faisaient aussi l'affaire.

C'est seulement au XIXe siècle, grâce au développement de microscopes de qualité que plusieurs médecins anglais, tels que John Scott Burdon-Sanderson (1828-1905) en

---

[1] Stupéfiant : médicament dont l'action sédative, analgésique, narcotique et euphorisante provoque, à la longue, accoutumance et toxicomanie. L'opium, la morphine, la cocaïne, l'héroïne… appartiennent à cette catégorie.

[2] Alexander Fleming : originaire d'Écosse, Alexander Fleming étudie la médecine à Londres et obtient son diplôme de chirurgien en 1909. Il participe à la Première Guerre mondiale dans le *Royal Army Medical Corps*. Il est alors confronté aux terribles blessures des soldats, responsables de septicémies mortelles. Cette expérience le pousse à étudier les infections et aux moyens de lutter contre elles. De retour de la guerre, il exerce ses activités de recherche au *Saint-Mary's Hospital* de Londres. En 1921, Fleming fait une première découverte importante en constatant que le mucus nasal empêche les bactéries de se multiplier. L'agent antibactérien ainsi détecté, qu'il nomme "lysozyme", est présent également dans les autres sécrétions humaines (larmes, sperme…). Ces observations, ainsi que la publication qui en découlera, resteront cependant ignorées de la communauté médicale. En 1927, Fleming reçoit la chaire de bactériologie à la Faculté de médecine de Londres, puis est nommé professeur de biologie au *Saint-Mary's Hospital*. Sa deuxième découverte essentielle, celle de la "pénicilline" date de 1928 et lui vaudra le prix Nobel en 1945.

[3] Antibiotique : ce mot est issu des termes grecs *"anti"* signifiant "contre" et *"bios"* signifiant "vie". Un antibiotique est une substance qui agit contre les bactéries. Cette substance peut être naturelle, provenant de micro-organismes, tels que des champignons microscopiques ou des bactéries, ou d'origine synthétique. Un antibiotique peut être "bactéricide" lorsqu'il détruit complètement la bactérie-cible, ou "bactériostatique" lorsqu'il bloque sa prolifération. Utilisés pour traiter les infections bactériennes, les antibiotiques sont à l'origine d'une véritable révolution thérapeutique, au cours de la deuxième moitié du XXe siècle. Il existe plusieurs classes de médicaments antibiotiques : pénicillines, céphalosporines, tétracyclines, quinolones, macrolides...

1871 et Joseph Lister[1] (1827-1912), le père de l'asepsie, établissent un lien entre la présence de moisissures et un effet antibactérien.

En France, en 1877, Louis Pasteur (1822-1895) et le scientifique Jules François Joubert (1834-1910) parviennent aux mêmes conclusions, après avoir constaté qu'une moisissure, baptisée *Penicillium notatum*, inhibe des cultures du bacille du charbon. Vingt ans plus tard, un autre français, Ernest Duchesne (1874-1912) montre, dans sa thèse de doctorat, que les moisissures neutralisent la prolifération de bactéries.

Mais toutes ces observations ne reçoivent qu'indifférence de la part du corps médical et finissent dans l'oubli.

Nous sommes le 3 septembre 1928. Ce jour-là, Alexander Fleming rentre de vacances. Ce professeur de bactériologie reprend ses activités dans son laboratoire du *Saint-Mary's Hospital* de Londres. Il travaille à cette époque sur le "lysozyme"[2] dont il étudie l'effet antibactérien sur des cultures de staphylocoque doré *(Staphylococcus aureus)*. Il constate avec dépit que ses boîtes de Petri[3], sur lesquelles il fait pousser ses cultures bactériennes, sont envahies par des moisissures d'un blanc verdâtre. Elles ont été contaminées par un champignon microscopique, *Penicillium notatum*, sur lequel un jeune collègue de Fleming mène ses propres études. Prêt à tout jeter à la poubelle, Fleming constate avec surprise que les bactéries ne se sont pas développées autour du champignon. Il émet alors l'hypothèse que le *Penicillium notatum* sécrète une substance qui bloque le développement de la bactérie.

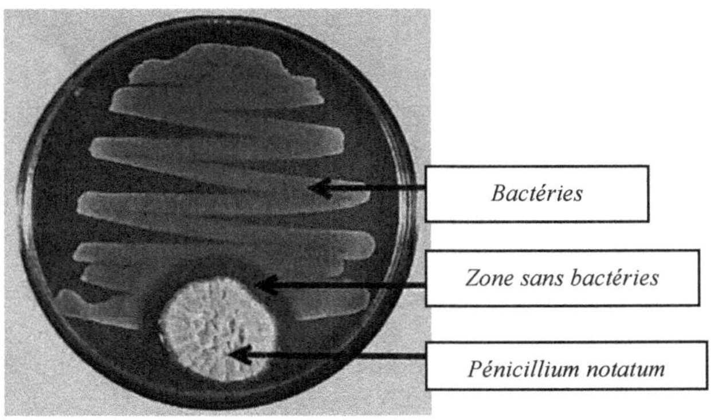

Action du Penicillium sur les bactéries
(les bactéries ne peuvent pas se développer au contact de Pénicillium notatum)

---

[1] Joseph Lister parviendra même à guérir la plaie d'une infirmière du *Kings College Hospital*, grâce à une moisissure qu'il nomme *Penicillium glaucum*.

[2] Lysozyme : il s'agit d'une enzyme, présente de façon physiologique dans les sécrétions humaines, telles que les larmes, la salive, le lait maternel… Elle est présente aussi chez de nombreuses espèces animales. Elle a un rôle de défense naturelle de l'organisme en ayant la capacité de détruire certaines bactéries.

[3] Boîte de Petri : ce nom provient du bactériologiste allemand Julius Richard Petri (1852-1921) qui imagine ce dispositif en 1887. Il s'agit de boîtes cylindriques, peu profondes, transparentes, en verre ou en plastique, munies de couvercles. Elles sont utilisées pour cultiver des bactéries, des cellules…, grâce au liquide nutritionnel contenu dans ces boîtes.

Il parvient, avec peine, à isoler et concentrer cette substance qu'il nomme "*Pénicilline*". En 1929, les résultats de ses travaux sont publiés, dans lesquels Fleming envisage les possibilités thérapeutiques de sa découverte : « On remarqua qu'autour d'une grande colonie de champignons polluants, les colonies de staphylocoques étaient devenues transparentes et sans aucun doute en voie de dissolution [...] La pénicilline utilisée en doses massives n'est ni toxique ni irritante [...] elle peut constituer, par applications ou en injections, un antiseptique efficace contre les microbes. »

La communauté scientifique n'accordera aucune attention à l'article de Fleming.

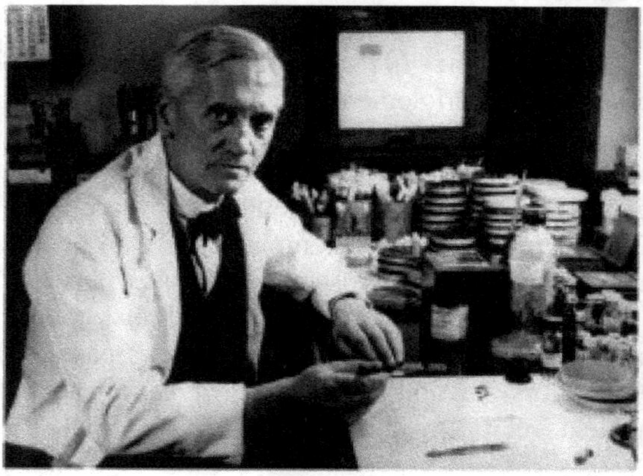

Alexander Fleming

Malgré l'aide de chimistes, Fleming éprouve les plus grandes difficultés à mettre au point une forme stable de pénicilline et, surtout, à la produire en quantités suffisantes pour exploiter ses propriétés. Découragé, il délaisse ses recherches sur sa découverte, pourtant pleine de promesses.

L'histoire reprend une dizaine d'années plus tard. En 1938, le pharmacologue britannique d'origine australienne Howard Walter Florey[1] (1898-1968) travaille à l'Université d'Oxford (Royaume-Uni). Trois ans plus tôt, il avait été rejoint par le jeune biochimiste juif ayant fui l'Allemagne nazie, Ernst Boris Chain[2] (1906-1979). C'est

---

[1] Howard Walter Florey : né en Australie, Howard Walter Florey commence ses études de médecine à l'Université d'Adélaïde et les poursuit à Oxford (Royaume-Uni). En 1931, il est nommé professeur de pathologie à l'Université de Sheffield, puis à Oxford en 1935. Il constitue alors une équipe pour étudier d'abord l'action antibactérienne du lysozyme puis celle de la pénicilline. Dans les années 1940, il réussit à faire produire, à grande échelle, cet antibiotique qui sauvera des millions de vies. Cet exploit lui vaudra le prix Nobel de Physiologie ou Médecine, reçu en 1945, conjointement avec Alexander Fleming (1881-1955) et Ernst Boris Chain (1906-1979). Il sera, de plus, honoré en 1965 par le titre de "pair à vie", en tant que *Baron Florey of Adelaide and Marston.*

[2] Ernst Boris Chain : né à Berlin d'un père russe, Ernst Boris Chain entre en 1930 dans le laboratoire de Chimie physiologique de l'Hôpital de la Charité à Berlin. Il quitte l'Allemagne en 1933 devant les menaces et les persécutions nazies vis-à-vis de la population juive. Il s'installe en Angleterre, puis, en 1935, est appelé auprès de Howard Walter Florey (1898-1968) pour étudier les agents antibactériens, tels que le lysozyme. Son apport principal à la découverte de la pénicilline sera de la purifier, de l'isoler et de la concentrer. Il établira aussi sa structure chimique. Naturalisé britannique en 1939, il est

avec intérêt qu'ils prennent connaissance de l'article de Fleming sur l'activité antibactérienne de la moisissure *Penicillium notatum*. Ils entrevoient l'énorme potentiel de la substance nommée pénicilline et démarrent leurs propres travaux de recherche.

En 1940, l'équipe parvient à cultiver la souche de *Penicillium notatum* obtenue de Fleming, puis à isoler et purifier de petites quantités de pénicilline. Les résultats des premiers essais thérapeutiques, réalisés sur des souris infectées par du streptocoque, sont spectaculaires : les souris traitées par la pénicilline survivent, tandis que les souris-témoins meurent toutes d'une septicémie. Ce succès encourage les chercheurs à tenter le traitement sur un homme, d'autant qu'aucune preuve de toxicité de la pénicilline n'avait été constatée.

Le premier humain traité par la pénicilline sera un policier, Albert Alexander : fin 1940, en jardinant, il s'égratigne la joue avec une épine de rose. Une infection à streptocoque et staphylocoque se développe et évolue en septicémie. Alexander est hospitalisé, puis traité par sulfamide[1], sans succès. Florey et Chain sont autorisés à le traiter par la pénicilline en février 1941. Malheureusement, la quantité de médicaments qu'ils ont pu produire est insuffisante et le patient, après une amélioration transitoire, décède. Malgré cet échec partiel, l'équipe est persuadée de détenir une substance-miracle et persévère, traitant cette fois des enfants qui nécessitent des doses moindres de pénicilline. Les résultats sont inespérés, les chercheurs obtenant des guérisons d'infections potentiellement mortelles.

La Deuxième Guerre mondiale fait rage en Angleterre et Florey manque de moyens pour produire à grande échelle ce médicament révolutionnaire. Il réussit à obtenir un soutien financier et technique de la Fondation Rockefeller pour réaliser des essais cliniques aux États-Unis. L'aventure se poursuivra donc aux USA à partir de juin 1941. Des procédés de production industrielle de pénicilline se mettent en place dans l'Illinois. Les premiers résultats des essais cliniques sont publiés en mars 1943, confirmant l'efficacité et l'innocuité de ce nouveau médicament.

Une nouvelle étape a lieu à l'été 1943. Florey est alors à la recherche d'une moisissure capable de fournir de plus grandes quantités de pénicilline. Il fait venir des échantillons de moisissures du monde entier. C'est une assistante de laboratoire, Mary

---

co-lauréat du prix Nobel de physiologie ou médecine en 1945 pour ses travaux sur la pénicilline. En 1948, il dirige à Rome l'*Istituto Superiore di Sanita*. Puis il revient en Angleterre en 1964, comme directeur du Service de Biochimie de l'*Imperial College of Science and Technology* de Londres.

[1] Sulfamide : en 1935, le bactériologiste allemand Gerhard Johannes Paul Domagk (1895-1964) révèle les résultats d'essais cliniques réalisés avec le *Prontosil* (sulfamidochrysoïdine). Cette substance est un colorant obtenu grâce aux recherches d'une équipe du laboratoire *Bayer* (qui fait alors partie d'*IG Farben*). Domagk met en évidence une action antibactérienne de ce produit, en particulier contre certains streptocoques. Il s'agit du premier médicament antibactérien. Il réalise alors ce qui semblait impossible : l'antisepsie interne. Le premier patient traité en France date de mai 1937 : le sulfamide administré à un petit garçon de 8 ans, atteint d'une méningite à streptocoque, dans un état quasi désespéré, permet sa guérison. La « découverte des effets antibactériens du Prontosil » par Domagk lui vaudra le prix Nobel de Physiologie ou Médecine en 1939. Mais le régime nazi le force à refuser le prix, et la Gestapo le jette en prison (depuis 1935, année où le prix Nobel de la Paix avait été décerné à un journaliste pacifiste militant allemand, le régime hitlérien interdisait aux Allemands d'accepter un quelconque prix Nobel). Domagk recevra son prix Nobel après la guerre, en 1947, mais trop tardivement pour obtenir la gratification financière qui aurait dû l'accompagner. Les sulfamides seront supplantés par les antibiotiques, mieux tolérés, mais resteront sur le marché pharmaceutique jusque dans les années 1980.

Hunt, qui apporte la solution en dénichant au marché un melon pourri couvert d'un « jolie moisissure dorée ». Le champignon microscopique qui en est responsable *Penicillium chrysogenum*, fournit 200 fois plus de pénicilline que le *Penicillium notatum*, permettant ainsi une accélération du processus de préparation industrielle de la pénicilline.

Les grandes firmes pharmaceutiques américaines (*Merck, Pfizer, Squibb*...) sont pleinement associées au projet de production de pénicilline à grande échelle qui devient une priorité nationale. Ce médicament est en effet considéré comme une substance stratégique en cette période de guerre[1]. Les doses de pénicilline sont allouées prioritairement aux forces armées pour traiter les blessés. Le jour du débarquement en Normandie, le 6 juin 1944, chaque soldat allié dispose de sa dose du médicament miracle. Grâce à lui, le taux de mortalité par infection bactérienne passe de 20 % lors de la Première Guerre mondiale à moins de 1 % au cours de la Seconde Guerre mondiale.

L'année suivante, les centaines de milliards de doses de pénicilline, fabriquées par l'industrie pharmaceutique, autorisent la levée des restrictions et la distribution de ce premier antibiotique en pharmacie. On ne compte plus les vies innombrables sauvées par la pénicilline, ce médicament qui agit sur les bacilles de la diphtérie, de l'anthrax, du tétanos, de la syphilis, ainsi que sur le pneumocoque, le gonocoque, le méningocoque... Des centaines d'autres antibiotiques seront découverts par la suite, tels que la streptomycine, active contre l'agent de la tuberculose. En grande partie grâce aux antibiotiques, l'espérance de vie humaine fera un bond en l'espace d'un siècle.

En 1945, Alexander Fleming, Howard Walter Florey et Ernst Boris Chain reçoivent le prix Nobel de Physiologie ou Médecine pour « la découverte de la pénicilline et de ses effets curatifs dans plusieurs maladies infectieuses ». Fleming est anobli par le roi George IV, mais reste modeste quant à sa découverte, confiant à son biographe « Ce fut un accident, un pur accident ». Florey recevra, de son côté, la très haute distinction de la pairie à vie en 1965.

La découverte de la pénicilline par Alexandre Fleming est un cas typique de découverte par "sérenpidité". Ce mot, créé à partir du terme anglais *"serenpidity"*, est utilisé lorsqu'une découverte scientifique est fortuite, obtenue de façon accidentelle. Le hasard n'est cependant pas suffisant. Il faut que cet événement imprévu soit interprété correctement par l'observateur. La découverte de la pénicilline ne fut donc pas seulement le fruit du hasard : elle a nécessité aussi la curiosité, la sagacité, voire le génie de Fleming qui sut comprendre l'importance du phénomène observé.

En cardiologie, la pénicilline, puis les autres antibiotiques découverts par la suite ont transformé radicalement le pronostic de l'endocardite infectieuse. Cette infection de la paroi interne du cœur, qui détruit les valves cardiaques, était constamment fatale[2]

---

[1] Les États-Unis sont entrés en guerre après l'attaque de Pearl Harbor le 7 décembre 1941.

[2] C'est un streptocoque qui nous a privés prématurément du génial compositeur Gustav Mahler (1860-1911). Au début de l'année 1911, il est à New York pour présenter sa *Quatrième Symphonie* au public de Manhattan. Il tombe gravement malade le 21 février. Emanuel Libman (1872-1946), brillant médecin interniste new-yorkais, diagnostique correctement l'endocardite infectieuse dont souffre

jusqu'aux années 1940. Cette pathologie reste cependant grave, avec un taux de mortalité d'environ 15 à 20 %, malgré une antibiothérapie adaptée au germe responsable, à doses importantes, et prolongée.

La ciclosporine, à partir d'une poignée de terre de Norvège

Autre exemple de découverte par sérendipité, celui de la ciclosporine. La découverte de ce formidable médicament antirejet est le résultat d'un coup de chance associé à l'esprit de recherche : observation, curiosité, travail soigneux et méthodique (voire de routine), persévérance, expérience…

Après une période d'enthousiasme pour la greffe cardiaque initiée par Christiaan Barnard (1922-2001) le 3 décembre 1967, les espoirs s'éteignent devant les rejets des greffons. Tous les patients transplantés meurent, l'espérance de vie à un an n'étant que de 15 %. Au début des années 1970, découragés, les plus grands chirurgiens cardiaques délaissent cette technique opératoire, ne pouvant plus compter que sur la recherche pharmaceutique pour découvrir un traitement efficace contre le rejet des greffes.

En 1969, un ingénieur du laboratoire suisse *Sandoz*, Hans Peter Frey, ramasse au hasard une poignée de terre lors d'un voyage sur les hauts plateaux de l'Hardangervidda, au sud de la Norvège, et en emplit une petite boîte. La raison de ce geste n'a rien de sentimental : chez *Sandoz*, la règle est que les chercheurs doivent rapporter des échantillons des sols qu'ils parcourent pendant leurs vacances. Peut-être que l'un d'eux fournira le prochain antibiotique ou antifongique ?

Dans l'échantillon de Frey, on identifie un champignon microscopique encore inconnu, baptisé *Tolypocladium inflatum*. Cette souche sécrète une molécule qu'on nomme "ciclosporine". Malheureusement, les tests montrent qu'elle n'a aucun effet antibactérien. Apparemment sans intérêt, la culture du *Tolypocladium inflatum* est mise de côté et oubliée sur une étagère.

Trois ans plus tard, en 1972, Jean-François Borel (1933-), Directeur du département d'immunologie du laboratoire *Sandoz*, décide de tester l'activité immunosuppressive[1] des substances qui n'avaient, jusque-là, jamais été considérées comme intéressantes sur le plan médical et qui étaient délaissées sur des étagères du laboratoire. Borel déniche la culture du champignon sécrétant la ciclosporine, teste cette molécule et découvre son activité immunosuppressive. Elle est purifiée en 1973 et sa structure élucidée deux ans plus tard. Particularité inédite de cet immunosuppresseur qui le rend si précieux : l'organisme reste capable de se défendre contre les agents pathogènes. Sa toxicité est considérée alors comme presque inexistante, ce qui en fait un argument de plus en sa faveur.

Mahler. Sans aucune possibilité thérapeutique ni d'espoir de guérison en ce début de XXe siècle, Gustav Mahler s'éteint le 18 mai 1911.

[1] Activité immunosuppressive : un agent immunosuppresseur a pour effet d'inhiber l'activité du système immunitaire. Le système immunitaire protège l'organisme des agents extérieurs, considérés comme étrangers ou dangereux (micro-organismes tels que bactéries, virus, organes greffés…). La ciclosporine agit en inhibant l'activation et la prolifération des lymphocytes T. Un médicament immunosuppresseur est donc employé pour prévenir le rejet d'une greffe d'organe, ou pour traiter les maladies auto-immunes (lupus érythémateux disséminé, maladie de Crohn, polyarthrite rhumatoïde…).

Le chirurgien britannique Roy Yorke Calne (1930-2024), pionnier des transplantations d'organes, s'intéresse à cette ciclosporine et la teste sur un rat transplanté, puis sur plusieurs autres espèces animales. En 1978, il est le premier à l'administrer à des patients, transplantés rénaux. Il parvient à convaincre le laboratoire *Sandoz* d'entreprendre des essais cliniques dans cette indication. Les résultats de ceux-ci aboutissent, en 1983, à l'autorisation de mise sur le marché de la ciclosporine, comme médicament antirejet utilisé oralement, par la *Food and Drug Administration*. Un autre pionnier de la transplantation hépatique, l'américain Thomas Starzl (1926-2017), commence aussi à utiliser cette nouvelle molécule dans les greffes de foie, en 1978, avec une nette amélioration de la survie des patients.

Concernant la greffe cardiaque, c'est l'éminent chirurgien américain Norman Shumway (1923-2006) qui introduit l'usage de la ciclosporine comme traitement antirejet pour ce type de transplantation, en 1980. Les résultats sont spectaculaires, avec une durée de survie des greffés considérablement allongée. Grâce à la ciclosporine, la transplantation cardiaque redémarre avec succès et se répand partout dans le monde.

La prévention des maladies cardiovasculaires

Impossible de clore le chapitre des traitements médicamenteux en cardiologie sans parler de la prévention des maladies cardiovasculaires dues à l'athérosclérose.

Prévenir ces maladies a nécessité de faire émerger le concept de "facteur de risque". Les maladies cardiovasculaires regroupent, sous ce vocable, les cardiopathies coronariennes, les accidents vasculaires cérébraux d'origine ischémique, l'artériopathie des membres inférieurs, toutes pathologies liées à l'athérosclérose. Si le phénomène de la plaque d'athérome a été mis en exergue au XIXe siècle, son mécanisme de formation a été long à être décrypté.

Lorsqu'au début du XXe siècle on démontre le rôle du cholestérol dans la pathogenèse de l'athérosclérose, certains scientifiques commencent à s'intéresser à son épidémiologie. Mais un événement d'une portée historique mondiale va stimuler la recherche dans ce domaine : le 12 avril 1945, le Président américain Franklin Delano Roosevelt meurt soudainement à l'âge de 63 ans d'un accident vasculaire cérébral hémorragique, alors qu'il souffrait d'une cardiopathie hypertensive. À cette époque, au milieu du XXe siècle, les décès d'origine cardiovasculaire sont un véritable fléau, atteignant des proportions épidémiques aux États-Unis[1]. C'est la raison pour laquelle les médecins américains joueront un rôle de pionniers dans la recherche de facteurs favorisant les maladies cardiovasculaires, puis de moyens de lutter contre ceux-ci.

En juin 1948, le Président Harry S. Truman signe le *United States National Heart Act* qui autorise l'établissement du *National Heart Institute*[2] (Bethesda, Maryland).

---

[1] Les maladies cardiovasculaires sont alors la principale cause de mortalité aux États-Unis (près d'un tiers des décès aux USA, presque 600 000 par an), et de morbidité (avec presque 8 millions de patients atteints de ce type de pathologie).

[2] *National Heart Institute* : aujourd'hui connu sous le nom de *National Heart, Lung, and Blood Institute*, cet institut a pour mission de conduire des études observationnelles et des projets éducatifs, notamment pour la recherche des causes des maladies cardiovasculaires, ainsi que pour leur prévention, leur diagnostic et leur traitement.

L'éminent cardiologue Paul Dudley White[1] (1886-1973) démissionne de son poste de Chef du Service de Cardiologie au *Massachusetts General Hospital* (Boston, Massachusetts), après avoir été nommé, en septembre 1948, Directeur du *National Heart Institute.* White dirigera cet institut pendant huit ans. Sous son impulsion, est mise en place la *Framingham Heart Study*, étude épidémiologique majeure qui permettra d'identifier les facteurs et les caractéristiques contribuant aux maladies cardiovasculaires.

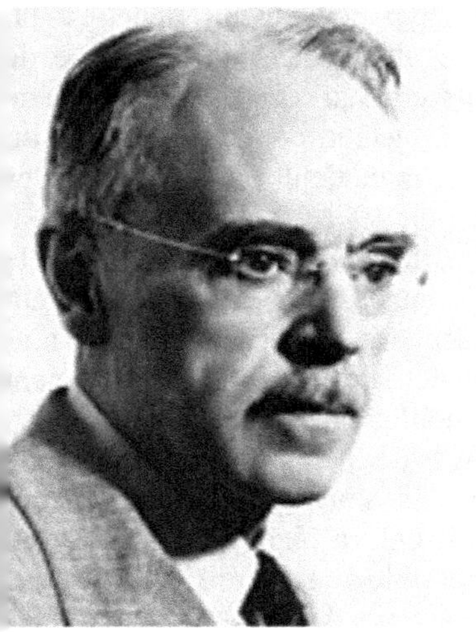

La *Framingham Heart Study* a pour but de suivre, sur une longue période, un grand nombre de sujets, *a priori* indemnes de pathologie liée à l'athérosclérose, et d'étudier au fil du temps leur évolution sur le plan cardiovasculaire. Framingham est une petite ville de classe moyenne du Massachusetts (États-Unis), près de Boston, choisie en raison de sa proximité avec la *Harvard Medical School.*

Paul Dudley White

[1] Paul Dudley White : fils d'un médecin généraliste, Paul White entre en 1907 à la *Harvard Medical School* (Boston, Massachusetts) et reçoit son diplôme de médecin en 1911. Profondément marqué par le décès de sa jeune sœur de 12 ans d'une cardite rhumatismale, il décide de consacrer sa vie professionnelle à la cardiologie. En 1913, grâce à une bourse, Paul White passe une année à l'*University College Hospital* de Londres, auprès de Sir Thomas Lewis (1881-1945), étudier la physiologie cardiovasculaire et apprendre à utiliser un nouvel outil, l'électrocardiographe. Pendant cette période à Londres, il rend visite à James Mackenzie (1853-1925) et à John Parkinson (1885-1976), dans leur service de cardiologie qui lui servira plus tard de modèle. De retour à Boston en juillet 1914, White, déterminé à poursuivre ses études sur le cœur, installe un laboratoire d'électrocardiographie au *Massachusetts General Hospital.* En 1930, il est co-auteur de la première description formelle et de la publication du "syndrome de Wolff-Parkinson-White". En 1931, il publie son ouvrage intitulé *Heart Disease*, écrit à partir des données collectées sur 12 000 patients, et plusieurs fois réédité. Ce livre devient rapidement un classique dans le domaine de la cardiologie et procure à son auteur une réputation internationale. À partir de 1933, il enseigne à la *Harvard University* où il sera nommé professeur émérite en 1946. Fin 1948, White démissionne de son poste de Chef du Service de Cardiologie au *Massachusetts General Hospital*, pour se consacrer à la direction du *National Heart Institute.* Considéré comme le "père de la cardiologie aux USA", Paul White a consacré sa vie entière à la cardiologie. Il a reçu de nombreux honneurs pour l'ensemble de ses travaux, et a été honoré de la *Presidential Medal of Freedom* par le Président Lyndon B. Johnson en 1964. Le *"17 miles Dr Paul Dudley White Bike Path"*, situé le long de la *Charles River* à Boston, est ainsi nommé pour célébrer ce fervent défenseur de l'activité physique dans la prévention des maladies cardiovasculaires.

Cette étude démarre fin 1948, et 5 209 hommes et femmes, âgés de 30 à 62 ans sont recrutés pour y participer et être médicalement suivis tout au long de leur vie. Tous les deux ans, ces sujets sont examinés sur le plan physique, interrogés sur leur mode de vie et soumis à des tests de laboratoire. À partir de 1971, une deuxième génération est recrutée. L'étude se poursuit toujours, avec une troisième génération.

Les premiers résultats sont dévoilés en 1957 par le directeur de l'étude Thomas Royle Dawber (1913-2005). Ceux-ci révèlent que l'hypertension artérielle est un facteur prédictif majeur de maladie cardiovasculaire athérosclérotique (angine de poitrine, infarctus du myocarde, mort subite d'origine coronarienne). Le concept de "facteur de risque" est dès lors créé : il s'agit d'un facteur dont la présence ou l'augmentation majore statistiquement la survenue d'une maladie. Progressivement, les autres facteurs de risque vasculaire sont démasqués : en 1974, le diabète sucré ; en 1977, l'hypercholestérolémie (taux élevé de *Low Density Lipoproteins*) ; en 1985, le tabac et le sexe masculin. Le point essentiel de ces résultats est que désormais on peut diminuer le risque de survenue des maladies cardiovasculaires, car il est possible d'agir sur certains de ces facteurs de risque. Jusque dans les années 1960, elles étaient considérées comme les conséquences inéluctables du vieillissement.

Suite à l'article de Thomas Royle Dawber paru en 1961, popularisant la notion de facteur de risque, on assiste à une véritable révolution dans la pratique médicale : celle-ci passe du traitement curatif au traitement préventif. On va ainsi démontrer qu'en agissant sur les facteurs de risque modifiables, il est possible de réduire l'incidence des maladies cardiovasculaires. Tandis que de nouveaux facteurs de risque sont identifiés (sédentarité, obésité, âge, antécédents familiaux, stress, alimentation riche en graisses saturées et pauvre en fruits et légumes…), les chercheurs réalisent qu'au lieu de s'additionner, ils se potentialisent. Lorsque deux ou trois facteurs de risque sont présents sur un même sujet, son risque de développer une maladie cardiovasculaire s'accroît considérablement.

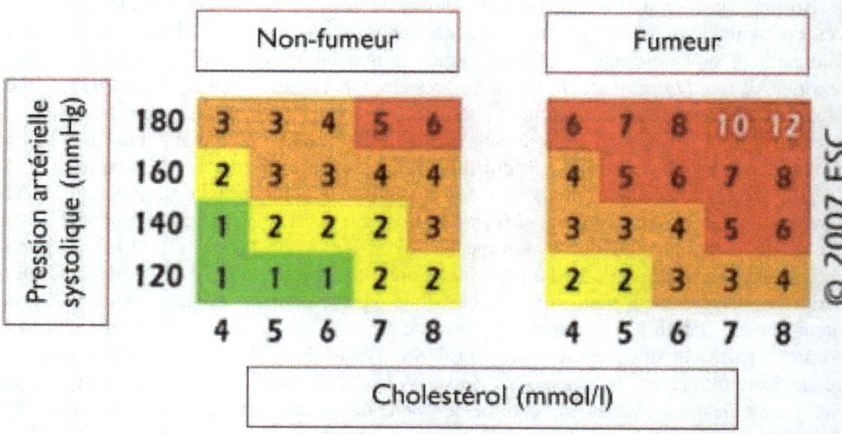

Grille d'évaluation du risque cardiovasculaire selon 3 facteurs de risque (tabac, pression artérielle, taux de cholestérol) : le risque augmente fortement lorsque 2 puis 3 facteurs s'associent

L'étape suivante va donc consister à prouver, au moyen de grands essais cliniques randomisés, qu'en corrigeant les facteurs de risque modifiables, au moyen de médicaments ou de règles hygiéno-diététiques, la morbi-mortalité cardiovasculaire diminuera.

Dans cette nouvelle approche, les médicaments anti-hypertenseurs sont les premiers à montrer un effet bénéfique sur la survenue des maladies cardiovasculaires. Aujourd'hui, lors de la mise sur le marché d'un nouveau médicament anti-hypertenseur, les laboratoires pharmaceutiques sont contraints de faire la preuve, non seulement qu'il fait baisser les chiffres tensionnels de façon significative, mais aussi qu'il réduit l'incidence des accidents cardiovasculaires. Cela engage des moyens financiers colossaux, car les essais cliniques réalisés dans ce contexte nécessitent d'inclure un grand nombre de patients pour constater une baisse statistiquement significative de la morbi-mortalité.

De façon parallèle, les médicaments hypocholestérolémiants ne peuvent se "contenter" de faire diminuer le taux sanguin du LDL-cholestérol : ils doivent également démontrer qu'ils améliorent le risque statistique de survenue d'une maladie cardiovasculaire. De multiples essais thérapeutiques, réalisés sur plus de 300 000 patients, ont ainsi montré le bénéfice incontestable des statines[1] : cette famille de médicaments hypocholestérolémiants diminue le risque d'infarctus du myocarde (de 23 %), d'accident vasculaire cérébral (de 17 %), de décès de cause coronaire (de 19 %), et de décès de toutes causes (de 12 %). Ce fait scientifique validé a pourtant été contesté dans les années 2010, faisant arrêter leur traitement à de nombreux patients sous statine. Cet arrêt intempestif et irraisonné a conduit à une augmentation importante de la mortalité chez ces patients mal informés[2].

Outre les effets bénéfiques de certains médicaments sur le risque cardiovasculaire, les scientifiques ont également prouvé que la modification du mode de vie peut réduire l'incidence des maladies cardiovasculaires. Ces mesures préventives consistent à proscrire le tabac, à pratiquer régulièrement une activité physique[3] et à adopter une alimentation saine[4]. Des campagnes d'information sont régulièrement lancées sur les

---

[1] Statines : cette classe de médicaments hypocholestérolémiants, apparue à la fin des années 1980, agit en inhibant (ou en diminuant) la synthèse du cholestérol par le foie. Ils inhibent une enzyme, la HMG-CoA réductase, étape essentielle dans la cascade de synthèse du cholestérol. Par conséquent, les statines réduisent le taux de LDL-cholestérol. Par cette action, elles freinent la formation des plaques d'athérome dans les artères, et jouent donc un rôle important pour la prévention des accidents cardiovasculaires. Cependant, ces dernières années, on a réalisé que le potentiel thérapeutique des statines va bien au-delà de la simple baisse du LDL-cholestérol circulant (les statines agissent aussi en diminuant l'inflammation et le stress oxydant).

[2] Les arrêts de traitements par les statines auraient eu pour conséquence une augmentation de 26 % des infarctus du myocarde et de 18 % de la mortalité cardiovasculaire.

[3] Activité physique : l'idéal est de consacrer 30 minutes par jour à une activité physique, à type de marche rapide ou course à pied, de vélo, de natation.

[4] Alimentation saine : le fameux "régime crétois" (ou "méditerranéen") a prouvé sa capacité à réduire le risque cardiovasculaire et de cancers. Il consiste à privilégier les aliments tels que fruits et légumes, céréales complètes, légumineuses, poissons gras, huile d'olive, tout en réduisant drastiquement viande rouge et charcuterie, produits laitiers (beurre et crème), produits raffinés et transformés.

canaux médiatiques pour inciter les populations à adopter ces règles hygiéno-diététiques : « ne pas manger trop gras, trop sucré, trop salé… ». Dans une démarche visionnaire, Paul Dudley White préconisait déjà dans les années 1950 l'exercice physique, le sevrage tabagique, le contrôle du poids et la diététique dans la prévention des coronaropathies. En 1955, après l'infarctus de son prestigieux patient, le Président Dwight Eisenhower, White lui conseillera de pratiquer le vélo, tout en le poussant à reprendre ses activités politiques. Paul Dudley White est ainsi considéré comme le fondateur de la cardiologie préventive.

La *Framingham Heart Study*, qui a mené à l'invention du concept de "facteur de risque", fut un tournant essentiel dans la médecine moderne. Aujourd'hui, les médecins, en plus de leur mission de soigner, doivent aussi "prévenir". Et c'est particulièrement crucial en cardiologie, afin de prévenir les maladies cardiovasculaires, cause majeure de décès prématurés et d'invalidité dans le monde. Cette étude fondatrice de la médecine préventive a non seulement permis la compréhension de la maladie athéromateuse, en dévoilant les facteurs qui la favorisent, mais a également permis d'initier des stratégies thérapeutiques efficaces. Du fait que l'athérosclérose se développe lentement et à bas bruit, il est important de dépister dès que possible les patients à haut risque qui sont les plus à même de bénéficier de ces actions préventives. De nombreuses armes thérapeutiques sont à la disposition des médecins. Elles ont déjà sauvé des millions de vies. Le rôle des patients eux-mêmes est primordial : en améliorant leur mode de vie, ils participent aussi à cette action de prévention des maladies cardiovasculaires.

CHAPITRE 12
Histoire de la cardiologie interventionnelle

Une nouvelle ère de la cardiologie s'ouvre en 1964 avec la première angioplastie transluminale percutanée (ATP)[1]. Cette technique peu invasive vise à élargir des artères sténosées par des plaques d'athérome. Elle ne nécessite pas l'usage du bistouri et remplace, quand cela est possible, la chirurgie vasculaire, qui exige anesthésie, hospitalisation de plusieurs jours et risque per- et post-opératoire. Morbidité et mortalité sont ainsi réduites dans le traitement des lésions artérielles athéroscléreuses.

Deux radiologues feront office de pionniers dans cette nouvelle branche de la cardiologie, que l'on nomme "cardiologie interventionnelle" : Charles Dotter (1920-1985) et Andreas Grüntzig (1939-1985). Leur apport bouleversera ainsi radicalement l'usage et les indications de la chirurgie.

Les débuts de la "thérapie par cathéter"

En 1964, Charles Theodore Dotter[2] (1920-1985) occupe la position de Chef de service du Département de Radiologie à l'Université de l'*Oregon Medical School* (Oregon) depuis une douzaine d'années. Doté d'un esprit imaginatif et fécond, il a déjà inventé un système chargeur de films radiographiques capable de produire une image toutes les deux secondes, évitant ainsi au manipulateur de changer de cassette radiographique pour chaque nouvelle image.

Depuis juin 1952, la "technique de Seldinger"[3] permettait d'introduire un cathéter souple dans des artères à travers la peau, dans un but diagnostique, en les opacifiant.

---

[1] Angioplastie transluminale percutanée : le terme "angioplastie" est issu du grec *"angéion"* signifiant "vaisseau" et *"plassein"* signifiant "former". C'est un procédé de dilatation d'une artère rétrécie par une plaque d'athérome ou une malformation. Une sonde est introduite par voie percutanée (à travers la peau) dans la lumière *("lumen"*, d'où est tiré le terme "transluminale") de l'artère, et permet de rétablir un calibre artériel suffisant.

[2] Charles Theodore Dotter : dans son enfance, le jeune Charles, né à Boston (Massachusetts), se passionne pour la mécanique. Il est doté d'un esprit curieux et ingénieux. En 1941, il démarre des études de médecine à l'Université *Cornell* (New York). Il s'oriente vers la spécialité de radiologie et, à l'âge de 32 ans, devient le plus jeune Chef de service jamais nommé dans un département de radiologie d'une importante université américaine : c'est à l'*Oregon Medical School* que Charles Dotter va mettre à profit ses capacités à inventer de nouvelles techniques, de nouveaux outils. Après la mise au point de sa technique d'angioplastie transluminale percutanée, il imagine, le premier, le concept du "stent" artériel, et placera le premier "greffon à ressort hélicoïdal" dans l'artère fémorale d'un chien, par voie percutanée. Il fait également figure de pionnier dans les techniques de fibrinolyse en injectant de la streptokinase dans un thrombus. Pendant les 32 ans d'une activité professionnelle intense et foisonnante, Charles Dotter aura posé les jalons d'une toute nouvelle spécialité, la "radiologie interventionnelle" dont il est considéré comme le fondateur. De nombreux hommages ont été rendus à Charles Dotter pour tout ce qu'il aura apporté à cette nouvelle spécialité médicale.

[3] Technique de Seldinger : c'est en avril 1952 que le radiologue suédois Sven Ivar Seldinger (1921-1998) imagine et invente le procédé révolutionnaire permettant d'introduire des cathéters dans des vaisseaux par voie percutanée. Cette technique utilise la ponction percutanée d'une artère à l'aide d'un trocard creux, permettant l'insertion d'un guide métallique souple puis du cathéter le long de ce guide. Le cathéter est en effet trop souple pour être poussé au travers de la peau et de la paroi du vaisseau.

Dans une démarche visionnaire, Dotter pense que ce cathéter pourrait, non seulement permettre l'opacification des artères et préciser leurs lésions, mais aussi traiter ces lésions. C'est ainsi qu'il va inventer la "thérapie par cathéter". Charles Dotter bénéficie également, depuis 1958, de la "technique de Sones"[1], procédé novateur de coronarographie sélective.

C'est tout à fait fortuitement qu'en 1963 Charles Dotter réalise la première "recanalisation" artérielle : dans le but d'effectuer une aortographie abdominale, il introduit un cathéter à travers une artère iliaque droite occluse, et constate que son geste a permis à cette artère d'être de nouveau perméable. Il réalise ainsi que « le cathéter d'angiographie peut être plus qu'un simple outil de diagnostic passif », et qu'« il peut se transformer en un instrument chirurgical ».

Dotter décide de développer cette idée géniale, mais, pour ce faire, il a besoin de nouveaux cathéters. C'est William Alfred Cook[2] (1931-2011), rencontré en 1963 lors d'une réunion de la *Radiological Society of North America* à Chicago, qui se chargera de les fabriquer, selon les croquis fournis par Dotter. Ces nouveaux cathéters dilatateurs coaxiaux sont rigides et leur extrémité est conique. Testés sur des cadavres, les cathéters de calibre croissant sont enfilés successivement dans les artères : en exerçant une compression de la plaque athéromateuse, Dotter peut ainsi ouvrir et élargir la lumière des artères sténosées.

Grâce à ce nouvel équipement, Charles Dotter, assisté de Melvin Judkins (1922-1985), réalise la première ATL le 16 janvier 1964. La patiente, Laura Shaw, est une femme de 82 ans présentant un ulcère du pied gauche et une gangrène de plusieurs orteils. Elle refuse l'amputation, seule solution préconisée par tous les médecins de l'hôpital. Ses lésions sont dues à une sténose de l'artère fémorale superficielle, courte idéale pour essayer la méthode de Dotter, comme le suggère le chirurgien prévu pour opérer la patiente. Dotter utilise alors un guide, un cathéter en téflon radio-opaque puis des cathéters de diamètre croissant, afin de dilater progressivement l'artère trop étroite. C'est un succès : la jambe retrouve sa chaleur et sa coloration, l'artère est à nouveau perméable et le pied cicatrise rapidement. L'amputation aura ainsi été évitée et la patiente survivra encore trois ans sans resténose.

Grâce à cette technique, le radiologue est désormais capable d'atteindre n'importe quelle artère de l'organisme, puis de l'opacifier aux rayons X dans un but diagnostique. Jusqu'alors, il fallait utiliser des aiguilles rigides pour réaliser des artériographies.

[1] Technique de Sones : Frank Mason Sones (1918-1985) est un cardiologue américain qui, en 1958, réalise la toute première coronarographie de façon accidentelle. Il est ainsi le véritable fondateur de l'opacification des artères coronaires. Par sa contribution décisive dans le domaine du cathétérisme cardiaque, Sones a joué un rôle essentiel au développement du pontage aorto-coronaire et de la cardiologie interventionnelle.

[2] William (Bill) Alfred Cook : en 1963, cet Américain natif de l'Illinois fonde avec sa femme Gayle la société *Cook Group*. Initialement, leur première "usine" est basée dans la chambre d'amis de leur appartement. C'est là qu'ils fabriquent les composants qui serviront à réaliser les premières cathétérisations percutanées : cathéters, guides et aiguilles. L'entreprise *Cook, Inc*. grossit pour devenir le plus grand fabricant familial de dispositifs médicaux au monde. Seront mis au point, en particulier, des stents coronaires à élution médicamenteuse. Bill Cook deviendra l'homme le plus riche de l'État de l'Indiana, avec une fortune estimée à plusieurs milliards de dollars, lui permettant de participer à de nombreuses œuvres philanthropiques.

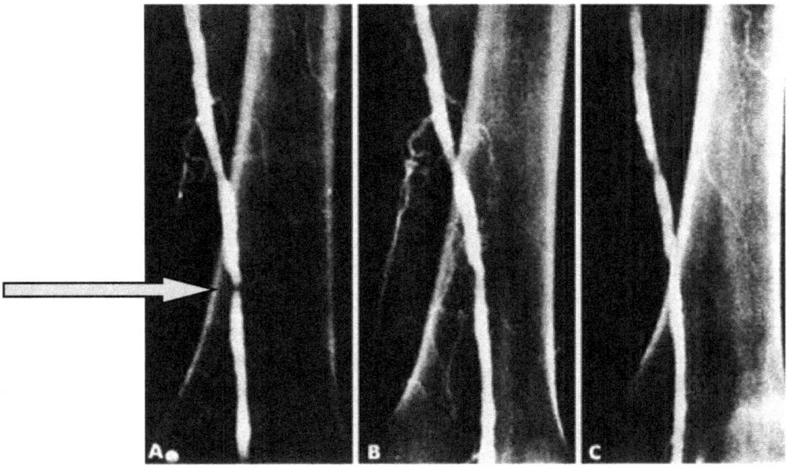

La première angioplastie transluminale percutanée, réalisée par Charles Dotter en 1964 - A : l'artériographie montre une sténose courte et serrée de l'artère fémorale superficielle gauche ; B : après dilatation, la sténose a très nettement régressé ; C : 3 semaines après la dilatation, la lumière de l'artère est toujours ouverte.

La "radiologie interventionnelle" naît ce jour-là. La dilatation transluminale percutanée devient un moyen efficace, rapide et peu traumatisant de traiter les patients présentant des sténoses des artères périphériques. L'article, publié dans la revue médicale *Circulation* en 1964, conclut que cette méthode révolutionnaire est « une alternative efficace à la reconstruction chirurgicale [...] pour traiter la claudication intermittente ».

Cependant, Charles Dotter se positionne de façon agressive comme un concurrent des chirurgiens vasculaires. Cette attitude expliquera le mauvais accueil de sa technique aux États-Unis. Il faudra attendre encore dix ans pour que ses idées novatrices aboutissent, après avoir traversé l'Atlantique. Considéré comme le père fondateur de la radiologie interventionnelle, Dotter n'en tirera pourtant pas la notoriété méritée. Son imagination fertile lui permettra d'envisager l'abord d'autres artères que les vaisseaux périphériques au moyen de sa technique de dilatation transluminale percutanée : artères rénales, puis artères coronaires. Il aura aussi, le premier, l'idée de concevoir le stent, afin de maintenir la perméabilité de l'artère traitée.

Tandis que le corps médical américain boude la "méthode Dotter", cette technique novatrice va gagner l'Europe.

Un "ballon" pour dilater les artères

C'est un radiologue allemand, Eberhard Zeitler (1930-2011), qui va reconnaître le génie de Charles Dotter. Réalisant qu'il s'agit d'une technique du futur, il décide de se former à la méthode Dotter. En 1968, il réalise sa première angioplastie sur une artère périphérique dans sa clinique d'Engelskirchen en Allemagne. Trois ans plus tard, bénéficiant dans sa clinique d'un nombre important de patients souffrant de pathologies vasculaires, et grâce à ses bonnes relations avec les chirurgiens vasculaires, Zeitler publie les résultats de cette nouvelle technique sur un grand nombre de patients. Sur

141 patients souffrant d'artériopathie des membres inférieurs, il obtient 70 % de réussite. Grâce à ce succès remarquable, la "technique Dotter" commence à être diffusée en Europe.

Un autre allemand, Andreas Grüntzig[1] (1939-1985), est lui aussi séduit par la méthode Dotter. C'est à la fin des années 1960 qu'il découvre l'ATP de Dotter lors d'une conférence que celui-ci donne à Francfort. Constatant qu'il ne pourrait développer cette procédure en Allemagne, il part s'installer en Suisse en novembre 1969 ayant obtenu un poste au Département d'Angiologie de l'Hôpital Universitaire de Zürich. Deux ans plus tard, alors qu'il est résident en radiologie, Grüntzig rencontre Zeitler pour se former auprès de lui à la méthode Dotter, puis il commence à l'utiliser pour traiter des patients. Bénéficiant du soutien inconditionnel d'Åke Senning (1915-2000), l'éminent Chef du service de chirurgie cardiothoracique, il réalise plusieurs dizaines de dilatations sur des artères périphériques.

Andreas Grüntzig imagine alors le moyen d'améliorer cette technique en ajoutant un ballonnet sur le cathéter, avec l'idée que l'expansion de ce ballon permettra d'élargir l'artère de l'intérieur. Dès lors, il occupe tout son temps libre à fabriquer lui-même ce modèle sur sa table de cuisine. Plus tard, il parviendra à se mettre en relation avec un chimiste à la retraite, Heinrich Hopff (1896-1977). Un premier prototype en polychlorure de vinyle est mis au point. Et, le 12 février 1974, au moyen de ce cathéter à ballonnet, Andreas Grüntzig réalise sa première angioplastie sur une artère fémorale superficielle.

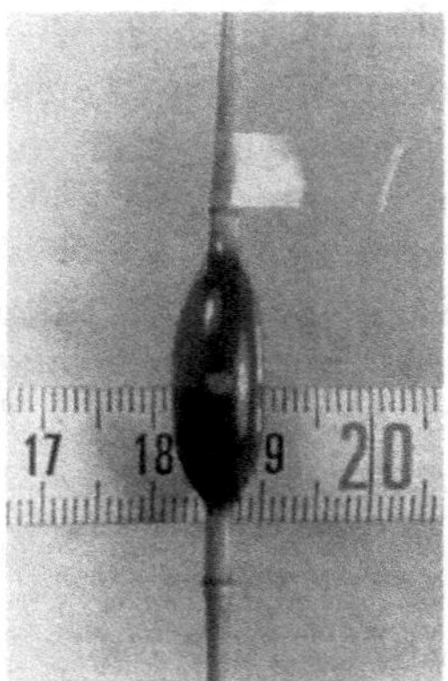

Cathéter à ballonnet utilisé pour la première angioplastie périphérique, par Andreas Grüntzig, en 1974

[1] Andreas Grüntzig : né à Dresde en Allemagne, Andreas débute ses études de médecine à l'Université d'Heidelberg en 1958. Diplômé six ans plus tard, il suit de nombreux stages qui lui permettent d'acquérir des compétences en angiologie, en radiologie et en cardiologie. Sa capacité de travail, sa rigueur scientifique, sa détermination à poursuivre son but impressionnent son entourage. Après avoir pratiqué la méthode Dotter de dilatation artérielle, Andreas Grüntzig se fixe le but de mettre au point l'angioplastie par ballonnet, d'abord pour les artères périphériques, puis pour les artères coronaires. Après sept années de travail acharné, il obtient succès et gloire. Mais le 27 octobre 1985, il meurt avec son épouse dans le crash de son avion qu'il pilotait.

Mais Grüntzig caresse un rêve, celui de pouvoir dilater des artères coronaires. Pour cela, il faut miniaturiser et modifier son prototype. Considérant qu'il existe un risque d'ischémie myocardique lors de l'inflation du ballon, il conçoit un ballonnet à double lumière pour perfuser du sang pendant la procédure. Le 22 octobre 1975, il effectue une première dilatation coronaire chez le chien. L'année suivante, il présente ses premiers résultats lors du congrès de l'*American Heart Association*. Faisant preuve d'une grande rigueur scientifique, Grüntzig complète ce travail par une étude anatomopathologique des artères dilatées. Il identifie ainsi les deux risques de sa procédure : celui, immédiat, d'occlusion de l'artère par dissection de l'intima, et celui, plus tardif, de resténose par prolifération cellulaire intimale lors de la cicatrisation.

Parmi les participants à ce congrès, un cardiologue de San Francisco, Richard Karl Myler (1936-2013), est séduit par la technique de Grüntzig. Ce Directeur du service de cardiologie au *St. Mary's Hospital* deviendra l'un de ses plus fidèles soutiens et un ami proche. Il l'invite à San Francisco en mai 1977 et lui propose de réaliser des angioplasties coronaires en per-opératoire, sous l'œil de son chirurgien Elias Hanna qui réalise les pontages coronaires[1] dans la foulée. Au cours des quatre dilatations coronaires qu'il effectue, Grüntzig peut ainsi vérifier que son ballon est efficace et qu'il ne provoque pas de micro-embolies dans la circulation coronaire d'aval.

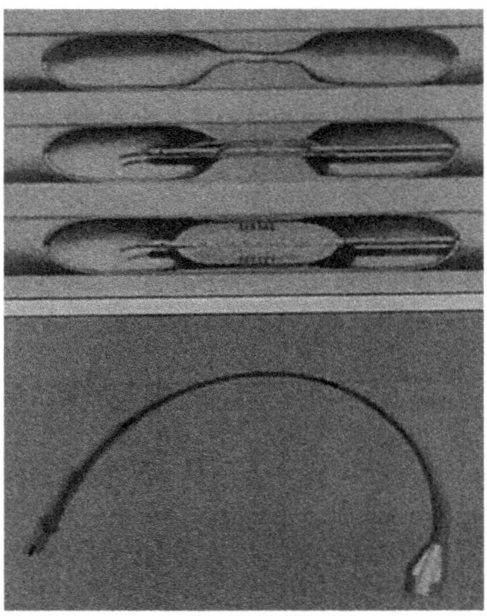

Cathéter à ballonnet à double lumière (d'après un croquis d'Andreas Grüntzig)

Les cathéters à ballonnets commencent à être fabriqués par la société *Schneider Medintag*. À présent, Grüntzig dispose d'un matériel de qualité, vérifié et éprouvé. Il attend alors son premier patient. Åke Senning continue à l'encourager et va lui permettre de réaliser sa première ATP, sous couverture chirurgicale, malgré l'hostilité générale : « Dr Grüntzig, pourquoi vous inquiéter ? S'il y a un problème, j'opérerai votre patient ! ».

[1] Pontage coronaire : la technique du pontage aorto-coronaire a démarré à Cleveland (Ohio) en 1967, sous l'impulsion de René Favaloro (1923-2000), chirurgien cardiaque argentin.

Cette "première" a lieu le 16 septembre 1977. Le patient, Adolf Bachmann, est un homme âgé de 38 ans, en angor instable sur sténose serrée de l'interventriculaire antérieure proximale. Il refuse d'être opéré, mais reçoit avec confiance les explications d'Andreas sur cette procédure innovante qu'il accepte sans hésitation. L'intervention réalisée sur un patient éveillé et conscient, est un succès total. Grüntzig a le bonheur d'annoncer à Myler au téléphone : « Je l'ai fait ! ». En 2017, le patient, toujours vivant et en bonne santé, fêtera le quarantième anniversaire de ce geste inaugural à l'*Euro PCR*[1] à Paris.

Suite à la présentation de ses quatre premières ATP en novembre 1977, à l'*American Heart Association*, Grüntzig reçoit une ovation de l'auditoire et acquiert une notoriété bien méritée. Le cinquième cas de dilatation coronaire sera réalisé à Francfort par Martin Kaltenbach (1928-), prouvant ainsi que cette technique est reproductible par n'importe quel opérateur. Le 1er mars 1978[2], Richard Myler réalise à son tour la première angioplastie coronaire aux États-Unis.

C'est ainsi que cette procédure, démarrée aux USA par Charles Dotter, revient au pays quatorze ans plus tard, grâce aux améliorations portées par Andreas Grüntzig. Ce dernier organise des cours et des démonstrations, permettant aux cardiologues de s'initier à cette nouvelle technique. L'ATP coronaire, pourtant encore critiquée, va vite diffuser dans le monde entier.

En 1980, limité dans ses recherches à Zürich[3], Andreas décide de quitter la Suisse et de s'installer aux États-Unis. On lui offre à l'Université d'Emory à Atlanta (Géorgie) un poste de professeur et un laboratoire de cathétérisme, lui permettant de s'épanouir pleinement.

Sa mort accidentelle et prématurée, en 1985, ne lui permettra pas d'assister à l'évolution de cette nouvelle branche de la cardiologie, la cardiologie interventionnelle. Conscient de l'avenir promis à sa technique d'angioplastie par ballonnet, Andreas Grüntzig avait eu ces mots : « Quoiqu'il advienne de cette méthode, j'aurai laissé une trace en médecine. J'aurai montré que l'on peut travailler de façon efficace dans les artères coronaires sur un patient éveillé et de façon confortable pour lui. »

L'année 1985 sera une année noire pour le monde de la radiologie interventionnelle, avec la disparition de ses quatre pionniers : Charles Dotter (1920-1985), Melvin Judkins (1922-1985), Mason Sones (1918-1985) et Andreas Grüntzig (1939-1985).

Par la suite, le matériel utilisé dans les ATP (ballonnet, guide, cathéter) connaîtra de multiples améliorations, mais le principe restera le même. Citons en particulier les cathéters préformés qui s'introduisent plus aisément dans des coronaires tortueuses.

---

[1] *Euro PCR :* congrès international de l'*European Association of Percutaneous Cardiovascular Interventions* (Association européenne des Interventions Cardiovasculaires Percutanées). Il s'agit du rendez-vous annuel de la cardiologie interventionnelle.

[2] Le même jour (1er mars 1978), Simon H. Stertzer réalise une autre angioplastie coronaire, à New York. La première angioplastie coronaire en France sera pratiquée avec succès le 7 janvier 1979 par Jean-Léon Guermonprez (Versailles).

[3] L'expérience de Grüntzig à Zürich aura porté sur 169 patients coronariens dilatés en 3 ans. Il obtient un taux de succès primaire de 79 %, sans aucun décès hospitalier, et un taux de resténose de 25 % dans les 6 mois après la procédure d'angioplastie.

Des lésions coronaires plus complexes pourront être traitées, et les opérateurs seront capables de dilater plusieurs artères dans un même temps (patients "pluritronculaires").

Le Forum économique mondial estime que plus de 15 millions de vies ont été sauvées, et des millions d'amputations évitées, grâce à l'ATP, découverte par Charles Dotter, puis améliorée par Andreas Grüntzig.

Un "ressort" pour garder l'artère ouverte

Malgré des progrès évidents dus à la procédure de l'ATP par ballonnet, persistait le double risque, déjà identifié par Grüntzig, d'occlusion aiguë de l'artère traitée, et celui de resténose à moyen terme. Le risque de dissection et d'occlusion, de 10 à 15 %, imposait une couverture chirurgicale systématique, afin de réaliser, le cas échéant, un pontage en urgence, avec une mortalité non négligeable. Quant à celui de sténose à l'endroit dilaté, de 35 à 40 %, il obligeait à réitérer le geste d'angioplastie, voire à proposer un pontage coronaire. Ce problème de la resténose semblait insoluble. Faisant preuve d'une grande imagination, certains cardiologues interventionnels proposèrent diverses techniques et des outils innovants (laser, Rotablator[1], ultrasons...), et les médicaments les plus divers, mais sans effet significatif sur la resténose.

Il fallait trouver le moyen d'éviter le retour élastique de la paroi artérielle après dilatation, et de la maintenir ouverte, ainsi que la prolifération de l'intima à l'origine de la resténose.

Charles Dotter, le premier[2], avait eu l'idée de recourir à un petit ressort pouvant servir d'étai à la paroi artérielle au niveau de la dilatation. En 1969, il avait déjà implanté avec succès des ressorts métalliques dans des artères poplitées de chien.

Cette idée de prothèse implantée dans une artère coronaire sera reprise en 1979 par le chirurgien cardiaque Åke Senning. C'est donc à Zürich que démarre la seconde étape essentielle de la cardiologie interventionnelle, après celle de l'angioplastie par ballonnet. Senning contacte un inventeur suédois installé en Suisse, Hans Ivar Wallstén (1923-2018) et lui soumet l'idée d'un ressort spiralé pouvant être inséré dans une artère pour la maintenir ouverte. Ce dispositif initial échoue, mais Wallstén fabrique à la place un fin tube en treillis de fibres d'acier. C'est la naissance du stent[3].

---

[1] Rotablator® : également nommée "athérectomie rotationnelle", cette technique utilise une petite fraise en diamant tournant à très grande vitesse (160 000 à 180 000 tours par minute). Le but de cet appareil est d'abraser la plaque d'athérome et de la réduire en microparticules qui sont éliminées par la circulation sanguine. On utilise cette technique pour traiter les lésions coronaires calcifiées. C'est en 1990 que Michel Bertrand et Jean-Louis Fourrier utilisent pour la première fois un Rotablator.

[2] L'idée première d'insérer une prothèse artificielle dans une artère revient en fait à Alexis Carrel (1873-1944). En 1912, il réalisa des expériences sur des chiens en plaçant des tubes de verre dans leur aorte thoracique. Constatant que le flux sanguin s'écoulait toujours à travers ce tube après plus de 3 mois, sans la survenue d'un thrombus, il recommanda cette technique pour le traitement des anévrysmes aortiques.

[3] Stent : ou endoprothèse vasculaire. Ce dispositif est un ressort ou un tuteur implanté à l'intérieur d'un vaisseau, afin de le maintenir ouvert. Il est utilisé au cours d'une angioplastie dans le cadre de la maladie coronarienne. Il est constitué d'un fin cylindre de métal tressé, appliqué par expansion contre la paroi interne de l'artère. Ce terme de "stent" proviendrait d'un dentiste anglais, Charles Thomas Stent (1807-1885).

Ce premier stent, nommé *Wallstent*, sera le résultat d'une collaboration fructueuse entre Wallstén, Ulrich Sigwart (1941-), cardiologue à l'Université de Lausanne, et l'ingénieur anglais Christian Imbert. Ce *Wallstent*, développé par la société *Medinvent*, a la faculté d'être auto-expansif, pouvant se déployer à l'intérieur de l'artère. La membrane, inventée par Christian Imbert, et entourant le stent, est rétractable, permettant l'expansion du grillage.

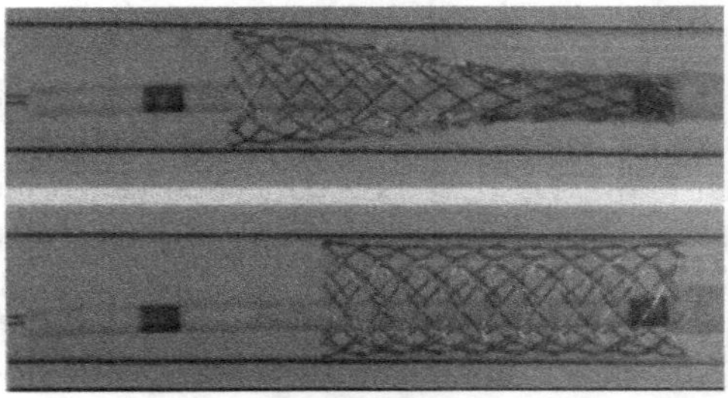

Stent de type Wallstent, auto-expansif

Mais comment peut réagir un vaisseau coronaire dans lequel est placé en permanence un corps étranger ?

Pour s'assurer de l'innocuité et de l'efficacité de ce tout premier stent, il faut à présent effectuer des essais sur l'animal, avant de passer à l'homme. Deux équipes, l'une en Suisse à Lausanne, l'autre en France à Toulouse, démarrent des expérimentations aux résultats encourageants sur le mouton et le chien. En 1985, au CHU de Toulouse, le radiologue interventionnel Hervé Rousseau (1955-) implante pour la première fois, et avec succès, le *Wallstent* dans une artère fémorale humaine.

C'est encore à Toulouse, le 28 mars 1986, qu'a lieu la pose de la première endoprothèse coronaire, par Jacques Puel (1946-2008). Le *Wallstent* est implanté pour traiter une resténose après angioplastie par ballonnet sur l'artère interventriculaire antérieure d'un patient de 63 ans. Peu après, en juin 1986, Ulrich Sigwart, avec l'équipe de Lausanne, réalise à son tour le même geste lors de l'occlusion aiguë d'une coronaire.

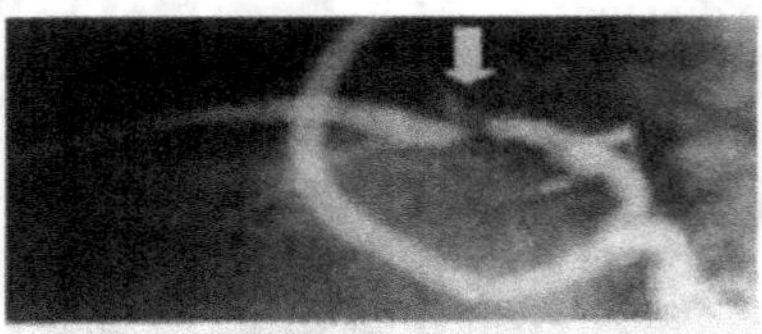

En haut : resténose à 6 mois d'une dilatation au ballon d'une artère coronaire (interventriculaire antérieure) ;

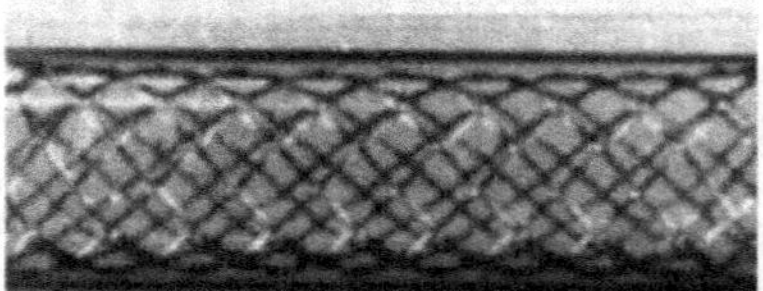

au milieu : Wallstent, implanté pour la première fois au monde par Jacques Puel à Toulouse ;

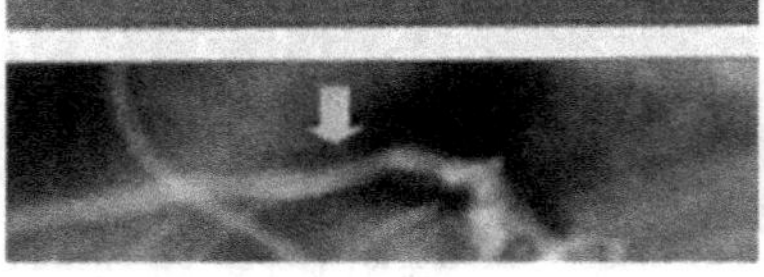

en bas : contrôle du stent, 18 mois après son implantation

Julio Palmaz (1945-), un radiologue argentin, va concevoir un deuxième modèle de stent à l'*University of Texas Health Science Center* de San Antonio (Texas). En collaboration avec le cardiologue américain Richard Schatz, il met au point le stent "Palmaz-Schatz", stent expansible serti sur un ballonnet. La première implantation de ce stent a lieu le 10 décembre 1987, par le cardiologue interventionnel Eduardo Sousa (1934-2022) à Sao Paulo (Brésil), pour traiter une sténose coronaire droite serrée d'un patient de 56 ans.

D'autres modèles suivront et seront approuvés par la *Food and Drug Administration* à partir de 1987, et développés par plusieurs firmes. Le stent "Palmaz-Schatz" connaîtra un immense succès commercial, avec des millions de patients traités par ce dispositif. Il vaudra aussi à ses deux inventeurs, Palmaz et Schatz, d'être intronisés au *National Inventors Hall of Fame* en 2025.

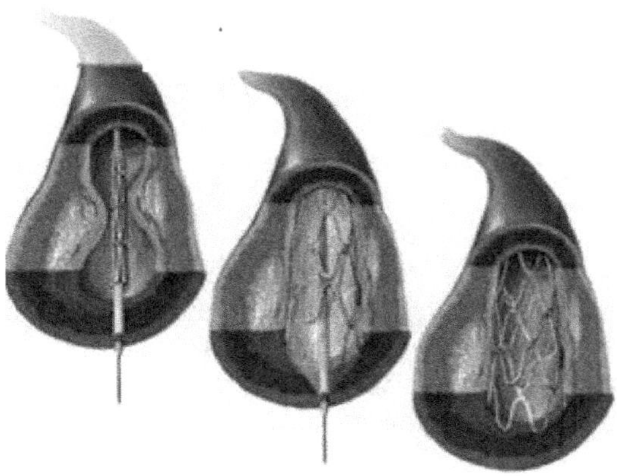

Stent Palma-Schatz ("PALMAZ-SCHATZ Balloon-Expandable Stent")

Rapidement, Jacques Puel et Ulrich Sigwart rapportent un risque notable de thromboses de stents, à l'origine d'un taux élevé d'infarctus du myocarde, le traitement anticoagulant associé se révélant totalement inefficace. Nous sommes alors au début des années 1990, et la technique du stent apporte donc à son tour son lot de déceptions. Bien qu'en 1994 deux grandes études, l'une européenne, l'autre américaine, confirment le bénéfice du stent par rapport à l'angioplastie seule sur le risque de resténose, celui-ci reste notable, évalué entre 15 et 30 %.

L'anti-agrégation plaquettaire, solution contre la thrombose

Le progrès suivant viendra d'une approche médicamenteuse. L'utilisation des anti-agrégants plaquettaires sera la solution pour prévenir les thromboses. Le cardiologue marseillais, Paul Barragan, à l'origine de cette découverte, constate que le traitement associant aspirine-ticlopidine (remplacé plus tard par l'association clopidogrel-aspirine) pendant un mois évite la thrombose de stent. C'est ainsi qu'à partir de 1999, l'association aspirine-clopidogrel devient le traitement systématique et obligatoire après toute pose de stent.

Le bénéfice apporté par l'usage du stent, complété par la bithérapie anti-agrégant plaquettaire dans la maladie coronarienne, s'avère considérable. Le risque d dissections et d'occlusions peropératoires chute drastiquement, la chirurgie de pontag en urgence n'étant plus nécessaire que dans moins de 0.1 % des cas.

Le "stent actif", solution contre la resténose

Plus d'une décennie après les débuts d'implantations de stents, a lieu une nouvell révolution dans la cardiologie interventionnelle, apportée par le "stent actif" ou "stent à élution de médicament". Le principe de cette technique consiste à enrober le fi grillage de la prothèse endovasculaire d'une substance antiproliférative.

En décembre 1999, Eduardo Sousa (ayant déjà posé le premier stent "Palmaz Schatz") à Sao Paulo, puis Patrick Washington Serruys (1947-) à Rotterdam implantent le premier stent actif. Ils nomment ce nouveau dispositif *"drug eluting stent"* et le testent sur 15 patients en 2001. Les résultats de cette première étude, pui d'une autre de plus grande ampleur, sont inespérés : on constate la disparition totale du risque de resténose (qui passe de 26 % à 0 % !). La substance en question est le sirolimus qui inhibe la prolifération des cellules musculaires lisses en regard du stent, à l'origine de la resténose.

Par la suite, de nombreuses autres innovations technologiques et pharmacologiques verront le jour. On assistera à l'arrivée du stent biorésorbable, qui disparaît lorsque le processus de cicatrisation est achevé, évitant ainsi de garder à vie un corps étranger dans la paroi des artères traitées. La voie radiale devient aussi privilégiée par rapport à la voie fémorale grâce à des cathéters plus fins, évitant ainsi une immobilisation prolongée.

Toutes ces avancées technologiques ont vu, en trois décennies, l'angioplastie par ballonnet être dépassée par le stent, lui-même détrôné par le stent actif, en termes d'efficacité et d'innocuité. Ces techniques de cardiologie interventionnelle sont ainsi devenues le traitement de référence des cardiopathies ischémiques, supplantant souvent le pontage coronaire. Sur dix interventions de revascularisation myocardique, huit sont le fait de l'angioplastie, tandis que la chirurgie n'en réalise plus que deux.

Comment et pourquoi réalise-t-on une angioplastie coronaire ?

Principe : L'angioplastie par ballonnet est une procédure qui consiste à introduire un ballonnet au niveau d'une artère sténosée (ou rétrécie) par une plaque d'athérome, puis à le gonfler au niveau de la sténose. La dilatation qui s'ensuit permet d'élargir la lumière de l'artère pour que la circulation du sang se fasse à nouveau correctement. Cette technique relève de la cardiologie interventionnelle. C'est un acte invasif mais il ne nécessite pas l'ouverture du thorax, contrairement à la chirurgie cardiaque.

Technique : Cette procédure est toujours précédée d'une coronarographie, examen qui permet d'effectuer le bilan précis des lésions coronaires (siège et degré des sténoses). Elle est pratiquée par un cardiologue, spécialisé en cardiologie interventionnelle.

Après anesthésie locale, sur un patient éveillé et conscient, l'opérateur réalise une petite incision au niveau du pli de l'aine (artère fémorale) ou du poignet (artère radiale).

Puis il introduit un fil-guide dans l'artère, puis un cathéter le long de ce fil-guide, jusqu'au site de la sténose. La procédure est réalisée sous scopie. Le ballonnet, fixé au cathéter, est gonflé au niveau de la sténose. Il écrase alors la plaque d'athérome et ouvre la lumière de l'artère, puis il est dégonflé, rétablissant le flux sanguin.

Le plus souvent (dans 90 % des cas), la procédure est complétée par la pose d'un stent (ou prothèse endocavitaire). Ce petit treillis métallique ou mini-ressort, serti sur le ballonnet, est déployé avant le dégonflage du ballonnet et le retrait des différents éléments nécessaires à l'angioplastie. Il restera en place dans l'artère traitée. Il permettra ainsi à l'artère de rester ouverte après la procédure. Ce stent peut être un stent "actif", enrobé d'un médicament inhibant la prolifération des cellules lors du processus de cicatrisation, réduisant ainsi le risque de resténose.

Après l'angioplastie : *Une bi-thérapie antiplaquettaire est indispensable après une angioplastie, associant généralement aspirine et clopidogrel. Elle doit être suivie pendant plusieurs mois, pour éviter une thrombose du stent.*

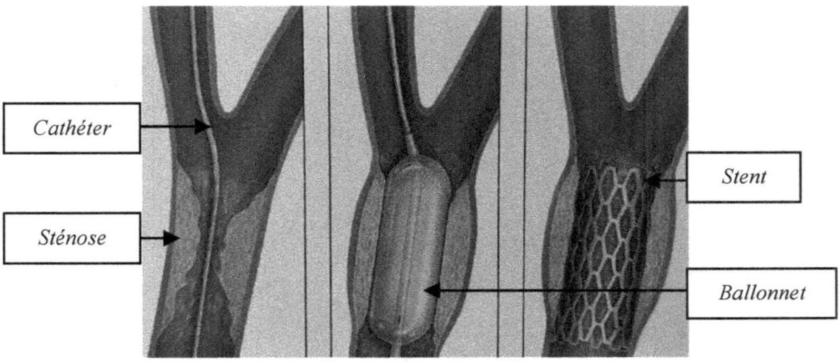

Angioplastie avec pose de stent

Les indications d'une angioplastie :

Elle peut être réalisée en cas de syndrome coronaire aigu (angor instable, infarctus du myocarde aigu, échec de la thrombolyse).

Elle peut aussi être réalisée dans la maladie coronaire stable, en dehors d'un contexte d'urgence.

L'angioplastie concerne généralement les artères coronaires, mais elle peut être pratiquée sur toutes les artères du corps.

L'angioplastie pour les valvulopathies

L'idée d'utiliser un ballonnet gonflable pour dilater des sténoses artérielles ne s'arrêtera pas en si bon chemin. Pourquoi ne pas envisager qu'un ballonnet puisse aussi dilater des valves cardiaques sténosées ? La cardiologie interventionnelle allait investir d'autres domaines que les coronaropathies et les pathologies vasculaires.

En réalité, cette idée d'agrandir une ouverture au moyen d'un cathéter muni d'un ballonnet n'a pas surgi dans les années 1980 lors de la première angioplastie de Grüntzig, mais presque deux décennies auparavant. En 1965, le cardiologue pédiatrique américain, William Rashkind (1922-1986) introduit la procédure d'atrioseptostomie par cathétérisme, sur un nouveau-né atteint d'une transposition des gros vaisseaux[1]. Cette procédure consiste à introduire, par la veine fémorale droite, après une simple anesthésie locale, un cathéter muni d'un ballonnet servant à agrandir le foramen ovale ou à créer une communication inter-atriale. Après divers essais infructueux avec différents matériels, Rashkind a l'idée d'utiliser une sonde de Fogarty. Grâce à cette procédure, il constate une amélioration immédiate de la coloration du bébé cyanosé. Cette "manœuvre de Rashkind"[2], à la fois simple et révolutionnaire, sera la première intervention non chirurgicale, par "cathétérisme interventionnel". Elle permettra de sauver des milliers de bébés à travers le monde. C'est pourquoi William Rashkind est considéré comme "le père de la cardiologie interventionnelle pédiatrique".

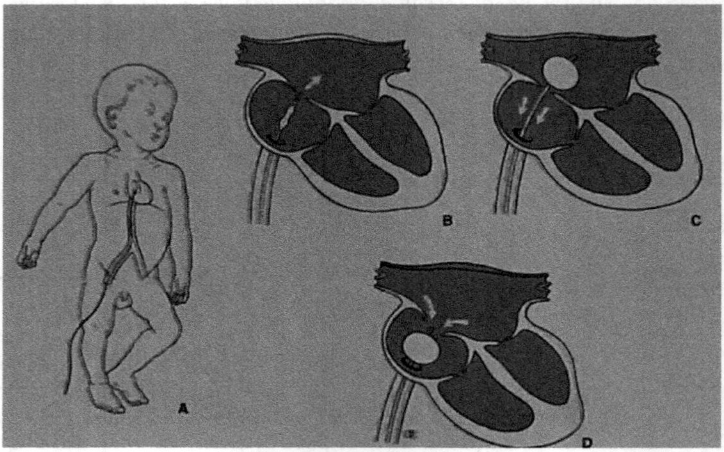

Manœuvre de Rashkind

Les premiers cardiologues à tenter des dilatations au ballonnet sur des valves cardiaques essaieront cette méthode sur des rétrécissements pulmonaires. En 1982, Jean S. Kan réussit une première valvuloplastie au ballon de la valve pulmonaire. Cette procédure deviendra un traitement de première intention dans le traitement des sténoses pulmonaires congénitales, en raison de son innocuité et de son efficacité.

[1] Transposition des gros vaisseaux : cette cardiopathie congénitale est caractérisée par une inversion de la position des gros vaisseaux issus du cœur : l'aorte sort du ventricule droit au lieu du gauche ; l'artère pulmonaire sort du ventricule gauche au lieu du droit. C'est l'une des cardiopathies cyanogènes les plus fréquentes. Comme toutes les cardiopathies cyanogènes, elle se manifeste par une coloration bleutée de la peau et des muqueuses ("cyanose"). L'aorte en effet reçoit du sang pauvre en oxygène qui est distribué aux organes.

[2] Manœuvre de Rashkind (ou atrioseptostomie) : chez le nouveau-né présentant une transposition des gros vaisseaux, cette procédure palliative permet sa survie post-natale. Elle consiste à créer, lors d'un cathétérisme, une large communication entre les deux oreillettes (éventuellement en agrandissant le foramen ovale), le plus rapidement possible après la naissance. Cette manœuvre permet ainsi d'assurer un apport de sang oxygéné dans les cavités droites et l'aorte (qui débouche anormalement du ventricule droit), puis dans la circulation systémique.

Devant ces succès, la procédure de valvuloplastie au ballon va rapidement s'appliquer à la valve mitrale. Dès 1984, K. Inoué inaugure une méthode de dilatation grâce à un ou deux ballons introduits par voie transseptale et gonflés au niveau de l'orifice mitral sténosé. Il réalise ainsi une commissurotomie mitrale percutanée. Cette technique, guidée par échographie, devient le standard de traitement du rétrécissement mitral serré symptomatique, du fait de son risque faible et de ses excellents résultats. Cependant, l'éradication du rhumatisme articulaire aigu a raréfié ce type de valvulopathie, par conséquent cette nouvelle procédure est peu utilisée de nos jours.

Après les dilatations des valves pulmonaires et mitrales, un cardiologue de Rouen (France), Alain Cribier (1945-2024), envisage la même méthode pour le rétrécissement aortique, pathologie valvulaire la plus fréquente chez le sujet âgé[1]. Cette lésion dégénérative et calcifiée nécessite habituellement une intervention chirurgicale avec une mortalité importante dans cette population fragile. Cette opération est récusée dans un grand nombre de cas en raison du risque chirurgical très élevé sur des patients souvent très âgés. En 1985, Alain Cribier décide donc, le premier, de dilater l'orifice valvulaire aortique au moyen d'un ballonnet. Cette procédure, alternative simple et peu traumatisante au remplacement de la valve aortique, donne d'abord des résultats encourageants. Mais la resténose de la valve s'avère inéluctable, avec un taux de resténose évalué à 85 à 100 % à deux ans.

Malgré cet échec, Alain Cribier s'obstine dans son idée d'intervenir sur une valve aortique lésée et même de la remplacer, par cathétérisme. La dilatation sera donc complétée par un stent pour éviter le risque de resténose. En véritable pionnier, il imagine une procédure novatrice et s'acharne à la faire aboutir. Il s'agit de mettre en place, par voie percutanée, un stent sur lequel est sertie une valve artificielle, au niveau de l'orifice aortique.

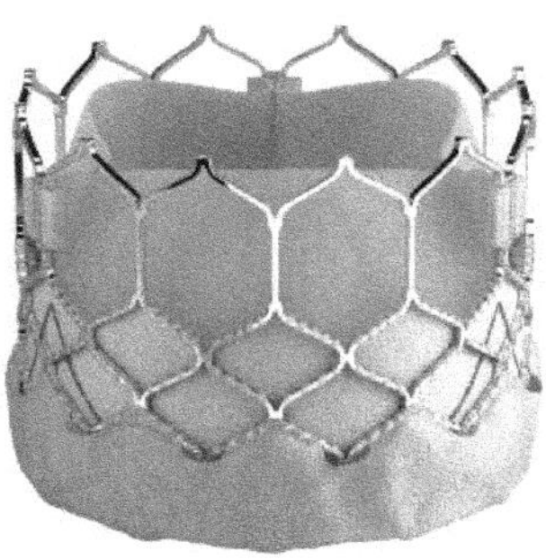

Valve avec stent, mise en place lors de la procédure de TAVI (Transcatheter Aortic Valve Implantation)

Alain Cribier cherche à obtenir des financements pour entamer ses recherches, sans succès, son projet étant décrit comme « le projet le plus stupide jamais proposé » ! En 1999, il décide de créer sa propre start-up *(PVT : "Percutaneous Valves Technologies Inc."[2])* aux États-Unis pour développer un prototype conforme à ses espérances. L'année suivante, le premier prototype est créé en Israël.

---

[1] Le rétrécissement aortique concerne 5 à 7 % des individus au-delà de 65 ans. Cette valvulopathie gêne le passage du sang du ventricule gauche vers l'aorte.

[2] *PVT ("Percutaneous Valves Technologies Inc.")* : cette start-up sera acquise en 2004 par la compagnie *Edwards Lifesciences*, leader mondial pour les bioprothèses valvulaires chirurgicales.

Le dispositif est constitué d'une valve composée de péricarde bovin, insérée dan un stent expansible grâce à un ballonnet gonflable. Cette valve, comprimée sur l ballonnet pour réduire son diamètre, peut être insérée par l'artère fémorale, sou anesthésie locale.

Après de longues recherches en laboratoire sur l'animal et sur des personne décédées porteuses d'un rétrécissement aortique, Alain Cribier implante son dispositi pour la première fois sur un être humain vivant. Cette "première" mondiale a lieu le 1 avril 2002 à Rouen, en situation d'urgence, sur un patient de 57 ans, avec une sténos aortique calcifiée sévère, dans un état quasi désespéré, et récusé par les chirurgiens L'intervention, réalisée par la veine fémorale et par voie trans-septale, du fait d l'obstruction des deux artères fémorales, est un incroyable succès. L'équipe de Cribie assiste à une véritable résurrection du patient.

Cette méthode révolutionnaire sera nommée TAVI *(Transcatheter Aortic Valv Implantation) (implantation transcathéter de valves aortiques)* selon son acronym anglais. Cribier venait d'inaugurer une procédure salvatrice pour les nombreux patient atteints de rétrécissement aortique serré et à haut risque chirurgical. Dès lors, cett technique, qui réussit l'exploit de remplacer une valve déficiente sans acte chirurgica (donc sans recourir à l'ouverture du thorax ni à une circulation extracorporelle), s répand dans le monde entier. Plus de 2000 chirurgiens et cardiologues interventionnel viennent se former auprès d'Alain Cribier. La procédure de TAVI sera approuvée pa la *Food and Drug Administration* en 2019.

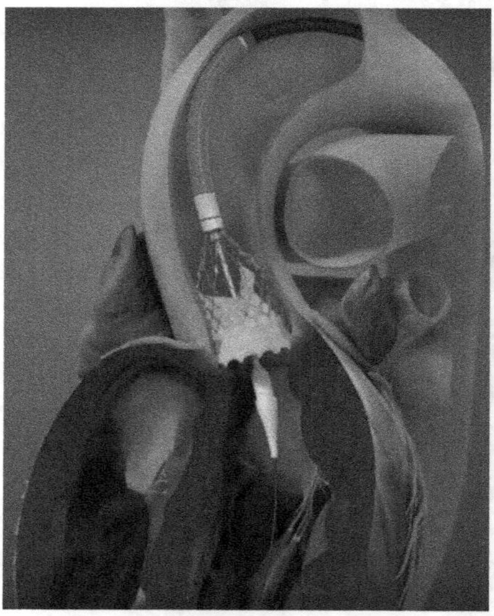

Procédure de TAVI (Transcatheter Aortic Valve Implantation)

De nombreuses améliorations de la valve seront réalisées par la suite : installation de la valve par mini-chirurgie (voie trans-apicale) pour les patients dont l'artère fémorale n'est pas assez large pour introduire le matériel ; valves adaptées aux différents diamètres de l'anneau aortique. Aujourd'hui, la procédure de TAVI peut être réalisée par l'artère fémorale, sous anesthésie locale, par voie percutanée, dans 92 % des cas, en 30 à 40 minutes. Ses indications s'étendent progressivement. Plus d'un million de patients dans le monde ont déjà bénéficié d'un TAVI, avec un taux de succès proche de 100 %.

Le TAVI a aussi ouvert la voie à d'autres procédures percutanées pour des valvulopathies telles que l'insuffisance mitrale. La technique du *"MitraClip"*[1] permet de réduire la régurgitation mitrale, grâce à une petite pince ("clip") positionnée sur les feuillets de la valve mitrale.

La place grandissante de la cardiologie interventionnelle

De nombreuses cardiopathies congénitales sont d'ores et déjà prises en charge par le cathétérisme interventionnel. Il est possible aujourd'hui de fermer par voie endovasculaire, sans recours à la chirurgie classique, une communication interauriculaire ou un canal artériel, ou de dilater une coarctation de l'aorte.

Cette nouvelle discipline qu'est la cardiologie interventionnelle a aussi investi le domaine de la rythmologie. On peut actuellement implanter des pacemakers miniaturisés, sans sonde de stimulation.

De nombreux troubles du rythme cardiaque sont à présent traités par ablation. Le cardiologue français Michel Haïssaguerre (1955-) a joué un rôle essentiel dans cette discipline très spécialisée qu'est la rythmologie interventionnelle. Cet électrophysiologiste bordelais est parvenu, à partir de 1984, à localiser précisément les foyers à l'origine d'arythmies au moyen d'une cartographie. Il utilise pour ce faire des cathéters intracardiaques qui enregistrent l'activité électrique de ces foyers pathologiques (certains types de tachycardies, ou voies accessoires anormales), pour ensuite les détruire. Il peut ainsi guérir définitivement des patients ayant un syndrome de Wolff-Parkinson-White en raison de la présence anormale d'une voie accessoire, ou présentant des crises de tachycardie, par application d'énergie électrique (technique de radiofréquence le plus souvent).

Puis Haïssaguerre s'est penché sur le délicat problème de la fibrillation auriculaire, pathologie si fréquente chez le sujet âgé, et bien souvent difficile à réguler. Grâce à des cathéters multi-électrodes, il a identifié la zone générant ce trouble du rythme, siégeant dans les veines pulmonaires. Il a mis au point une technique pour isoler ces veines pulmonaires, aboutissant à l'ablation de la fibrillation atriale par cathétérisme. Cette procédure est devenue la méthode de référence dans le monde entier.

Les patients, porteurs de troubles du rythme ventriculaires pouvant aboutir à des formes graves voire mortelles (tachycardies ventriculaires), bénéficient aussi à présent d'une ablation endocavitaire, première thérapie curative de ce type d'arythmie, après repérage précis de la zone à traiter.

Ces techniques d'ablation sont longues et complexes et nécessitent des opérateurs très spécialisés et expérimentés.

---

[1] *"MitraClip"* : cette technique nécessite un cathétérisme transseptal (passage du cathéter au travers du septum interatrial) et est réalisée grâce à un guidage par échographie transœsophagienne. Elle est indiquée chez des patients porteurs d'une insuffisance mitrale sévère, à haut risque chirurgical.

La fin du XXe siècle a ainsi été marquée par la révolution de la cardiologie interventionnelle, technique peu invasive qui a remplacé peu à peu le geste agressif de la chirurgie cardiaque. L'évolution de cette nouvelle discipline est continue et sans limite, chaque jour apportant son lot de progrès et d'innovations. Après ces pionniers pleins d'audace et de persévérance, tels qu'Andreas Grüntzig ou Alain Cribier, les cardiologues et les ingénieurs actuels continuent à faire preuve d'imagination pour mettre au point des dispositifs de haute technicité et des procédures toujours plus étonnantes et performantes.

INDEX DES NOMS PROPRES CITÉS

Les chiffres soulignés indiquent les passages plus détaillés
Les chiffres en italique indiquent les passages en notes

C

D

E

H

I

L

M

S

T

U

V

W

Y

Z

TABLE DES ENCADRÉS

L'anatomie du cœur et des vaisseaux

Découverte de la circulation du sang

Les grandes pathologies cardiaques

Histoire de la mesure de la pression artérielle et de l'hypertension artérielle

Les méthodes de diagnostic clinique

Les applications de l'électricité, à visée diagnostique

Les autres moyens d'exploration du cœur

Histoire de la chirurgie cardiaque

Histoire du pacemaker

Histoire de la ressuscitation cardiaque

Histoire des principaux médicaments en cardiologie

Histoire de la cardiologie interventionnelle

TABLE DES ILLUSTRATIONS

L'anatomie du cœur et des vaisseaux

Découverte de la circulation du sang

Les grandes pathologies cardiaques

Histoire de la mesure de la pression artérielle et de l'hypertension artérielle

Les méthodes de diagnostic clinique

Les applications de l'électricité, à visée diagnostique

Les autres moyens d'exploration du cœur

Histoire de la chirurgie cardiaque

Histoire du pacemaker

Histoire de la ressuscitation cardiaque

Histoire des principaux médicaments en cardiologie

Histoire de la cardiologie interventionnelle

BIBLIOGRAPHIE

Anatomie et circulation

Aird W.C., *Discovery of the cardiovascular system: from Galen to William Harvey*, J. of Thrombosis and Haemostasis, 2011, 9(1):118-129.

Berteau P., *Jean Pecquet, médecin et anatomiste du XVIIe siècle,* Études Normandes, 2004, (Numéro thématique : La santé en Normandie) 53-4, 81-86.

Bestetti R.B., Restini C.B.A., Couto L.B., *Development of anatomophysiologic knowledge regarding the cardiovascular system: from Egyptians to Harvey,* Arg. Bras. Cardiol., 2014,103 (6) : 538–545.

Bidez Joseph, Leboucq G. *Une anatomie antique du cœur humain Philistion de Locres et le « Timée » de Platon.* In : *Revue des Études Grecques,* 1944, tome 57, fascicule 269-273 : 7-40.

Bodéüs R., *Les jardins irrigués et le système vasculaire selon Aristote,* Presses universitaires de Liège, 2001 : 201-211, Publication sur OpenEdition Books : 18 juin 2013.

Calogirou K., *Andreas VESALIUS, quelques traits de sa vie et de ses observations sur le cœur,* in Histoire des Sciences Médicales, 1974, 8 (1) : 187-200.

Cavero I., Holzgrefe H., *Remembering the canonical discoverers of the core components of the mammalian cardiac conduction system: Keith and Flack, Aschoff and Tawara, His, and Purkinje,* Adv Physiol Educ, 2022, 46: 549–579.

Chéreau A., *Histoire d'un livre : Michel Servet et la circulation pulmonaire :* Lecture faite à la Faculté de Médecine de Paris dans sa séance annuelle et publique du 15 juillet 1879, 1879, Ed. G. Masson.

Debru A., *Hérophile, ou l'art de la médecine dans l'Alexandrie antique,* Revue d'histoire des sciences, 1991, 44 (3-4) : 435-445.

Flourens P.J.M., *Histoire de la découverte de la circulation du sang,* 1857, Éd. Garnier Frères (Paris).

Fughelli P., Stella A., Sterpetti A.V., *Marcello Malpighi (1628-1694) - The Revolution in Medicine,* Circulation Research AHA, 2019, 1430-1432.

Fye W.B., *Andrea Cesalpino*, Profiles in cardiology, Clin. Cardiol., 1996, 19: 969-970.

Fye W.B., *The origin of the heart beat: a tale of frogs, jellyfish, and turtles*, Circulation, 1987, 76:493-500.

Ghosh S.K., *Human cadaveric dissection: a historical account from ancient Greece to the modern era,* Ant. Cell. Biol., 2015, 48 (3) : 153–169.

Gilis P.J.L., *Un anatomiste français : Jean Pecquet (1622-1674),* In : *Revue internationale de l'enseignement,* 1923, tome 77 : 271-284.

Grosgogeat Y., *Harvey fut-il le vrai découvreur de la circulation sanguine ? "Rendez donc à César ce qui est à César" (Matthieu XXII, 21),* Histoire des Sciences Médicales - 2007, Tome XLI - N° 2 : 169-177.

Littré E., *Œuvres complètes d'Hippocrate - Traduction nouvelle - Tome neuvième : "Du cœur",* 1861, éd. J.B. Baillière et Fils (Paris).

Loukas M. et al, *History of cardiac anatomy: a comprehensive review from the Egyptians to today,* Clin. Anat., 2016, 29 : 270–284.

Meyerhof M., *La découverte de la circulation pulmonaire par Ibn an-Nafis, médecin arabe du Caire (XIII siècle)*, Bulletin de l'Institut d'Égypte, 1933, 16-1 : 33-46.

Paraskevas G. Koutsouflianotis K. Illiou K., *The first descriptions of various anatomical structures and embryological remnants of the heart: a systematic overview*, Int. J. Cardiol., 2017, 227: 674–690.
Pasipoularides A., *Galen, father of systematic medicine. An essay of the evolution of modern medicine and cardiology,* Int. J. Cardiol., 2014, 172: 47–58.
Pasipoularides A., *Historical continuity on the methodology of modern medical science: Leonardo leads the way,* Int. J. Cardiol., 2014, 171 : 103–115.
Richet C., *La circulation du sang ; Des mouvements du cœur chez l'homme et chez les animaux : deux réponses à Riolan / Auteur : William Harvey,* Traduction du texte, 1879, éd. Masson.
Roberts W., et al, *Across the centuries: Piecing together the anatomy of the heart,* Translational Research in Anatomy Translational Research in Anatomy, 2019, 17: 100051.
Rullière R., *Le "Tractatus de corde item de motu et colore sanguinis" de Richard Lower (1669)*, Communication présentée à la séance du 6 octobre 1973 de la Société Française d'Histoire de la Médecine.
Schwab M., *Maximiano Lemos. Amato Lusitano. A sua vida e a sua obra, 1907*, Revue des études juives, 1908, 46-111 : 147-151.
Shoja M.M. et Tubbs R.S., *The history of anatomy in Persia*, J. Anat., 2007, 210 (4):359-378.
Tubbs R.S., *The Heart is Simply a Muscle,* Clinical Anatomy, 2016, 29: 267–268.
Von Staden H., *Herophilus: the Art of Medicine in Early Alexandria*, Cambridge University Press, Cambridge and New York, 1989.
Von Staden H., *The discovery of the body: human dissection and its cultural context in ancient Greece,* Yale J. Biol. Med., 1992, 65 (3):223–241.
Ziskind B., *L'examen cardiovasculaire à la lumière des papyrus médicaux de l'Égypte ancienne,* Comité de lecture du 19 février 2005 de la Société française d'Histoire de la Médecine, Histoire des Sciences Médicales, 2006, Tome XL, n° 1 : 61-68.
Ziskind B. et Halioua B., *La conception du cœur dans l'Égypte ancienne*, Med Sci (Paris), 2004, 20 (3) : 367-373.

Les grandes pathologies cardiaques

Bedford E., *Rougnon's letter to Lorry on the death of Captain Charles. A landmark in the history of angina pectoris*, British Heart Journal, 1970, 32: 277-280.
Boon B., *Leonardo da Vinci on atherosclerosis and the function of the sinuses of Valsalva*, Neth Heart J., 2009, 17(12): 496-499.
Collins W.R.F., *Acute rheumatism and haemolytic streptococci*, The Lancet, 1931, 217 (issue 5625): 1341-1345.
Contrepois A., *Towards a history of infective endocarditis*, Medical History, 1996, 40: 25-54.
Crocq fils, *Nature et traitement de l'angine de poitrine*, 1893, éd. Henri Lamertin (Bruxelles).
Doll R. et Hill A.B., *Mortality in relation to smoking: ten years' observations of british doctors*, Br. Med. J., 1964, 1(536) : 1460-1467.
Gale A.H., *Adam Hammer, MD: The St. Louis physician who made the first ever diagnosis of coronary thrombosis and acute myocardial infarction in a living patient*, Mo. Med., 2017, 14(2): 80-81.

Gélineau É.J-B., *Traité de l'angine de poitrine*, 1887, éd. A. Delahaye et E. Lecrosnier (Paris).
Geller S.A., *Infective endocarditis: a history of the developments of its understanding*, Autops Case Rep, 2013, 3(4) : 5-12.
Grinberg M., Solimène M.C., *Historical aspects of infective endocarditis*, Rev Assoc Med Bras, 2011, 57(2): 223-228.
Hebbert F.J., *Allan Burns (1781-1813) and his contribution to the study of heart disease,* Glasgow Med. J., 1952, 33(12) : 496-513.
Hedley O.F., *Contributions of Edward Jenner to modern concepts of heart disease*, American Journal of Public Health, 1938, 28: 1165-1169.
Herrick J.B., *Clinical features of sudden obstruction of the coronary arteries*, JAMA, 1912, 59:2015-2020.
Kellett C.E., *Raymond de Vieussens on mitral stenosis*, Br Heart J., 1959, 21(3) : 440-444.
Ladue J.S., Wroblewski F. et Karmen A., *Serum glutamic oxaloacetic transaminase activity in human acute transmural myocardial infarction*, Science, 1954, 120(3117) : 497-499.
Maaloul I. et al, *Les complications cardiaques du rhumatisme articulaire aigu et ses facteurs de risque : étude de 50 observations*, Annales de Cardiologie et d'Angéiologie, 2024, 73 (issue 1) : 101676.
Marie R., *L'infarctus du myocarde et ses conséquences : ruptures, plaques fibreuses, anévrismes du cœur*, 1897, éd. G. Carré et C. Naud (Paris).
Michaels L., *Pain of cardiovascular origin in the writings of Giovanni Maria Lancisi*, Can. Med. Assoc. J., 1972, 106(4) : 371-373.
Parry C. H., *An inquiry into the symptoms and causes of the syncope anginosa, commonly called angina pectoris, illustrated by dissections*, Ann. Med. (Edinb), 1800, 5: 53-78.
Porter W.T., *On the results of ligation of the coronary arteries*, J. Physiol. 1893, 15(3): 121-248.
Proudfit W.L., *John Hunter: on heart disease*, Br. Heart J., 1986, 56(2): 109-114.
Rullière R., *Le "Tractatus de corde item de motu et colore sanguinis" de Richard Lower (1669)*, Communication présentée à la séance du 6 octobre 1973 de la Société Française d'Histoire de la Médecine.
Sée G., *Du diagnostic et du traitement des maladies du coeur - Leçons recueillies par le Dr F. Labadie-Lagrave (1874-1876)*, 1883, 2ème édition, éd. A. Delahaye et E. Lecrosnier (Paris).
Silverman M.E., *William Heberden and some account of a disorder of the breast*, Clin. Cardiol. 1987, 10: 211-213, in Profiles in Cardiology, éd. J. Willis Hurst.
Silverman B.D., *Jean-Baptiste Bouillaud*, Clin Cardiol, 1996, 19(10) : 836-7.
Wincewicz A, et Woltanowski P., *Carl Weigert's pioneer definition of heart infarction as myocardial, coagulative necrosis due to obstruction of atherosclerotic coronary arteries in 1880, overshadowed by subsequent, secondary publications in the field*, Rom. J. Morphol. Embryol., 2023, 64(1): 95-99.

Mesure de la pression artérielle et hypertension

Booth J., *A short history of blood pressure measurement,* Proc R Soc Med, 1977,70: 793-799.
Dawber T.R., Moore F.E., et Mann G.V., *Coronary Heart Disease in the Framingham Study*, Am. J. of Public Health, April 1957, 4-24.

Fisher J.W., *The diagnostic value of the sphygmomanometer in examinations for life insurance*, JAMA, 1914, 63: 1752-4.

Hay J., *A British Medical Association Lecture on the significance of a raised blood pressure*. Br Med J, 1931, 2(3679) : 43-7.

Mahmood S.S., Levy D., Vasan R.S. et Wang T.J., *The Framingham Heart Study and the epidemiology of cardiovascular disease: a historical perspective*, Lancet, 2014, 15(383) : 999-1008.

Marks L.S. et Maxwell M.H., *Tigerstedt and the Discovery of Renin, An Historical Note*, Hypertension, 1979, 1(4) : 384-388.

Ménard J., *Les va-et-vient de l'histoire de l'hypertension artérielle*, Rev. Prat., 2010, 60 : 638-43.

O'Brien et Fitzgerald D., *The history of indirect blood pressure measurement*, Handbook of Hypertension: Blood Pressure Measurement, 1991, 14: 1-54.

O'Rourke M.F., *Frederick Akbar Mahomed*, Hypertension, 1992, 19 (2) : 212-217

Postel-Vinay N., *Histoire de l'hypertension artérielle et du risque vasculaire : aux origines des mutations de la médecine contemporaine*, Histoire des Sciences Médicales, 1996, 30(2) : 235-241

Schlienger J.L., Sauvanet J.P., *De la " force " du sang à l'hypertension artérielle : naissance d'une maladie-facteur de risque*, Médecine des Maladies Métaboliques, 2019, 13(5) : 465-471.

Les méthodes de diagnostic clinique

Bacalexi D., *De pulsibus ad tirones. Galien et les médecins débutants : le pouls comme moyen de diagnostic et de pronostic*, Bulletin de l'Association Guillaume Budé. 2001, n° 2 : 131-152.

Bedford E., *The ancient art of feeling the pulse*, Br. Heart J., 1951, 13(4): 423-437.

Bishop P.J., *Evolution of the stethoscope*, Journal of the Royal Society of Medicine, 1980, 73:448-456.

Goldblatt H. et al, *Studies of experimental hypertension I. The production of persistent elevation of systolic blood pressure by means of renal ischemia*, J. Exp. Med., 1934, 59 (3): 347-379.

Hanna I.R., Silverman M.E., *A history of cardiac auscultation and some of its contributors*, Am. J. Cardiol., 2002, 90: 259-267.

Marks L. S., Maxwell M. H., *Tigerstedt and the discovery of renin. An historical note*, Hypertension, 1979, 1 (4) : 384-388.

O'BrienE., Fitzgerald D., *The history of indirect blood pressure measurement*, in Handbook of hypertension - Vol 14 - Blood pressure measurement, 1991, 1-53, éd. Elsevier Science.

Renner C., *Évolution du stéthoscope de Laennec à Cammann*, Histoire des sciences médicales, 2009, tome XLIII n° 4 : 407-416.

Renner C., *Évolution du stéthoscope biauriculaire*, in Histoire des sciences médicales, organe officiel de la Société française d'Histoire de la médecine - revue trimestrielle fondée par le Dr André Pecker, 2013, tome XLVII n° 2 : 243-250.

Riaud X., *La Faculté de médecine de Paris sous l'Empire (1818)*, e-mémoires de l'Académie Nationale de Chirurgie, 2014, 13(2) : 081-088.

Schlienger J.-L., *Une histoire qui ne manque pas de sel !* Médecine des Maladies Métaboliques, 2020, 14 (7) : 657-665.

L'électrocardiographie et les autres applications de l'électricité à visée diagnostique

Fisch C., *Centennial of the string galvanometer and the electrocardiogram*, JACC, 2000, 36 (6):1737-1745.

Fontaine G., *L'histoire de l'électricité en cardiologie*, in Bulletin d'histoire de l'électricité, Médecine et électricité, 1987, n° 9 : 125-154.

Frank R., *Un siècle d'enregistrement du signal électrique cardiaque*, in Bulletin d'histoire de l'électricité, Médecine et électricité, 1987, n° 9 : 115-124.

Gawlowska J., *Norman J. "Jeff" Holter (1914-1983)*, Cardiology Journal, 2009, 16(4): 386-387.

Ioannou K. et al, *Ambulatory electrocardiography: The contribution of Norman Jefferis Holter*, BCMJ, 2014, 56 (2):86-89.

Kennedy H.L., *The history, science, and innovation of Holter technology*, A.N.E., 2006, 11(1):85-94.

Lüderitz B., *Historical perspectives of cardiac electrophysiology*, Hellenic J Cardiol, 2009, 50:3-16.

Opthof T. et al, *The works of Dirk Durrer (1918-1984)*, Neth Heart J, 2012, 20: 430-433.

Rivera-Ruiz M. et al, *Einthoven's string galvanometer - The first electrocardiograph*, Tex. Heart Inst. J., 2008, 35 (2):174-178.

Roberts W.C., Silver M.A., *Norman Jefferis Holter and ambulatory ECG monitoring*, The American Journal of Cardiology, 1983, 52: 903-906.

Robin J.-M., *L'extraordinaire aventure du traitement des troubles du rythme cardiaque*, Académie des Sciences et Lettres de Montpellier, Séance du 20 janvier 2014 : 19-34

Tannen T., *Robert A. Bruce*, The Lancet, 2004, 363: 1403

Wenger N.K., *Arthur M. Master, 1895-1973*, Clin. Cardiol., Profiles in Cardiology, 1988, 10: 509-512.

Méthodes d'exploration (autres que liées à l'électricité)

Bost J., *À propos du registre du laboratoire de CHAUVEAU (Mars-Novembre 1861) - L'histoire des premiers enregistrements cardiographiques*, Histoire des Sciences médicales, 1974, 8(4) : 595-626.

Chauveau A., et Marey, *Appareils et expériences cardiographiques. Démonstration nouvelle du mécanisme des mouvements du cœur par l'emploi des instruments enregistreurs à indications continues*, Mémoires de l'Académie Royale de Médecine, 1863, 26 : 268-319, éd. J.-B. Baillière et fils (Paris).

Collet C. et al, *State of the art: coronary angiography*, EuroIntervention, 2017, 13: 634-643.

Edler I., Lindström K., *The history of echocardiography*, Ultrasound in Medicine & Biology, 2004, 30(12): 1565-1644.

Fraser A.G. et al, *A concise history of echocardiography: timeline, pioneers, and landmark publications*, European Heart Journal - Cardiovascular Imaging, 2022, 23: 1130-1143.

Grosgogeat Y., *Éloge de Pierre Maurice (1916-2005), Bull. Acad. Natle Méd.*, 2006, 190 (3): 555-562.

Heiss H.W., Werner Forssmann: *A german problem with the Nobel Prize*, Clin. Cardiol., Profiles in Cardiology, 1992, 15: 57-549.

Ngam P.I., *Computed tomography coronary angiography – past, present and future, 2020*, Singapore Med J, 61(3): 109-115.

Nixdorff U., *The inaugurator of transmitted echocardiography: Prof. Dr Wolf-Dieter Keidel*, European Journal of Echocardiography, 2009, 10: 48-49.

Singh S., Goyal A., *The Origin of Echocardiography - A Tribute to Inge Edler, Tex Heart Inst, 2007, 34: 431-438.*

Stern S., *A Note on the History of Cardiology: Dr. Otto Klein, 1881 to 1968*, Journal of the American College of Cardiology, 2005, 45(3): 446-447.

Vaughan C.L., *The man behind the CAT scanner - Imagining the Elephant: ABiography of Allan Macleod Cormack,* South African Journal of Science, 2009, 105: 21.

Wake R. et al, *History of Coronary Angiography*, Advances in the Diagnosis of Coronary Atherosclerosis, 2011, 69-80.

Weibel E.R., *André Frédéric Cournand 1895-1988 - A biographical memoir,* 1995: 63-99, éd. National Academies Press (Washington d.c.)

Widimsky J., *Otto Klein—the forgotten founder of diagnostic cardiac catheterization,* European Heart Journal, 2008, 29: 422-424.

Chirurgie cardiaque

Aris A., *Francisco Romero, the First Heart Surgeon*, Ann Thorac Surg, 1997, 64:870-871.

Behrendt D. M. et al, *The Blalock-Hanlon Procedure - A New Look at an Old Operation*, The Annals of Thoracic Surgery, 1975, 20(4): 424-432.

Chalphin A.V. et al, *Robert Edward Gross (1905–1988): Ligation of a Patent Ductus Arteriosus and the Birth of a Specialty*, The American Surgeon, 201, 80: 1087-1088.

Cooley D.A., *Norman Edward Shumway, MD (1923–2006),* The Journal of Thoracic and Cardiovascular Surgery, 2007, 133: 1131-1132.

Fabiani J.-N., *Une histoire du cœur artificiel : du cœur de verre d'Alexis Carrel au CARMAT d'Alain Carpentier*, Bull Acad Natl Med, 2021, 205, 65-71.

Holman W. L. et al, *Origins and Evolution of Extracorporeal Circulation*, JACC, 2022, 79(16): 1606-1622.

Liotta D.S., *Michael E. DeBakey and Denton A. Cooley- Mike, the Master Assembler; Denton, the Courageous Fighter: A Personal Overview Unforgettable Past Remembrances in the 1960s*, Open Journal of Thoracic Surgery, 2012, 2, 37-45.

Logeais Y., *Naissance et évolution de la chirurgie cardiaque*, *Bull. Acad. Natle Méd.*, 2014, *198(9) :* 1717-1726.

Marathe S., Talwar S., *Surgery for transposition of great arteries: A historical perspective*, Annals of Pediatric Cardiology, 2015, 1 8 (2): 122-128.

Menzoian J.O. et al, *Alexis Carrel, Rene Leriche, Jean Kunlin, and the history of bypass surgery*, Journal of Vascular Surgery, 2011, 54: 571-574.

Noonan J., *A History of Pediatric Specialties: The Development of Pediatric Cardiology*, Pediatr Res, 2004, 56(2): 298-306.

Sade R. M., *Transplantation at 100 Years: Alexis Carrel, Pioneer Surgeon*, Ann Thorac Surg, 2005, 80: 2415-2418.

Sealy W.C., *Hypothermia: Its Possible Role in Cardiac Surgery*, Ann Thorac Surg, 1989, 47: 788-791.

Stolf N.A.G., *History of Heart Transplantation: a Hard and Glorious Journey*, Braz J Cardiovasc Surg, 2017, 32(5): 423-427.

Thompson J.E., *Early history of aortic surgery*, Journal of Vascular Surgery, 1998, 28(4): 746-752.

Treasure T, Hollman A., *The surgery of mitral stenosis 1898-1948: why did it take 50 years to establish mitral valvotomy?*, Ann R Coll Surg Engl,1995, 77: 145-151.

Pacemaker

Barold S.S. *Seymour Furman MD (1931-2006)*, J Interv Card Electrophysiol, 2006, 15:135–137.

Chardack W.M., *Correction of complete heart block by a selfcontained and subcutaneously implanted pacemaker - Clinical experience with 15 patients*, J Thoracic and Cardiovasc Surg, 1961, 42(6): 814-830.

Fontaine G., *L'histoire de l'électricité en cardiologie*, in Bulletin d'histoire de l'électricité, Médecine et électricité, 1987, n° 9 : 125-154.

McWilliam J.A. *Electrical stimulation of the heart in man*, The British Medical Journal, Feb. 16. 1889, 348-350.

Robin J.M., *L'Extraordinaire aventure du traitement des troubles du rythme cardiaque*, in Académie des Sciences et Lettres de Montpellier, Séance du 20/01/2014 : 19-33.

Silverman M.E. et Fye W.B., *John A. MacWilliam: Scottish Pioneer of Cardiac Electrophysiology,* Clin Cardiol - Profiles in Cardiology, 2006, 29: 90-92.

Spencer W.H., *Earl E. Bakken*, Clin Cardiol - Profiles in Cardiology, 2001, 24: 422-423.

Thévenet A., *C. Walton Lillehei et l'épopée de la chirurgie à cœur ouv*ert, in Académie des Sciences et Lettres de Montpellier, Conférence 3419, Séance du 20/12/1999 (30) : 309-330.

Ressuscitation

Cakulev I., Efimov I.R. Waldo A.L., *Cardioversion - Past, Present, and Future*, in Historical Perspectives in Cardiology, Circulation, 2009, 120: 1623-1632.

DeSilva R.A., *George Ralph Mines, Ventricular Fibrillation and the Discovery of the Vulnerable Period*, J Am Coll Cardiol, 1997, 29 : 1397-1402.

Dobell A.R.C., *Theodore Tuffier's Attempt at Cardiac Resuscitation*, Ann Thorac Surg, 1993, 56 : 583-584.

Dreifuss J.J., *Prevost et Battelli : l'électrochoc et le massage qui réaniment le cœur*, Rev Med Suisse, 2011, 7 : 511-512.

Efimov I.R., *Naum Lazarevich Gurvich (1905–1981) and his contribution to the history of defibrillation*, Cardiol J., 2009, 16(2): 190-193.

Fye W.B., *Ventricular fibrillation and defibrillation: historical perspectives with emphasis on the contributions of John MacWilliam, Carl Wiggers, and William Kouwenhoven*, Circulation, 1985, 71(5): 858-865.

Hurt R., *Modern cardiopulmonary resuscitation—not so new after all*, Journal of the Royal Society of Medicine, 2005, 98: 327-331.

Leveau P., *Le massage cardiaque : évolution des techniques*, Histoire des Sciences Médicales, 1998, 32(2) : 151-160.

Naser N. *On Occasion of Seventy-five Years of Cardiac Defibrillation in Humans*, Review/Acta Inform Med, 2023 Mar 31 (1) : 68-72.

Plaisance P. et Broche C., *L'utilisation des défibrillateurs semi-automatiques en France : état des lieux et perspectives en 2005*, Réanimation,2005, 14 : 707-711.

Taw R.L., *Dr. Friedrich Maass: 100th Anniversary of "New" CPR*, Clin.cardiol., 1991, 14 : 1000-1002.

Trépardoux F., *Philippe-Nicolas Pia (1721-1799), échevin de Paris, pionnier du secourisme en faveur des noyés (première partie)*, Revue d'histoire de la pharmacie, 1997, 315 : 257-268.

Weisfeldt M.L., Halperin H. et Hunt E.A., *G Guy Knickerbocker: a giant of resuscitation with a fertile mind*, Resuscitation, 2022, 180 : 31-34.

Médicaments

Bakhle Y.S., Flower R.J., *Sergio Henrique Ferreira (1934–2016)*, British Journal of Pharmacology, 2017, 174: 341-342.

Borel J.F., *L'histoire de la ciclosporine*, Revue d'histoire de la pharmacie, 1996, 312 : 413-421.

Bottiger L.E., *The Heparin Story - In Search of the Early History of Heparin*, Acta Med Scand, 1987, 222: 195-200.

Chast F., *Histoire de l'aspirine*, Feuillets de Biologie, 2017, 37: 49-57.

Chast F., *La découverte de la quinine par Joseph Pelletier et Joseph B. Caventou (1820)*, Revue de Biologie Médicale, 2020, 356 : 51-66.

Hajar R., *Risk Factors for Coronary Artery Disease: Historical Perspectives*, Heart Views, 2017, 18: 109-114.

Selzer A. et Wray W., *Quinidine Syncope Paroxysmal Ventricular Fibrillation Occurring during Treatment of Chronic Atrial Arrhythmias*, Circulation, 1964, 30 : 17-25.

Silverman B.D., *Robert Tigerstedt—Scientist, Educator, Social Activist, Humanitarian*, Clin Cardiol - Profiles in Cardiology, 2002, 25: 399-400.

Simonetti O., Contini C. et Martini M., *The history of Gin and Tonic; the infectious disease specialist long drink. When gin and tonic was not ordered but prescribed*, Le Infezioni in Medicina, 2022, 4: 619-626.

Cardiologie interventionnelle

Carrel A., *Permanent intubation of the thoracic aorta*, Jour. Exper. Med., 1912, XV, 389: 17-24.

Inoue K. et al, *Clinical application of transvenous mitral commissurotomy by a new balloon catheter*, J Thorac Cardiovasc Surg, 1984, 87 : 394-402.

Kan J.S. et al, *Percutaneous Balloon Valvuloplasty: A New Method for Treating Congenital Pulmonary-Valve Stenosis, New England Journal of Medicine, 1982, 307: 540-542.*

Opthof T. et al, *The works of Dirk Durrer (1918–1984)*, Neth Heart J, 2012, 20: 430-433.

Payne M.M., *Charles Theodore Dotter - The Father of Intervention*, Tex Heart Inst J, 2001, 28: 28-38.

TABLE DES MATIÈRES

Structures éditoriales du groupe L'Harmattan

L'Harmattan Italie
Via degli Artisti, 15
10124 Torino
harmattan.italia@gmail.com

L'Harmattan Hongrie
Kossuth l. u. 14-16.
1053 Budapest
harmattan@harmattan.hu

L'Harmattan Sénégal
10 VDN SICAP AMITIE 3
BP 45034 Dakar-Fann
direction@senharmattan.com

L'Harmattan Cameroun
Tsinga/Derrière polyclinique FECAFOOT
BP 11486 Yaoundé
Jacques.koukam@harmattan.fr

L'Harmattan Burkina Faso
Villa 281, secteur 23 623, rue 14.32
Ouagadougou
zagbie@outlook.fr

L'Harmattan Guinée
Almamya, rue KA 028 OKB Agency
BP 3470 Conakry
harmattanguinee@yahoo.fr

L'Harmattan RDC
185, avenue Nyangwe
Commune de Lingwala – Kinshasa
matangilamusadila@yahoo.fr

L'Harmattan Congo
219, avenue Nelson Mandela
BP 2874 Brazzaville
deunovmikhael@gmail.com

L'Harmattan Mali
Immeuble Mgr Jean Marie Cissé
Aci Hamadallaye
BP 145 Bamako
syllaka@yahoo.fr

L'Harmattan Togo
Djidjole – Maison Amela
face EPP BATOME
02 BP 20680 Lomé
didieramela11@gmail.com

L'Harmattan Côte d'Ivoire
Résidence Karl – Cité des Arts
Abidjan-Cocody
03 BP 1588 Abidjan
harmattan.ivoire@gmail.com

L'Harmattan Bénin
Rue 604, (Immeuble à l'entrée
de la rue UCAO- Cite de Saint-Jean)
Cotonou
stepcorpus@gmail.com

Nos librairies en France

Librairie internationale
16, rue des Écoles
75005 Paris
librairie.internationale@harmattan.fr
01 40 46 79 11
www.librairieharmattan.com

Librairie des savoirs
21, rue des Écoles
75005 Paris
librairie.sh@harmattan.fr
01 46 34 13 71
www.librairieharmattansh.com

www.ingramcontent.com/pod-product-compliance
Lightning Source LLC
LaVergne TN
LVHW080925071026
849535LV00013B/4107